제2판

병원정보시스템 운영실무

공명달 저

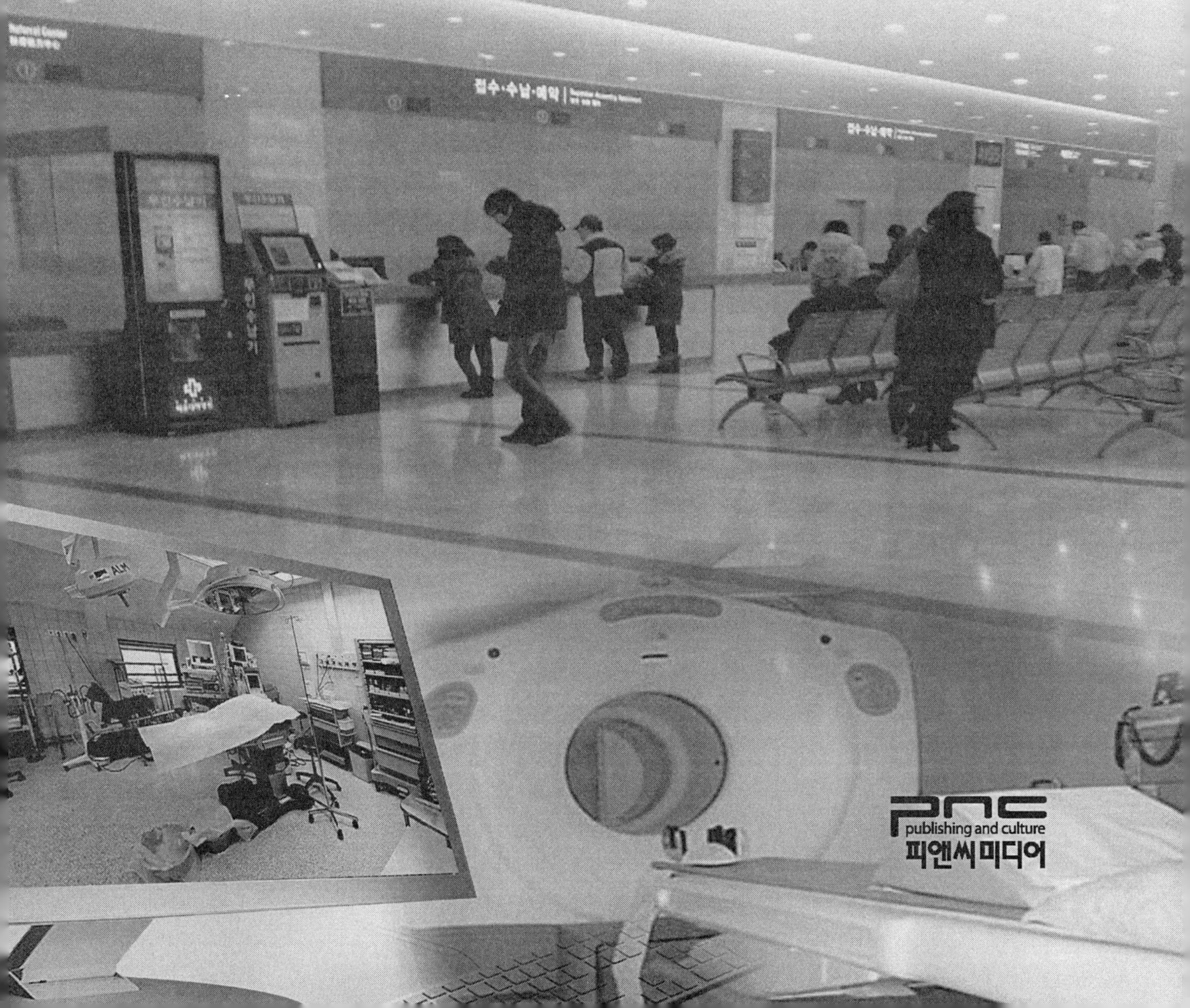

publishing and culture
피앤씨미디어

머리말

글로벌 경쟁시대를 맞이하여 급변하는 국내외 경영환경에 능동적으로 대처하고 경쟁력을 제고하기 위하여 오늘날 기업은 자원과 조직을 최적화시키는 데 많은 노력을 기울이고 있다.

최근 병원을 둘러싸고 있는 경영환경도 급변하고 있다.

인구의 고령화, 경제발전, 국민생활 수준의 향상, 건강에 관한 관심이 고조되는 시대를 맞아 의료서비스의 수요는 급속히 증가하고 있으며, 특히 삶의 질을 추구하는 웰빙(well-being) 열풍이 지속되면서 의료수요가 고급화하는 경향이 점차 가속화되고 있다.

정보기술의 발전으로 인한 U-Healthcare 시대의 도래와 업무의 효율화를 위한 의료기관 내·외부 간의 정보 공유의 필요성이 증대되고 있다. 또한 정부의 각종 의료정책, 보험수가 등과 관련기관 간의 환자정보의 교환에 따른 표준화, 통합화 및 공유화에도 대응해야 하며, 병상수의 증가와 병상이용률의 감소, 병원규모의 대형화 및 고급화, 의료서비스의 경쟁 심화 및 비용의 증가, 전문병원의 출현과 약진 등에도 신속하고 적절한 대처가 필요하다.

이러한 병원의 내외적인 경영환경이 급변하는 가운데 조직이 지속적으로 발전하기 위해서는 무엇보다도 비용우위와 의료서비스의 차별화를 통한 경쟁우위 확보가 급선무이다. 또한 고객이 만족할 수 있는 우수한 품질과 서비스를 제공하는 것이 중요한데, 이를 위해서는 자원의 효율적 관리와 함께 지속적인 개선활동과 경영혁신이 필요하다. 즉, 환자가 중심이 되는 진료환경을 조성하고 양질의 의료서비스의 제공과 고객만족, 의료비용의 절감과 지속적인 진료서비스의 질을 개선하는 것이 무엇보다 중요하다. 진료서비스의 개선을 위해서는 의사의 직접 전산입력에 따른 정확한 처방과 신속한 정보 전달, 원무행정의 정확성 및 편의성 확보, 대기시간 단축 등의 환자 서비스 개선이 필요하다. 또한 조직의 경쟁력 제고를 위해서는 효율적인 자원관리, 신속한 의사결정 지원 및 수익성 향상이 이루어져야 한다.

요즘과 같은 지식정보화 사회에서는 병원에 있어서 인적자원과 물적자원 못지 않게 중요한 자산이 정보이다. 정보는 경영계층별로 의사결정을 하는 데 근거가 되는 것으로 병원경영에 필요한 정보는 대부분 정보시스템을 통하여 생성되어 유통되며 활용되고 있다.

정보를 비롯한 인적·물적자원의 효율적 관리와 경영혁신을 위한 정보시스템 구축과 운영을 통하여 업무처리능력 향상은 물론 정보개선, 관리통제, 능률증대, 서비스향상 및 원가절감을 위하여 많은 투자도 하고 있는 실정이다. 이러한 노력에 힘입어 수많은 병원들이 병원정보시스템(HIS)의 핵심인 OCS/EMR을 운영 중에 있거나 도입을 추진 중에 있다. 뿐만 아니라 OCS/EMR에서 더 나아가 경영관리를 위한 병원경영정보시스템을 구축, 운영하여 내부자원의 최적화를 도모하고, 거래처와의 효율적인 물류관리를 위한 SCM과 고객관리를 위한 CRM 등의 솔루션까지 도입하여 운영하고 있는 실정이다.

따라서 이와 같은 병원의 경영환경 변화에 따른 인적·물적 자원의 중요성과 활용, 정확한 처방 및 신속한 정보의 전달, 업무의 효율성 향상, 고객만족, 그리고 무엇보다도 병원의 경쟁력 향상을 위한 강력한 무기가 되는 병원정보시스템(HIS)을 도입하고 운영할 수 있는 실질적인 지침서가 필요하다 하겠다.

병원정보시스템은 병원의 통합정보시스템이며, 이를 구축하기 위해 정보기술을 기반으로 하여 병원의 선진 업무프로세스(best practice)가 구현된 소프트웨어(S/W) 패키지이다. 정보기술도 끊임없이 발전하고 있어 지침서도 이러한 경향과 추세에 맞추어 제시되어야 할 것이다.

저자는 이러한 요구와 중요성을 인식하고 병원현장의 실정에 맞는 병원정보시스템의 도입과 운영을 위한 지침서의 필요성을 느꼈고, 수많은 병원에서 실무에 적용하여 운영 중인 OCS/EMR 소프트웨어 패키지를 학생들이 학교에서 컴퓨터실습을 통하여 학습한다면 실무능력 배양에도 큰 효과가 있을 것으로 생각하였다. 그래서 현재 국내에 출시되어 판매 중인 OCS/EMR 제품들을 검토한 결과 부산을 기반으로 영남지역 100여 군데의 병원에서 시스템을 설치하여 운영 중인 ㈜자인컴의 제품을 선정하였고, 따라서 이 책은 자인컴 OCS/EMR 프로그램의 화면을 중심으로 많은 부분이 구성되어 있으며, 방대한 양의 OCS/EMR 화면자료 중 기본적이고 핵심적인 내용만 선별하여 구성하였다.

오랜 기간 동안 기업체 현장에서의 실무경험과 약 10여 년 동안 MIS, ERP 교과목을 대학에서 강의를 해 오면서, 이번 자인컴 OCS/EMR 자료들을 체계적으로 정리하여 공부하는 학생들이나 병원 실무자들에게 실질적인 도움을 주기 위하여 감히 출간을 결심하게 되었다. 촉박한 일정 가운데 저술하여 잘못된 부분도 발견되리라 생각되며 이에 대해서는 독자 여러분들의 양해를 바라마지 않는다.

이 책은 병원정보시스템 중에서 OCS/EMR 운영을 위한 실무지침서이다. 병원정보시스템에 대한 기본개념의 이해로부터 실제로 병원현장에서 OCS/EMR 시스템을 도입하여 운영할 경우에 초보자도 쉽게 이해할 수 있도록 기본적인 실무내용은 물론, 단위업무별로 업무흐름 순서에 따라 메뉴화면 및 업무처리 화면을 내용설명과 각 화면의 접근경로까지 함께 제시하고 있다. 즉 병원정보시스템의 가장 중요한 요소인 OCS, EMR, PACS와 의료보장제도에 대한 기본개념을 비롯하여 원무과, 진료실, 병동, 응급실 및 지원부서 등의 업무별 처리순서와 내용, 그리고 병원에서 이들과 관련되어 실제로 운영 중인 OCS/EMR의 화면과 처리내용을 업무처리 순서를 중심으로 설명하였다.

따라서 대학에서 의료경영학, 보건의료경영학, 병원경영학, 보건행정학, 의무행정학, 의료정보학, 의료정보공학 등을 전공하는 학생들에게 교재로 사용될 수 있을 뿐만 아니라, 병원에서 전산실에 근무하면서 시스템 개발이나 운영업무를 담당하는 전산요원, 정보시스템개발 용역회사 및 SI업체의 개발요원 및 컨설턴트들, 병원정보시스템을 비롯한 소프트웨어 공급업체 종사자들에게 쉽고 유익한 지침서가 될 것이며, 그리고 병원의 신입직원들에게도 유익한 교육용 지침서가 될 것으로 기대한다.

이 책은 병원의 OCS/EMR을 위한 실질적이고 종합적인 지침서가 될 것으로 기대하며, 향후 수정보완을 거쳐 추가로 출간할 것임을 밝혀둔다. 본서가 나오기까지는 여러 분들의 협조와 지원이 있었는데, 특히 자료의 제공을 흔쾌히 수락하고 많은 지원을 아끼지 않으신 ㈜자인컴의 김권철 사장님을 비롯한 김대욱 개발부장, 강인록 계장과 관련 직원들께 진심으로 감사를 드리며, 본 저서출간 작업을 위하여 수고해 주신 피앤씨미디어의 박노일 사장님을 비롯한 관계자 여러분들께도 진심으로 감사를 드린다.

2017년 여름, 천성산 기슭의 연구실에서

저자 공명달

목 차

제1부 병원정보시스템의 이해

제2부 병원정보시스템의 실무활용

제 1 부

병원정보시스템의 이해

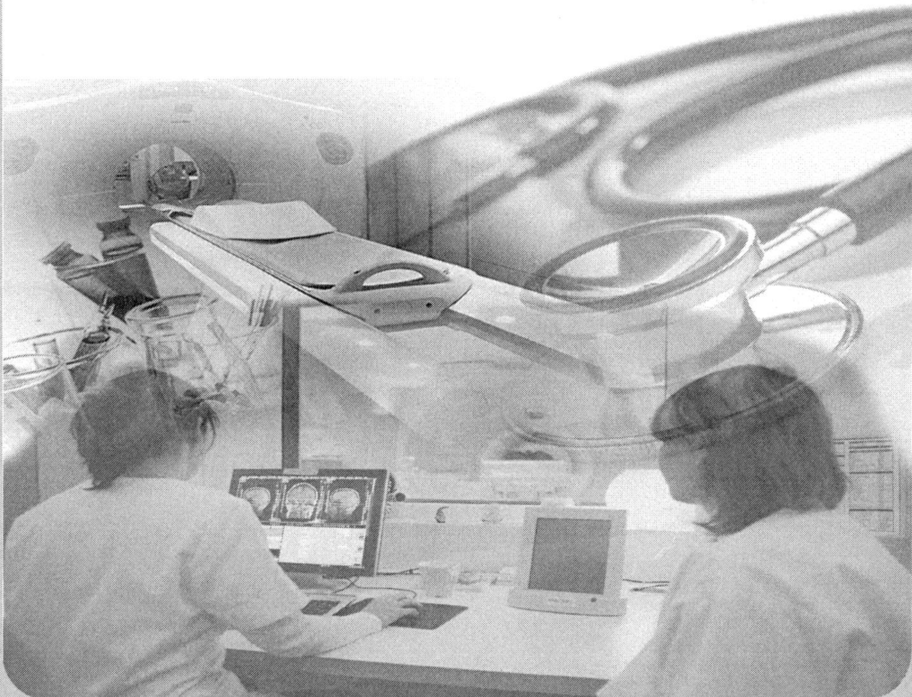

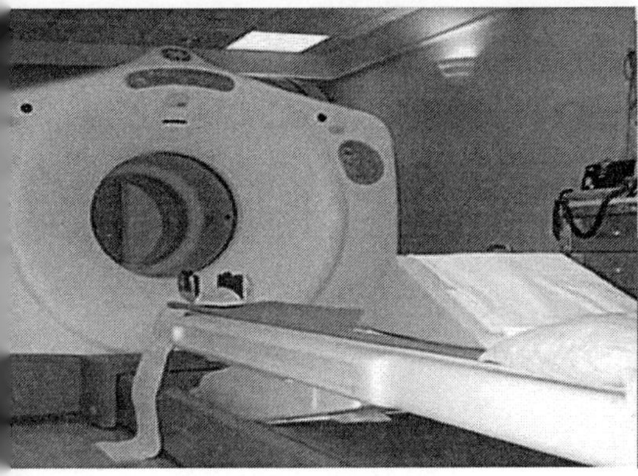

제 1 장 병원정보시스템(HIS)의 개요

1.1 병원정보시스템(HIS)

1.1.1 병원정보시스템의 발전과정

병원정보시스템은 1960년대 중반 미국과 유럽의 몇몇 국가들에서 의료정보학의 일부분과 병원업무를 접목시키면서 등장하였다. 의료정보학은 환자진료, 의학교육, 의학연구, 보건복지 등에 필요한 각종 정보를 효율적으로 체계화하여 관리하는 학문이다.

우리나라는 1977년 의료보험제도의 실시로 진료비의 본인부담이 줄어들자 보험급여적용을 받는 환자들이 병원으로 몰려들게 되어 급증한 보험청구 업무를 효율적으로 처리하기 위해 원무행정 업무를 중심으로 병원정보화가 시작되었다. 초기의 병원정보시스템은 보험청구, 환자접수, 진료비 계산, 수납, 진료통계, 수입금과 미수금관리 등의 원무행정 중심의 업무를 처리하였다.

1990년 전반에는 환자를 직접 진료하는 의료진의 처방을 컴퓨터 통신망을 통하여 전자적으로 처리하기 위한 처방전달시스템(order communication system, OCS)을 도입하기 시작하였다. 1990년대 중반 이후 의무기록관리, 처방전달시스템, 임상병리정보시스템(LIS) 등의 도입 등의 도입이 급격하게 증가하였고 EDI 보험청구도 확산되었으며, 의료영상을 디지털화하여 저장하고 전송하여 진료에 활용하는 의료영상저장전송시스템(picture archiving and communication system, PACS)이 도입되기 시작하였다. 2000년대 초반 이후 의료영상저장전송시스템의 도입이 급속히 늘어나고 있고, 환자진료기록의 전자적 관리를 위한 전자의무기록(electronic medical record, EMR)의 도입이 시작되었다. 또한 통합 경영관리의 필요성이 커지면서 재무관리, 인력관리, 원가분석, 성과관리, 구매관리 등 제반 경영관리 업무의 통합관리를 위한 전사적자원관리(enterprise resource planning, ERP)의 도입이 시도되고 있다.

인터넷이 대중화되고 환자중심의 의료개념이 보편화되면서 고객으로서의 환자관리 개념인 고객관계관리(customer relationship management, CRM)가 중요한 개념으로 등장하였다. 또한 병원에 의료장비와 물품, 약품을 공급하는 공급사슬을 효과적으로 관리하기 위한 공급사슬관리(supply chain management, SCM)와 전자상거래(EC) 시스템의 도입도 시도되고 있다(한국의료정보교육협회, 2012).

1.1.2 병원정보시스템의 정의

병원정보시스템(hospital information system, HIS)은 병원의 여러 업무를 수행하는데 필요한 정보를 적시에 적절하게 제공하는 시스템으로 여러 형태의 기능을 수행하는 단위시스템들의 집합체이다.

병원정보시스템은 병원을 찾은 환자의 인적사항 및 진료와 처방내역의 상세한 사항을 입력한 후 진료 및 행정에 필요한 의료정보를 생성하고, 필요한 각 부서에서 정보를 동시에 공유하여 의료서비스에 활용하게 된다. 또한 환자에 대한 정보 및 처방내역을 전산시스템에 의해 진료부서, 진료지원부서, 원무행정부서 등에 전달하여 전문적인 진료행위를 함으로써 의료의 질을 높이고 병원경영에 많은 도움을 주게 된다.

1.1.3 병원정보시스템의 구성

1. 하드웨어 및 네트워크

〈그림 1-1〉 하드웨어 및 네트워크 구조

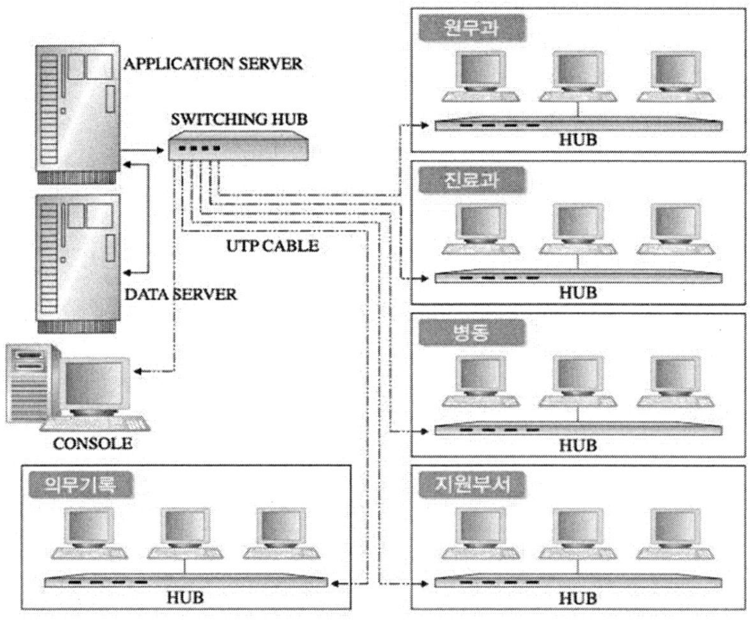

컴퓨터를 효과적으로 활용하기 위해서는 조직 내 경영방식, 조직구조, 업무특성 등을 고려하여 가장 적절한 컴퓨터 환경을 구성하여야 한다. 조직 내 컴퓨터의 배치 및 활용형태는 크게 세 가지로 구분될 수 있다. 중앙에 강력한 컴퓨터를 배치하고 이를 중심으로 조직의 모든 정보를 처리하는 메인프레임 컴퓨팅, 개인마다 자신의 컴퓨터를 가지고 업무를 처리하는 퍼스널 컴퓨팅, 그리고 컴퓨터 간에 통신망을 연결하여 업무를 처리하는 네트워크 컴퓨팅이 있다.

네트워크 컴퓨팅(network computing)이란 조직 내에 산재되어 있는 크고 작은 컴퓨터들을 통신망으로 연결하고 하드웨어와 소프트웨어들을 공유하여 경제적이고 효율적으로 사용하고자 하는 컴퓨팅방식이다.

네트워크 컴퓨팅의 일종으로 널리 활용되고 있는 것이 분산처리 방식인 클라이언트/서버 구조이다. 클라이언트/서버 구조(client/server architecture)는 통신망(network)을 통해 서로 연결된 다양한 종류의 컴퓨터에 응용프로그램과 데이터를 적절히 분산시켜 정보자원의 효율적인 공유와 업무의 분담처리를 가능하게 하는 시스템 구성체계를 말한다. 이것은 근거리 통신망(LAN)과 원거리통신망(WAN)으로 연결되어 있다.

가장 단순한 클라이언트/서버 네트워크는 하나의 서버 컴퓨터에 네트워크로 연결된 하나의 클라이언트 컴퓨터로 구성되는 2계층 클라이언트/서버 아키텍처이며, 이러한 단순한 클라이언트/서버 네트워크는 소기업들에 적용된다. 소기업을 제외한 다른 규모의 기업들은 대부분 더 복잡한 다중계층(multitiered, n−tier) 클라이언트/서버 구조를 갖는다. 가장 보편적이며 널리 활용되는 것이 3계층(3 tier) 구조이다.

<그림 1−1>은 3계층(3단계) 클라이언트/서버 구조이다.

서버를 데이터 서버와 애플리케이션 서버로 분리하여 클라이언트(PC, Console)와 함께 3단계를 이루는 구조이다. 데이터 서버(Data Server)는 프로그램과 데이터를 읽어 들이고 데이터베이스를 갱신하는 역할을 한다. 애플리케이션 서버(Application Server)는 데이터베이스로부터 읽어 들인 데이터와 프로그램을 사용하여 데이터의 검증과 가공처리를 한다. 클라이언트(Client)는 GUI(graphic user interface) 제공, 화면의 입출력 제어 및 애플리케이션 서버 간 데이터 전송 기능 등을 담당한다.

허브(Hub)는 컴퓨터를 LAN에 접속시키는 네트워크 장치로서 물리적인 컴퓨터들을 한 곳으로 집중시키는 장비이다. 스위칭 허브(Switching Hub)는 네트워크의

속도를 향상시키며 고성능의 관리기능을 가지고 있으며, 현재 병원에서 사용하고 있는 대부분의 허브이다.

2. 소프트웨어

1) 통합병원정보시스템의 구조

〈그림 1-2〉 통합 HIS의 소프트웨어 구조

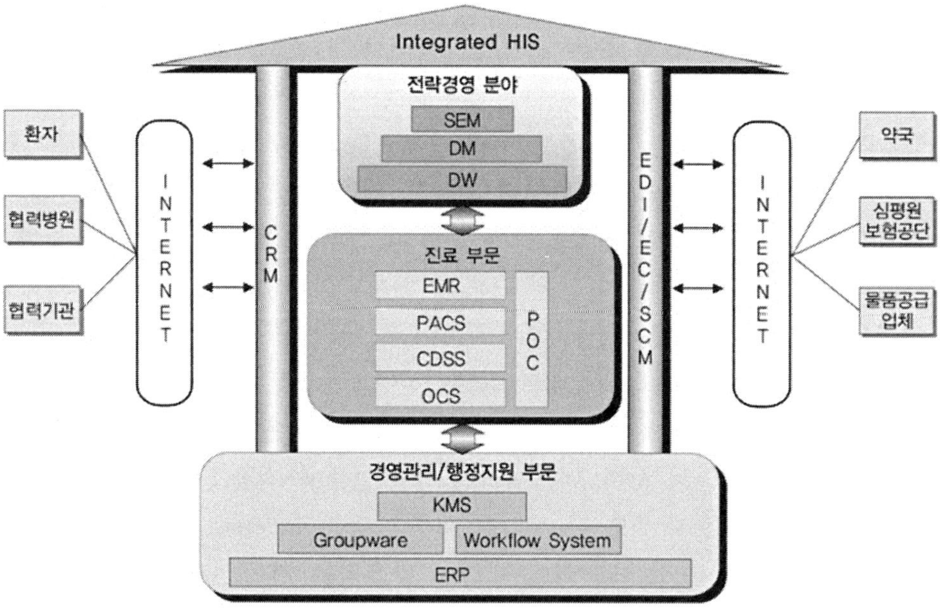

(1) 진료부문

① EMR(electronic medical record), 전자의무기록

환자의 진료행위를 중심으로 발생한 업무상의 자료나 진료, 수술, 검사 및 입퇴원기록 등을 전산으로 입력, 저장 및 관리하는 방식을 말한다.

② PACS(picture archiving and communication system), 의료영상저장전송시스템

X선, CT, MRI, PET 등 각종 영상촬영 장치로 촬영한 영상들을 디지털 이미지로 변환하여 촬영과 동시에 대용량의 기억장치에 저장하고, 이를 네트워크를 통해 각 단말기로 전송해서 진찰실, 수술실, 병동 등 워크스테이션이 있는 곳

이면 어디서든지 실시간으로 환자의 의료영상을 조회할 수 있는 시스템이다.

③ CDSS(clinical decision support system)

임상의사결정시스템(CDSS)은 진료에 임하는 의사가 진단이나 치료방침을 결정할 때 이에 필요한 기반지식을 제공하고 올바르게 추론할 수 있도록 지원하는 시스템이다.

예를 들면, OCS, EMR과 연동하여 약품정보를 실시간으로 제공함으로써 의사가 의약품을 조제할 경우 의사결정을 지원하는 것이다. 오진이나 잘못된 치료를 방지하는 것을 목표로 한다.

④ OCS(order communication system)

처방전달시스템(OCS)은 환자에게 발생하는 처방을 중심으로 진료, 진료지원 및 원무행정 부서 간의 정보전달을 전산화한 시스템이다.

⑤ POC(point of care)

현장진료시스템(POC)은 현장에서 즉시 진료가 가능하도록 실시간으로 진료기록, 처방, 검사결과 및 투약기록 등 임상정보를 등록 및 조회할 수 있는 차세대 의료 솔루션이다.

(2) 경영관리/행정지원 부문

① KMS(knowledge management system)

지식경영시스템(KMS)은 조직 내의 인적자원들이 축적하고 있는 지식을 체계화하고 공유하여 기업경쟁력을 향상시키기 위한 기업정보시스템이다. 대량의 자료를 신속하게 처리하는데 중점을 둔 기존의 정보시스템과는 달리 컴퓨터에 저장된 자료나 문서, 그래픽, 동영상, 모형, 노하우 등 다양한 형태로 조직 내에 분산되어 있는 지식을 효과적으로 저장, 관리, 활용하여 관리자의 의사결정을 지원하는 정보시스템이다.

② Groupware

그룹웨어(groupware)는 공동업무의 효과적인 처리를 위하여 필요한 정보처리와 그룹 간 커뮤니케이션 인프라 기능을 제공하는 소프트웨어이다.

예를 들면, 전자우편, 전자게시판, 전자결재, 전자회의 등이다.

③ Workflow system

워크플로우 시스템(workflow system)은 업무를 하나의 흐름으로 파악하여 경영활동을 개선하려는 시도에서 비롯된 것으로, 업무의 절차 또는 활동을 흐름도처럼 시스템화 한 것이다.

④ ERP(enterprise resource planning)

전사적자원관리(ERP)는 기업 활동위해 사용되는 기업 내의 모든 인적, 물적 자원을 효율적으로 관리하여 궁극적으로 기업의 경쟁력을 강화시켜주는 역할을 하는 통합정보시스템이다. 기업이나 조직의 인사, 회계, 물류, 제조, 서비스 등 기업업무의 전 분야에서 필요로 하는 전체 기능들에 대하여 효과적인 관리와 통제를 위한 통합정보시스템을 말한다.

(3) 전략경영 부문

① DW(data warehouse)

데이터웨어하우스(DW)는 기업의 의사결정에 효과적으로 이용될 수 있도록 여러 시스템에 분산되어 있는 데이터를 주제별로 통합, 축적해 놓은 데이터베이스이다. 데이터웨이하우스는 분석 전용으로 기존의 운영시스템과는 별도로 존재하는 시스템이다. 병원 데이터웨어하우스는 병원에서 수년간의 진료과정에서 축적되어 산재된 내외부 데이터를 주제별(진료, 환자, 통계, 경영)로 통합하여 시간중심으로 저장해 놓은 데이터 저장창고를 말한다.

② DM(data mining)

데이터마이닝(DM)은 이전에는 대량의 데이터 사이에 묻혀 발견되지 않았던 데이터들간의 상호관계, 패턴 등을 찾아내어 의사결정을 지원하고 그 효과를 예측하기 위한 기법이다.

③ SEM(strategic enterprise management)

전략적 기업경영(SEM)은 전사적 의사결정과 공유를 지원해주는 관리기법으로 경영진과 관리자들이 가치창출에 경영활동을 집중하도록 해 준다.

(4) 외부기관과의 연계(통합) 부문

① CRM(customer relationship management)

고객관계관리(CRM)는 고객에 대한 매우 구체적인 정보를 바탕으로 개개인에게 적합하고 차별적인 제품 및 서비스를 제공함으로써 고객과의 개인적인 관계를 지속적으로 유지하고 동시에 고객과의 관계를 새롭게 변화시키는 일련의 경영활동이다.

② EDI(electronic data interchange)
전자문서교환(EDI)은 기업 간 수주, 발주, 수송, 결제 등 상거래를 위한 자료를 데이터 통신회선을 통해 표준화된 포맷과 규약에 따라 컴퓨터 간에 온라인으로 전달하는 것을 말한다.

③ EC(electronic commerce)
전자상거래(EC)는 컴퓨터 네트워크상에서 고도의 정보통신 기술을 활용하여 기업, 개인, 정부 등의 경제주체 간에 이루어지는 상품 및 서비스의 다양한 거래를 말한다.

④ SCM(supply chain management)
공급사슬관리(SCM)는 물품의 공급자에서부터 제조업체, 유통업자 및 고객에 이르기까지 거래와 관련하여 발생된 정보, 자원, 자금 등의 흐름을 총체적인 관점에서 각 기업 간의 인터페이스를 통합하고 관리함으로써 효율성을 극대화하려는 전략적인 기법이다.

⑤ e-HIS
병원과 외부기관 및 거래처의 업무를 하나로 통합하고 의료진 및 환자가 진료정보를 공유하려는 것이다. e-HIS의 핵심은 병원 내부의 정보를 인터넷을 통해 환자, 종업원, 외부 유관기관 간에 공유함으로써 환자 의료서비스와 업무효율을 증진시키고 원가를 절감하는 것이다.

⑥ 인트라넷
인트라넷(intranet)은 intra(내부)와 internet(인터넷)의 합성어로서 인터넷을 조직의 내부 정보망으로 활용하는 네트워크 환경을 말한다. 이것은 조직 내에서만 이용되는 인터넷으로 조직 내의 구성원들만이 정보를 공유할 수 있다.

⑦ 엑스트라넷
엑스트라넷(extranet)은 보안성을 갖춘 여러 협력업체의 인트라넷을 연결한 것이다. 이것은 웹, 인터넷, 그룹웨어 애플리케이션, 방화벽 등 4가지 기술에 의존한다.

2) 병원정보시스템의 업무구조

〈그림 1-3〉 병원정보시스템의 소프트웨어 구성

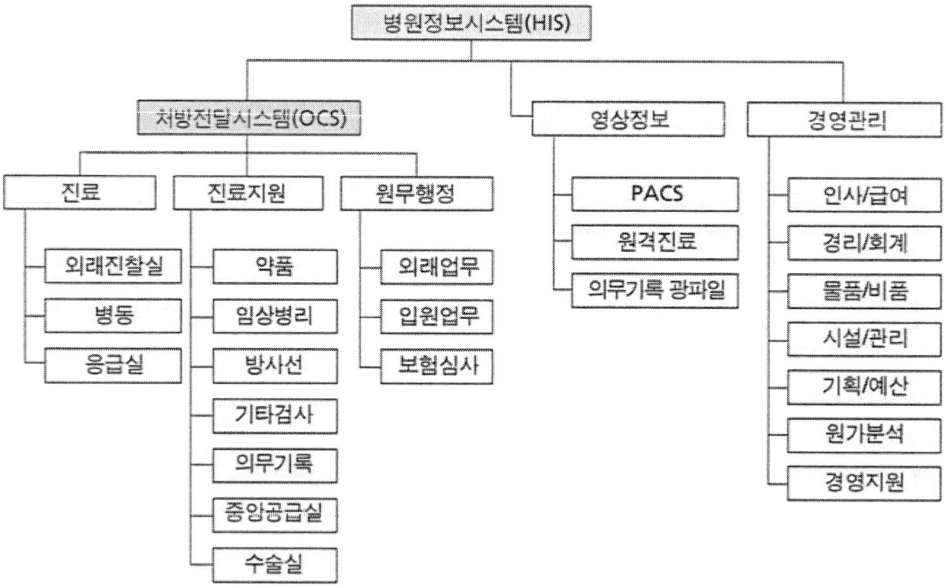

병원정보시스템(HIS)은 병원의 전반적인 관리 업무를 전산시스템으로 자동화한 것이다. 여기는 크게 환자를 중심으로 한 업무와 병원의 직원 및 조직을 중심으로 한 업무로 나눌 수 있다.

<그림 1-3>에서 보는 바와 같이, 병원정보시스템은 크게 처방전달시스템(OCS), 영상정보시스템, 경영관리시스템(MIS)으로 나눌 수 있다. 처방전달시스템은 진료시스템, 진료지원시스템 및 원무행정시스템으로 나누어진다.

진료시스템은 외래처방, 병동처방, 병동간호 업무로 구성된다. 진료지원시스템에는 검사업무, 약제업무, 의무기록, 수술실관리 업무 등이 포함된다. 원무행정시스템은 환자등록관리, 진료비계산/수납관리, 보험청구관리 등으로 구성된다.

경영관리시스템에는 병원의 인적, 물적 자원을 관리하며, 고객유치를 위한 마케팅과 의료 서비스의 질을 향상시키기 위한 업무 등이 여기에 해당된다.

1.1.4 병원정보시스템의 발전단계

병원정보시스템은 시스템 구축의 능력 및 기능, 새로운 기술의 등장, 외부 환경의 정보화 흐름에 따라 발전이 이루어지게 되며, 성공적인 병원정보시스템의 구축을 위해서는 정보시스템의 발전단계를 고려하여 각 단계에서 구현 가능한 최적의 시스템구축 및 그에 대한 최소의 투자로 최대의 효율을 올리는 것을 목표로 삼아야 할 것이다.

일반적인 병원정보시스템의 발전단계는 다음의 <그림 1-4>와 같다.

〈그림 1-4〉 병원정보시스템의 발전단계

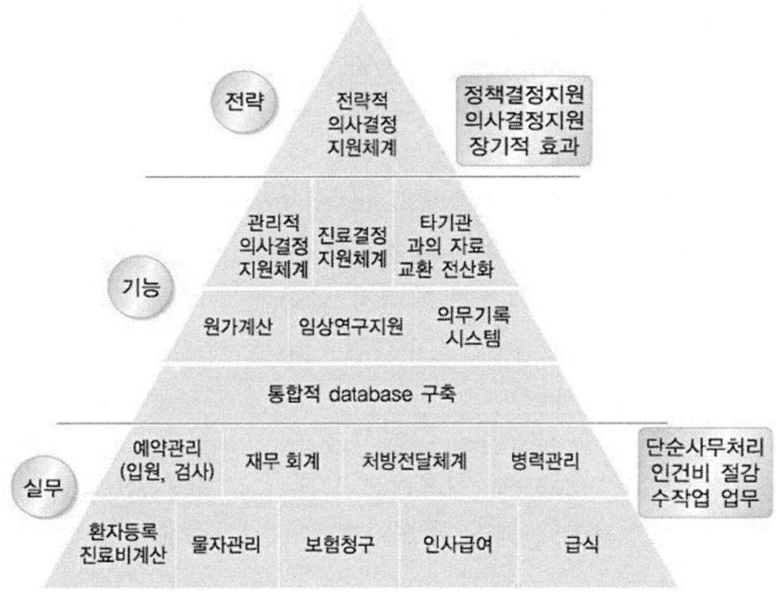

① 제1단계

단순 사무처리 단계로서 주로 실무를 처리하는 과정이다. 진료접수, 진료비수납, 보험 진료비청구, 물자관리, 인사급여, 급식관리 업무 등이 해당된다.

② 제2단계

진료업무를 지원하는 단계로서 주로 환자에게 제공되는 의료서비스, 편의제공 차원의 과정이다. 진료예약관리, 검체관리, 의무기록 및 필름관리 등이 해당된다.

③ 제3단계

병원의 기능(function)을 향상하는 단계로서 병원경영에 기초자료 및 임상연구 자료를 제공하는 원가계산, 임상연구지원, 의무기록시스템 구축의 단계이다.

④ 제4단계

병원의 경영기능을 원활하게 지원하는 단계로서 관리적 의사결정, 진료결정지원, 타의료기관과의 자료교환, 원격진료 등의 단계이다.

⑤ 제5단계

병원의 전략적 의사결정을 지원하는 단계로서 의사결정에 필요한 정보제공, 정책결정지원 및 최종 의사결정지원을 하는 단계이다.

1.1.5 병원정보시스템의 개발단계

병원정보시스템의 개발단계는 분석, 설계, 구현, 이행 및 운영의 5단계로 구분하며, 각 단계에 맞는 업무를 사전에 계획하고, 통제해야만 정보시스템을 효과적으로 개발할 수 있다. 분석단계에서 사용자(직원, 의사, 간호사)의 요구를 정확하게 파악하는 것이 시스템개발에 있어 매우 중요하다. 병원정보시스템은 병원의 경영환경의 변화, 병원업무의 범위확대 및 수행방법의 변화, 하드웨어(H/W)의 발전, 소프트웨어(S/W)의 개발방법 및 적용에 따라서 일정한 주기를 두고 반복될 수 있다. <그림 1-5>는 가장 보편적이고 전통적인 시스템 개발주기(system development life cycle, SDLC)를 나타낸다.

분석(analysis)이란 현행 시스템을 이해하고 그것이 안고 있는 문제점을 파악하며, 사용자 요구사항을 정의한 뒤 컴퓨터를 이용한 문제해결책을 제시하는 과정이라고 정의할 수 있다. 분석 단계는 사용자로부터 시스템에 필요한 정보를 얻어내는 단계로서 목표로 하는 시스템의 모형 또는 수행 가능한 요구사항 명세를 획득하는 것이 목적이다. 시스템이 무엇(what)을 할 것인가의 규명이 시스템 분석이었다면, 어떻게(how) 할 것인가의 규명이 시스템 설계인 셈이다.

설계(design)란 시스템 분석 결과 나타난, 컴퓨터를 통한 문제해결책의 구체적이고 세부적인 내용을 규정하는 것이며 컴퓨터와 데이터베이스 그리고 통신 및 네트워크 기술을 활용하여 이를 어떻게 구현시킬 것인가를 결정하는 과정이다.

상세설계(detailed design)가 끝나면 다음 단계는 실행 가능한 프로그램 모듈을 생성하는 구현 단계로 넘어 간다.

프로그램 코딩(coding)은 프로그래밍(programming) 또는 프로그램 작성이라고도 하며 설계사양서(design specification)를 프로그램 원시코드(source code)로 변환시키는 과정이다. 프로그램 코딩(coding)이 완료되면 테스트(test) 단계를 거치게 된다.

테스트(test)는 노출되지 않은, 숨어있는 오류(error)를 찾기 위해 소프트웨어를 작동시키는 일련의 행위와 절차를 말한다. 이행(implementation) 단계에서는 인수 테스트까지 모든 테스트 절차를 완료한 후 개발된 시스템을 가동(운영)환경에 설치하게 된다.

〈그림 1-5〉 병원정보시스템의 개발단계

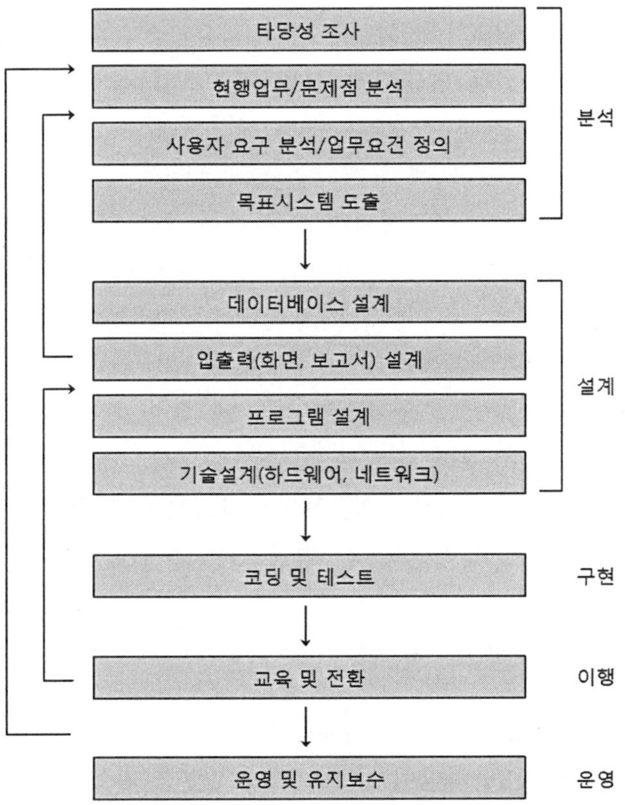

1.2 처방전달시스템(OCS)

1.2.1 처방전달시스템의 개념

OCS(order communication system, 처방전달시스템)는 병원정보시스템(HIS)의 가장 핵심이 되는 부분으로서 OCS로 인하여 병원에서 과거의 종이 처방전이 사라지게 되었다. OCS는 병원을 방문하는 환자를 중심으로 일어나는 일련의 흐름을 전산화 한 것이다. OCS를 통해 의사 처방이 각 검사실과 약국 등의 진료지원 부서로 전달되고 각 검사실은 검사결과 및 검사예약, 처방전달 상태를 전달한다. 간호사는 처방에 따라 환자 간호를 수행함은 물론 부분적인 검사의뢰 및 접수에 관한 정보를 독자적으로 지원부서로 발생시킨다.

과거에 병원에 전산시스템이 완전히 도입되기 전에는 환자가 의사에게 진료를 받으면 의사는 종이에 처방전을 적어주면서 검사나 약 처방을 간호사가 다시 안내해 주었다. 이때 처방전을 SLIP이라 부르고 이 SLIP을 보고 치료비를 계산하고 처방도 하였는데, 전산시스템이 도입되면서 전산으로 이 처방을 선달하게 되었다. 이것이 바로 OCS이다.

OCS의 가장 기본적인 기능은 정확하고 신속한 의사전달이다.

처방전달시스템에서 입력된 의사 처방이 동시에 여러 부서로 정확하고 신속하게 전산으로 전달됨으로써 다단계의 처방전달 방식이 개선되어 사무에 소비하는 시간이 절약되고 부담이 경감된다. 또한 진료정보가 데이터베이스화됨으로써 데이터의 일원화가 이루어지고 효율적으로 이용할 수 있어 관리측면은 물론 연구측면에서도 효과를 얻을 수 있다.

OCS는 업무에 따라 진료, 진료지원, 원무행정으로 구분할 수 있고, 환자가 진료를 받는 장소에 따라서는 외래 OCS와 병동 OCS로 구분할 수 있다.

1.2.2 처방전달시스템의 분류

외래 OCS와 병동 OCS는 24시간 가동여부에 따라 운영성격이 다르다.

외래 OCS의 경우 낮에만 처방이 발생하고 시간단위별 처방량은 상당히 높게 나타난다.

즉, 외래의 경우 평균적으로 오전 10시에서 12시 사이와 오후 2시에서 4시 사이에 집중적으로 환자가 몰리는 경향이 있다. 그러나 병동 OCS의 경우 처방이 집중적으로 몰리는 시간이 거의 없이 지속적으로 발생하며 24시간 온라인으로 가동한다. 이러한 운영성격의 차이로 인해 외래 OCS의 서버 및 통신장비는 최대 정보 소통량을 염두에 두고 운영하여야 하며, 병동 OCS의 경우 정보 소통량과 함께 24시간 무정지 가동을 하면서 백업(backup)을 원활히 할 수 있도록 운영하여야 한다.

1. 외래 OCS

외래 OCS는 외래환자가 병원에 찾아와서 진찰을 받고 귀가하기까지의 전 과정을 전산화한 것이다. 환자가 방문을 하면 인적사항 등록, 검색, 진료과 선택 등을 위해 원무과에서 접수를 하고, 접수된 환자의 정보는 의무기록실에 전달되어 의무기록차트가 외래 진찰실로 전달된다. 진찰실에서는 의사가 PC를 통해 각종 처방을 입력한다. 처방정보는 원무과 및 해당 진료지원부서로 전송되며 진료 후 환자는 원무과에서 진료비 계산을 하게 된다. 선수납 후 처방의 종류에 따라 각종 검사실, 방사선과 촬영실, 약국, 채혈실 등으로 환자가 이동하여 해당 검사를 하거나 촬영, 약 혹은 원외처방전을 받거나 채혈을 한 후 집으로 귀가한다.

외래 OCS의 경우 많은 환자를 한정된 시간 내에 보아야 하기 때문에 OCS의 처리속도가 상당히 빨라야 하며 사용이 편리해야 한다.

외래 OCS의 흐름도를 나타내면 다음의 <그림 1-6>과 같다.

〈그림 1-6〉 외래 OCS 흐름도

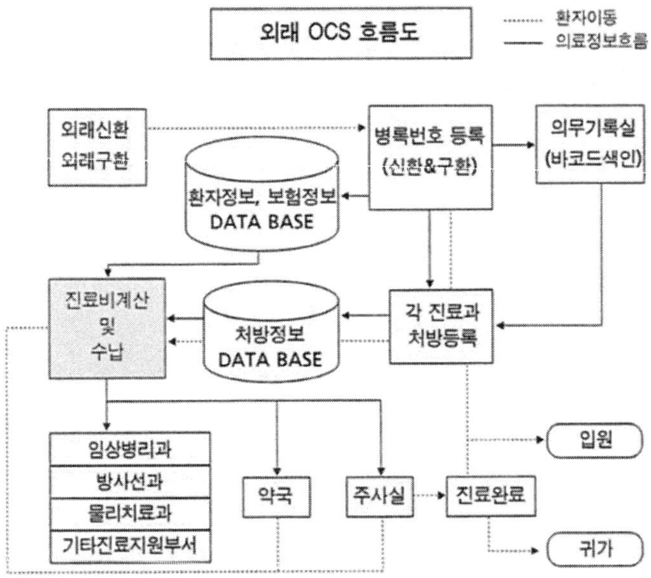

출처: 김윤희(2006), 간호정보시스템이 처방전달시스템에 미치는 영향에 관한 연구 중소병원을 중심으로, 부산가톨릭대학교 학위논문, p.8

2. 병동 OCS

병동 OCS는 환자가 외래나 응급실을 거쳐 입원을 하게 되는 경우 병동에 환자가 있는 동안 처방에 관련된 모든 행위를 전산화한 것이다. 여기에는 의사가 사용하는 처방프로그램과 간호사가 사용하는 간호프로그램으로 나누어진다. 외래 OCS와 다른 점은 진료행위가 이루어진 후 수납이 이루어지는 후수납과 식사처방이 발생한다는 점이다. 환자입장에서는 외래 OCS처럼 정보의 흐름에 따라 환자가 움직이는 것이 아니고, 병동에 머무르는 상태에서 대부분의 행위가 이루어진다는 것이다.

병동 OCS를 통해 처방은 해당 진료지원부서로 전달되고, 각 진료지원부서는 처방상태, 검사예약, 검사결과 등을 전달한다. 의사의 처방에 대한 수가는 각 진료지원부서에서 실제 검사가 진행되거나 약 처방전이 출력되었을 때 발생하게 되는데, 발생한 수가정보는 원무과로 전달된다.

〈그림 1-7〉 병동 OCS 흐름도

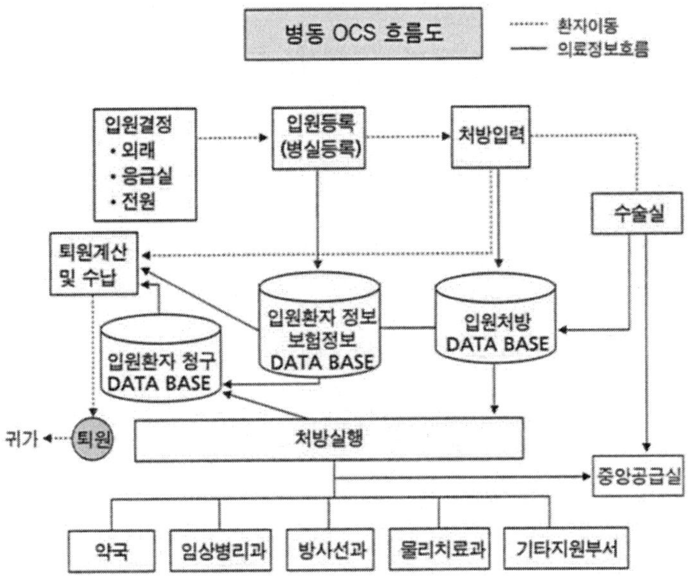

출처: 김윤희(2006), 간호정보시스템이 처방전달시스템에 미치는 영향에 관한 연구 중소병원을 중심으로, 부산가톨릭대학교 학위논문, p.9

1.2.3 처방전달시스템의 기능

처방전달시스템(OCS)의 기능은 진료실에서 의사 지시(order)에 의한 검사, 방사선 촬영, 처방조제 등의 오더를 전송하여 원외처방전 발행, 원무업무, 간호업무, 진료지원업무를 통합 연계시키는 것이다.

OCS의 기능은 크게 진료시스템, 진료지원시스템, 원무행정시스템으로 구분한다.

1. 진료시스템

진료시스템은 의사가 외래나 병동 등에서 처방을 지시하고 간호사가 이를 실행(Acting)하는 과정을 전산화한 것으로 외래처방, 병동처방, 병동간호로 구성된다.

① 외래처방

의사가 진료실로 찾아온 환자의 상태에 따라 처방을 하는 과정을 전산화하는 시스템으로 주치의에 따른 환자 인적사항 조회, 약처방, 진단명 입력 등이 기본사항이다. 입력기능에는 진단명, 약처방, 각종 검사처방, 처치(치료)처방, 외래 진료예약, 의사별 약속처방, 차트 대출신청, 법정감염병 신고, 의약품이상반응 보고 등이 있다.

② 병동처방

기본화면은 의사지시서이며, 외래처방 기능에 식이처방, 메시지 처방, 협의진료, 전과, 병실이동 신청, 퇴원 후 외래진료 예약, 퇴원 사인, 처방중지, 수술 스케줄 등이 추가되어 있다. 입력, 조회 및 출력 기능이 있다.

③ 병동간호

간호사가 의사의 처방에 따라 환자간호를 수행하는데 필요한 여러 업무를 전산화한 것이다. 입력, 조회, 출력 기능이 있다.

2. 진료지원시스템

진료지원시스템은 의료진의 처방에 따라 수반되는 제반 검사, 촬영, 조제, 급식, 물품공급 및 의무기록 등의 관리를 위한 정보시스템으로 구성된다. 즉, 임상병리과, 방사선과, 각종 검사실, 약국, 영양실, 중앙공급실, 의무기록실 등에서 이루어지는 검사업무, 약제업무, 급식업무, 중앙공급실 업무, 환자지원업무 등을 지원하게 된다.

단위시스템으로서는 임상병리관리시스템, 방사선관리시스템, 약품관리시스템, 급식관리시스템, 의료물품관리시스템, 수술실관리시스템, 의무기록관리시스템 등이 있다.

3. 원무행정시스템

원무행정의 범위는 일반적으로 환자와 관계되는 일체의 병원업무를 포함하며, 환자가 찾아온 경로에 따라 외래원무와 입원원무로 구분하고, 업무에 따라 환자등록관리, 진료비 계산/수납, 보험청구 등으로 구분된다.

① 환자등록관리
외래등록, 입원등록, 응급환자 관리
② 진료비 계산/수납
외래계산, 입원계산
③ 보험청구관리
심사업무, 청구업무, 미수업무

1.3 전자의무기록시스템(EMR)

1.3.1 전자의무기록시스템의 개념

의무기록의 역사는 히포크라테스의 증례기록에서부터 찾을 수 있다. 이 증례기록은 시간흐름의 순서에 따라 기록한 후 환자 스스로가 관찰 한 증상을 중심으로 기술하고 환자가 회복하거나 사망하기 전까지의 증상 증후에 관련된 내용을 기술하였다.

그 후 1819년 레덱의 청진기 발명 후 의사의 관찰 중심으로 기록되었다. 1880년 미국 윌리엄 메이요 의사는 메이요 클리닉(Mayo Clinic)에서 집단진료중심 의무기록을 작성하였는데, 이것이 현대적 의무기록의 전형으로 불린다.

의무기록은 환자의 질병에 관련되는 모든 사항과 의료진이 시행한 검사와 처치내용 및 그 결과에 관한 모든 내용을 기록한 문서이다. 이것은 환자에 대한 진료과정의 기록뿐만 아니라 임상적인 지식과 정보의 집합체이다. 그리고 환자의 진료에 대하여 누가, 언제, 어디서, 무엇을, 어떻게, 왜 제공하였는가를 기록하여 그 병원에서 어떤 서비스를 제공하고 있는가를 나타내는 가시적인 증거이다.

의사는 진료기록부를 통하여 환자의 상태를 파악하며, 진료계획을 수립하게 된다. 진료과정에서 발생하는 모든 상황과 이벤트는 자료의 형태로 잘 기록된 후 진단과 치료과정에 중요한 정보로 활용되고 향후 체계화 과정을 거쳐 임상적인 지식으로 자리 잡게 된다. 이것이 의료정보의 순환과정이며 의무기록은 이러한 의료정보 순환의 가장 기초가 되는 것이다.

전자의무기록(EMR)은 기존에 종이차트에 기록했던 환자의 인적사항, 병력, 건강상태, 진찰, 입퇴원기록 등 환자의 모든 의료기록을 전산화하여 입력, 저장, 관리하는 방식을 말한다. 전자의무기록의 주요 내용은 환자의 기초정보(인적사항), 병력사항, 약물반응, 건강상태, 진찰기록, 입퇴원기록, 방사선 및 화상진찰, 기타 보조 연구결과 등이다.

1.3.2 전자의무기록시스템의 분류

1. 진료 EMR

의사의 진료기록에 해당하는 것으로 입원기록, 외래초진기록, 외래재진기록, 문제목록, 경과기록, 수술기록, 마취기록, 퇴원요약, 특수처치기록 등이다.

2. 간호 EMR

간호사의 환자기록에 해당하는 것으로 간호기록, 외처방 실행연계 기록, 간호력(nursing history), 임상관찰기록, 특수측정기록, 간호과정, 퇴원간호기록지, 특수간호단위기록(중환자실, 신생아실, 분만실), 전과전동기록(transfer note), 수술간호기록, 회복간호기록 등이다.

3. 통합정보 EMR

기존의 과거 의무기록을 이미지로 저장 및 제공하는 영상 EMR 및 PACS로서, PACS 뷰어 통합조회, 영상 EMR 통합조회, 검사결과 통합조회, 수술, 마취 장비기록 조회, 모니터링 장비기록 조회, 전자서명인증시스템 연동 등이다.

〈그림 1-8〉 EMR의 생성과 활용

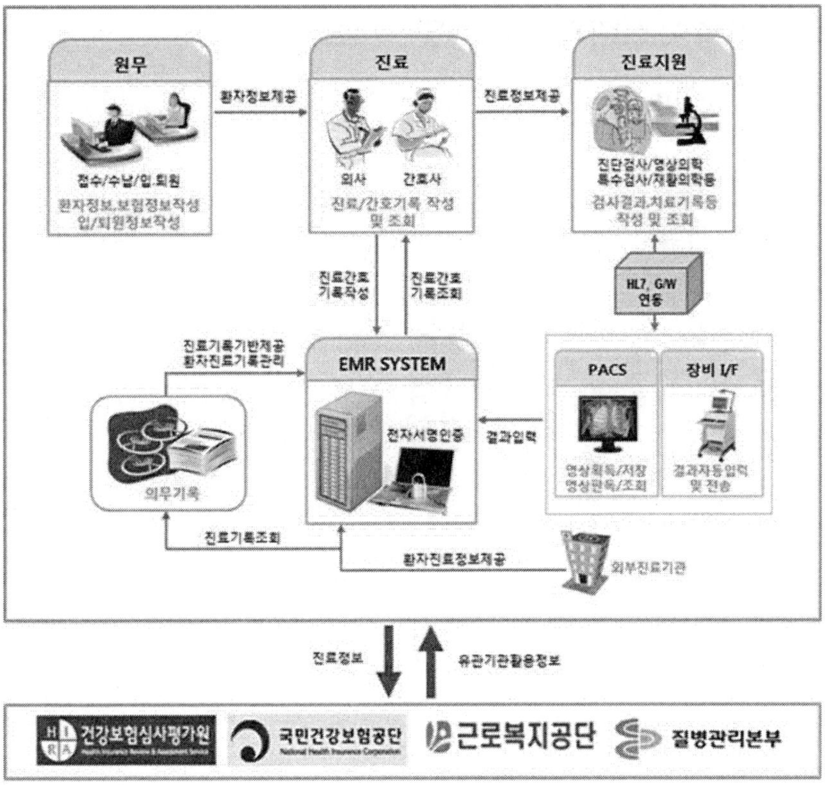

1.3.3 전자의무기록시스템의 기능

1. 전자의무기록시스템의 기능 및 구조

〈그림 1-9〉 EMR의 기능

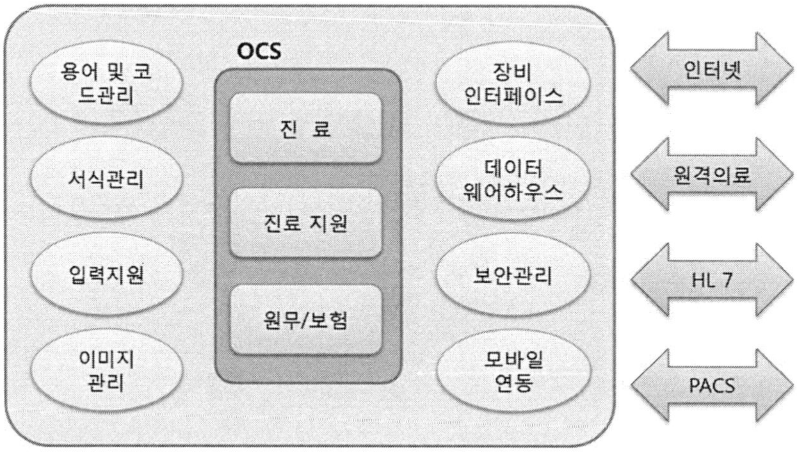

1) 용어 및 코드관리

전자의무기록시스템에서는 환자의 문진내용, 병력, 의사의 판단 등 모든 임상적인 상황을 표준화 및 통일하여 표현하고 입력해야 하기 때문에 표준용어 체계를 사용하고 코드로 관리가 되어야 한다. 이렇게 함으로써 체계적이고 효율적인 데이터관리가 가능하고 의료기관 내외부와 협진 시 의사소통을 신속하고 정확하게 할 수 있어서 진료의 질적 향상을 기대할 수 있다.

2) 서식관리

진료부서에서 사용하는 서식(서류양식)은 각 부서마다 서로 다른 서식들이 존재하여 입퇴원기록지, 퇴원요약지, 경과기록지, 수술기록지 등 주요 서식뿐만 아니라 방대한 종류의 표준서식을 제공해야 하며, 사용자가 서식을 생성할 수 있는 도구도 제공하여야 한다.

3) 입력지원

종이문서를 작성할 때보다 더욱 신속하고 정확하며 다양하게 자료를 입력할 할 수 있도록 지원해야 한다. 그리고 텍스트는 물론 도형, 도표, 음성, 이미지 등의 자료를 동시에 입력할 수 있도록 하여야 하며, 입력도구도 키보드, 펜, 스캐너 등의 입력을 지원해야 한다.

4) 이미지 관리

기존의 광파일 시스템과 같은 이미지관리 시스템도 기본적으로 지원이 되어야 하며, 임상적인 의료정보 문서 이외에도 환자동의서와 같은 법적인 문서까지도 관리가 될 수 있도록 한다. 이미지관리 시스템과의 연계가 되어야 하며, 내시경 사진, 수술 전후의 환부사진 이미지 자료는 물론이고 PACS와도 연계 하여 하나의 단말기에서 진료기록, 사진, 필름 등을 함께 검색할 수 있도록 한다.

5) 장비 인터페이스

전자의무기록시스템은 각종 검사장비 및 측정장비들과 인터페이스(연계)가 되어야 하며, 온라인으로 상호 자료의 교환이 이루어져야 한다. 예를 들면, 자동혈액분석기와 같은 장비는 전자의무기록시스템으로부터 작업명령을 받고 검사를 수행한 후 검사결과를 다시 의무기록시스템으로 전달하여야 한다. 검사결과 중 전산에 입력되지 않고 있는 심전도 검사, 뇌파검사 등 그래픽 자료를 전산에 저장하여 해당 의료인이 자유롭게 이용하도록 하여야 한다.

6) 데이터웨어하우스

데이터웨어하우스는 의사결정에 효과적으로 이용될 수 있도록 기본 운영시스템의 여러 단위시스템에 분산되어 있는 데이터들을 별도의 장소에 주제별로 통합하여 축적해 놓은 데이터베이스를 말하는데, 전자의무기록시스템에서 이러한 데이터베이스를 구축할 수 있는 도구를 제공한다면 새로운 의사결정을 지원할 수 있는 도구가 될 수 있을 것이다.

7) 보안관리

의료기관에서 전자의무기록이 일반화되면 진료정보의 안전에 대한 중요성이 부각될 것이다. 환자가 자신의 진료정보를 알리고 싶지 않은 권리가 보호되어야 하고 당사자의 허가없이 유출되지 않도록 환자정보의 비밀이 보장되어야 한다. 이에 따라 정부에서는 1997년 7월부터 전자서명법이 발효되었고, 이 법이 의무기록정보의 전송에도 적용되므로 의료기관 간에 진료정보를 교환할 수 있는 기반이 구축되었다.

8) 모바일 연동

최근 스마트폰 및 태블릿 컴퓨터의 급속한 보급과 무선 네트워크 환경의 발달로 인하여 의료계에서도 이를 활용하려는 다양한 시도가 있어 왔다. 모바일 기기(스마트폰 등)는 의사가 언제, 어디서든지 환자의 정보를 조회하거나 처방이 가능하여 진료의 편의성을 증가시킨다. 또한 의료정보가 발생한 시점에 입력과 처리가 동시에 이루어짐으로써 의료정보의 시간적인 지연이나 누락이 없고 정보의 정확도가 향상된다.

환자의 이동에 따른 정보의 이동, 원격진료, u−health 등을 실현하는데 기본이 되며, 또한 모바일 진료시스템 환경에서 입원 및 응급, 수술, 외래 환자의 모든 검사결과, 처방내역, 진료의뢰, 회신내역, 환자의 징후 등 환자의 상태 파악을 위한 정보를 언제, 어디서나 실시간으로 제공할 수 있는 형태로 발전된다. 따라서 의무기록시스템도 이러한 환경과 시스템에 적용이 가능하도록 지원되어야 한다.

9) 외부 시스템 연동

병원 내에는 전자의무기록시스템 이외에도 OCS, PACS, MIS 등과 같은 시스템들이 존재하는데, 다른 병원이나 건강보험공단과 같은 외부기관들과 주기적인 자료의 교환이 필요한 경우도 있다. 의무기록시스템은 이러한 타 기관에 있는 시스템들과의 인터페이스(연계)를 제공해야 한다. 의료정보를 교환하기 위한 표준 프로토콜(protocol)인 HL7을 지원하여야 하며, 의료영상을 서로 주고받기 위하여 DICOM(digital imaging and communications in medicine) 인터페이스도 제공하여야 한다. 여기서 HL7은 보건의료정보의 전자적 교환을 위한 국제수준의 유일한 표준이며, DICOM은 병원에서 의료영상 장치들 간에 의료영상과 정보들을 전송하는 표준 프로토콜(통신규약)이다.

1.4 의료영상저장전송시스템(PACS)

1.4.1 의료영상저장전송시스템(PACS)의 개념

본격적인 의료영상과 관련된 시스템은 1990년대 미국의 국방영역에서 시작되었다.

1990년 1월에 미국의 육해공군 의무장성들이 공동으로 협의하여 추진한 MDIS (medical diagnostic imaging support) 사업은 필름없는 국방의료전달체계를 목표로 하였다. 1991년 미국방성은 Simens사 및 Loral사와 초기 시스템 구축에 관한 계약을 맺고 본격적인 구축작업에 들어갔다.

1991년 말 미국 워싱턴주의 매디간(Madigan) 육군병원에 대형 병원급으로는 세계 최초로 full－PACS가 구축되었다.

국내에서도 1980년대 말부터 PACS에 대한 연구가 시도되었으나 본격적인 구축은 1994년에 개원한 삼성서울병원이 최초라고 할 수 있다. 1999년 11월부터는 PACS를 이용한 진료에 대하여 의료보험수가가 인정되었고 이는 국내 병원에 PACS가 확산되는 계기가 되었다.

PACS(picture archiving and communication system)는 X선, CT, MRI, PET 등 각종 영상촬영장치를 통하여 진단한 영상을 디지털 상태로 획득 및 저장하고, 그 판독과 진료기록을 함께 단말기로 전송 및 검색하는데 필요한 기능을 통합적으로 처리하는 시스템이다. 영상의 디지털화로 필름없는 병원시스템 구축이 가능해졌다.

1.4.2 의료영상의 종류

〈그림 1-10〉 의학영상 장치의 분류

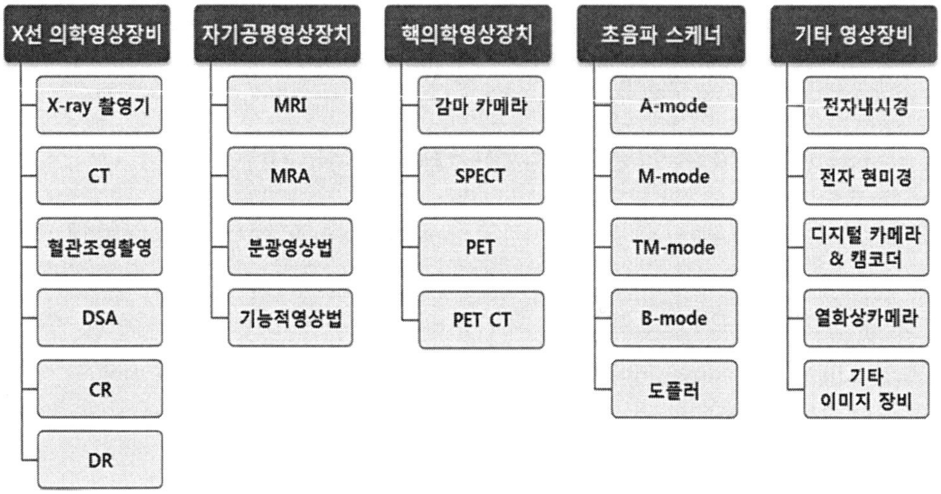

1.4.3 의료영상저장전송시스템(PACS)의 구성

〈그림 1-11〉 PACS의 구성

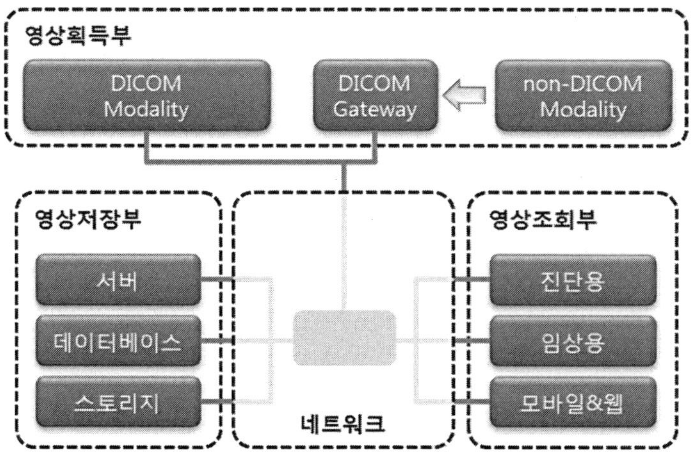

1) 영상획득부

영상획득부는 MRI, CT 등과 같은 의료영상장비로부터 발생한 데이터를 디지털 형태의 영상정보로 획득하여 중앙의 주컴퓨터로 전송하는 부분이다. 의료영상은 의료용 디지털 영상 및 통신 표준인 DICOM 이라는 표준방식을 사용한다.

2) 영상저장부

영상저장부는 영상획득부로부터 전송된 데이터를 대용량 데이터베이스에 단기 또는 장기간 저장하고 사용자 요청 시 영상을 신속하게 전송하는 기능을 수행한다.

3) 영상조회부

영상조회부는 PACS에서 사용자와 직접 연결되어 인터페이스 하는 영상출력 조회 시스템으로, 영상판독 및 진단이 이루어지는 부분으로서 요청한 데이터를 워크스테이션의 모니터 등을 이용하여 환자의 데이터 내용을 검색한다.

4) 네트워크와 통신

병원 내외의 한 곳에서 다른 곳으로 영상, 환자정보와 판독결과를 전달하기 위한 통신망이다. 병원 내의 경우에는 영상획득부로부터 영상저장부 또는 영상저장부로부터 영상조회부로 정보를 전달하는 네트워크를 의미하며, 병원 외부로는 원격진료를 지원하는 네트워크를 의미한다.

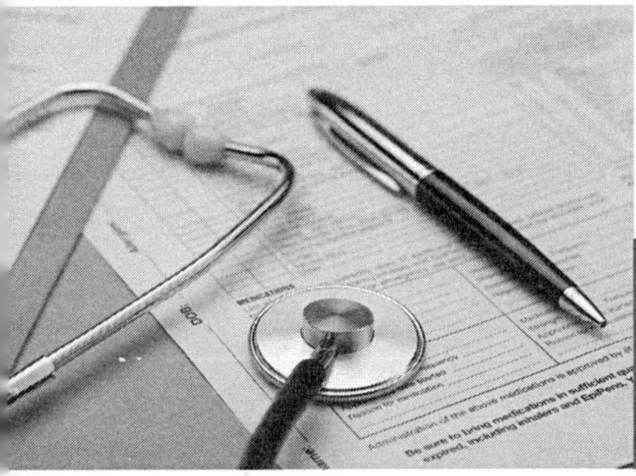

제2장 의료보장관리

2.1 건강보험관리
2.2 의료급여관리
2.3 산재보험관리
2.4 자동차보험관리

2.1 건강보험관리

2.1.1 건강보험의 개요

1. 건강보험의 개념

의료보장제도는 사회보장의 일종으로 1935년 미국 사회보장법에서 최초로 적용되었으며, 사회보장 대상자의 범위 및 실시방법 등은 국가마다 많은 차이가 있다. 우리나라는 1963년 「의료보험법」이 제정되었고, 1977년 12월 「공무원 및 사립학교 교직원 의료보험법」이 제정됨으로써 법률적인 근거가 마련되었다. 그리고 1989년 7월 도시 지역의료보험 실시로 전국민 의료보험이 실현되었다. 1999년 「국민건강보험법」이 제정되어 2000년 7월부터 시행되어 오고 있다.

건강보험은 평소 일정액의 보험료를 부담하여 질병, 부상, 분만, 사망 등의 보험급여 사유가 발생한 때 경제적 부담을 경감·분산시키는 사회보험의 원리에 기초하여 국민건강의 향상과 일상 경제생활의 안정을 이루기 위한 제도이다. 즉, 이 제도는 질병, 부상, 분만, 사망 등으로 인한 경제적 위험에 대비하기 위하여 다수인의 자원을 결합하여 의료수요를 충족시켜주는 사회보험 제도의 형태이다.

2. 건강보험의 특성

(1) 법률에 의한 강제 가입

사회보험으로서 강제적 성격을 띠며, 본인의 의사와 관계없이 강제 가입된다.

(2) 보험부과 형평성

제공되는 보험급여수준과 관계없이 부담능력(소득 등)에 따라 보험료를 부담한다.

(3) 보험급여의 균등

개인이 부담한 보험료의 많고 적음에 관계없이 필요에 따라 동일한 보험급여를 받게 된다.

(4) 보험료 징수의 강제성

피보험자에게 보험료 납부의 의무가 주어지며, 보험료를 법정기일 내에 납부하지 않으면 국세체납기준에 따라 강제 징수하게 된다.

(5) 수익자 분담

보험재정을 마련하는 수준에서 수익자 부담원칙과 피보험자의 부담능력에 따라 공평한 보험료를 부과한다.

3. 건강보험의 적용대상

「국민건강보험법」이 시행됨에 따라 공무원 및 사립학교 교직원 의료보험, 직장의료보험, 지역의료보험이 통합되어 단일 보험자에 의하여 적용을 받게 되었다.

따라서 「의료급여법 및 국가유공자 예우에 관한 법률」에 의한 의료급여 대상자를 제외한 국내에 거주하는 모든 국민은 건강보험의 적용대상자가 된다.

(1) 가입자

건강보험 가입자는 크게 직장 가입자와 지역 가입자로 구분한다. 직장 가입자는 모든 사업장의 근로자 및 사용자, 공무원 및 교직원이 된다. 가입자 중 직장 가입자와 그 피부양자를 제외한 가입자는 모두 지역 가입자의 대상이 된다. 직장 가입자와 지역 가입자가 의료급여 대상자로 변경된 경우에는 건강보험 가입자의 자격을 상실한다.

(2) 피부양자

피부양자는 직장 가입자에 의하여 주로 생계를 유지하는 자로서 보수 또는 소득이 없는 자를 말하며, 그 범위는 직장 가입자의 배우자, 직계존속(배우자의 직계존속 포함), 직계비속(배우자의 직계비속 포함) 및 그 배우자, 직장 가입자의 형제·자매를 말한다.

피부양자의 인정요건으로는 소득요건과 부양요건이 있으며, 이 두 가지 요건을 동시에 충족하는 경우에 피부양자의 자격을 인정하게 된다. 소득요건이란 보수 또는 소득이 없는 경우를 말하며, 부양요건은 가입자에 의하여 부양을 받고 있음이 인정되는 자를 말한다.

4. 관리운영 주체

(1) 관리운영체계

보험을 관리운영하는 주체를 보험자라 하며, 보험자는 자격관리, 재정관리, 급여관리, 징수관리, 자산관리, 질병예방관리, 지사관리 등의 기능을 가지고 있다.

우리나라는 국민건강보험공단과 건강보험심사평가원이 보험자의 기능과 역할을 수행하고 있다.

(2) 국민건강보험공단

국민건강보험공단은 국민의 질병 및 부상에 대한 예방·진단·치료·재활·출산·사망 및 건강증진에 대하여 보험급여를 실시함으로써 국민보건 향상과 사회보장 증진을 목적으로 설립된 특수 공공법인이다.

(3) 건강보험심사평가원

건강보험심사평가원의 주요 업무는 대표적으로 요양급여비용의 심사와 요양급여의 적정성 평가기능을 수행하고, 부수적으로 진료비 확인신청, 응급의료대불, 정부정책지원 등의 업무를 수행하고 있다.

(4) 요양기관

요양기관이라 함은 피보험자 및 피부양자의 질병·부상 또는 출산 시에 요양급여를 행하는 기관을 말한다. 요양기관에는 상급종합병원제도가 있다. 상급종합병원은 대형병원에 진료가 집중되는 문제를 방지하고, 의료장비, 시설, 인력, 난이도 높은 상병치료, 특정 질환의 전문치료시설 및 지역 기여도가 높은 의료기관을 보호하기 위하여 요양기관 중에서 별도로 상급종합병원으로 인정하는 제도이다. 상급종합병원으로 인정된 의료기관은 동일한 요양급여를 제공하였다고 하더라도, 종별가산율 제도를 통하여 다른 요양기관보다 더 많은 요양급여비용을 받을 수 있다.

의료기관 종별가산율이란 진료수가 기준액표에 정한 기본진료료를 제외한 검사료, 방사선료, 마취료, 처치 및 수술료, 캐스트료, 이학요법료, 정신요법료 등에 대하여는 진료행위별로 합산한 금액에 요양기관의 종별에 따라 비율을 가산하는 것이다.

건강보험 종별 가산율은 상급종합병원 : 30%, 종합병원 : 25%, 병원 : 20%, 의원 : 15%이다.

5. 건강보험 재원조달

우리나라 건강보험 재원은 직장 및 지역 가입자의 보험료와 국고지원금, 국민건강증진기금 및 본인부담금으로 조달한다.

(1) 보험료

건강보험의 주요재원은 국민건강보험 직장 또는 지역 가입자가 매월 납부하는 보험료이다. 건강보험재원 중 83%(직장 가입자 : 63%, 지역 가입자 : 20%)가 보험료에 의하여 재원이 조달되고 있다.

직장 가입자 소득의 일정비율을 매월 보험료로 납입하고, 직장 가입자 소득에 부과하는 보험료는 노동자 본인이 50%, 고용주가 50%를 나누어 분담하며, 공무원은 국가가 고용주가 되어 50%, 사립학교 교식원은 고용주가 30%, 국가가 20%를 부담하고 있다.

지역 가입자의 경우도 법령에 따라 매달 보험료를 납부한다. 직장 가입자와 달리 지역 가입자의 경우에는 소득을 명확히 파악할 수 없기 때문에 가구의 소득, 재산(전월세, 자동차 유무), 세대원의 성, 연령 등 보험료 부과요소를 기준으로 보험료 부과점수를 부여하고 점수당 금액을 산정하여 보험료를 부과한다.

(2) 국고지원금

보험료 이외에 지역 가입자 보험급여비용과 건강보험사업 운영비의 일정부분을 건강증진기금 및 국고지원을 받는다.

(3) 본인부담금

건강보험 재원의 또 다른 한 부분이 가입자가 의료를 이용하는 시점에 직접 부담하는 급여 진료비의 일부와 비급여 진료비 전액이다. 「국민건강보험법」에서는 의료서비스의 이용시점에 급여 진료비의 일정비율과 전액본인부담금으로 규정하고 있다. 급여 진료비의 일정비율은 의료의 효율적 이용을 위하여 상급종합병원과

종합병원, 병원, 의원 등 의료기관의 종별에 따라 차이를 두고 있다. 규모가 큰 병원일수록 본인부담비율을 높게 부과하고 있다.

6. 건강보험 요양급여

1) 건강보험급여

건강보험급여란 건강보험의 적용을 받는 가입자 및 피부양자의 질병·부상에 대한 예방·진단·치료·재활과 출산·사망 및 건강증진에 대하여 법령이 정하는 바에 의하여 각종 형태로 실시하는 의료서비스를 말한다.

보험급여의 종류는 현물급여와 현금급여로 구분한다.

① 현물급여
질병이나 부상 또는 출산으로 인하여 환자가 직접 요양기관으로부터 제공받는 일체의 의료서비스를 말하며, 여기에는 요양급여 및 건강검진이 해당된다.

② 현금급여
가입자 또는 피부양자의 신청에 의하여 요양비, 출산비, 장애인 보장구급여비, 본인부담액 보상금, 임신/출산 진료비와 같은 명목으로 보험자가 현금으로 지급하는 것을 말한다.

2) 요양급여의 개념

요양급여는 가입자 및 피부양자가 질병·부상·출산 등으로 요양기관에서 받는 진찰 및 검사, 약제 및 치료재료의 지급, 처치·수술 및 기타의 치료, 예방 및 재활, 입원, 간호, 이송의 의료서비스를 제공하는 것을 말한다.

요양급여를 제공하는 요양기관은 의료기관, 약국, 한국희귀의약품센터(약사법 규정), 보건소, 보건의료원, 보건진료소 등이다.

요양급여 비용은 1년을 기간으로 하여 공단의 이사장과 대통령령이 정하는 의약계 대표자와의 계약에 의하여 결정된다.

3) 요양급여의 방법과 절차

요양급여의 절차는 의료자원의 효율적 이용과 지역 및 요양기관의 균형적인 발전을 도모하고 상급병원에 환자가 집중되는 현상을 방지하기 위하여 예외사항(응급, 분만, 당해 요양기관 근무자, 혈우병환자 등)을 제외하고는 1단계 요양급여를 받은 후 2단계 요양급여(상급요양기관)를 받아야 한다.

따라서 의료기관을 이용할 때 이러한 절차에 따르지 아니하는 경우에는 요양급여비용의 전액을 본인이 부담하여야 한다.

2단계 요양급여는 1단계 요양급여에도 불구하고 보다 전문적인 진료의 필요성이 있을 때 환자의 요청에 의하여 의사의 소견이 기재된 요양급여의뢰서 등을 지참하여 상급요양기관에서 요양급여를 받는 것을 말하며, 이때 보험급여의 적용을 받게 된다.

4) 비급여 대상

「국민건강보험법」 제39조 3항 규정에 의거하여 요양급여에서 제외되는 범위는 질병, 부상의 치료목적이 아니거나, 업무 또는 일상생활에 지장이 없는 질환, 기타 보험급여의 원리에 부합하지 않는 경우에는 비급여 대상(본인전액부담)이 된다.

5) 급여범위 및 비용부담

가입자의 부상 또는 질병으로 요양기관에서 요양을 받을 때에는 요양급여비 본인부담률에 따라 진료비의 일부를 본인이 부담하여야 한다. 이러한 본인부담률은 일률적인 기준이 아닌 별도의 요양급여기준에 따라 전액 또는 일부를 부담하도록 하고 있다.

(1) 요양급여비용의 전액 본인부담 항목

① 가입자 또는 피부양자가 요양급여의 절차에 의하지 아니하고 요양기관을 이용한 경우

② 하사(단기복무자에 한한다)·병·무관후보생으로 군에 복무 중인 가입자 또는 피부양자 및 교도소 기타 이에 준하는 시설에 수용되어 있는 가입자 또는 피부양자가 요양기관을 이용한 경우

③ 가입자 또는 피부양자가 보험료 체납으로 급여제한을 받은 기간에 요양기관을 이용한 경우

④ 당해 요양급여 비용을 보험재정의 형평성상 부담이 곤란하여 보건복지부 장관이 별도로 인정한 경우(예 약제·치료재료에 대한 요양급여비용이 연간 200억원 이상 소요되어 보험재정에 상당한 부담을 줄 우려가 있는 약제·치

료재료의 경우 등)

⑤ 「응급의료에 관한 법률」의 규정에 의하여 요양기관의 구급차를 이용하여 이송되었을 경우의 이송처치료 및 응급의료 수가기준에서 정한 응급의료관리료 산정대상이 아닌 환자의 응급의료관리료

⑥ 선택진료규정에 의한 진료비 및 병실차액 등 법정 비급여대상 진료비

(2) 외래진료비 본인부담

〈표 2-1〉 외래진료비 본인부담액

기관종별	소재지	환자구분	본인부담액
종합전문 요양기관	모든 지역	일반환자	진찰료총액＋(요양급여비용총액－진찰료총액)×60/100
		의약분업예외환자	진찰료총액＋(요양급여비용총액－약가총액－진찰료총액)×30/100
종합병원	동 지역	일반환자	요양급여비용총액× 50/100
		의약분업예외환자	(요양급여비용총액－약가총액)×50/100＋약가총액×30/100
	읍·면 지역	일반환자	요양급여비용총액×45/100
		의약분업예외환자	(요양급여비용총액－약가총액)×45/100＋약가총액×30/100
병원, 치과병원, 한방병원, 요양병원	동 지역	일반환자	요양급여비용총액×40/100
		의약분업예외환자	(요양급여비용총액－약가총액)×40/100＋약가총액×30/100
	읍·면 지역	일반환자	요양급여비용총액×35/100
		의약분업예외환자	(요양급여비용총액－약가총액)×35/100＋약가총액×30/100
의원, 치과의원, 한의원, 보건의료원	모든 지역	－	요양급여비용총액×30/100(요양급여를 받는 자가 65세 이상인 경우에는 요양급여비용총액이 보건복지부령으로 정하는 금액을 넘지 아니하면 보건복지부령으로 정하는 금액)
보건소, 보건지소, 보건진료소	모든 지역	－	요양급여비용총액×30/100(요양급여비용총액이 보건복지부령으로 정하는 금액을 넘지 아니하면 보건복지부령으로 정하는 금액)

(*주 : 6세미만 아동의 본인부담액은 상기 본인 부담률의 70% 적용)

(3) 입원진료비 본인부담

입원진료(보건복지부장관이 정하는 의료장비를 이용한 진료의 경우는 제외) 및 보건복지부장관이 정하는 요양급여를 받은 경우에는 요양급여비용총액의 100분의 20을 부담한다.

만성질환으로 계속 진료가 필요한 경우 경제적 부담을 경감시키기 위하여 외래에서 진료를 받더라도 입원진료비 부담률에 의거 20%만 부담하는 제도이다.

외래에서 산정특례대상(중증등록 제외) 및 장루·요루 장애인 치료대 사용 시에도 입원본인부담률에 의한다.

(4) 본인부담면제

자연분만의 경우와 신생아 집중치료실 환자(생후 27일까지), 조산아(재태기간 37주 미만에 출생), 저체중아(2.5kg 이하)의 경우는 본인부담면제 대상이다.

2008년 4월 1일부터 의료급여 수급권자이던 차상위 희귀·난치성 질환자의 경우 건강보험으로 자격이 변경되었으나, 본인부담률은 입원 및 외래 모두 면제대상이다.

(5) 유사수가의 적용

건강보험 요양급여비용에 분류되어 있지 아니한 진료를 시행할 경우에는 가장 유사한 분류항목을 준용하여 산정하되, 장관이 별도로 정한 때에는 그 기준에 의한다.

2.2 의료급여관리

2.2.1 의료급여의 개요

1. 의료급여의 개념

우리나라의 사회보장제도는 사회보험, 공적부조, 사회복지로 구분할 수 있으며, 공적부조에는 기초생활보장과 의료급여제도가 있다.

의료급여제도는 「생활보호법」을 모법으로 하여 1977년 1월 4일 「의료급여에 관한 규칙」을 제정하고 생활보호대상자에게 처음으로 의료급여를 실시하였다. 그

후 1977년 12월 31일 의료급여법이 제정·공포되어 그 보호대상을 구체적으로 규정하는 한편 점차 보호범위를 넓혔다.

의료급여는 경제적으로 어려운 일정한 소득수준 이하의 저소득 국민에게 질병으로부터 보호를 해줌으로써 국민이 기본적인 생활을 영위하는데 절대적으로 필요한 공적부조제도이다. 건강보험, 산업재해보상보험, 자동차보험 등과 함께 우리나라 의료보장제도를 이루는 큰 축의 하나로서 의미를 지니고 있을 뿐만 아니라, 국민의 건강과 생명을 보호하는데 소외되는 계층이 없는 건강한 사회를 만들기 위해 앞으로 계속 발전시켜나가야 하는 의료보장제도의 한 분야이다.

2. 의료급여법의 주요내용

① 수급권자를 1종과 2종으로 구분하고, 급여는 가구단위로 하되 보장시설에 수용되어 있는 수급권자와 같이 보건복지부장관이 인정하는 경우에는 개인단위로 급여가 가능하다.

② 의료급여는 시장·군수·구청장이 수급권자로 선정한 날로부터 개시된다.

③ 의료기관이 청구한 진료비를 시·군·구별로 지급하던 방법을 국민건강보험공단에 위탁하도록 변경하였다.

④ 의료급여기관으로 하여금 의료급여증에 환자성명, 진료일자, 의료급여기관명 등과 같은 의료급여 사항의 기록과 수급자 확인을 의무화하였다.

2.2.2 의료급여의 수급권자

1. 수급권자의 범위

수급권자란 의료급여를 받을 수 있는 자격을 가진 자를 말한다. 그 범위는 「국민기초생활보장법」에 의한 수급자를 비롯하여, 「독립유공자예우에 관한 법률」 및 「국가유공자 등 예우 및 지원에 관한 법률」 등 각종 법률의 적용을 받고 있는 자와 그 가족, 그 밖에 생활유지의 능력이 없거나 생활이 어려운 자로서 대통령령이 정하는 자 등이다.

2. 수급권자의 구분

수급권자는 1종 수급권자와 2종 수급권자로 구분한다.

1) 1종 수급권자

(1) 다음 각 목에 해당하는 자 또는 근로능력이 없거나 근로가 곤란하다고 정하여 보건복지부장관이 정하는 자만으로 구성된 세대의 구성원
- ① 18세 미만인 자
- ② 65세 이상인자
- ③ 「장애인고용촉진 및 직업재활법」 제1조 제2호에 해당하는 중증 장애인
- ④ 「국민기초생활보장법 시행령」 제7조 제1항 제2호에 해당하는 자
- ⑤ 임신 중에 있거나 분만 후 6개월 미만의 자
- ⑥ 「병역법」에 의한 병역의무를 이행 중인 자

(2) 「국민기초생활보장법 시행령」 제38조의 규정에 의한 보장시설에서 급여를 받고 있는 자

(3) 「국민기초생활보장법」 제5조 제2항의 규정에 해당하는 자로서 보건복지부장관이 인정하는 자

(4) 보건복지부장관이 정하여 고시하는 희귀난치성질환을 가진 자가 속한 세대의 구성원

2) 2종 수급권자

(1) 국민기초생활보장법에 의한 수급자 중 1종 수급권자를 제외한 자

(2) 보건복지부령으로 정하는 사람 중 보건복지부장관이 2종 의료급여가 필요하다고 인정하는 자

2.2.3 의료급여기관 및 급여절차

1. 의료급여기관의 종류

의료급여기관은 제1차 의료급여기관, 제2차 의료급여기관, 제3차 의료급여기관으로 구분된다.

(1) 제1차 의료급여기관

의원, 보건기관(보건소, 보건지소, 보건진료소, 보건의료원), 약국 및 한국희귀의약품센터

(2) 제2차 의료급여기관

병원, 종합병원

(3) 제3차 의료급여기관

보건복지부장관이 지정한 제3차 의료급여기관

2. 의료급여의 절차

의료급여는 본인부담이 없거나 소액만 지급하는 특성으로 인하여 2, 3차 의료기관으로 진료가 집중될 소지가 높아 의료급여의 절차는 의료자원의 효율적인 활용과 대형 병원으로의 환자집중 현상을 방지하기 위하여 건강보험의 2단계 급여절차와는 달리 3단계 급여절차로 시행한다.

(1) 의료급여 절차

수급권자가 의료급여를 받고자하는 경우 먼저 제1차 의료급여기관에 의료급여를 신청하여야 한다. 진료결과 또는 진료 중에 다른 의료급여기관의 진료가 필요하다고 판단하는 경우에는 진료 담당의사의 진료의견이 기재된 '의료급여의뢰서'를 수급권자 또는 그 보호자에게 발급해야 하며, 의료급여의뢰서는 발급받은 날로부터 7일(공휴일 제외) 이내에 제2차 또는 제3차 의료기관에 제출하여야 한다. 의료급여의뢰서 없이 의료급여 절차에 의하지 않고 의료급여기관을 이용하는 경우에 소요비용은 전액 본인이 부담한다.

〈그림 2-1〉 의료급여 절차

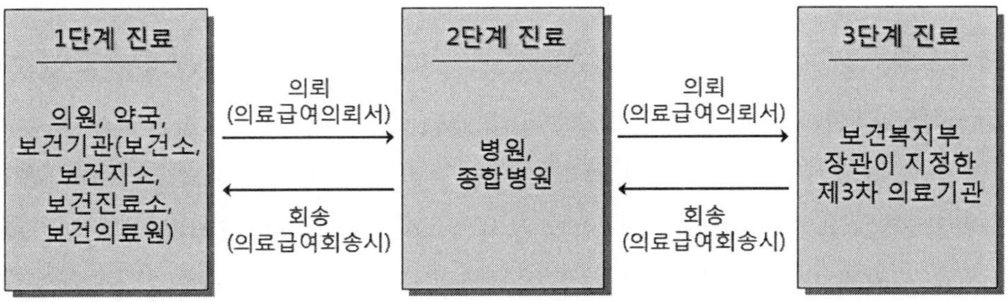

(2) 의료급여의 단계별 진료예외

다음의 경우에는 제1차 의료기관 진료의 생략이 가능하며, 제2차 또는 제3차 의료기관으로 바로 의료급여 신청이 가능하다.

① 응급환자, ② 분만, ③ 희귀난치성질환자, ④ 제2차, 제3차 의료기관 근무자가 당해 의료기관에서 의료급여를 받고자 하는 경우, ⑤ 장애인이 장애인 보장구를 지급받고자 하는 경우, ⑥ 감염병의 확산 등 긴급한 사유

(3) 입원진료비 산정

제1차 의료급여기관에서는 입원진료비를 산정할 수 없으나, 다음의 경우에는 예외적으로 입원 진료비용을 산정할 수 있다.

① 긴급수술을 요하는 경우
② 분만, 충수염수술, 항문수술, 서혜 및 대퇴부탈장수술, 자궁과 자궁부속기 수술, 안과·이비인후과 수술
③ 정신질환, 한센병환자의 치료, 골절로 인하여 입원치료가 불가피한 경우
④ 입원진료 중 의료급여수급권자로 자격이 변동된 경우
⑤ 말기암환자에 대한 입원진료가 필요한 경우
⑥ 「지역보건법」에 의한 보건의료원에서의 입원진료

3. 의료급여의 내용

(1) 의료급여의 범위

의료급여 수급권자의 질병, 부상, 출산 등과 관련하여 제공되는 진찰·검사, 약제·치료재료, 처치·수술과 그 밖의 치료, 예방·재활, 입원, 간호, 이송과 그 밖의 의료목적 달성을 의한 조치 등 「의료급여법」 제9조에 따른 비급여 대상을 제외한 일체의 것

(2) 급여의 제한

① 수급권자가 자신의 고의 또는 중대한 과실로 인한 범죄행위에 기인하거나 고의로 사고를 발생시켜 의료급여가 필요하게 된 경우
② 수급권자가 정당한 이유없이 이 법의 규정이나 의료급여기관의 진료에 관한 지시에 따르지 아니한 경우

의료급여기관에서는 급여의 제한사유에 해당된다고 판단되면 의사의 진찰소견, 환자 또는 보호자, 그 밖의 관계인의 진술내용, 수급권자의 인적사항 등을 소정의 양식에 기록하여 시장, 군수, 구청장에게 통보하여야 한다.

3. 의료급여의 본인일부부담

외래진료의 경우 요양기관종별, 의료급여종별 본인부담률이 각각 다르며, 입원진료의 경우도 의료급여종별 본인부담률이 각각 다르다. 단, 입원진료의 경우 식대는 20%로 동일하며, CT, MRI 또는 PET는 의료급여 1종의 경우 외래는 총액의 5%, 입원은 본인 부담이 없으며, 2종의 경우 외래는 총액의 15%(중증환자 5%), 입원은 10%(중증환자 5%)

(1) 1종 수급권자

1차, 2차, 3차 의료급여기관에서 진료를 받을 경우 진찰료에 있어서 원외처방전 발행이 있는 경우와 없는 경우로 나누어 1,000원~2,500원을 본인이 부담하여야 한다.

CT, MRI, PET는 급여비용의 5%를 본인이 부담한다.

(2) 2종 수급권자

2종 수급권자가 1차 의료급여기관에서 진료를 받을 경우 진찰료는 원외처방전 발행여부에 따라 1,000원~1,500원을 본인이 부담하여야 한다. 1차, 2차, 3차 의료급여기관의 모든 입원진료비는 급여액의 15%만 본인이 부담한다.

4. 의료급여 대불금제도

경제력이 미약한 2종 수급권자가 입원함에 따라 의료급여기관에 직접 납입해야 하는 본인일부부담금을 일시에 납부해야 하는 어려움을 경감시켜주기 위해 정부가 그 비용을 우선 의료급여기관에 지불하고, 사후에 무이자로 원금을 대불신청자 또는 부양의무가 있는 사람과 같은 대불상환의무자로부터 회수하는 제도를 말한다. 대불된 금액은 상환의무자(수급권자 본인 또는 부양의무자)가 보장기관(시·군·구청)에 3개월 이내 대불금을 상환해야 한다.

2.3 산재보험관리

2.3.1 산재보험의 개요

1. 산재보험의 개념

산업재해보상보험(산재보험)은 공업화가 진전되면서 급격히 증가하는 산업재해근로자를 보호하기 위하여 1964년에 도입된 우리나라 최초의 사회보험제도이다.

산재보험은 사업장에서 근로자가 근로 중에 입은 신체상의 피해와 그로 인한 경제적 손실을 신속하고 공정하게 보상하기 위해 사업주의 보험가입을 국가가 책임지는 강제보험으로, 보험가입을 전제로 하여 근로기준법에 규정하고 있는 사용자가 산업재해를 입은 근로자에 부담해야 하는 형사 및 보상책임을 담보하는 제도이다.

산재보험은 근로자의 업무상 재해를 신속·공정하게 보상하고, 이에 필요한 보험시설을 설치·운영하여 재해예방을 도모하며, 근로복지사업을 행함으로써 근로자의 복지증진에 기여함을 목적으로 한다.

2. 산재보험의 특성

① 근로자의 업무상 재해에 대하여 사용자에게는 고의, 과실을 불문하는 무과실책임주의이다. <무과실 책임주의>

② 보험사업에 소요되는 재원인 보험료는 원칙적으로 사업주가 전액 부담한다. <보험료의 사업주 전액 부담원칙>

③ 산재보험급여는 재해발생에 따른 손해전체를 보상하는 것이 아니라 평균임금을 기초로 하는 정률보상방식으로 행한다. <정률보상방식>

④ 자진신고 및 자진납부를 원칙으로 하고 있다. <자진신고 및 자진납부의 원칙>

⑤ 재해보상과 관련되는 이의신청을 신속히 하기 위하여 심사 및 재심사청구제도를 운영한다. <신속·공정·확실성 보장을 위한 독립된 심사기구>

⑥ 타 사회보험과는 달리 산재보험은 사업장 중심의 관리가 이루어진다. <사업장 중심관리>

3. 산재보험의 적용범위

(1) 산재보험 적용대상

① 상시 근로자 1인 이상의 사업자 또는 사업장의 근로자
② 사용종속관계가 인정되는 사무직 근로자나 일용직, 아르바이트 등의 고용형태(그러나 다단계회사의 판매원이나 지입차주, 보험설계사 등은 사용종속관계가 인정되지 않으므로 산재보험이 적용되지 않는다.)

(2) 산재보험 적용특례

근로자가 아니더라도 산재보험법에서 특별히 정한 자는 산재보험의 혜택을 받을 수 있다. 현재 산재보험법에 특별히 정하고 있는 자는 현장실습생, 산업연수생, 해외에 근무를 하는 근로자 및 중소기업의 사업주가 특례적용의 대상이 된다.

2.3.2 산재보험 급여체계 및 보험료

1. 산재보험급여의 종류

산재보험급여란 산업재해보상보험법의 적용을 받는 사업이나 사업장 소속 근로자가 업무상 사유로 부상·질병·장해 또는 사망한 경우에 이를 회복시키거나 소득을 보장하고 그 가족의 생활보호를 위하여 지급되는 급여이다.

산재보험의 급여에는 요양급여, 휴업급여, 장해급여, 유족급여, 간병급여, 상병보상급여, 장의비, 직업재활급여 등이 있다. 산재보험업무는 보험급여의 종류에 따라 여러 종류의 서류와 절차가 필요하고 피재근로자의 입원·통원 및 재가요양기간까지 근로복지공단의 요양승인을 받아야 한다.

2. 산재보험의 보험료

산재보험은 사업주의 책임에 의해 보험료를 징수하고, 필요에 의해 급여를 하는 것이 기본방침이다. 산재보험료는 매년 6월 30일 현재 과거 3년 동안의 보수총액에 대한 산재보험급여총액의 비율을 기초로 하여, 산업재해보상보험법에 따른 연금 등 산재보험급여에는 금액, 재해예방 및 재해근로자의 복지증진에 드는 비용

등을 고려하여 사업의 종류별로 구분하여 고용노동부령으로 정한다. 보험료율은 과거 3년간 산재율(도수율, 강도율, 건수율, 평균손실일수)을 기초로 하여 고용노동부장관이 등급을 정하여 결정한다.

2.3.3 산업재해 요양업무

〈그림 2-2〉 산재보험요양 절차

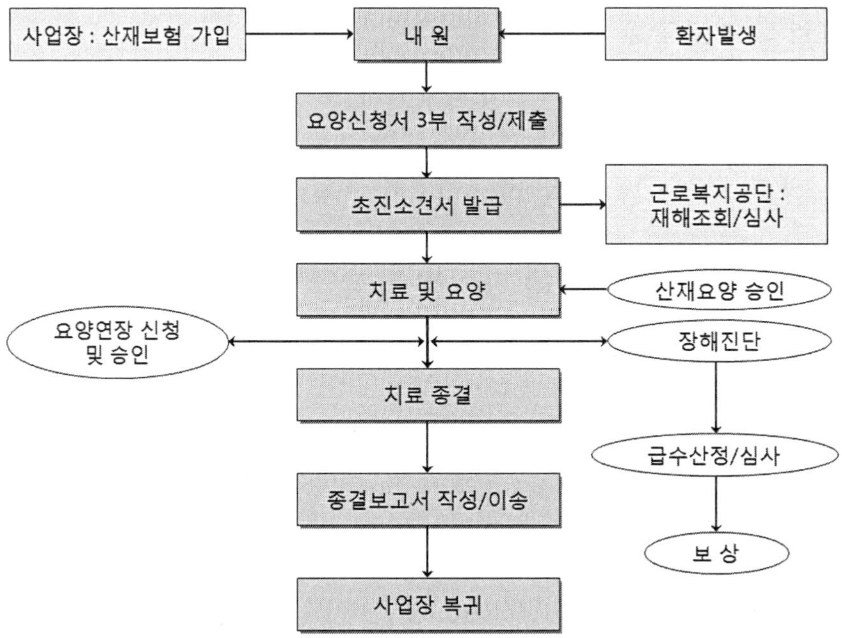

2.4 자동차보험관리

2.4.1 자동차보험의 개요

1. 자동차보험의 개념

자동차보험은 자동차를 소유한 사람들에게 언제 발생할지 모르는 자동차사고에 대비하여 보험회사와 계약 하에 미리 보험료를 납부하고, 보험가입기간 중에 발생한 사고로 인명과 재산에 대한 손해를 보상해주는 사회보장제도이다.

현행 자동차보험은 자동차 소유자이면 누구나 가입해야 하는 책임보험(책임공제)과 피보험자가 임의로 가입하는 종합보험이 있다.

책임보험은 피보험자가 자동차의 운행으로 인해 타인을 사상시켜 법률상 손해배상책임을 짐으로써 입은 손해를 보험자가 보상해 주는 것이고, 종합보험은 자동차를 소유·사용 또는 관리하는 동안에 발생한 자동차사고로 피보험자가 입은 손해를 보상할 것을 목적으로 하는 임의보험이다.

종합보험은 교통사고를 유발한 피보험자의 법률상 손해배상 책임 중 책임보험의 보상범위를 초과하는 손해를 보험가입 금액한도 내에서 보상하는 보험이다. 종합보험의 보상내용은 대인배상, 대물배상, 자손사고, 차량손해의 네 가지로 되어 있으며, 일부만의 가입도 가능하고 이 보험에 가입하면 「교통사고처리특례법」의 혜택을 받게 된다.

2.4.2 자동차보험환자 요양관리

1. 요양관리

교통사고로 인한 사망자와 부상자들은 병원으로 우선 후송되며, 대부분 응급환자로 분류되어 진료를 제공하므로 병원근무자들은 자동차보험에 대한 기본적인 이해와 업무처리절차를 인지하고 있어야 한다.

① 환자의 인적사항과 사고내용 파악

교통사고 발생 장소, 시간, 차량번호, 운전자, 목격자, 가해자, 환자이송, 인계자 등을 정확하게 파악하여야 한다.

② 보증인 설정

환자에게 적기에 적정한 진료가 제공되는 것이 가장 중요하다는 사실을 설명하여 진료비를 책임질 수 있는 보증인을 설정하게 한다.

③ 사고발생 신고

운전자나 보호자에게 경찰과 보험회사에 사고발생 사실의 신고여부를 확인하고 신고되지 않았을 경우 신속하게 신고할 것을 권유한다.

④ 지불보증서 확보

피보험자가 가입한 보험의 유형에 따라 진료비가 보상되는 범위가 달라지므로 보험회사로부터 지불보증을 받을 경우는 보험회사 담당자가 아닌 보험회사 대표자의 지불보증서를 요구하도록 한다.

자동차보험은 자동차사고로 인하여 타인의 신체 또는 피보험자 자신의 신체를 사상한 경우 손해를 보상하는 것이고, 건강보험은 자신의 신체에 대한 질병, 부상 등의 진료를 목적으로 한다. 따라서, 자동차보험 면책에는 건강보험 적용을 위하여 국민건강보험공단에 급여여부를 조회하여야 한다.

2. 자동차보험 진료기준

1) 진료의 절차

의료기관은 진료를 받고자 하는 자보환자에 대해서 가해자 또는 피해자의 보험가입사실 여부의 확인만으로 진료를 개시한다. 다만, 의료기관이 별도의 진료비 지급보증을 「보험업법」에 의한 보험사업자 또는 「육운진흥법」에 의한 공제사업자(손보사)에게 서면으로 요청한 경우 손보사는 의료기관의 진료비 지급보증 요청서를 접수한 날로부터 3일 이내(공휴일 제외)에 그 결과를 서면으로 통보하여야 한다.

2) 진료비 범위 및 비용부담

① 자보환자의 진료비는 자동차사고와 상당 인과관계가 있는 상병의 진료에 소요된 비용을 한다.

② 교통사고와 상당 인과관계가 없는 상병에 대한 진료비는 의료기관에서 구분·산정하여 자보환자에게 청구하여야 한다. 다만, 구분산정이 곤란한 경우

에는 손보사와 의료기관이 상호 협의하여 처리한다.

③ 자보환자의 요구에 의하여 상급병실을 사용한 경우 그 병실 차액과 치료목적이 아닌 비용에 대하여 의료기관은 손보사에 청구할 수 없으며 환자본인 부담으로 한다.

3) 진료비의 청구 및 지급

(1) 진료비의 청구

① 의료기관은 자보환자 진료에 소요된 비용의 청구를 건설교통부장관이 고시한 의료보수에 의하여 손보사에 청구하여야 한다.

② 의료기관은 진료비 청구 시 진료기록부 등의 내용을 근거로 하여 별지 서식 진료비 청구명세서를 작성·제출하여야 한다.

③ 의료기관은 재원 또는 외래환자의 진료비에 대하여 매월 단위로 구분 청구할 수 있다. 단, 3차 진료기관의 경우 외래환자 진료비는 자보환자자로부터 직접 징수할 수 있다.

(2) 진료비의 지급

손보사는 진료비청구명세서를 접수한 날로부터 30일 이내에 진료비를 현금으로 지급하여야 한다. 다만, 진료비 확정에 필요한 자료보완기간은 위 기간에 산입하지 아니한다.

제 2 부

병원정보시스템의 실무활용

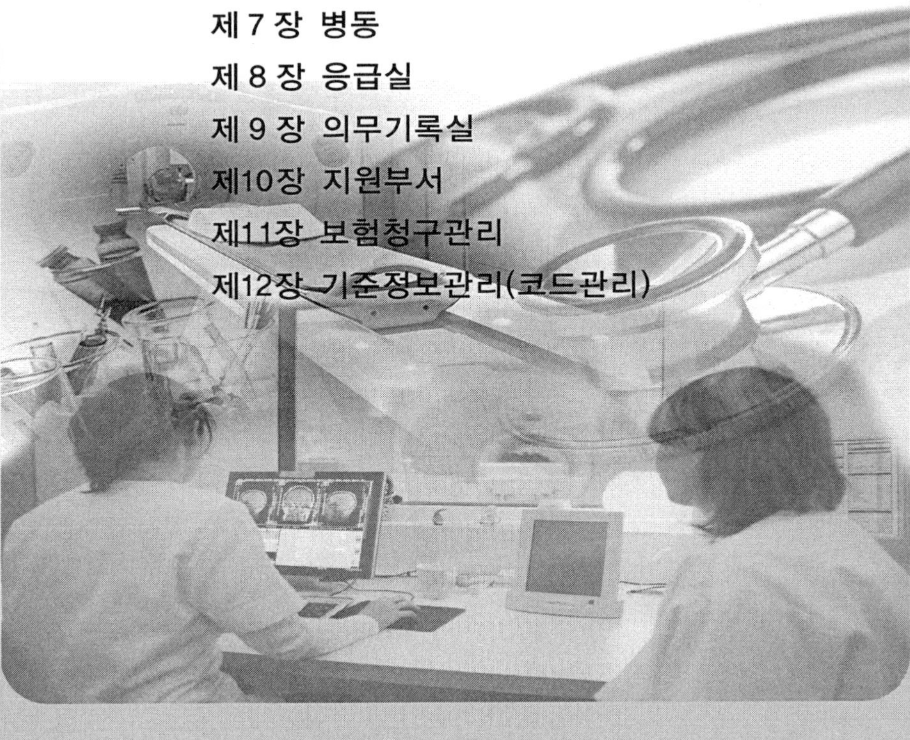

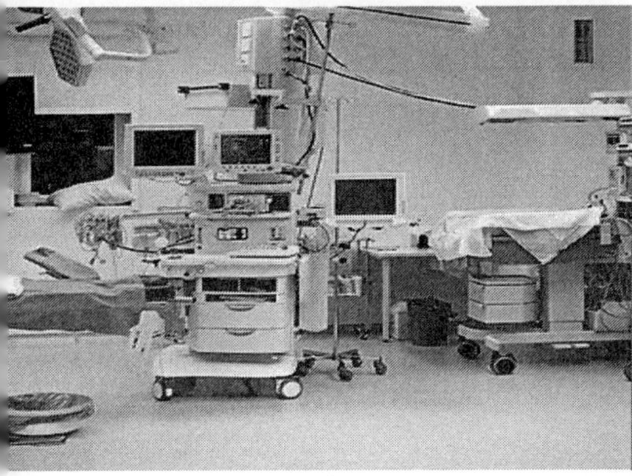

제 3 장

병원의 조직 및 업무

3.1 병원의 조직

병원은 조직화된 의료 및 전문요원, 병상을 포함한 연구시설, 의료서비스, 지속적인 간호서비스, 그리고 환자의 진단과 진료를 수행하는 조직이다. 병원조직이 그 목표를 달성하기 위해서는 두 사람이상이 모여서 상호작용을 해야 한다. 아무리 작은 의원이라도 의사와 간호사 등 2명 이상이 근무하고 있으며, 이들은 조직의 목표를 달성하기 위하여 주어진 역할과 기능에 따라 직무를 수행한다. 병원의 규모가 커질수록 직종도 다양해지고 인원도 늘어난다. 대학병원을 비롯한 대형병원은 다양한 직종의 전문가들이 모여 있는 조직으로서 그 구조가 매우 복잡하다.

병원은 사람의 생명을 다루는 의료 업무를 다루고 있기 때문에 조직의 구조나 운용 면에 있어서 일반 조직과는 다른 특징들을 가지고 있다. 다음의 그림은 일반적인 종합병원 수준의 병원 조직도의 예를 나타낸다.

〈그림 3-1〉 병원 조직도

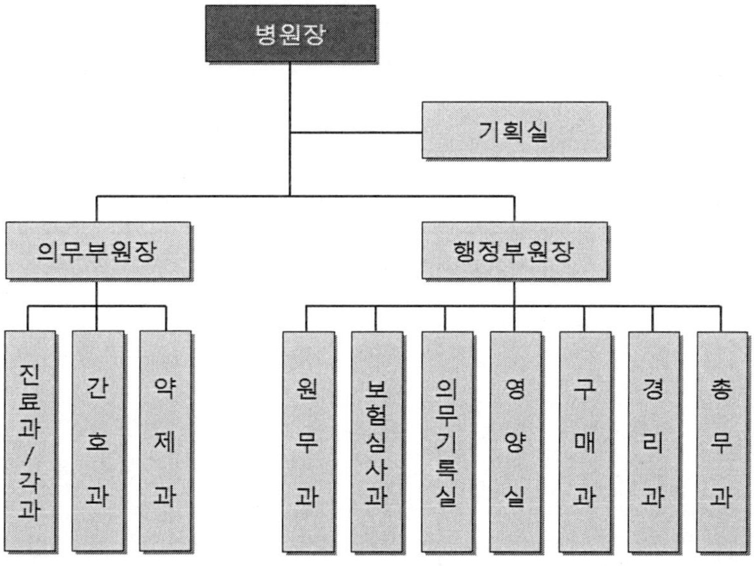

3.2 병원의 업무

〈표 3-1〉 병원의 주요업무

부서 구분	주요 기능	담당 업무
진료부서	진료, 공중보건, 교육 및 연구	• 임상진료 각과에서 환자 진료(외래진찰실, 응급실, 병동, 수술실, 분만실 등) • 진단에 필요한 검사(임상병리과, 해부병리과, 진단방사선과, 핵의학과 등) • 환자의 치료 및 물리치료(치료방사선과, 재활의학과) • 지역주민에 대한 진료봉사, 예방접종 등
간호부서	간호, 행정, 교육 및 연구	• 의사의 진단 및 치료 시 지원 • 환자간호(외래, 응급실, 병동, 기타 의료시설) • 환자나 병원에 관한 정보 제공, 간호행정 • 진료시설의 유지보수, 중앙공급, 진료용품 수불 등에 필요한 행정기능 담당
진료지원부서	중앙공급, 의무기록, 영양관리	• 린넨류, 피복, 침구류 등 공급 및 재생(중앙공급실) • 진료용 의료기구, 위생재료의 소독 및 공급 • 각종 공급 기자재의 구매, 지불관련 행정업무 • 의무기록 수불, 보존 및 행정 관리 • 환자식이의 식단표 작성 및 조리 급식
약제부서	조제 및 투약, 행정	• 의사 처방전에 따른 의약품 조제 및 투약 • 의약품의 수불, 독(극)약의 행정관리
행정관리부서	원무, 총무, 경리, 구매, 경영 관리	• 환자 접수, 수속, 진료비 계산 및 심사청구 등 제반 업무 • 현금출납, 수지계산, 자금관리 • 장비 및 물품의 구입, 수불, 유지관리 • 각종 시설물관리 • 인사, 총무, 경영관리 및 지원 업무

3.3 병원업무의 흐름

3.3.1 전체 주요업무의 흐름

〈그림 3-2〉 전체 업무흐름도

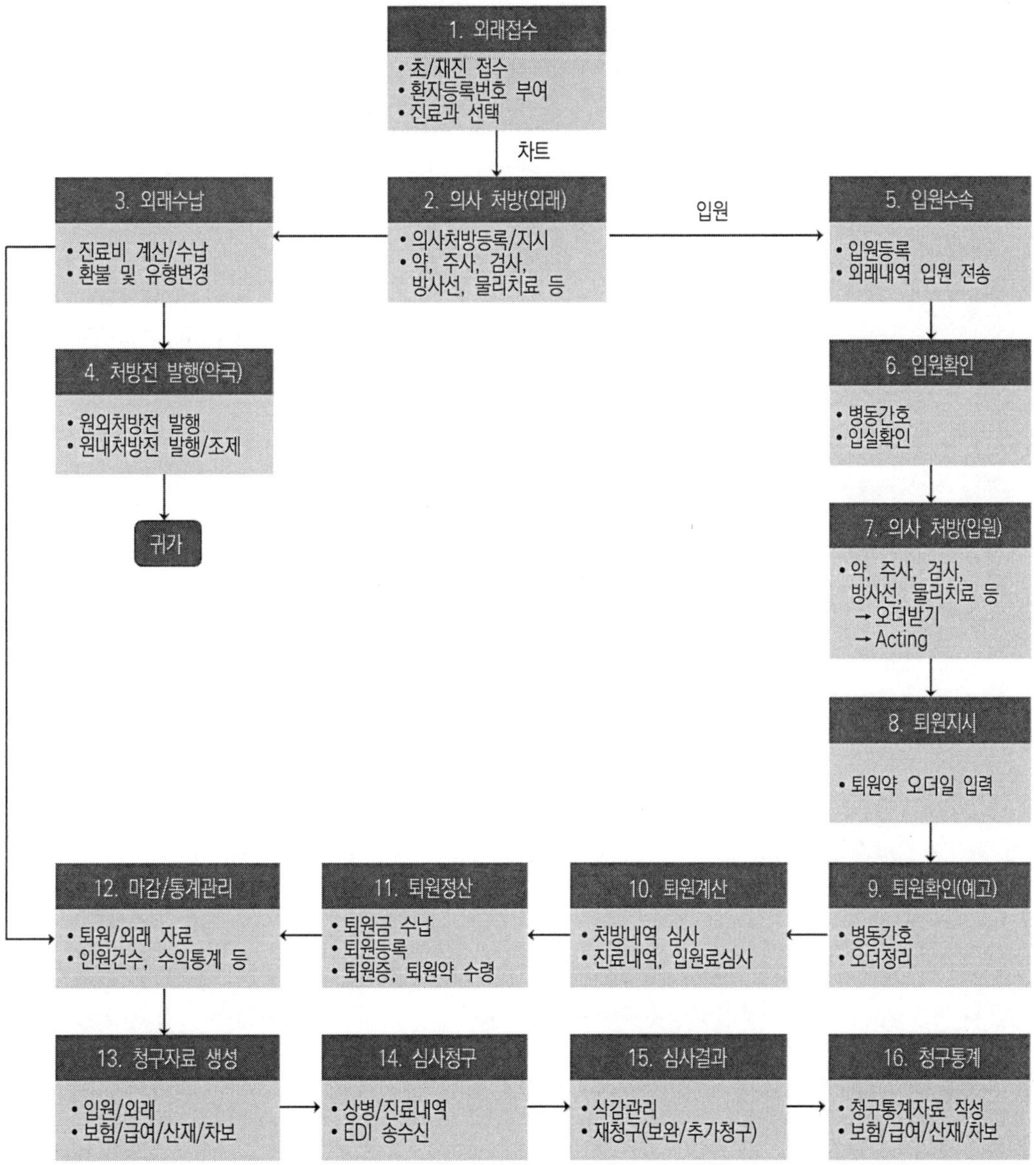

제**4**장

시스템 환경 및 이용방법

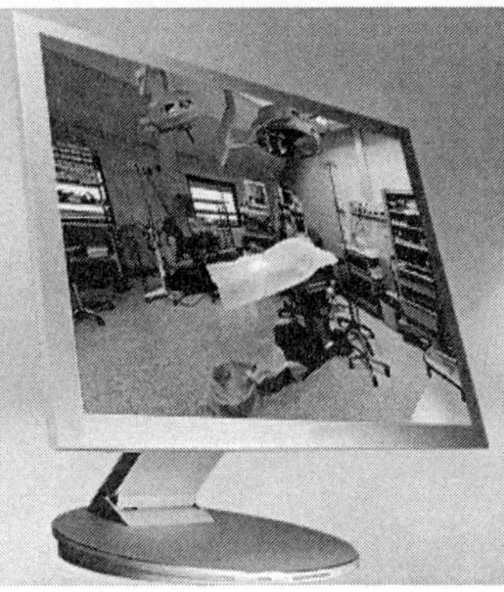

4.1 시스템 운영환경

4.1.1 시스템 구성도

〈그림 4-1〉 시스템 구성도

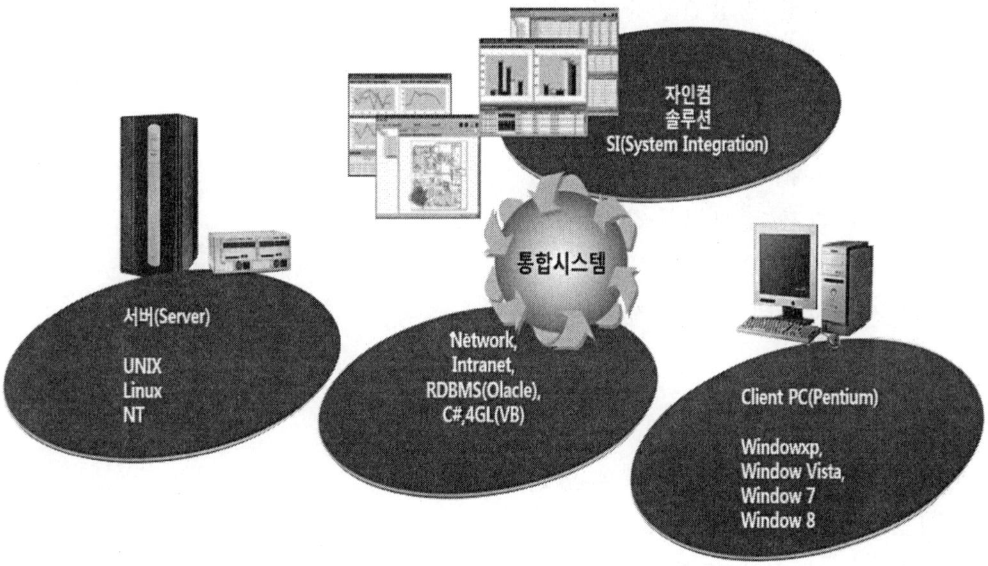

4.1.2 시스템 기능

자인컴 OCS/EMR은 병원의 OCS와 EMR 관리를 위한 소프트웨어 솔루션이다.

OCS는 업무에 따라 진료, 진료지원 및 원무행정 부문을 지원하며, 환자의 진료 장소에 따라 외래 OCS와 병동 OCS의 지원이 모두 가능하다.

EMR은 의사의 진료 기록을 담당하는 진료 EMR 부문과, 간호사의 환자기록을 담당하는 간호 EMR 부문, 기존의 과거 의무기록 등을 이미지로 저장, 제공하는 영상 EMR 및 PACS, 검사결과 통합 조회를 연계하는 통합정보 EMR 부문으로 구성된다.

1. 사용자 측면

- 사용자 입력편의성 우선확보
- 직관적인 이해가 가능한 화면 구성
- 구조화된 자료입력, 입력작업의 최소화
- 실시간 임상 의사결정지원
- 통계 분류 및 임상연구 지원

2. 정보기술 측면

- DW시스템과 통합연계
- 기관 간 환자 정보공동연계 기반
- Mobile System 및 다양한 Device와 연동
- 원격진료시스템으로 확장 가능

3. 운영자 측면

- 변화에 유연하게 대응할 수 있는 인프라
- 시스템 유지보수 편리성 확보
- 시스템과의 연계(호환성 및 확장성)
- 시스템보안 및 안정성 확보

4. 병원 측면

- 표준화되고 정확한 자료입력
- 자료의 활용 가치 증대
- 환자 정보의 접근성 극대화
- 전산시스템의 활용도 증가
- 차트관리 업무 생략으로 인한 비용절감

4.1.3 시스템 특징

1. 사용자의 편의성 지향

- 최소한의 정보입력, 동일정보의 1회 입력, 기존화면 형식 채용
- 사용법의 표준화 : 화면구성의 통일, Function Key의 통일, 용어의 통일
- 다양한 입력매체의 활용 : Mouse, Bar Code, Touch Screen, Key Board

2. 유연한 시스템

- 의료보험변경사항의 신속적용: 프로그램의 개조범위 최소화
- 회계처리의 유연한 대응 : 발생주의, 현금주의 수용
- Data중심의 시스템 구축 : Data량 증가 시에도 DB/프로그램 불변

3. 환자서비스의 향상 및 병원 Image Up

- Quick Service : 진료지원부문의 자동화로 신속처리
- 전면적인 예약제 도입 : 환자의 내원 희망일, 시간대의 전폭적 수용, 예약의 자동화
- 무인 안내시스템의 도입 : Touch Screen, 외래안내·입원안내

4.2 시스템 이용방법

4.2.1 접근경로

1. 로그인 아이콘 실행

컴퓨터의 바탕화면에 자인컴 OCS/EMR 소프트웨어를 구동시킬 수 있는 아이콘을 설치한다. 설치가 정상적으로 완료되면 아래의 그림과 같은 아이콘이 화면에 나타난다.

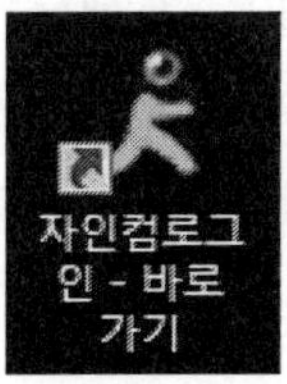

2. 사용자 ID, 암호 입력

바탕화면에서 자인컴 로그인 아이콘을 실행시키면 아래의 그림과 같이 사용자 ID와 암호를 입력하는 창이 나타난다.

〈그림 4-2〉 사용자 ID/암호 입력 화면

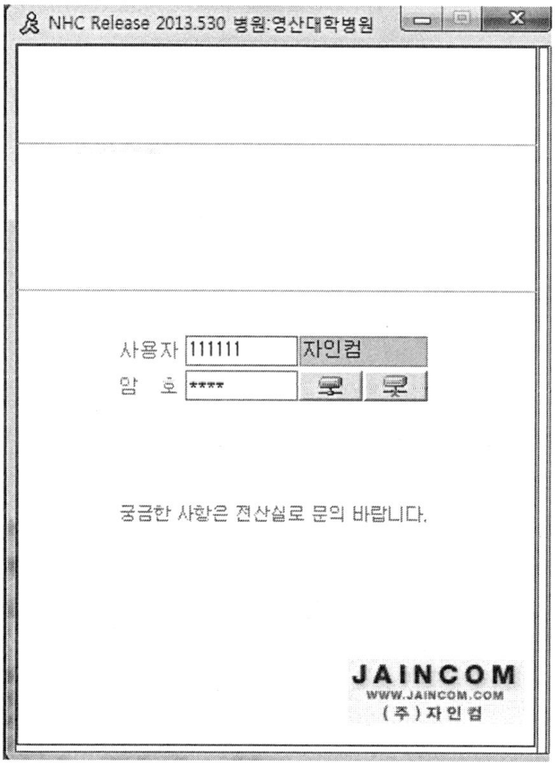

3. 단위업무 메인화면 실행

사용자 ID와 암호가 정상적으로 입력되면 다음의 <그림 4-3>이 나타나게 되고, 여기서 해당 업무의 실행파일을 선택(클릭)하면 업무처리 화면이 나타난다.

다음의 화면은 관리자 ID로 로그인한 화면이다. 해당 부서의 ID로 로그인하면 해당 부서에서 사용하는 프로그램만 화면에 나타난다. 원하는 메뉴항목을 더블 클릭(double click)하면 프로그램이 실행이 되어 해당 화면이 나타나게 된다.

〈그림 4-3〉 단위업무 실행메뉴

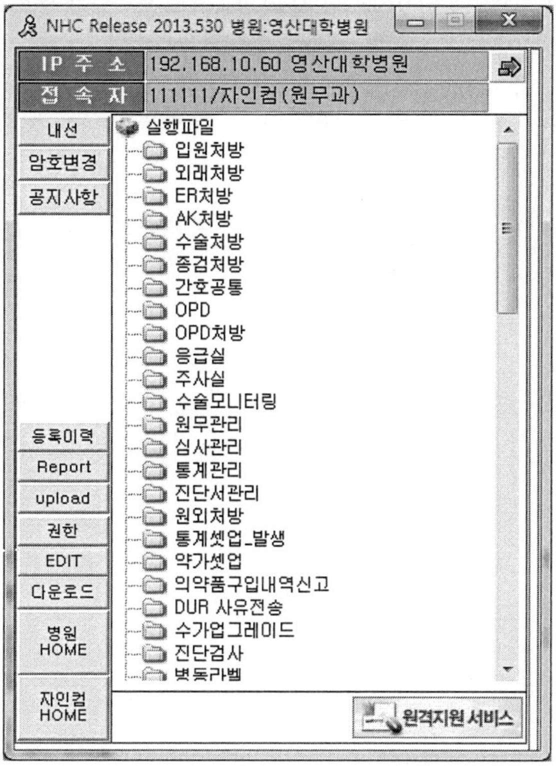

4.2.2 화면공통 아이콘(ICON)

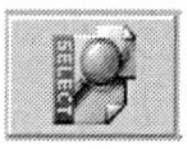

조 회 (F5) – 선택된 데이터의 정보를 검색한다(DB→화면).

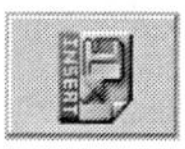

등 록 (F6) – 입력된 데이터를 등록한다(화면→DB).

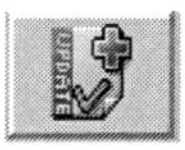

수 정 (F7) – 이미 저장된 데이터를 수정한다(화면→DB).

삭 제 (F8) – 이미 등록된 데이터를 삭제한다(화면→DB).

지우기 (F9) – 화면에 표시된 데이터를 삭제한다(화면→화면).

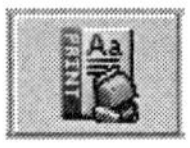

프린트(F10) – 조회된 데이터를 출력한다.

종 료(F12) – 현재 실행중인 화면을 닫는다.

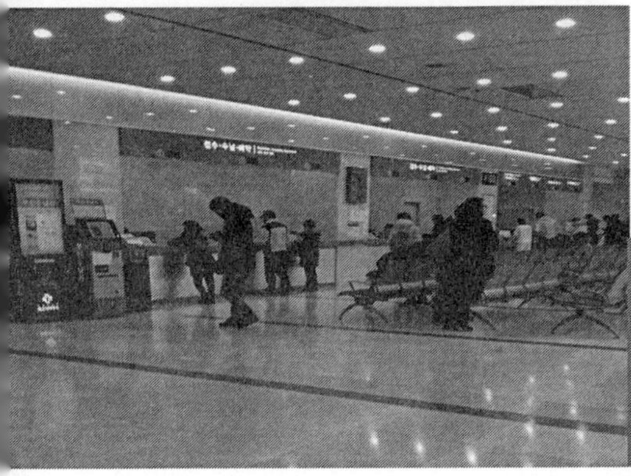

제5장 원무과

5.1 외래진료 주요업무

5.1.1 외래진료 업무흐름

환자가 병원을 방문하여 외래진료에서 이루어지는 업무의 흐름을 나타내면 <그림 5-1>과 같다.

〈그림 5-1〉 외래진료 업무흐름

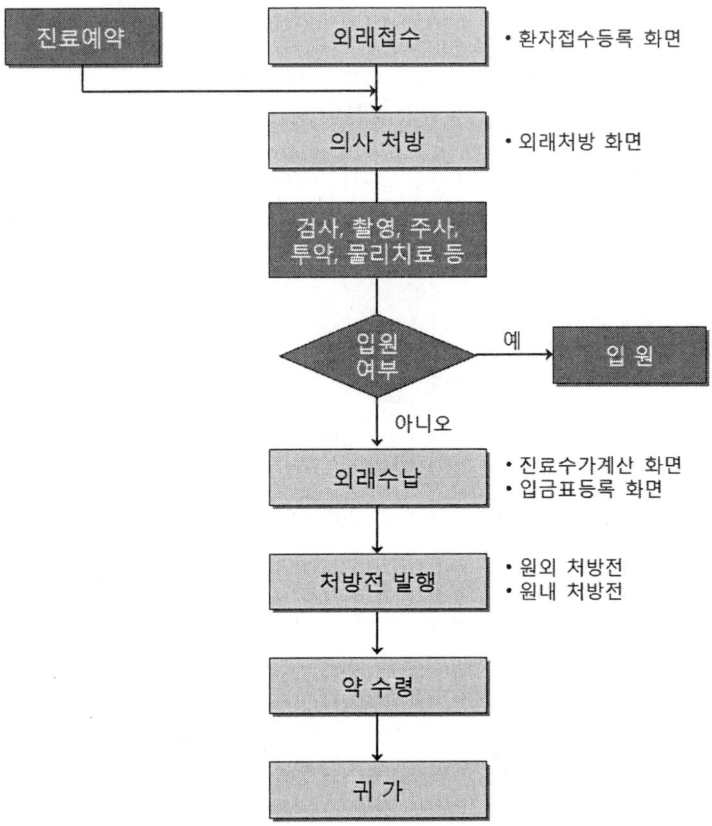

5.1.2 외래진료 과정별 업무내용

외래업무와 관련하여 외래환자의 이동과정별 주요업무를 나타내면 <표 5-1> 과 같다.

〈표 5-1〉 외래진료 주요업무

<table>
<tr><th>주요 업무</th><th colspan="2">업무 내용</th><th>비 고</th></tr>
<tr><td rowspan="8">1. 외래
진료접수</td><td colspan="2">① 진료신청서 작성(선택진료 포함)
② 진료신청 접수
③ 수진절차 확인
-1단계진료, 2단계진료</td><td rowspan="8">○ 건강보험 요양절차
요양급여의 절차는 다음의 경우를 제외하고는 1단계 요양급여를 받은 후 2단계 요양급여를 받아야 한다.
▸「응급의료에 관한 법률」 제2조 제1호에 해당하는 응급환자인 경우
▸ 분만의 경우
▸「장애인복지법」 제29조의 규정에 의한 등록 장애인 또는 단순 물리치료가 아닌 작업치료, 운동치료 등의 재활치료가 필요하다고 인정되는 자가 재활의학과에서 요양급여를 받는 경우
▸ 치과 요양급여를 받는 경우
▸ 가정의학과에서 요양급여를 받는 경우
▸ 당해 요양기관에서 근무하는 가입자가 요양급여를 받는 경우
▸ 혈우병 환자가 요양급여를 받는 경우</td></tr>
<tr><td colspan="2">○ 본인일부부담금(국민건강보험법시행령 제 22조 제1항관련)</td></tr>
<tr><td>구 분</td><td>본인부담률(건강보험)</td></tr>
<tr><td>종합전문요양기관(상급종합병원)</td><td>진찰료총액(요양급여비용총액-진찰료총액)×60/100</td></tr>
<tr><td>종합병원</td><td>요양급여비용 총액의 50%(동지역), 45%(읍·면)</td></tr>
<tr><td>병원급</td><td>요양급여비용 총액의 40%(동지역), 35%(읍·면)</td></tr>
<tr><td>의원급, 보건소</td><td>요양급여비용 총액의 30%(모든 지역)</td></tr>
<tr><td>[예외]
산정특례</td><td>① 외래진료시 산정특례 대상
- 미등록 암환자 : 요양급여비용총액의 20%
② 가정간호 산정특례 대상 : 요양급여비용 총액의 20%
- 등록 암환자, 중증화상환자 : 5%
- 희귀난치성질환자 : 10%
③ 중증질환자 산정특례 대상 : 5%
④ 희귀난치성질환자(외래, 입원) 산정특례 대상 : 10%</td></tr>
</table>

주요 업무	업무 내용	비 고
2. 자격 관리	① 환자 수가유형 파악: 건강보험, 의료급여, 산재보험, 자동차보험 등 ② 상해원인 분석 등 ③ 건강진단, 비만관리, 성형목적 등 비급여 질환관리 ④ 기타 건강보험급여 여부 ⑤ 의료보장 확인 - 검인 유효기간, 자격취득일자, 본인여부 확인 등 ⑥ 진료의뢰서 및 의료전달체계 확인	▸ 인터넷으로 자격 수시 확인(건강보험관리공단의 수진자격확인시스템 이용)
3. 접수등록	① 등록번호(환자번호) 부여	▸ 전산에서 자동으로 단일번호 부여
	② 인적사항 등록	▸ 성명, 주민등록번호, 주소, 전화번호 등
	③ 수가유형 입력	▸ 건강보험, 의료급여, 산재보험, 자동차 보험 등
	④ 보험사항 입력	▸ 건강보험 - 건강보험증 번호, 가입자 성명 및 관계(본인, 배우자, 자녀, 부모) 입력 ▸ 산재보험 - 보험가입자 번호, 사업장명 입력 ▸ 자동차보험 - 보험회사명, 가해차량번호, 사고처리번호 입력
	⑤ 유형보조 입력	▸ 환자의 진료형태에 따른 본인부담률 - 본인부담면제, 5% 본인부담, 10% 본인부담, 20% 본인부담, 전액본인부담, 무료 혹은 후납
	⑥ 장애인 여부	▸ 의료급여 2종+장애인카드 소지자→의료급여 1종과 동일한 혜택
	⑦ 진료과목 입력	▸ 환자의 질환과 증상에 맞는 해당 진료과목 입력 : 영문 약어 사용

주요 업무	업무 내용	비 고
3. 접수등록	⑧ 의약분업 예외사항 확인	▸ 의약분업대상 의료기관의 의사는 외래환자에게 원외처방전을 발행해야 함 ▸ 의약분업대상 예외지역, 의약분업대상 예외환자(응급환자, 한센병환자, 장애인 등), 의약분업대상 예외의약품(주사용제제, 희귀의약품 등) 확인 ▸ 접수 시 예외사항 환자유형 등록 - 등록장애인 1,2급, 국가유공자 1~3급 및 응급환자 등 ▸ 진료 중 진료의사가 입력 - 희귀난치성 질환, 의약품에 따른 예외사항 등
	⑨ 진료의뢰서 확인 후 입력	▸ 상급종합병원 이용시 의뢰서 제출일시, 진료과, 유효기간 확인 후 입력
	⑩ 기타사항 입력(메모활용)	
4. 의무기록지 및 진료카드 발급	① 의무기록지 및 진료카드(진찰권) 발급 : 신환 ② 진료카드 재발급(분실 등 사유)	▸ 접수창구에서 진료신청서와 건강보험증으로 인적사항과 건강보험사항 등록 → 의무기록지 자동 출력
5. 재진접수	접수증 발행	▸ 진료카드로 접수
6. 외래진료	① 진료과 접수 ② 진료	▸ 순번대기표, 진료대기현황 표시 ▸ 선검사 제도(진찰료 및 검사비용의 후수납) 실시
7. 처방전 입력	① 처방입력(OCS) 또는 처방전 발행 ② 처방내역 조회	▸ 진료 중 진단 및 치료를 위한 검사, 촬영, 투약 등 처방 실시 ▸ 처방전 발행 시 - 개방식, 폐쇄식 - 병명까지 기록하여 수납 ▸ OCS(처방전달시스템) 입력 시 - 진료담당 의사가 처방전 발행대신 OCS로 입력한 경우 진료비 수납은 진료카드만으로 계산 및 수납 가능

주요 업무	업무 내용	비 고
8. 진료비 계산 및 예약	① 진료비 감면	▸ 자체 감면규정에 의한 진료비 감면
	② 진료비 계산 및 수납	▸ 처방전 입력 및 확인 후 진료비 계산 ▸ 등록번호(환자번호), 진료과 입력 ▸ 유형변경 시 - 접수 시 진료의뢰서 미제출, 계산 시 제출할 경우 유형변경 및 보조코드까지 등록하여 진료비 재계산 ▸ 진료비 감면 ▸ 미수금 - 병원 자체기준에 의하여 본인부담금을 후납 처리할 경우
	③ 영수증 발급	▸ 처방전 입력, 보험사항 변경, 진료비 감면 및 진료예약 완료 후 영수증 발급
	④ 다음진료 예약	▸ 의사, 진료실 또는 원무과에서 다음 진료를 예약
9. 진료비 환불	환불사유 발생시	▸ 진료비 수납 및 영수증 발행 후 환불 ▸ 환불사유 - 환자의 진료, 검사 거부 또는 취소 - 유형변경(건강보험 진료 후 산재보험으로 전환) - 감액코드 누락 - 입력오류 또는 처방내용 변경 등
10. 외래 업무 마감	① 개인별 접수 및 수납내역 조회 ② 담당자별 수납현황 집계 ③ 시재금 확인 ④ 현금 및 영수증 인수인계	▸ 일일 단말기 마감 ▸ 일일 수납마감 후에는 담당자별로 접수 및 진료비계산 현황과 수납한 금액을 자금관리부서로 인계함
11. 기타 부대 업무	① 환자 조회 및 안내 ② 환자인적사항 수정 ③ 건강보험/의료급여 변경사항 관리 ④ 요양급여의뢰서 입력관리 ⑤ 진료내역 조회 ⑥ 원외처방전 발행 ⑦ 제증명 발행	▸ 원외처방전 발행 - 진료비계산시 또는 약국(병원내)에서 발행

1. 외래 진료접수

1) 진료신청서 작성

진료신청서는 환자 본인이 직접 작성하거나 안내에서 대신 작성하도록 한다.

병원을 이용하는 환자는 여러 가지 기준에 따라 다음과 같이 구분한다.

① 질병양상 : 초진환자, 재진환자

② 내원유형(경험) : 신환, 구환

③ 수진형태 : 입원환자, 외래환자, 응급환자

④ 보험급여 적용유형 : 건강보험환자, 의료급여환자, 산재보험환자, 공무상 요양환자, 자동차보험환자, 일반환자 등

초진환자(신환)는 해당 상병으로 동일 의료기관의 동일 진료과목 의사에게 진료받은 경험이 없는 환자를 말한다. 해당 상병의 치료가 종결된 후 동일 상병이 재발하여 진료를 받기 위해서 내원한 경우에는 초진환자로 본다. 다만, 치료종결 후 30일 이내에 내원한 경우에는 재진환자(구환)로 본다.

건강보험환자는 「국민건강보험법」에 의한 가입자(피보험자), 또는 피부양자로서 건강보험급여 대상인 환자를 말한다.

의료급여환자는 「국민기초생활보장법」에 의한 수급자로서 의료급여를 받을 수 있는 자격을 가진 자를 수급권자라 하는데, 1종 수급권자와 2종 수급권자로 구분한다. 1종 수급권자는 근로능력이 없거나 근로가 곤란하다고 정하여 보건복지부장관이 정하는 자만으로 구성된 세대의 구성원(18세 미만인 자, 65세 이상인 자, 중증장애인, 임신 중에 있거나 분만 후 6개월 미만인자, 병역법에 의한 병역의무를 이행 중인 자 등), 보장시설에서 급여를 받고 있는 자, 희귀난치성 질환을 가진 자가 속한 세대의 구성원 등이다. 2종 수급권자는 「국민기초생활보장법」에 의한 수급자 중 1종 수급권자를 제외한 자 등이다. 그 밖에 생활유지의 능력이 없거나 생활이 어려운 자로서 대통령령 이 정하는 자 등도 수급권자에 해당된다.

산재보험환자는 사업장 근로자로 업무수행 중 업무에 기인하여 재해를 입은 환자를 의미한다. 공무원·교직원·근로자가 공무·직무·업무 수행 중 그 공무·직무·업무에 기인하여 발생한 재해 또는 부상을 입은 환자로서 「공무원연금법, 「군인연금법」, 「사립학교 교직원 연금법」 적용시 공무상 요양환자이고, 그 사업장이 「산업재해보상보험법」 적용대상 업체일 경우에 해당하는 자는 산재보험환자가 된다.

자동차보험환자는 「자동차손해배상보장법」에 의한 책임보험 또는 종합보험에 가입된 차량과 「여객자동차운수사업법」에 의한 공제조합에 가입한 차량으로 인하여 부상을 당한 자로서 자동차보험에서 지불보증을 한 환자이다.

초진 내원환자의 접수는 다음과 같은 절차로 진행된다.

2) 진료신청 접수

진료신청 시에는 환자명, 주소, 전화번호, 진료과는 필수적인 기재사항이다.

선택진료(특진) 여부와 의사의 성명, 신청인 서명 및 진료신청서와 건강보험증(신분증)을 제출한다. 최근에는 건강보험증 대신 국민건강보험공단에서 제공하는 수진자격확인시스템을 통해 자격여부가 확인되므로 신분증 등을 통해 본인임을 확인한 후 이용한다.

3) 수진절차 확인

요양급여란 건강보험 가입자 및 피부양자의 질병·부상·출산 등에 대하여 급여를 실시하는 것이다. 요양급여 절차는 1단계 요양급여와 2단계 요양급여로 구분하며, 보험가입자 또는 피부양자는 1단계 진료를 받은 후 2단계 진료를 받도록 하고 있다.

요양급여의 절차는 의료자원의 효율적 이용과 지역 및 요양기관의 균형적인 발전을 도모하고 상급병원에 환자가 집중되는 현상을 방지하기 위하여 예외사항(응급, 분만, 당해 요양기관 근무자, 혈우병환자 등)을 제외하고는 1단계 요양급여를 받은 후 2단계(상급요양기관) 요양급여를 받아야 한다. 이 절차를 따르지 않을 경우에는 요양급여비용의 전액을 본인이 부담하여야 한다.

(1) 1단계(1차) 진료

1단계 진료란 전국의 종합전문요양기관(상급종합병원)을 제외한 모든 병·의원에서 진료를 받는 것으로, 의료급여의 경우 1단계 진료는 의원이나 보건소 등이며, 의료급여법의 절차에 따른다.

다만, 다음의 경우에는 예외적으로 상급종합병원에서 1단계 진료를 받을 수 있다.

① 응급환자진료(분만포함)
② 가정의학과 진료
③ 등록 장애인, 전문 재활치료 또는 작업치료를 요하는 경우의 재활의학과 진료
④ 치과 진료
⑤ 종합전문요양기관(상급종합병원) 종사자가 당해 병원에서 진료를 받는 경우
⑥ 혈우병환자의 혈우병 등록기관 진료

(2) 2단계(2차) 진료

1단계 진료 후 보다 수준 높은 요양급여를 받기위하여 종합전문요양기관(상급종합병원)에서 진료를 받는 것으로, 요양급여의뢰서(진료의뢰서), 진료소견서 또는 건강진단서를 제출해야 건강보험 적용을 받을 수 있다.

2. 자격관리

1) 환자 수가유형 파악

자격관리란 의료보장제도와 관련하여 해당 보장제도의 범위 내에서 적절한 진료를 받을 수 있도록 수진자격여부를 확인하는 과정을 말한다. 따라서 외래 환자 접수 시 어떠한 급여유형의 환자인지를 구분하여 적정한 급여혜택이 주어지도록 처리하여야 한다.

2) 상해원인 분석

건강보험급여 여부를 확인하기 위해서는 내원한 동기를 파악해야 한다. 질병의 경우에는 대부분 의료보험급여가 가능하나 외상에 의한 상병인 경우에는 타 법령에 의한 보험혜택을 받는 경우가 많고, 건강보험 대상이라도 보험급여가 되지 않는 경우가 많기 때문이다.

3) 의료보장 확인

요양기관은 환자가 제시한 건강보험증 등과 기타 방법에 의하여 본인여부를 확인함은 물론 자격취득일자 확인, 급여제한대상 여부, 수급절차 준수여부 등 가입

자가 보험급여를 받을 자격이 있는지를 확인하여야 한다.

보험급여란 건강보험의 적용을 받는 가입자 및 피부양자의 질병·부상에 대한 예방·진단·치료·재활과 출산·사망 및 건강증진에 대하여 법령이 정하는 바에 의하여 건강보험관리공단이 여러 형태로 제공하는 의료서비스를 말한다. 보험급여에는 의료서비스를 직접 제공하는 현물급여와 소요된 의료비를 현금으로 지급하는 현금급여의 두 가지 형태가 있는데, 우리나라는 현물급여를 원칙으로 하면서 현금급여를 병행하고 있다.

① 현물급여

요양기관(병원, 의원 등) 등으로부터 본인이 직접 제공받는 의료서비스 일체를 말하며, 법정급여로는 요양급여, 건강검진이 해당된다. 요양급여는 가입자 및 피부양자가 질병이나 부상 또는 출산 등으로 요양기관으로부터 제공받는 의료서비스이다.

② 현금급여

가입자 및 피부양자의 신청에 의하여 국민건강보험공단에서 현금으로 지급하는 것으로 법정급여에는 요양비(만성신부전증 환자의 복막관류액 구입비), 출산비, 장애인보장구 급여비가 해당되며, 임의급여에는 본인부담액 보상금이 해당된다.

(1) 검인 유효기간 확인 후 조치사항

직장건강보험의 경우 유효기간이 경과하면 보험급여가 중지되고, 지역건강보험의 경우 3개월 이상 체납 시 보험급여가 중지된다.

(2) 자격취득일자의 확인

건강보험급여는 수진자 본인의 자격 취득일부터 보험급여가 가능하다. 피부양자의 경우에는 피보험자와 자격 취득일이 다른 경우가 많으므로 확인에 철저를 기하여야 한다.

4) 유의사항

외래접수에서는 창구가 혼잡하기 때문에 모든 환자의 자격을 확인하는 것은 어렵다. 외래는 짧은 시간에 많은 환자를 접수하고 계산이 이루어지기 때문에 자격관리가 정확할 수는 없으나 수익누락과 이중수급 등의 문제가 발생될 수 있으므로 가능한 정확히 확인할 수 있도록 하여야 한다.

(1) 건강보험증을 제시하지 못한 경우

건강보험증을 제시하지 못한 사유를 파악하고 인터넷으로 수진자격 여부를 확인하여 비급여에 해당할 경우에는 미리 설명한 후 비급여로 처리하여야 한다.

건강보험 급여대상자인 경우에는 보험자에게 자격확인을 요청한다. 건강보험자격 확인 후 건강보험 혜택을 받을 수 있도록 하고 부득이한 경우에는 7일 이내(공휴일 제외)에 건강보험증이나 관련증빙서류를 지참하여 환불받도록 안내한다.

(2) 외과분야 접수시

건강보험증을 제출하더라도 외상환자가 많은 정형외과나 신경외과, 성형외과의 경우 부상이나 진료원인을 파악하여 건강보험자격 여부를 확인해야 한다. 타 법령에 의한 보상을 받고 건강보험 급여까지 요청하는 경우나 보험급여가 되지 않는 것을 허용해서는 안 된다.

성형외과 접수 시에는 성형술 시행여부를 일일이 확인하여 급여유형을 결정하여야 한다.

(3) 현역군인

현역군인은 의료급여 1종 수급권자로서 보험급여의 대상이 된다.

(4) 산전 진찰

산전 진찰도 보험급여가 가능하다. 그러나 초음파검사, 태아 건강진단을 위한 검사, 불임클리닉 등은 제한되어 있다. 2008년 12월부터는 초음파 검사, 태아 건강진단 등 산전 진찰에 드는 진료비를 20만원 한도 내에서 e-바우처 카드(Voucher Card)로 지정된 의료기관에서 사용할 수 있다.

(5) 비급여 대상

「국민건강보험법」 제39조 3항 규정에 의거, 요양급여에서 제외되는 범위는 질병, 부상의 치료목적이 아니거나, 업무 또는 일상생활에 지장이 없는 질환, 기타 보험급여의 원리에 부합하지 않는 것을 비급여 대상으로 하며, 다음과 같다.

① 일상생활에 지장이 없는 경우에 실시 또는 사용되는 행위·약제 및 치료재료

예 단순한 피로 또는 권태, 주근깨·사마귀·여드름·노화현상으로 인한 탈모 등 피부질환, 단순 코골음, 검열반 등 안과질환 등

② 신체의 필수 기능개선 목적이 아닌 경우에 실시 또는 사용되는 행위·약제 및 치료재료

예 쌍꺼풀 수술, 코성형 수술, 유방 확대·축소술, 지방흡인술, 주름살 제거 등 미용목적의 성형수술과 그로 인한 후유증 치료, 사시교정, 안경, 콘택트렌즈 등을 대체하기 위한 시력교정술, 기타 외모개선 목적의 진료 등

③ 예방진료로서 질병·부상의 진료를 직접목적으로 하지 아니하는 경우에 실시 또는 사용되는 행위·약제 및 치료재료

예 본인의 희망에 의한 건강검진(공단이 가입자 등에게 실시하는 건강검진 제외), 예방접종(파상풍 혈청주사 등 치료목적의 예방주사 제외), 구취제거, 멀미 예방·금연 등을 위한 진료 등

④ 보험급여시책 상 요양급여로 인정하기 어려운 경우 및 건강보험 급여원리에 부합하지 아니하는 경우에 실시 또는 사용되는 행위·약제 및 치료재료

예 상급병상(5인 이하 입원병상)을 이용함에 따라 추가로 부담하는 입원실 이용 비용, 치과의 보철(보철재료 및 기공료 등 포함), 선택진료를 받는 경우에 「선택진료에 관한 규칙」에 따라 추가되는 비용 등

3. 접수등록

수진자격 확인 및 접수절차가 완료되면 의무기록지가 해당 진료과로 전달되어 진료를 받을 수 있도록 하여야 한다. 전산에 등록되어야만 진료기록부가 이송되고 진료 및 진료비 계산이 가능하다.

1) 등록번호(환자번호)부여

처음 내원하는 환자에게 부여되는 등록번호(환자번호)는 단일번호로서 전산에 의하여 자동으로 부여한다. 단일번호제에 의한 등록번호는 처음 내원 시 부여받은 번호로서 병원 내의 모든 진료과 및 병동에서 공통으로 사용한다.

2) 인적사항 등록

(1) 성명

건강보험증 상의 성명을 입력하여야 한다. 건강보험증에 오기나 입력오류로 틀린 경우에도 건강보험증 상의 성명을 등록해야 진료비 청구나 회수가 가능하다.

글씨 사이의 칸은 붙여 작성하여야 하며, 입력방식이 통일되어 있지 않으면 환자조회가 불가능하게 된다.

(2) 주민등록번호 입력

건강보험증 상에 등재된 주민등록번호를 입력시켜야 한다.

(3) 주소 및 전호번호 입력

수진자의 주소 및 전화번호를 입력시켜 예약변경이나 진료안내 등 필요시 연락이 가능하도록 하여야한다.

주소 및 전화는 병원이용 형태를 파악하는 등 통계분석의 기초자료로 활용할 수도 있으므로 변경 시에는 반드시 수정될 수 있도록 하여야 한다.

3) 수가유형 입력

의료보장의 수가적용에 따른 환자의 급여유형을 입력하는 것으로 수가적용 방법이 잘못될 경우에는 보험자 단체가 바뀌고 무자격자의 진료를 하게 되어 진료비청구 및 회수가 불가능해진다.

건강보험, 의료급여, 자동차보험, 산재보험, 공무상 요양 등의 유형에 따른 수가유형을 입력하여야 한다. 수가유형은 진료비 계산의 기본자료가 되므로 정확하게 입력하여야 한다.

4) 보험사항 입력

(1) 건강보험증 번호 입력

건강보험증 상에 표시된 증번호(관리번호)를 입력하며, 공무원 및 사립학교교직원 가입자는 증번호가 없고 8자리로 된 기관기호만 입력한다. 직장가입자는 기호 및 증번호를 입력하고, 지역가입자는 보험증번호를 입력한다. 현재는 국민건강보험공단의 전산시스템에 접속하여 수진자 확인이 완료되면 자동으로 입력된다.

(2) 가입자 성명 및 관계

보험가입자의 성명 및 관계는 요양급여비용 청구와 직접적인 관련이 있으며, 자격관리 및 업무를 원활히 하기 위하여 등록한다.

(3) 산재보험, 자동차보험

산재환자의 경우에는 보험가입자 번호, 사업장명을 입력한다. 외래 초진일 경우에는 요양승인이 되지 않은 경우라도 사업주의 보증으로 등록할 수 있다.

자동차보험의 경우에도 보험회사명, 가해차량번호, 사고처리번호 등을 입력한다.

5) 유형보조 등록

건강보험 수진자로 확인이 되었다 하더라도 모든 외래환자가 정상급여를 받는 것은 아니다. 환자의 진료형태에 따라 본인부담률이 다양하게 바뀌므로 유형보조코드를 등록하여 이를 구분하도록 한다.

① 유형보조는 본인부담면제, 5% 본인부담, 10% 본인부담, 20% 본인부담, 전액본인부담, 무료 혹은 후납으로 구분한다.

② 본인부담면제 : 자연분만, 신생아, 미숙아, 저체중아, 차상위 희귀·난치성 질환자 등

20% 본인부담 : 암질환 미등록 환자

전액본인부담 : 의료전달체계 미이행자, 현역군인, 기타

6) 장애인 여부

장애인복지법에 의해 장애인카드(복지카드)를 교부 받은 장애인은 외래진료 시 연령 및 초, 재진을 불문하고 진찰료가 추가된다. 또한 의료급여 2종 혜택을 받는 이용자는 의료급여 1종과 동일하게 거주지 관할 시·군·구청에서 의료급여비용이 전액 지급된다.

7) 진료과목의 입력

환자가 진료 받기를 원하는 진료과의 코드를 입력한다. 일반적으로 진료과의 코드는 영문 약어를 사용한다.

예 내과 : IM(Internal Medicine), 외과 : GS(General Surgery)

8) 선택진료(특진) 여부 및 담당의사 등록

선택진료의 의사는 병원급 이상의 의료기관에서 전문의 취득 10년 혹은 의사면허 취득 15년이 경과한 의사나 대학병원의 경우 5년 이상 경력의 조교수 중에서 환자가 지정할 수 있다. 환자가 선택진료를 신청할 경우 그에 따른 선택진료비를 산정하고, 선택진료비는 전액 환자가 부담한다. 선택진료 의사코드는 병원에서 임의로 부여하며, 대부분 직원 고유코드(사번)를 사용한다.

9) 의약분업 예외사항 확인

의약분업 예외사항의 입력시점은 접수시점과 진료시점으로 구분할 수 있다. 등록장애인 1급, 2급에 해당되는 경우나 국가유공자 1~3급 해당자 또는 응급진료인 경우 등은 접수등록 시 예외사항 환자유형을 등록해야 한다. 다만, 희귀난치성 질병이나 의약품에 따른 예외사항은 접수 시 확인할 수 없으므로 진료 중 의사가 입력하도록 한다.

등록된 예외환자의 경우에는 진료 시 OCS(order communication system)를 이용하여 입력하거나 진료비 계산부서(원무과)에서 별도의 예외코드를 입력하지 않아도 원내처방전이 발급될 수 있도록 조치한다.

10) 요양급여의뢰서 확인

상급종합병원에서 진료를 받고자하는 환자의 요양급여의뢰서(진료의뢰서) 제출 시에는 제출일시, 진료과 및 의뢰서 유효기간 여부를 확인하고 등록한다.

4. 의무기록지 및 진료카드 발급

1) 의무기록지 발급

처음 내원한 환자는 '진료신청서'와 '건강보험증'으로 인적사항 및 보험자격 내용을 전산에 등록하고 진료에 필요한 의무기록지를 자동으로 출력하게 된다. 접수창구에서 건강보험사항과 인적사항을 등록하면 의무기록지가 자동으로 출력되고 환자조회도 가능하다.

2) 진료카드 발급

개인의 모든 진료비용을 기록·보존하는 진료기록부는 환자개인별로 고유번호를 부여한다. 진료신청서와 건강보험증으로 자격확인 및 전산등록을 거쳐 발급된 의무기록지가 진료과로 전송되고 진료카드(진찰권)를 환자가 해당 진료과에 제출하면 처음 내원한 환자(신환)의 외래진료 접수가 완료된다.

5. 재진접수

재진환자의 접수 시에는 이미 인적사항이 전산에 등록되어 존재하므로 진료카드만으로 접수한다. 재진의 경우라도 원칙적으로 건강보험자격이나 인적사항(주소, 전화번호 등)의 변경 시에는 수시로 진료신청서를 재작성하여 등록하도록 하며, 내원시마다 진료신청서를 작성하는 것은 환자에게 불편을 주게 되므로 건강보험증을 확인하여 변경되었을 때에만 수정등록 하도록 한다. 주소나 전화번호 등 변경사항이 있을 때에는 내원한 환자가 스스로 변경신청 할 수 있도록 한다.

6. 외래진료

1) 진료과 접수

진료신청서에 의하여 접수창구에서 발급한 의무기록지나 접수증, 선택진료신청서는 전산시스템에 의하여 자동으로 해당 진료과로 이송한다.

2) 진료

진료과에서는 순서에 따른 순번대기나 진료대기 현황을 나타내어 순서에 따라 진료를 받게 한다.

7. 처방전 입력

진료 중 진단 및 치료를 위하여 관련되는 검사, 촬영, 투약 등의 처방을 하게 된다. 진료가 끝난 환자는 처방을 하게 되며, OCS를 이용하여 병명과 처방내용을 함께 진료의사가 전산에 입력하도록 한다.

처방전 발행 시에는 병명까지 입력하여 수납할 수 있도록 한다. 비급여 항목에 해당되는 처방이 필요한 경우에는 진료의사가 환자에게 충분히 설명하고, OCS의 화면을 이용하여 비급여표시를 하거나 처방전에 표시하여 진료비를 계산할 수 있도록 하여야 한다.

1) 진료예약

다음 진료일을 예약할 수 있도록 조치하여야 한다. 진료완료 시 또는 수납 시에 다음 진료일시를 입력하여 예약하도록 한다.

2) 진료일정 및 변경관리

(1) 진료일정관리

진료일정관리는 외래진료를 담당하는 의사들의 진료일정을 일자별, 요일별, 시간별(오전/오후)로 구분하고, 진료예약 시간이나 일정시간당 이용환자수를 배정(시간대별로 분산하여 배정)하여 전산에서 관리해 주도록 한다. 시간당 초·재진 환자의 비율, 시간당 환자수관리, 진료시간 간격 등을 개별의사의 진료패턴에 맞게 효율적으로 운영한다면 진료대기시간 감소 및 생산성 향상에 기여할 것이다.

(2) 진료일정 변경

외래진료를 담당하는 의사가 진료과 내부일정이나 응급수술, 특수검사 등 병원사정, 국내외 학회, 출장, 휴가, 강의, 개인사정 등으로 부득이하게 진료일정을 변경·취소하는 경우에 전산에서 관리하도록 한다. 특히, 갑작스럽게 진료가 취소된 경우에는 예약된 이용자(환자)들에게 빠른 시일 내에 일정의 변경·취소 사실을 알리고 다시 예약일을 잡아야 하기 때문에 예약부서와 진료부서 간의 신속한 의사소통이 필요하다. 또한 진료일정취소 시에는 추가일정을 개설하거나 대진의사를 두도록 하여 진료공백으로 인한 환자의 불편 및 경영손실을 최소화하는 것이 중요하다.

3) 입원결정서 교부

외래 진료시 입원진료를 요하는 환자에게는 입원결정서를 교부하도록 한다.

8. 진료비 계산

외래에서 진료를 마친 후 각종검사, 투약 등이 이루어지기 전에 진료비를 수납하도록 하고 있다. 수납에서는 외래 진료비 계산 및 처방입력, 입력된 내역을 확인하고 수납과 동시에 다음 진료의 예약이 가능하도록 한다.

진료를 담당한 의사가 처방전 발행 대신 전산에 처방정보를 입력시켰을 경우에는 진료비 수납 담당자는 진료카드만으로 계산 및 수납이 가능하다. 입력된 내용에 처방의 누락이나 비급여 항목의 급여여부와 조제료나 수기료 누락 등을 확인하고 누락 시 추가 입력하여 진료비를 계산하여야 한다.

진료실에서 OCS에 의해 처방이 입력되어 있을 경우에는 비급여 항목의 급여나 처방누락이 있는지를 확인하고 다음 진료예약이나 영수증을 발행한다.

1) 진료비 계산

처방전 입력과 확인이 끝난 경우에는 진료비를 계산하여 전산에서 계산된 금액을 수납하여야 한다.

① 등록번호 입력
등록번호(환자번호)를 입력하면 인적사항과 당일 진료받은 진료과가 화면에 표시되고 영수증 발행과 다음 진료예약을 할 수 있다.

② 진료과 입력
진료 후 진료비 계산을 위해 진료과를 입력한다. 계산 시 접수된 진료과를 표시하고, 2개과 이상에서 진료를 받은 경우에는 복수로 표시하여 각각 계산 및

예약을 할 수 있게 한다. 약 처방전이 있는 경우 원내약은 병원약국을 통해 투약받을 수 있도록 하며, 원외 처방의 경우 처방전 2부(환자용/약국용)를 발급한다. 대부분 원외처방전을 발급하므로 별도의 입력이 필요 없으나 원내처방이나 약국으로 정보전달이 필요 없는 경우를 구별할 수 있도록 한다. 원외처방전 발급의 예외사항인 경우가 있는데, 이는 의약분업 예외사유로 지정되어 있다. 예를 들면, 약국이 없는 지역, 응급환자, 나병환자, 주사제를 원내 투약하는 경우 등이다.

③ 유형변경 시

유형변경이 필요한 경우, 즉 접수 시에는 '진료의뢰서'를 제출하지 않아 진료비를 전액 본인부담으로 처리하였으나, 수납 시에 해당 자료를 제출할 경우에는 관련사항을 확인하여 유형변경을 하여야 하며 보조코드까지 등록하여 진료비 재계산을 하도록 한다.

④ 진료비 감면 시

외래진료 환자 중 진료비의 자체 감면규정에 의한 감면사유가 있는 경우에 해당된다.

감면대상에는 직원본인, 직계, 지인, 예우감면 등이 있으며 감면율과 대상은 병원에 따라 다르다. 감면대상인 경우에는 '진료비감면신청서'를 받아 할인란에 해당코드를 등록해야 한다.

⑤ 미수금 처리

병원의 임의적 기준에 의해 정리되는 미수금 항목으로 병원직원의 후납 처리나 진료협약에 의한 후납 등에 대한 본인부담 미수금을 별도로 후납 처리할 경우에 사용된다.

2) 다음 진료예약

다음 진료예약을 하는 경우 진료비 계산과 동시에 예약을 하도록 한다. 다음 진료일자 및 진료시간, 진료과, 담당의사, 선택진료 여부, 환자종류, 유형보조 등을 입력한다.

진료의사의 예약시간은 서로 다를 수 있기 때문에 진료과에서 의사가 예약시간을 지정하였을 경우는 우선 입력시키고 그렇지 않은 경우에는 조회과정을 거쳐 입력한다.

3) 진료비수납 및 영수증 발급

처방전의 입력이나 보험사항 변경, 진료비 감면 및 진료예약이 완료되었을 경우에는 영수증을 발급하고, 다음 진료를 예약하는 경우에는 예약증을 동시에 발급하고 진료비를 수납한다. 진료비 계산과 동시에 검사·촬영 등이 있는 경우에는 진료지원부서로 해당 정보를 전송하며, 원외처방 약품은 원외처방전을 발급하고 원내조제는 약국에서 처방내역이 자동으로 출력되어 조제할 수 있도록 한다.

영수증에는 투약일련번호와 환자가 이용해야 할 진료지원부서를 표기하고, 해당 지원부서에서는 각종 검사, 주사, 촬영 등을 시행할 수 있도록 한다.

9. 진료비 환불

진료접수나 진료 후 진료비 영수증까지 발행한 상태에서 여러 가지 사정으로 진료비를 환불하여야 하는 경우가 있다. 진료비 환불의 사유로는 다음과 같은 경우가 있다.

1) 환불사유

(1) 사후자격관리에 따른 환불

① 진료의뢰서 사후제출
② 유형변경에 따른 환불 등(건강보험 진료 후 산재보험으로 전환 등)

(2) 진찰료 환불

① 예약이나 당일 진료신청 후 본인 혹은 병원측 사정으로 진찰을 받지 못한 경우
② 선택진료(특진)를 신청하였으나 사정에 의해 선택진료가 취소된 경우(의사 출장 등)

(3) 기타 환불

① 검사, 촬영 신청 후 본인의 거부나 병원측 사정으로 취소 시
② 입력오류 또는 처방내용 변경

2) 환불 절차

(1) 절차

환불 시에는 이미 계산된 진료비 영수증과 사유발생 부서의 확인(경우에 따라 취소처방전이나 전화로 확인)을 받아 환불하도록 하되 반드시 '환불확인서', '환불영수증'을 받아 두어 사후에 발생 될 수 있는 문제를 예방한다. 특히 진료비를 환불해 가는 사람의 본인여부를 확인할 수 있는 신분증 등을 복사해두는 것이 좋다.

(2) 환불 확인사항

① 환자진료(검사) 거부 : 외래 진료과(검사실) 확인 혹은 문의 후 환불한다.
② 처방전 입력 오류 : 해당 진료과 입력확인 및 처방전 입력오류 발생 시 처방전을 재확인한다.
③ 사후 자격관리에 따른 환불 : 유형변경, 요양급여의뢰서 사후 제출 등의 경우 환불한다.
④ 검사장비 장애 : 해당검사실에 취소여부를 확인한다.
⑤ 장기 외래진료비 환불 : 처방내역 취소 후 환불한다.
⑥ 감액코드 누락 : 해당 감면대상에 따른 감액금을 환불한다.

10. 외래 업무마감

1) 업무마감 절차

① 담당자별로 전산상의 수납내역(현금카드)과 수납금액을 확인 후 금액이 맞으면 현금은 은행에 입금 후 확인증을 받는다.
② 담당자별 수납현황집계표, 현금 또는 은행입금 확인증, 진료비감면신청서(진료비 감면 시), 진료비 환불영수증(환불확인서), 선택진료신청서 등을 정리한다.
③ 과오납이 발생하였을 경우 과오납 발생사유서를 작성하여 보고하며, 병원내부의 절차에 따라 처리한다.

일일 수납마감 후에는 담당자별로 접수 및 진료비 계산 현황과 수납한 금액을 자금관리부서로 인계하여야 한다. 수납한 금액을 은행으로 직접 인계하고 입금증을 받아 담당부서로 다음과 같은 서류와 함께 정리한다.

- 담당자별 접수 및 수납현황
- 담당자별 수납현황 집계표
- 현금 혹은 은행입금 확인증
- 진료비 감면시 '진료비감면신청서'
- 진료비 환불 영수증(환불확인서)

2) 통계관리

원무통계는 크게 병원경영수익과 관련한 진료수익 통계와 이용현황을 나타내는 환자진료 통계로 구분할 수 있다. 그리고 이용자의 진료제공 행태에 따라 외래와 입원으로 구분하고, 항목별로 세부적으로 분류하여 집계할 수 있다.

또한 보고하는 기간에 따라 일일, 주간, 월간, 연간 통계로 구분하여 보고하며, 이런 통계자료는 병원경영 활동에 따른 성과를 측정하거나 의학연구자료 또는 경영실적에 대한 결과를 내·외부 기관에 보고하거나 제출할 목적으로 작성된다.

5.2 원무관리 메인화면

〈그림 5-2〉 원무관리 메인화면

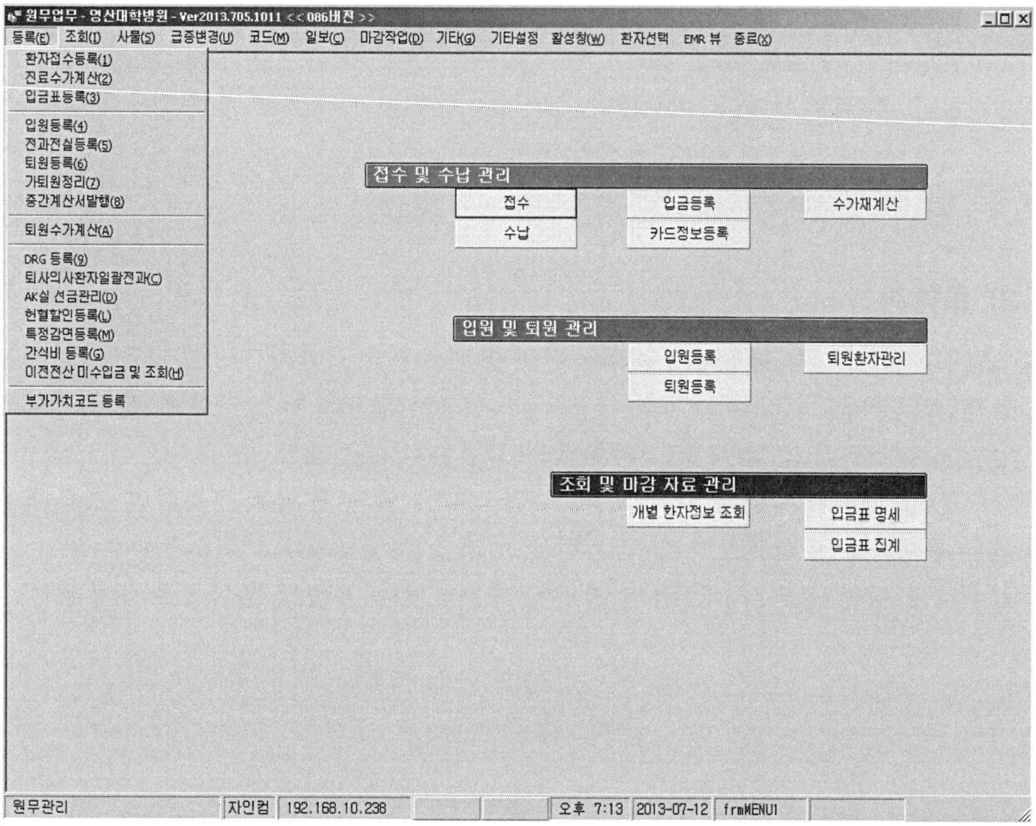

▣ 내용설명

① 환자접수등록 : 환자가 병원에 내원할 때 최초로 접하는 업무로서 환자의 기본적인 정보 및 진료과 정보, 급종정보를 관리한다.

② 진료수가계산 : 환자가 의사 진료를 받은 후 발생되는 ORDER 약, 검사, 방사선등의 전표를 계산한다.

③ 입금표등록 : 발생되는 ORDER 약, 검사, 방사선등의 전표를 등록, 계산한 후 입금처리를 한다.

④ 입원등록 : 내원접수 후 입원처리를 한다.

⑤ 전과전실 : 입원등록 후 진료과 또는 병실을 변경하고자 할 때 사용한다.
⑥ 퇴원등록 : 입원중인 환자가 퇴원할 때 사용한다.
⑦ 가퇴원등록 : 입원환자가 퇴원시 퇴원금 미비 및 기타 사유로 가퇴원 처리한 후 가퇴원을 정리할 경우 사용한다.
⑧ 중간계산서발행 : 발생되는 진료비에 대한 내역서를 출력하며, 주로 입원 시 중간계산서 용도로 많이 사용된다.
⑨ 예약변경 : 예약환자일 때 날짜, 진료과 및 의사를 변경할 경우 사용한다.
⑩ 식사처방전 : 환자별 식사처방등록을 하며, 한번 등록하면 수정하기 전까지 계속 적용된다.
⑪ 의사스케줄 : 의사스케줄을 등록, 관리할 수 있다.
⑫ 퇴원수가계산 : 환자 퇴원 시 발생된 수가 및 데이터를 정리하여 계산할 수 있다.
⑬ DRG등록 : 환자별 DRG 등록이 가능하다.

* DRG(diagnosis related group) : 입원환자를 주진단명 및 기타 진단명, 수술처치명, 연령, 진료결과 등에 따라 유사한 환자군으로 분류하여 사전에 정해진 진료비를 지불하는 제도이다.

5.3 외래관리

5.3.1 외래접수

1. 환자접수등록

환자접수등록은 환자가 진료를 받기 위해 병원을 방문하여 최초로 접하게 되는 업무로서 환자의 진료신청서 내용에 따른 환자의 기본적인 인적사항 및 진료과, 급종 등의 항목을 등록하여 관리한다.

[원무관리] → [등록] → [환자접수등록]

〈그림 5-3〉 환자접수등록 화면

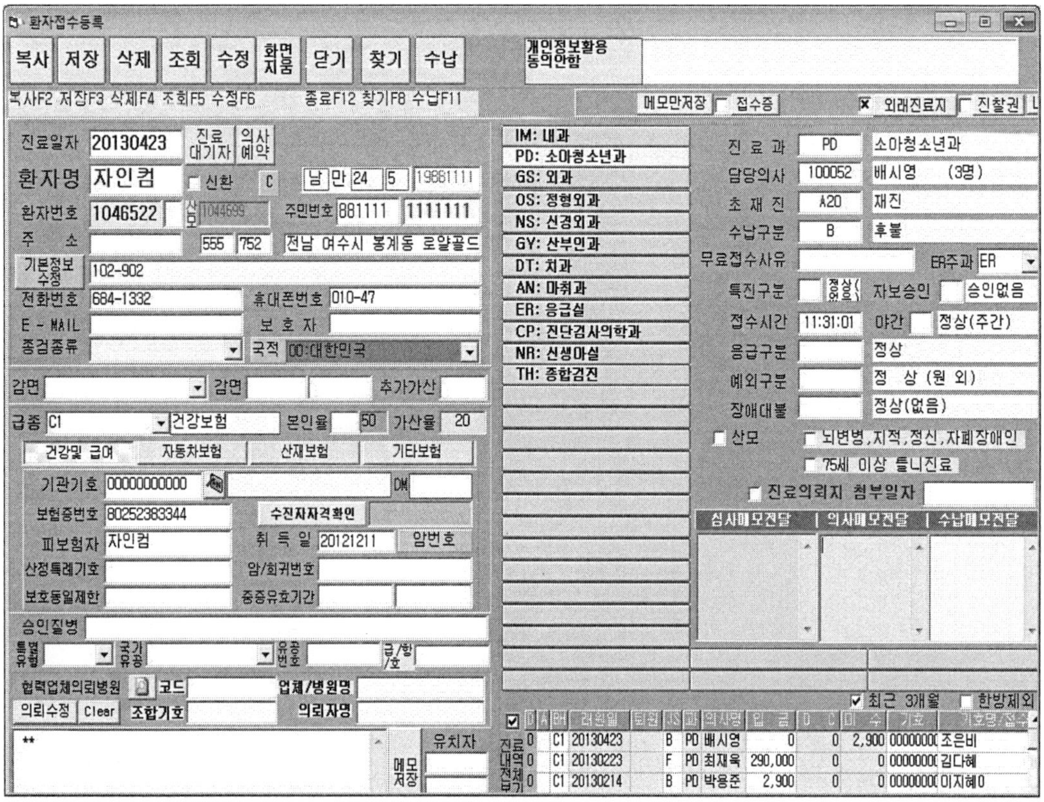

1) 내용설명

① 좌측상단 부분 : 환자 인적사항

환자명, 환자ID, 주민등록번호, 주소, 전화번호 등을 조회할 수 있다.

② 좌측하단 부분 : 환자의 급종정보

환자의 급종에 따라 필요한 정보를 입력할 수 있다.

③ 우측 부분 : 환자의 진료정보

목록에서 체크하거나 입력 칸에서 입력한다.

④ 우측 최상단 부분 : 출력관련 버튼

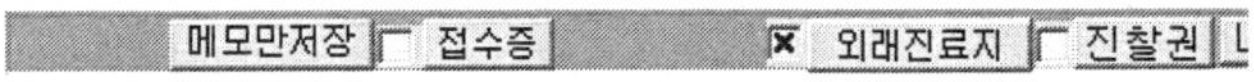

- 메모만 저장 : 환자정보 수정이 없는 메모내용만 저장할 때 사용한다.
- 접수증 : 체크 시 환자 접수를 하면 자동으로 접수증이 출력되고, 버튼 클릭 시에는 수동 출력된다.
- 외래진료지 : 체크 시 환자 접수를 하면 외래진료지가 자동 출력되고, 버튼 클릭 시에는 수동 출력된다.
- 진찰권 : 체크 시 환자 접수를 하면 자동 출력되고, 버튼 클릭 시 수동 출력된다.
- L : 라벨 프린트로 출력된다.

⑤ 개인정보활용 동의

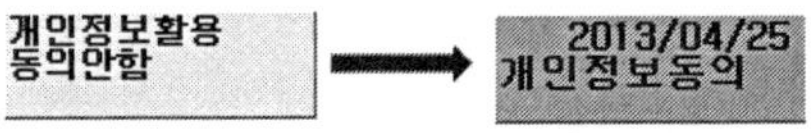

- 미등록 시에는 상기의 화면처럼 노란색 바탕에 '동의안함'으로 나타나고, 더블 클릭 시에는 등록화면이 나타난다.
- 등록 후에는 오른쪽 그림처럼 파란색 바탕에 동의한 날짜가 나타나게 된다.

2) 화면상세 설명

(1) 환자 인적사항

환자접수등록 전체화면 중 환자의 인적사항 등 기본정보를 저장하거나 조회하는 일부분의 화면이다.

〈그림 5-4〉 환자 인적사항(부분화면1)

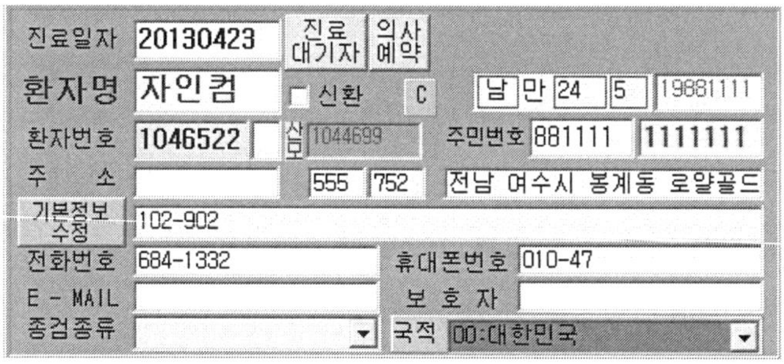

항목설명

① 진료일자 : 진료 받을 일자를 입력하며, 미입력 시에는 시스템일자(현재 일자)가 자동으로 표시된다.

② 진료대기자 : 외래환자 현황판 창을 열어 진료대기환자의 현황을 표시한다.

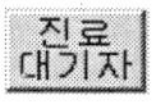

③ 의사예약 : 진료 예약창을 열어 의사별로 진료를 예약한다.

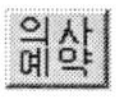

④ 환자번호, 타급종

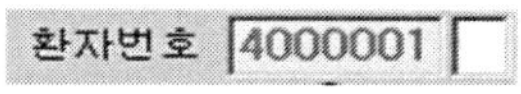

❶ ❷

- 환자번호(❶) : 7자리의 환자번호를 입력한다. 미입력시는 자동으로 일련번호가 부여되고, 강제로 번호를 입력할 수도 있다. 앞의 두자리는 주로 연도를 표기하고, 나머지는 자동 부여된다.
- 타급종(❷) : 기본 환자번호 7자리외에 한자리 숫자를 입력한다. 동일한 날 다른 유형으로 접수하고자 할 때 사용될 수 있다.

⑤ 환자명 : 수진자(환자)명을 입력한다.

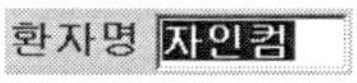

⑥ 주민번호

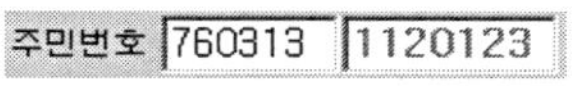

❶ ❷

❶ 주민등록번호의 6자리 생년월일을 입력한다.

❷ 주민등록번호의 1자리 성별구분과 6자리 번호를 입력한다.
(1,3－남자, 2,4－여자, 5,6－외국인)
※ 잘못된 주민등록번호 입력 시에는 글자색이 붉은색으로 바뀌게 된다.

⑦ 출생일 : 주민등록번호를 입력하면 출생일자가 자동으로 표시된다.

⑧ 성별 및 나이 : 주민등록번호를 입력하면 자동으로 표시된다.

⑨ 주 소 : 환자의 주소를 입력한다.

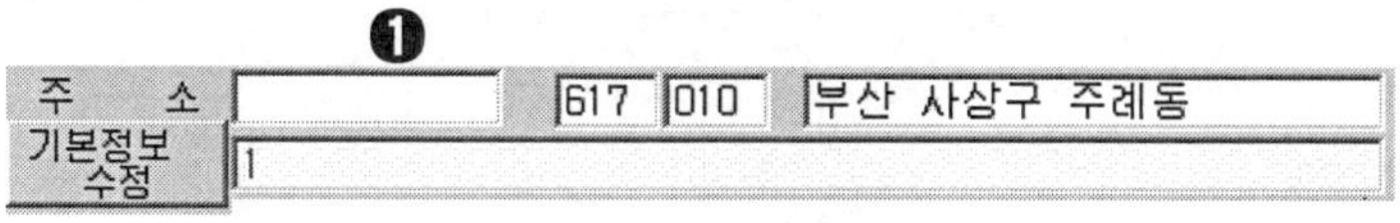

❶ 찾고자 하는 동/읍/면을 입력하고 [Enter] 키를 누른다.
• 기본정보 수정 : 환자의 상세 주소를 입력한다.

⑩ 전화번호 : 환자의 집 또는 개인 연락처 등 전화번호를 입력한다.

⑪ E－MAIL : 환자의 E－MAIL 주소를 입력한다.

⑫ 보호자 : 환자의 보호자명을 입력한다.

⑬ 종검종류

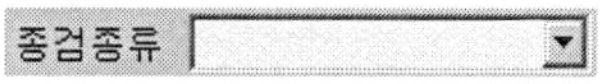

종검(종합검사) 접수를 받을 때 환자의 회사에 맞게 종검 종류를 선택한다.

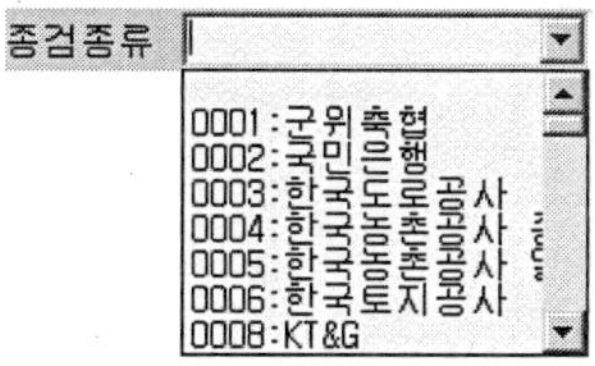

종검종류의 리스트박스(list box)를 클릭하면 위와 같이 목록이 나타난다.

⑭ 국적

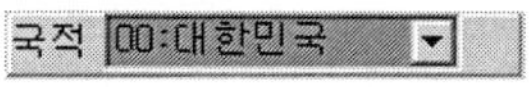

환자의 국적을 리스트박스를 클릭하여 목록에서 선택하거나 입력한다.

(2) 급종정보

환자의 급종과 관련된 필요한 정보를 입력한다.

〈그림 5-5〉 급종정보(부분화면2)

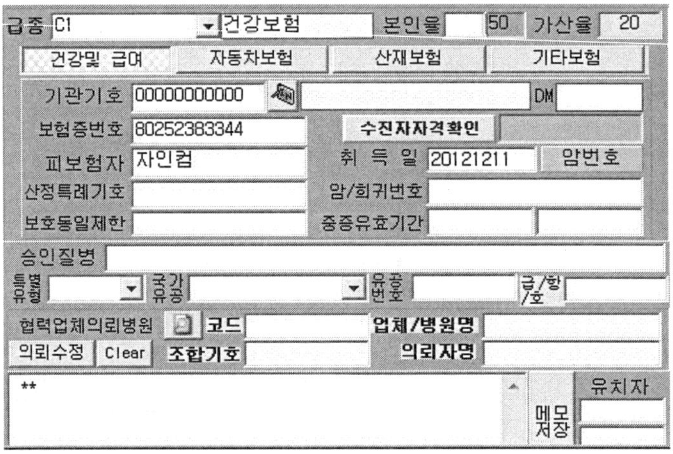

■ 항목설명

① 급 종 : 환자의 보험구분을 입력 또는 선택한다.

C1 : 건강보험
C2 : 희귀난치성
C3 : 차상위 희귀난치성
C4 : 차상위 만성질환 및 18세 미만(장애인)
B3 : 보험100%
F1 : 의료급여1종
F2 : 의료급여2종
A3 : 자보
A2 : 자보100%
D1 : 산재
D2 : 산재100%
D3 : 산재(후유장애)

H1 : 채용신검100%본인
H2 : 암검진(본인0)
H3 : 암검진
H4 : 종합검진
H5 : 종합검진(단체)
F4 : 행려
H6 : 학생검진
H7 : 성인병검진
H8 : 일반 및 영유아검진
A9 : 일반
E1 : 공상(기업체)
E2 : 국가유공100
G1 : 공상(공무원)

• 급종 입력 : 급종 목록 중 해당 유형코드를 선택하여 입력한다.

〈그림 5-6〉 급종 입력

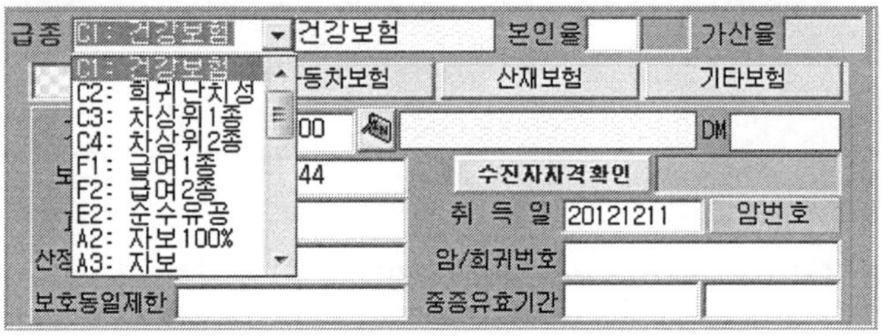
급종
C1: 건강보험
건강보험
본인율
가산율
C2: 희귀난치성
C3: 차상위1종
C4: 차상위2종
F1: 급여1종
F2: 급여2종
E2: 순수유공
A2: 자보100%
A3: 자보
동차보험
산재보험
기타보험
DM
수진자자격확인
취 득 일
20121211
암번호
암/회귀번호
보호동일제한
중증유효기간

• 각 급종에 따라 급종관련 자료가 자동으로 표시된다.

[건강 및 급여 정보]

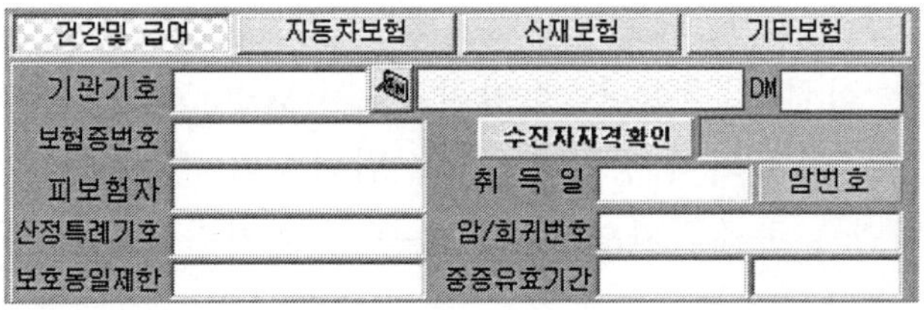

[자동차보험 정보]

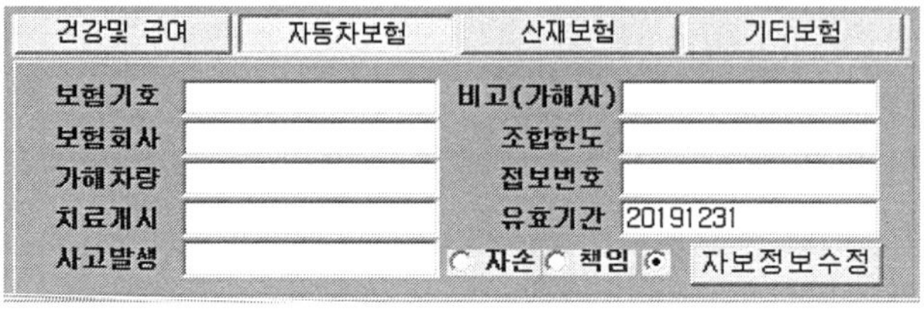

[산재보험 정보]

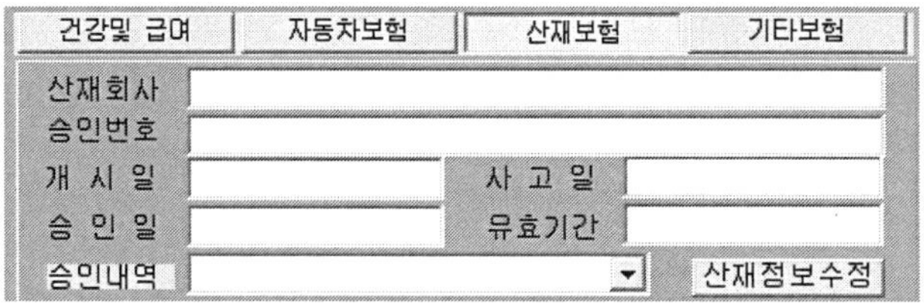

[기타 보험]

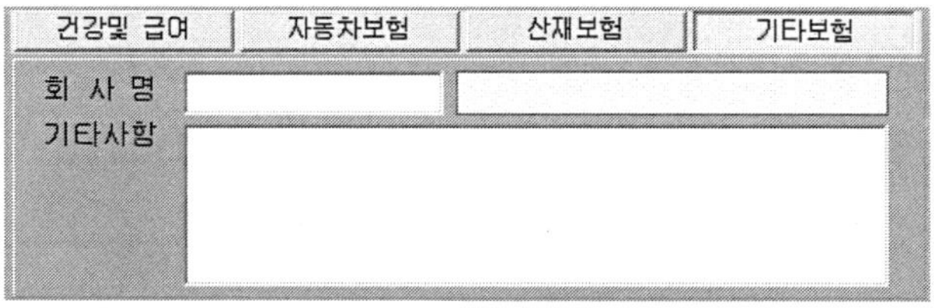

② 수진자자격 확인 : 조회 시 의료보호 또는 의료급여환자 자격을 누른다. 의료보호일 경우 수신자자격 확인란 오른쪽의 텍스트박스(text box)는 본인부담 여부 코드가 나타난다.

③ 피보험자 : 피보험자명을 입력한다. 수신자 자격조회시 자동으로 입력된다. 수동으로 입력 시 관계가 본인일 경우 피보험자란에서 [Enter] 키를 누르면 환자명이 자동 입력된다.

④ 산정특례기호(V코드 또는 6AGE코드) : 산정특례 코드가 병명에 따라 자동 입력되거나 직접 입력한다. 소아환자는 6AGE 코드를 입력한다.

⑤ 암등록번호 : 환자의 암등록 번호를 입력한다.

⑥ 중증유효기간 : 중증환자인 경우 중증 유효기간을 입력한다.

⑦ 본인율 : 급종에 따라 자동으로 본인율이 표시되고, 강제로 변경할 때는 본인율을 입력하면 된다.

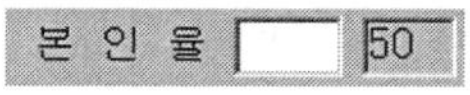

왼쪽란에는 입력된 본인율 또는 급종에 따른 본인율이 자동 표시된다.

⑧ DM : 당뇨병환자로 등록되어 있으면 당뇨병 등록일자를 기입한다.

⑨ 보험기호 : 건강보험, 의료급여 또는 자동차보험의 기호를 입력하면 등록된 조합명이 표시된다.

⑩ 보험번호 : 건강보험증의 증번호를 입력한다.

⑪ 유효기간 : 건강보험증의 유효 검인기간을 입력한다.

⑫ 가해차량 : 급종이 자동차보험일 경우 가해 차량번호를 입력한다.

⑬ 치료개시일 : 급종이 자동차보험일 경우 진료받은 개시일자를 입력한다.

⑭ 산재기호 : 급종이 산재(D1)일 경우 승인된 산재기호를 입력한다.

⑮ 산재기관 : 산재 해당 업체를 입력한다.

⑯ 개시일 : 산재 진료 개시일자를 입력한다.

⑰ 사고일 : 산재 사고가 일어난 일자를 입력한다.

⑱ 승인일 : 산재 승인일자를 입력한다.

⑲ 기관기호 보험기호 산재 기호란에서 F1누를 경우

〈그림 5-7〉 조합기호(보험기호) 조회

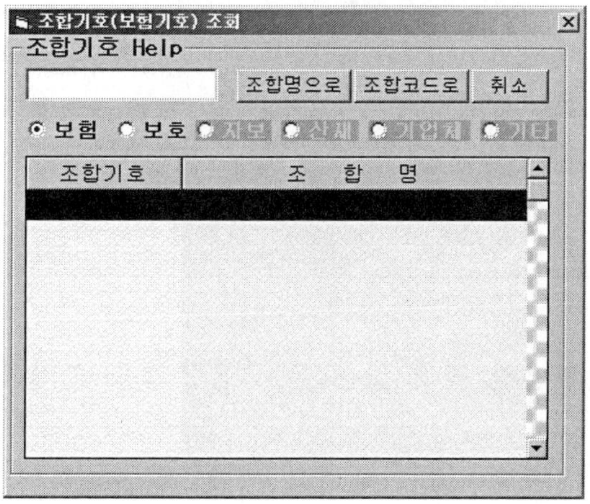

- 보험명 입력 후 [조합명으로]키를 누르면 검색이 가능하고, 더블클릭 하면 자동으로 입력된다.

⑳ 승인질병 : 보훈환자 특이사항 및 해당병명 입력란이다(OCS 연동).

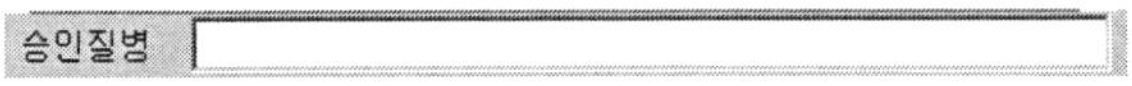

⑳ 환자특별유형 : 유공환자 및 특별 유형 환자 정보를 입력한다.

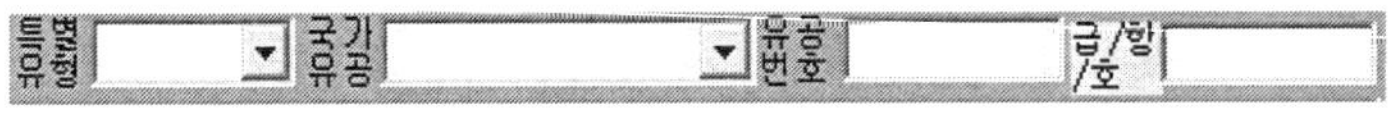

⑳ 협력업체의뢰 병원 : 협력업체 의뢰정보를 입력한다.

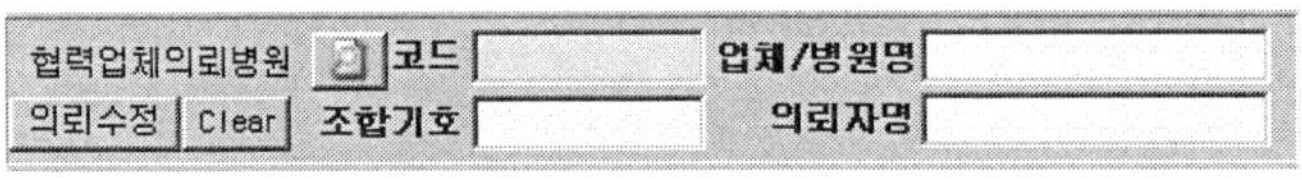

〈그림 5-8〉 의뢰병원/협력업체 정보조회 및 등록

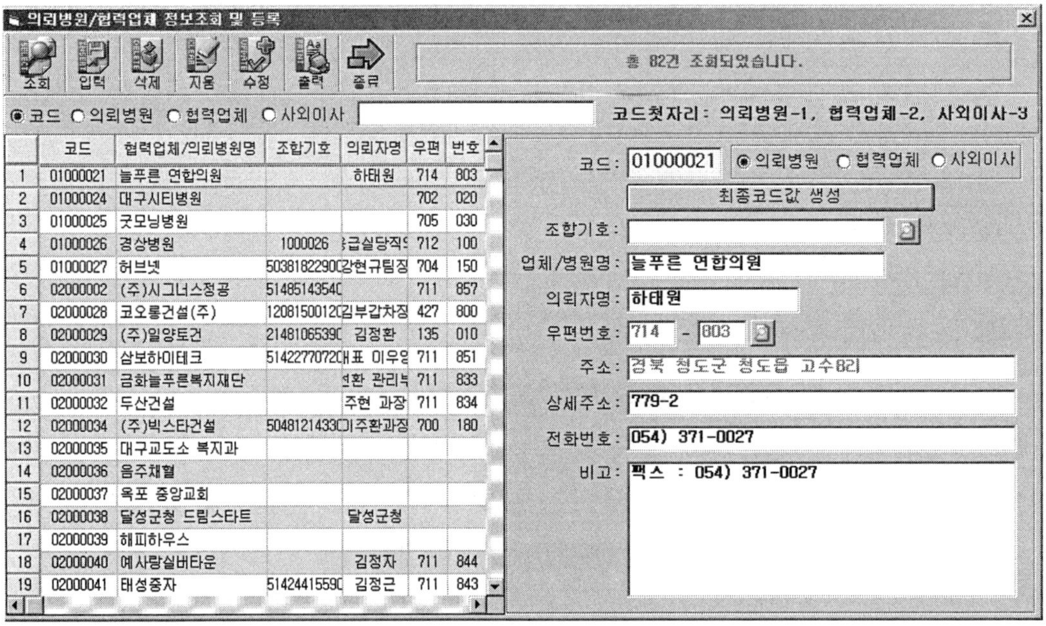

- 협력업체/의뢰병원 옆에 있는 돋보기 모양을 클릭하면 위와 같은 화면이 나타난다.
- 의뢰병원/협력업체명에 업체명을 입력 후 조회한다.
  조회한 후 코드 부분을 더블 클릭하면 접수화면에 자동으로 입력된다.

⑳ 유치자 입력 및 면담일지 작성

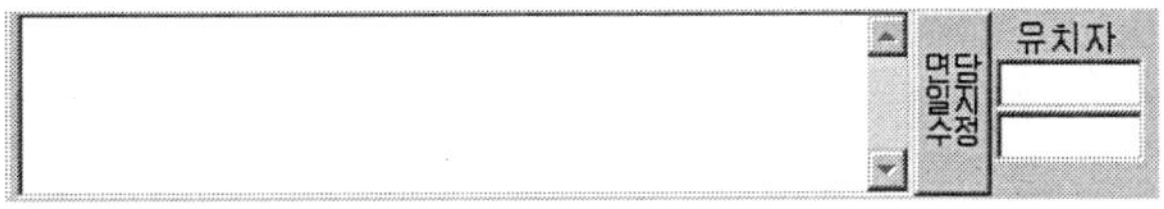

입원/외래 내원환자 유치자 입력 및 환자별 면담일지 작성 폼은 상기와 같다.

(3) 진료정보

환자가 치료받을 진료과 및 담당의사 진료 구분 등을 설정하여 입력한다. 필요에 따라 메모를 적어 전달이 가능하고, 진료내역을 조회할 수 있다.

〈그림 5-9〉 진료정보(부분화면3)

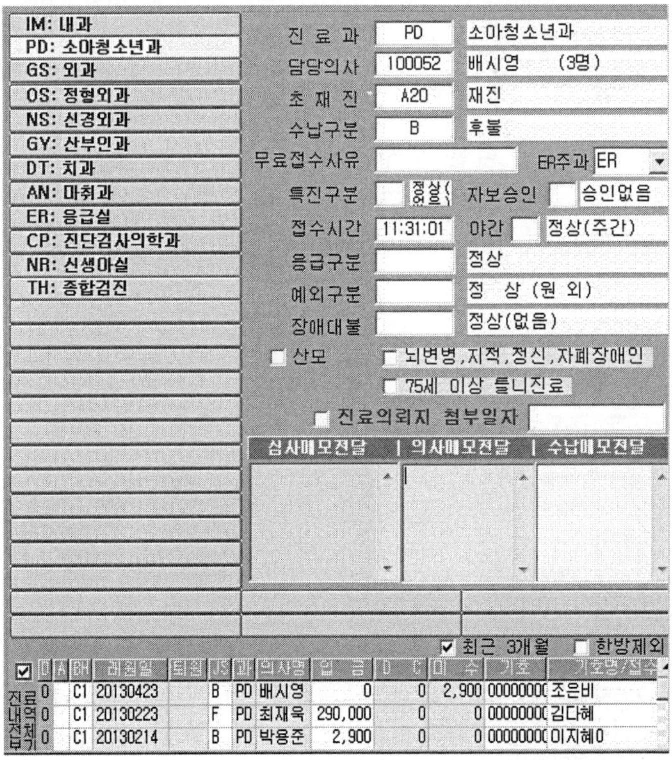

항목설명

① 진료과 : 환자가 진료 받을 과를 선택 또는 입력한다.

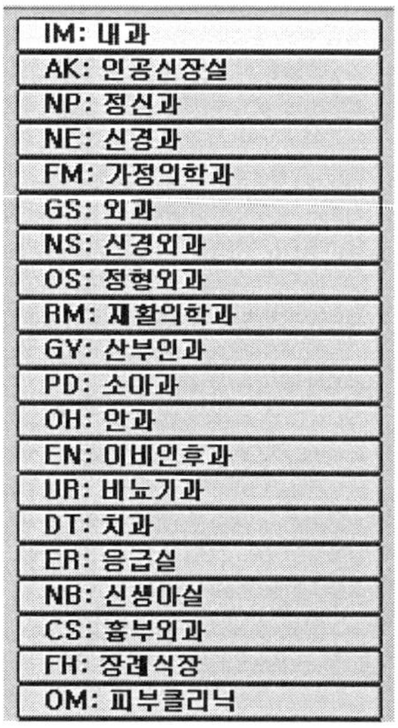
IM: 내과
AK: 인공신장실
NP: 정신과
NE: 신경과
FM: 가정의학과
GS: 외과
NS: 신경외과
OS: 정형외과
RM: 재활의학과
GY: 산부인과
PD: 소아과
OH: 안과
EN: 이비인후과
UR: 비뇨기과
DT: 치과
ER: 응급실
NB: 신생아실
CS: 흉부외과
FH: 장례식장
OM: 피부클리닉

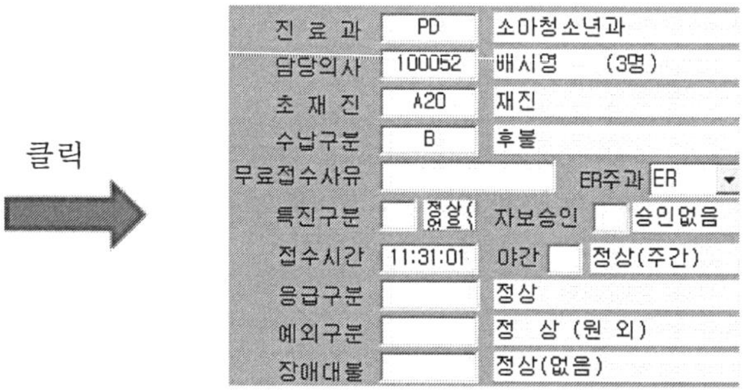

② 의사코드 : 진료과에 따른 의사코드를 선택 또는 입력한다.

③ 초/재진 : 초진 또는 재진을 구분하여 접수코드를 선택 또는 입력한다.

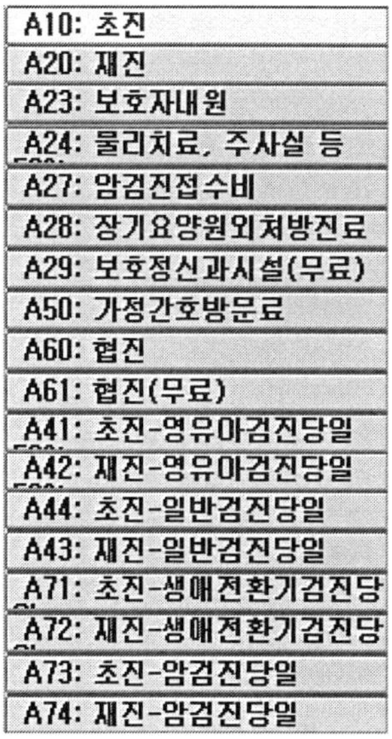

④ 수납구분 : 접수비 수납 구분으로 수납구분코드를 선택 또는 입력한다.

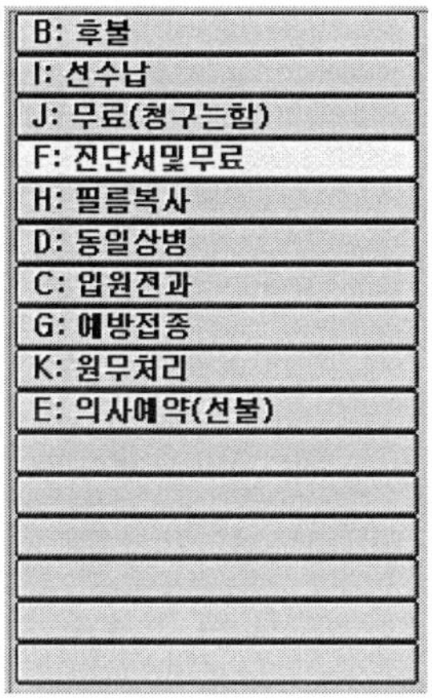
B: 후불
I: 선수납
J: 무료(청구는함)
F: 진단서및무료
H: 필름복사
D: 동일상병
C: 입원전과
G: 예방접종
K: 원무처리
E: 의사예약(선불)

• 무료 청구할 때는 예방접종 등 사유를 입력한다.

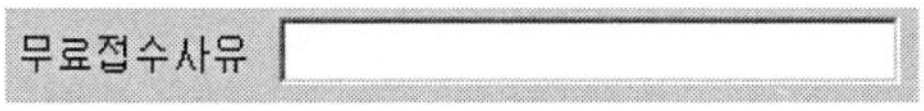
무료접수사유

⑤ 특진구분 : 특진 유/무를 선택 또는 기록한다.
정상은 ' ', 야간은 'N', 특진은 'S'로 구분한다.

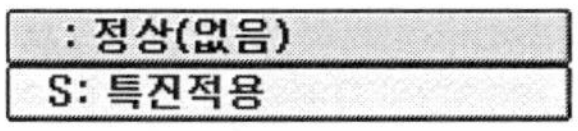
: 정상(없음)
S: 특진적용

⑥ 자보승인 : 자보 승인 유/무를 선택 또는 기록한다. 정상은 ' ', 자보승인은 'B'로 구분한다.

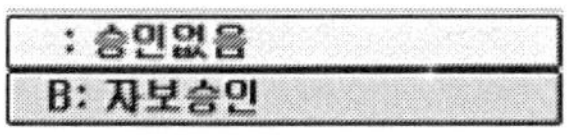
: 승인없음
B: 자보승인

⑦ 접수시간 : 접수시간을 입력한다. 입력하지 않을 시 시스템시간(현재시간)이 자동 입력된다.

⑧ 야간구분 : 정상은 ' ', 야간은 'N', 공휴일은 'H'로 구분한다.
야간, 공휴 입력 시는 접수비의 30%가 가산 처리된다.

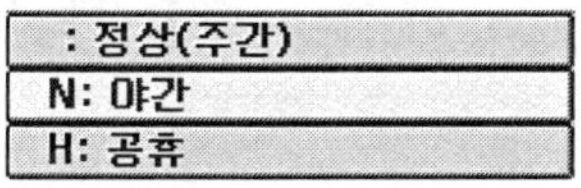
: 정상(주간)
N: 야간
H: 공휴

⑨ 응급구분 : 정상은 ' ', 응급은 'E'로 구분한다.

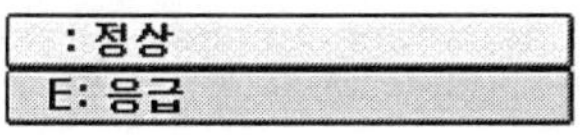

⑩ 예외구분 : 원외처방 예외 항목에 해당되는 Order일 경우 예외코드를 선택 또는 입력한다. 수납 시 자동으로 원외처방 예외항목이 적용되어 원내처리

를 할 수 있다.

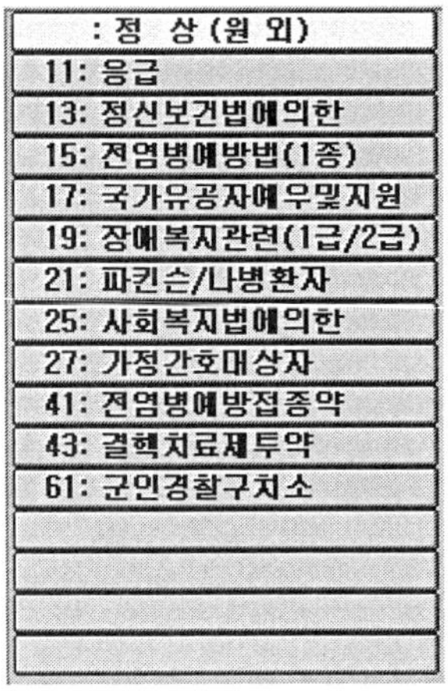
: 정 상 (원 외)
11: 응급
13: 정신보건법에의한
15: 전염병예방법(1종)
17: 국가유공자예우및지원
19: 장애복지관련(1급/2급)
21: 파킨슨/나병환자
25: 사회복지법에의한
27: 가정간호대상자
41: 전염병예방접종약
43: 결핵치료제투약
61: 군인경찰구치소

⑪ 장애대불 : 의료급여 환자일 경우 장애환자는 'J', 대불일 경우는 'D', 일반장애 가산은 'Y'를 선택한다. 장애대불 입력 시 비급여외에는 모두 청구계로 집계된다.

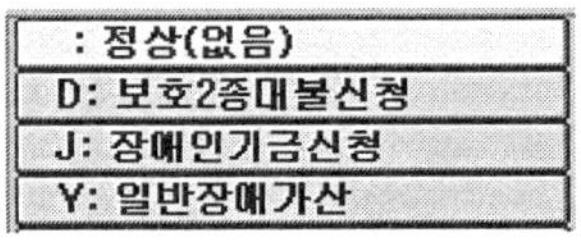

⑫ 접수과 : 내원한 진료과가 표시된다.

⑬ 메 모

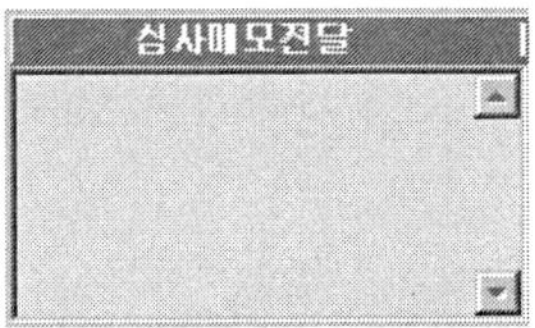
심사메모전달

심사실이나 진료부에 전달할 메모 내용을 입력한다. 원무과, 심사실, 진료부 모두 수정가능하다.

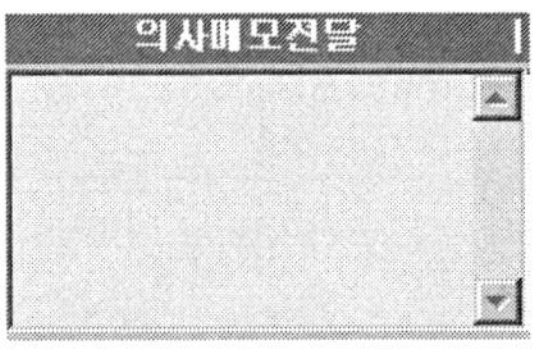
의사메모전달

해당 환자에 대해 진료실 에서 입력한 메모를 보여준다. 원무과에서 수정할 수 없다.

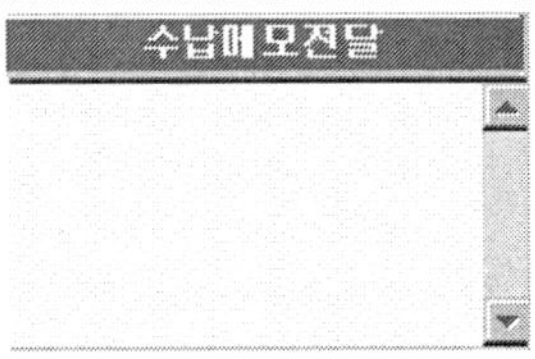
수납메모전달

접수, OCS연동 메모장이며, 두 군데 모두 수정이 가능하다.

⑭ 내원정보 : 이미 등록된 내원정보의 내역이 표시된다.

〈그림 5-10〉 내원정보 내역

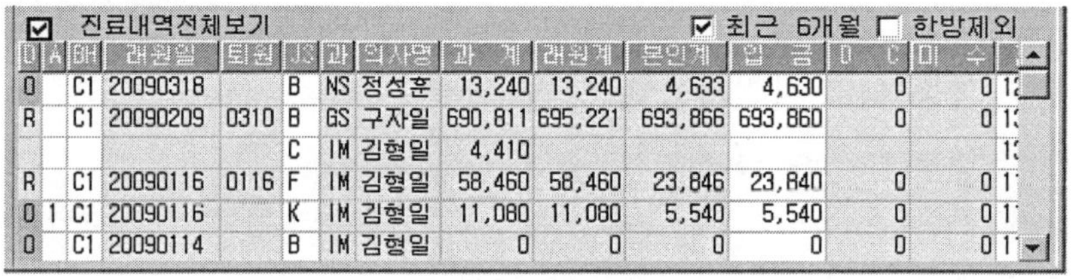

최근 6개월 체크 해제시 내원정보를 모두 보여준다. 내원 정보가 많은 환자를 조회할 경우 빠른 시간 내에 조회할 수 있게 체크 옵션을 둔다.

진료내역전체보기 옵션 적용 시에는 진료 내역 전체를 보여준다.

해당 내원일을 더블 클릭하면 자동으로 해당 내원일 정보를 설정한다.

마우스 커서를 내원일에 두면 선택된 내원일 기본정보를 보여준다.

- D : I－입원, O－외래, R－퇴원, F－분할된 기록
- A : 타급구분
- BH : 급종
- JS : 수납구분
- 주과(내원정보 우측끝) : 주과정보
- 예약정보 : 의(D) 사(A), 즉 D와 A란에 의사라고 있으면 예약정보기록이 존재하는 것을 의미한다.

⑮ 숨은 단축키

- F9 : 의사별 환자 현황창을 불러온다.
- F10 : 접수 대기자 리스트창을 불러온다.
- F11 : 수납창에서도 접수창으로 전환 가능하다.

(4) 접수등록 완료작업

환자접수등록 화면에서 내원환자의 자료를 모두 입력한 후 [저장]버튼을 클릭하여 진료접수등록 작업을 완료하게 된다.

[원무관리] → [등록] → [환자접수등록]

〈그림 5-11〉 접수등록 완료작업 화면

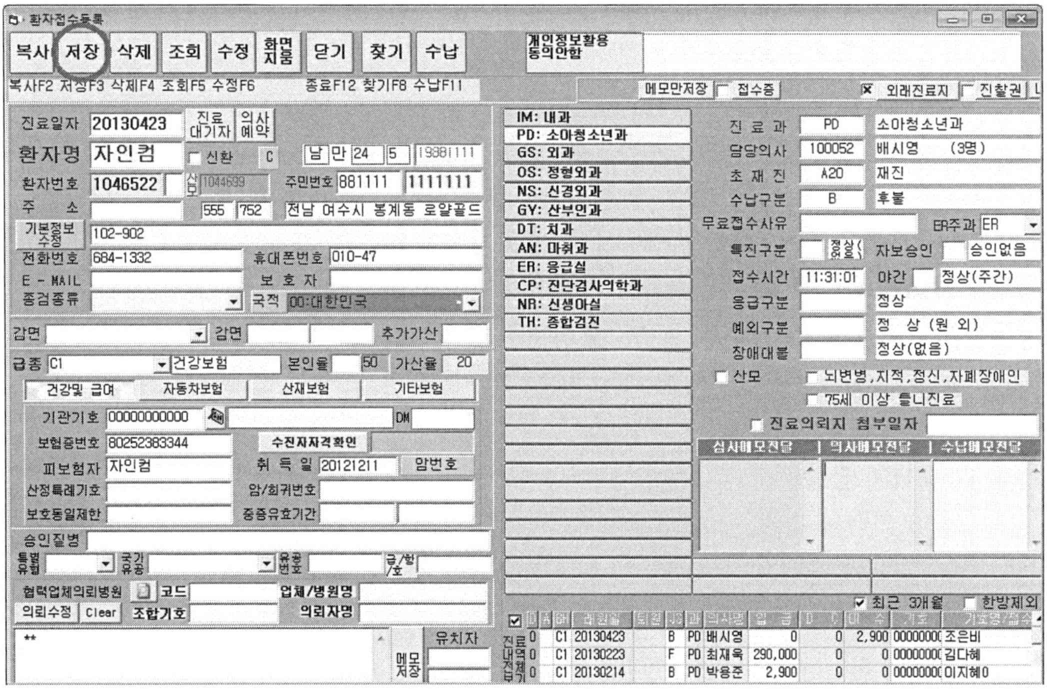

⊞ 작업순서

① [저장]버튼을 클릭하면 다음과 같은 메시지창이 나타난다.

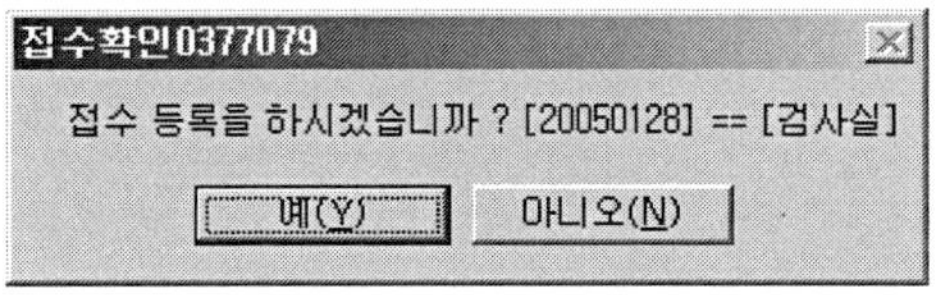
접수확인0377079
접수 등록을 하시겠습니까 ? [20050128] == [검사실]
예(Y)
아니오(N)

② 접수 등록을 하시겠습니까?' 라는 메시지가 나타날 경우 메시지창에서 '예(Y)'를 클릭하면 접수가 완료된다. 접수완료 작업 후 입력된 모든 자료는 별

도의 데이터베이스에 저장되어 필요한 경우 수시로 조회가 가능하다. 두 개 이상의 진료과를 접수할 경우에는 각각 접수를 하여야 한다.

(5) 접수내용 삭제작업

이미 등록된 환자의 진료자료 접수내용을 삭제하는 작업이다.

작업순서

① 환자접수등록 화면에서 환자번호를 입력한 후 [Enter] 키를 누른다. 환자정보를 조회하여 확인한 후 [삭제]버튼을 클릭한다.

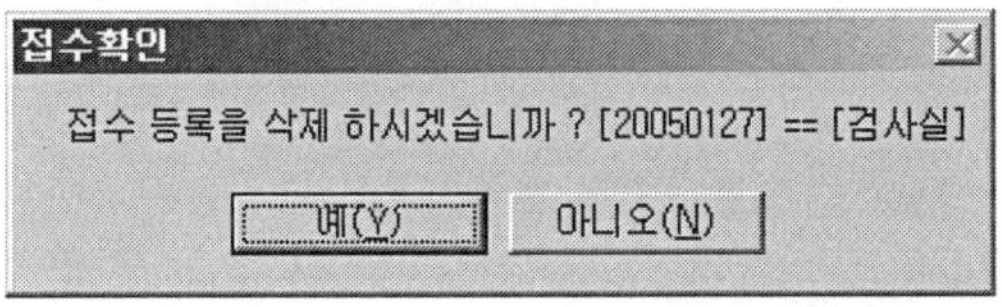

② '접수 등록을 삭제 하시겠습니까?'라는 메시지창이 나타날 경우 '예(Y)'를 클릭하면 접수삭제(취소) 작업이 완료된다. 데이터베이스에 저장된 해당 환자의 접수등록 자료는 삭제가 되어 조회가 불가능하다.

③ 오더가 전송되어 있거나 이미 전표가 등록되어 있을 경우에는 접수자료의 삭제가 불가능하다. 이때 다음의 메시지가 나타난다.

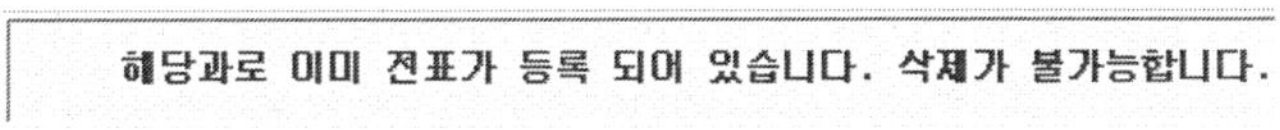

(6) 접수내용 수정작업

이미 접수·등록된 환자의 자료 및 진료 정보를 수정하는 작업이다.

작업순서

① 환자접수등록 화면에서 환자번호를 입력한 후 접수등록 자료를 조회한다.

② 조회된 이들 자료 중 수정을 원하는 자료를 수정한 후 [수정] 버튼을 클릭하거나 키보드상의 [F6] 키를 누른다.

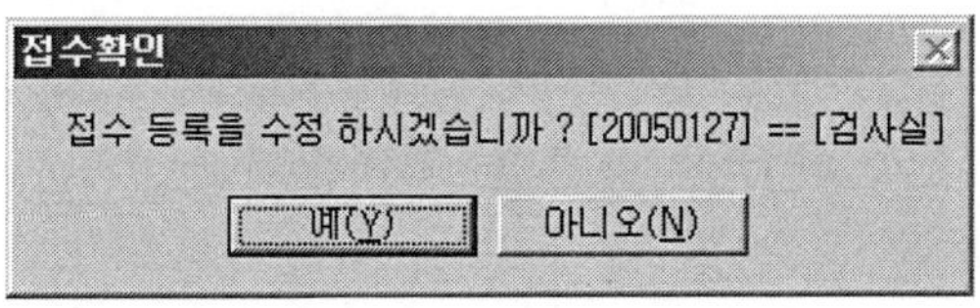

③ "접수등록을 수정하시겠습니까?"라는 메시지창이 나타날 경우 '예(Y)'를 클릭하면 접수내용 수정이 완료된다.

(7) 타급종 접수

환자의 접수등록 내용 중 급종이 다르거나 본인부담률이 달라질 경우, 타급종을 체크하여 타급종 정보를 입력한다.

〈그림 5-12〉 타급종 접수 화면

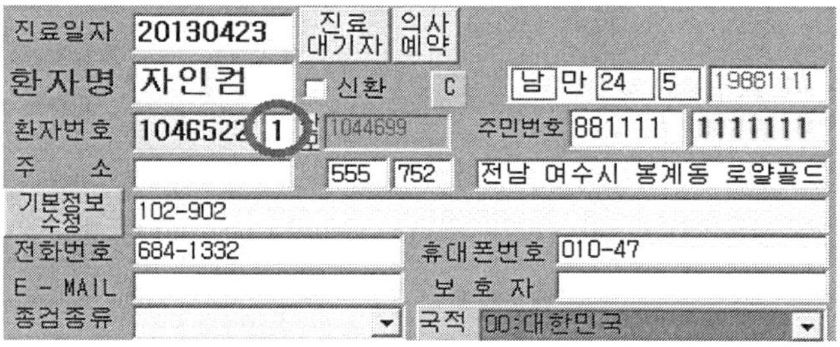

■ 내용설명

① 당일 접수한 환자에 대해서는 하나의 급종만 적용하는 것이 원칙이나, 당일 두 종류 이상의 급종이 발생할 경우에 사용한다.

② 즉, 당일 건강보험 환자가 진료 후 자동차보험으로 진료를 받을 경우 또는 산정특례가 아닌 급종으로 내과진료를 받은 환자가 산정특례로 다시 내과진료를 받을 경우 하나를 타급종으로 설정해야 하는 경우 등이 여기에 해당한다.

③ 접수당일 본인부담률이 다른 두 종류 이상의 급종이 생길 경우 반드시 타급종으로 처리한다.

같은 내원일에 서로 다른 급종의 내원정보가 생성되고 계산도 별도로 처리된다.

O	A	BH	래원일	과	의사명	과 계	래원계	본인계	입 금	D C	미 수
0		C1	20071112	GS	신언성	0	0	0	0	0	0
0	1	A3	20071112	GS	신언성	0	0	0	0	0	0

■ 작업순서

① 환자번호 옆 칸에 숫자 '1'을 넣고 타급종 정보를 입력한다.

② 급종이 여러 종류일 때 1~9 또는 A~Z를 넣어서 접수/등록한다.

5.3.2 의사처방

1. 외래처방전달

의사가 외래환자를 진료한 후 처방을 입력하고 전달하는 화면이다.

[외래처방]

〈그림 5-13〉 외래처방전달 화면

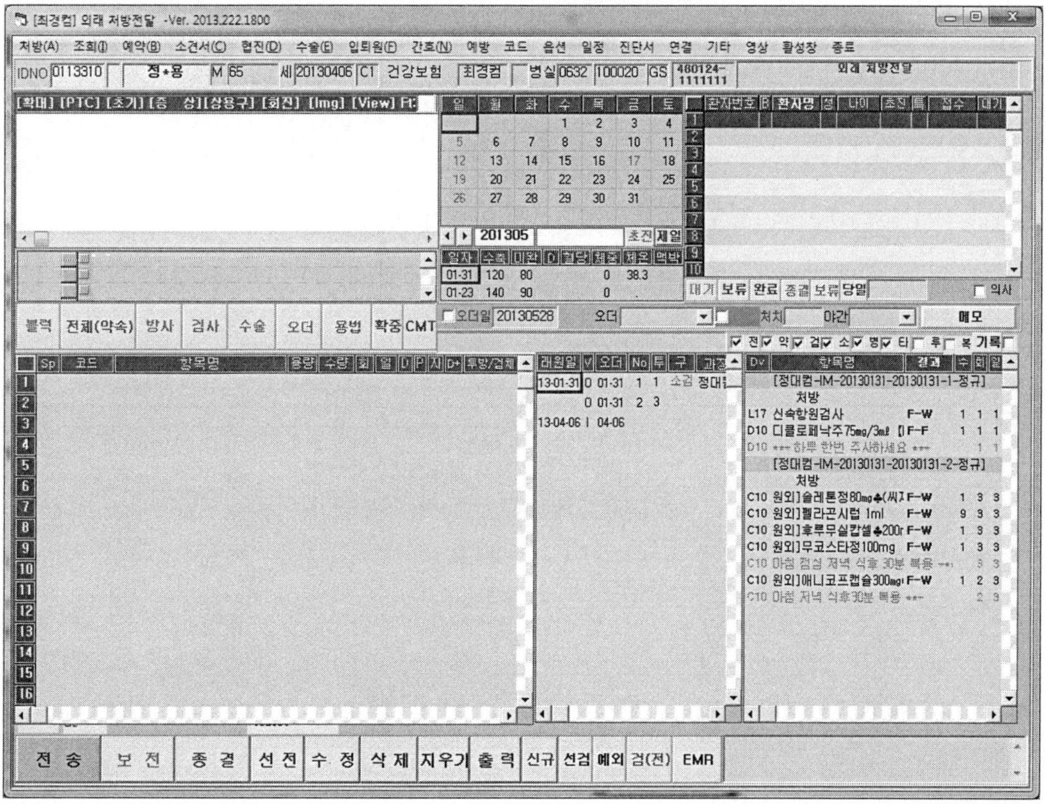

5.3.3 외래수납

1. 진료수가 계산

OCS(처방전달시스템)에 의해 진료실에서 의사가 입력한 처방내용을 근거로 본인부담금을 계산한다. 환자가 의사의 진료를 받은 후 발생되는 오더(약, 검사, 방사선 등)의 전표를 계산하고 관리한다.

[원무관리] → [등록] → [진료수가계산]

〈그림 5-14〉 진료수가계산 화면

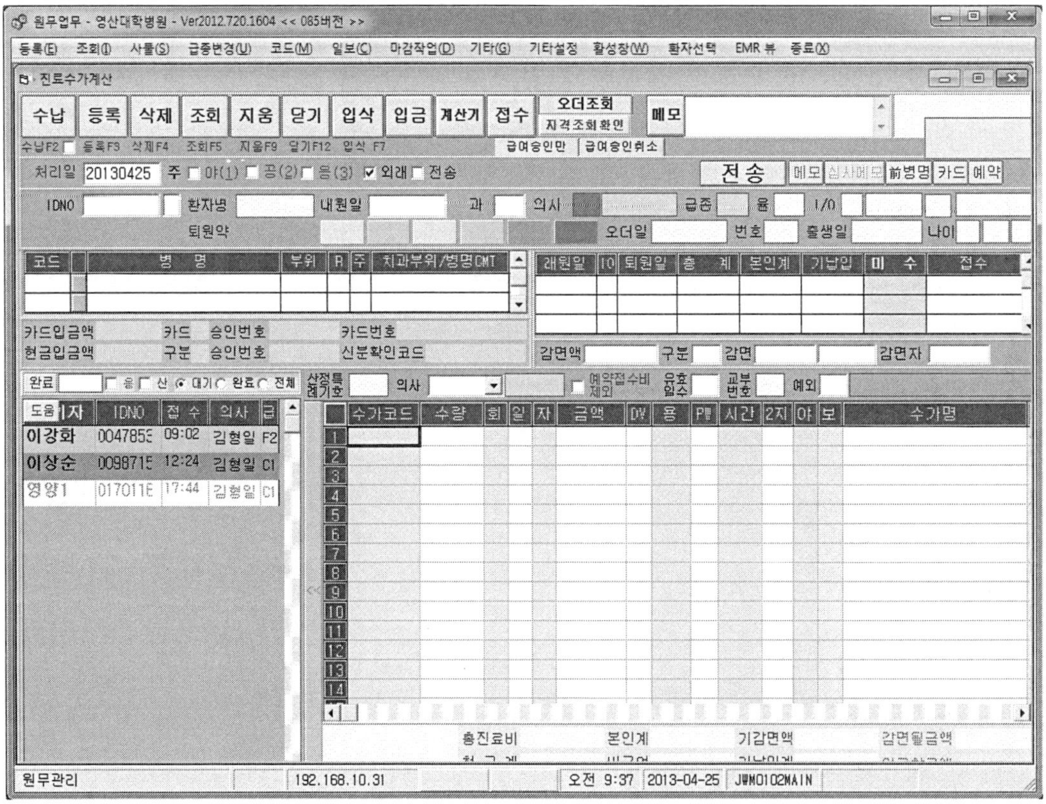

1) 화면상세 설명

(1) 수납기본정보(부분화면1)

① 처리일 : 회계 마감일자이다.

② 주·야·공·응·외래·전송 : 체크 유무에 따라 아래와 같은 의미를 나타낸다. 접수시간에 따라 자동으로 체크 표시가 나타나기 때문에 확인만 하면 된다.

- 주 : 주간·야간을 나타낸다.
- 야 : 야간진료를 나타낸다.
- 공 : 공휴일을 나타낸다.
- 응 : 응급·비응급을 나타낸다.
- 외래 : 외래·입원 구분을 나타낸다.
- 전송 : 오더전송·오더등록을 나타낸다.

③ IDNO : 환자번호를 입력한다.

④ 내원일 : 접수일자를 나타낸다. 환자번호 입력 시 최근 내원일을 자동으로 나타낸다.

⑤ 과 : 진료과를 나타낸다.

⑥ 의사 : 진료의사를 나타낸다.

⑦ 급종/율 : 접수등록에서 입력된 급종과 본인부담률을 나타낸다.

⑧ 오더일 : 의사가 오더를 전송한 날짜를 나타낸다.

⑨ 번호 : 오더번호를 나타낸다. 더블클릭 시 해당 오더순으로 선택등록이 가능하다.

⑩ 코드/병명 : 의사가 입력한 상병코드와 병명을 나타낸다.

⑪ 내원일 등

- 내원일 : 접수일자를 나타낸다.
- IO : I는 입원, O는 퇴원을 나타낸다.
- 퇴원일 : 입원 후 퇴원일자를 나타낸다.
- 총계 : 당일 진료비 총액을 나타낸다.
- 본인계 : 환자 본인부담금을 나타낸다.
- 입금 : 수납금액을 나타낸다.
- 미수 : 수납이 되지 않은 금액을 나타낸다.
- 접수 : 당일 접수한 진료과를 나타낸다.

⑫ 감면액, 구분, 감면, 감면자 : 접수등록에서 입력한 감면정보를 나타낸다.

(2) 접수과 정보(부분화면2)

당일 접수과(색깔로 구분)를 보여준다. 클릭 시 해당과의 오더만 보여준다.

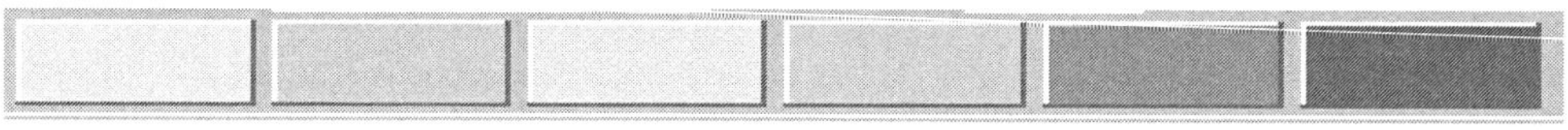

(3) 대기자 정보(부분화면3)

대기자 정보에 따라 환자를 다음과 같이 구분한다.

① 대기자 바탕색이 흰색 : 외래환자

② 대기자 바탕색이 녹색 : 입원환자

③ 대기자 글자색이 주황색 : 진료중인 환자(외래기준)

④ 대기자 글자색이 검은색 : 진료완료환자(외래기준)

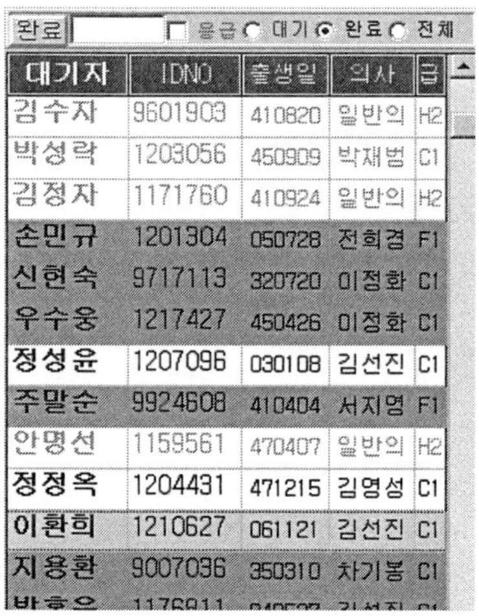
완료
응급 대기 완료 전체
대기자 IDNO 출생일 의사 급
김수자 9601903 410820 일반의 H2
박성락 1203056 450909 박재범 C1
김정자 1171760 410924 일반의 H2
손민규 1201304 050728 전희경 F1
신현숙 9717113 320720 이정화 C1
우수웅 1217427 450426 이정화 C1
정성윤 1207096 030108 김선진 C1
주말순 9924608 410404 서지영 F1
안명선 1159561 470407 일반의 H2
정정옥 1204431 471215 김영성 C1
이환희 1210627 061121 김선진 C1
지용환 9007036 350310 차기봉 C1

(4) 내원 및 감면 정보(부분화면4)

내원일자별로 총계, 본인계, 입금, 미수금을 확인 할 수 있다.
입금 등록 시 감면 등록 기능으로 사용이 가능하다.

〈그림 5-15〉 내원 및 감면정보 화면

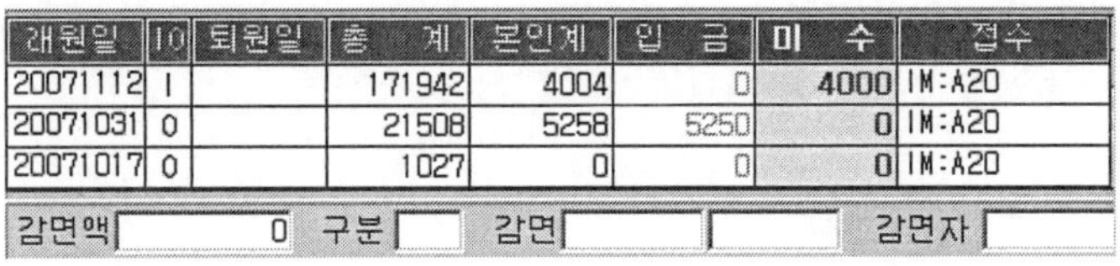

래원일	IO	퇴원일	총 계	본인계	입 금	미 수	접수
20071112	I		171942	4004	0	4000	IM:A20
20071031	O		21508	5258	5250	0	IM:A20
20071017	O		1027	0	0	0	IM:A20

(5) 산정특례기호 및 예약접수비, 예외코드 정보

① 산정특례 : 산정특례코드에 해당하는 병명으로 진료를 했을 경우 산정특례기호를 보여준다.

② 예약접수비제외 : 의료급여환자 예약 시 예약접수비를 제외하고 전표를 등록할지 선택할 수 있다.

③ 예외 : 진료실에서 입력한 예외코드나 접수 시 등록된 예외코드가 나타난다.

④ 유효일수 : 원외처방 유효일수를 나타낸다.

⑤ 교부번호 : 원외처방전 교부번호를 나타낸다.

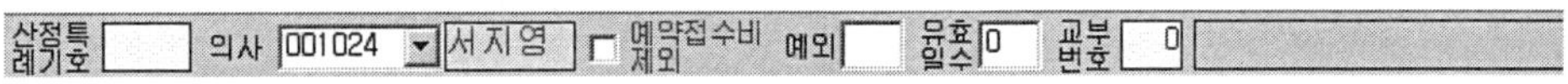

(6) 오더 전송 및 메모, 전 병명 복사, 카드 정보수정, 예약등록

① 전송 : 수납해야 하는 오더를 조회한다. 전표의 개수를 숫자로 나타낸다.

② 메모 : 진료의사의 메모를 확인하거나 환자의 기본메모, 심사실에 전달할 메모를 작성, 확인할 수 있다.

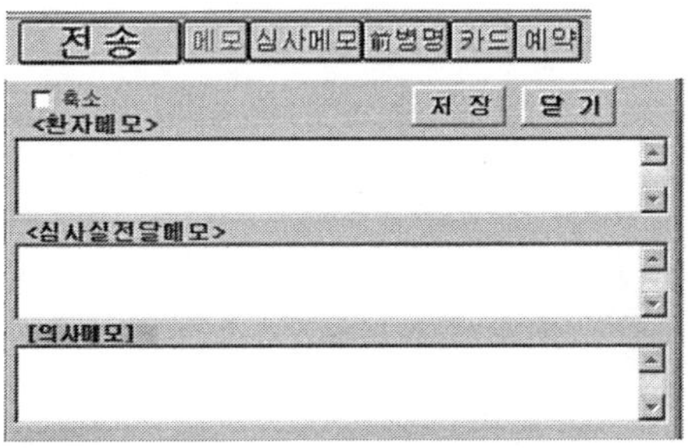

③ 前 병명: 예전 진료내역 중 병명을 복사한다.

〈그림 5-16〉 전회 병명복사 화면

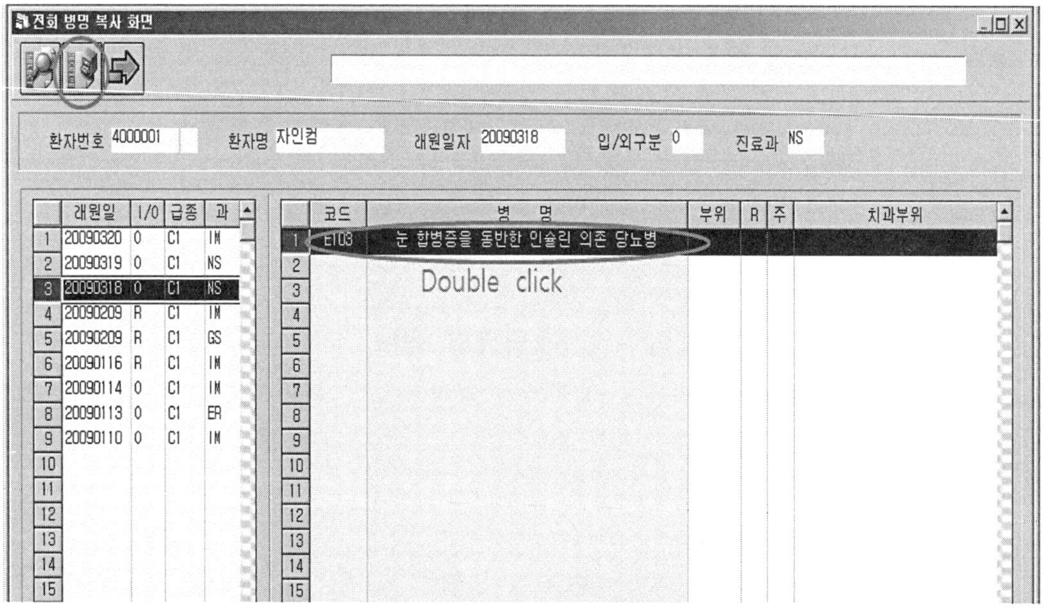

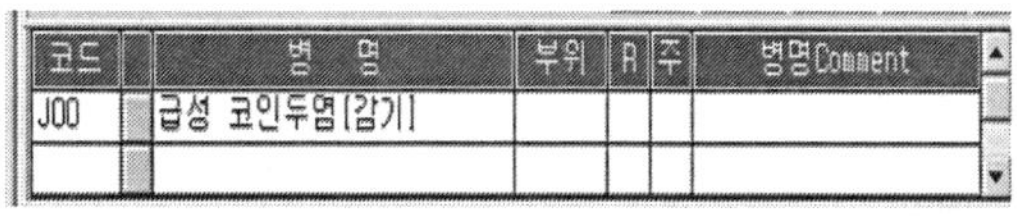

[전회 병명 복사 전]

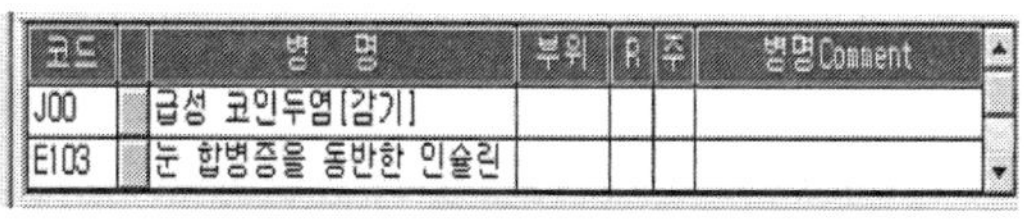

[전회 병명 복사 후]

④ 카드 : 카드입금 수정 입금액이나 카드정보를 변경할 시에 사용하며, 입금액 변경없이 카드정보만 수정할 수 있다.

〈그림 5-17〉 카드입금 수정 화면

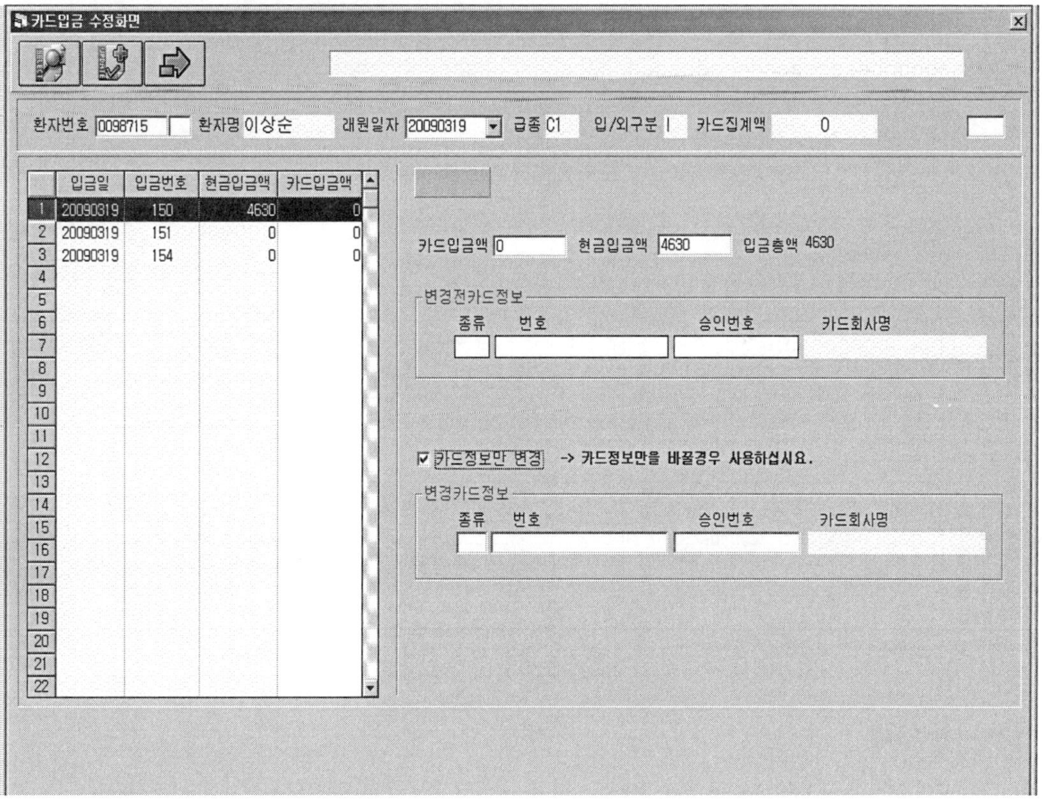

2) 메뉴버튼 설명

(1) 수납(F2)

진료수가계산 화면(<그림 5-14>)에서 [수납] 버튼을 누를 경우 입력한 전표(수가코드)를 등록 처리하고 입금화면이 나타나면서 입금과 영수증 발행이 동시에 이루어진다.

〈그림 5-18〉 진료수가 계산 (수납화면)

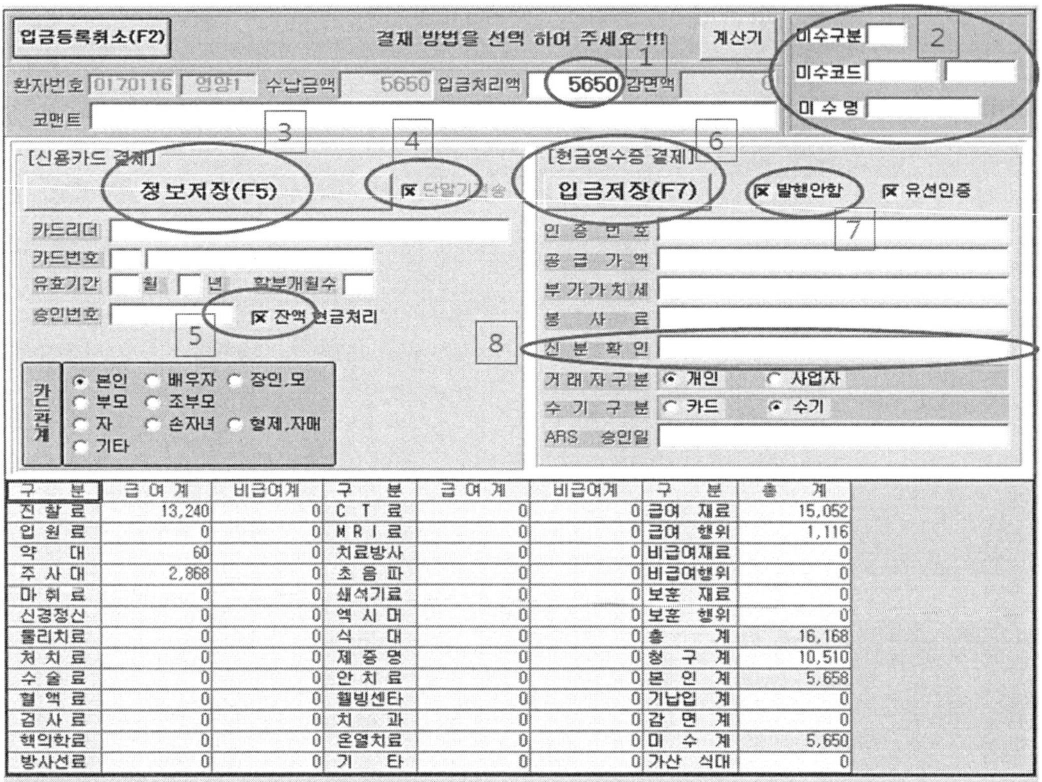

■ 내용설명

① <그림 5-18>에서 입금처리액은 실제 입금금액이다.
입금처리액을 적게 설정 할 경우 다음과 같은 메시지가 발생한다.

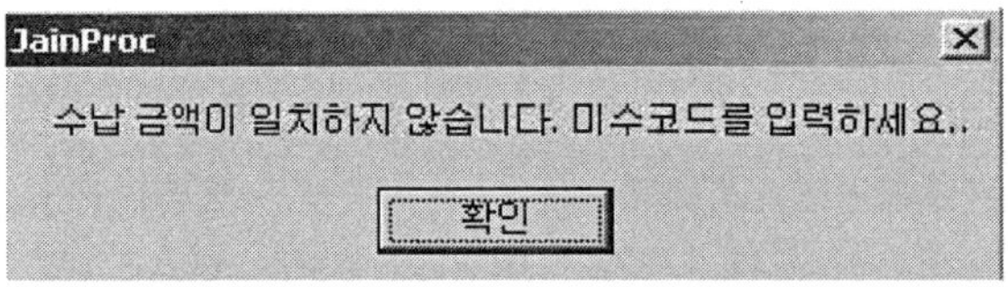
JainProc
수납 금액이 일치하지 않습니다. 미수코드를 입력하세요..
확인

입금액을 줄인다는 것은 남은 금액을 미수로 남기겠다는 것을 의미한다.

② 이 경우 <그림 5-18>에서 2번과 같이 미수구분을 설정하여 처리한다.

③ 카드입금 처리 시 [F5]키를 누르거나(커서 자동 카드리더 박스로 이동) 마우스로 직접 텍스트 박스를 클릭한다.

④ 체크 시 승인을 직접 받지 않고 전산 내에만 저장한다.

⑤ 잔액현금처리를 체크할 경우 남은 금액을 현금입금으로 처리하게 되고, 체크하지 않을 경우에는 미수로 남긴다.

⑥ 현금처리 시 [F7]키를 누르거나 마우스로 직접 텍스트 박스를 클릭한다.

⑦ 기본적으로는 '현금 영수증 발행 안함'을 체크하는데, 체크해제 시 [입금저장] 버튼이 승인 요청으로 바뀌면서 현금영수증이 발행된다. 승인과 동시에 입금처리가 된다.

⑧ 현금영수증 승인 시 필요한 사용자 정보를 입력한다.
휴대폰 번호 및 주민번호를 입력 시 입력된 번호로 승인을 받게 되며, 공란일 경우에는 환자정보로 승인을 받는다.

의료급여환자의 경우

〈그림 5-19〉 진료수가 계산 (의료급여환자 수납화면)

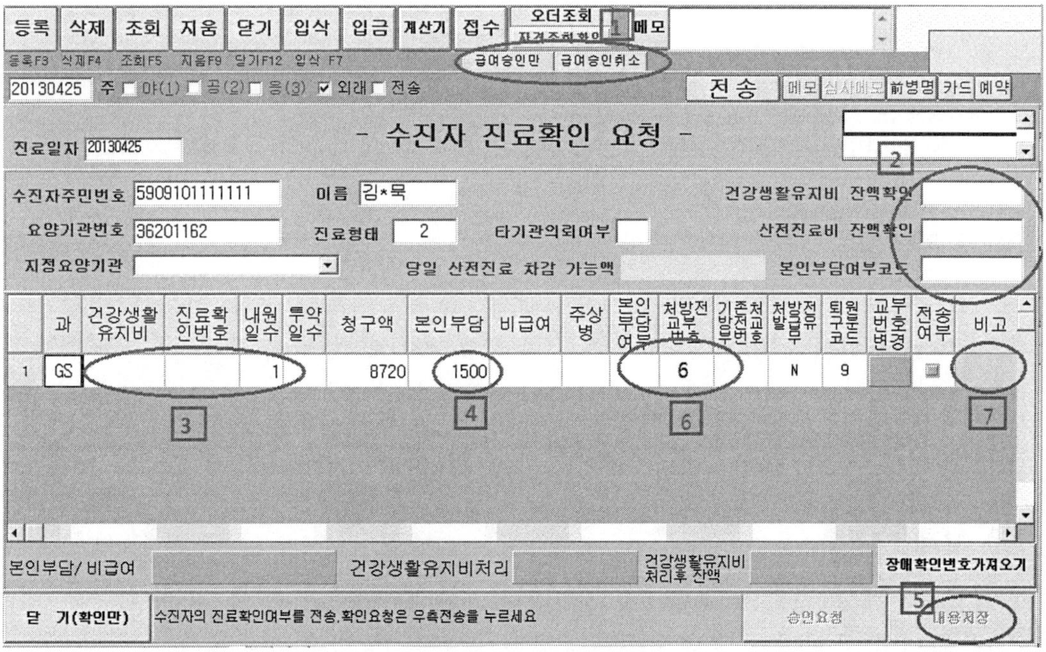

내용설명

① 진료수가 계산에서 의료급여환자의 의료급여 승인을 받거나(급여승인만), 승인 취소할 때(급여승인취소) 누른다.

② 환자의 건강생활유지비 잔액확인 및 본인부담여부 코드 확인창에서는 건강생활유지비 잔액, 본인부담여부코드는 자동으로 조회가 된다.

③ 수납금액을 건강생활유지비에서 차삼할 경우 유지비 입력칸에 금액을 입력한다.
이때 자동으로 금액이 나타나며, 승인이 되었을 경우 진료확인번호가 나타난다.

④ 건강생활유지비 잔액이 없을 경우 환자가 직접 수납해야 할 본인부담금액을 나타낸다.

⑤ 승인을 받은 후 전산에 내역을 저장하는 버튼이다. 승인 이후에는 내용을 저장해야 하며 저장하지 않으면 화면을 닫을 수 없다. [승인요청] 버튼 클릭 후 [내용저장] 버튼을 클릭하면 전산에 환자의 수납정보가 저장된다.

⑥ 본인부담여부 코드를 입력하고 같은 과 원외처방전이 2번 나갔을 경우 이후 처방전 교부번호를 기존 처방전 교부번호와 합치는 기능이다.

⑦ 7번의 비고는 승인요청인지 승인취소인지를 나타내는 칸이다.

(2) 등록(F3)

진료수가계산 화면(<그림 5-14>)에서 [등록] 버튼을 누를 경우 입력한 전표(화면의 우측하단에 있는 수가코드 ~ 수가명 까지의 데이터 내용)가 등록되고 진료비, 청구액, 본인액, 비급여, 기납입액, 입금할 금액이 자동으로 계산되어 표시된다. 이때 영수증 발행은 되지 않는다.

(3) 삭제(F4)

진료수가계산 화면(<그림 5-14>)에서 [삭제] 버튼을 누를 경우 다음의 전표삭제 화면이 표시된다. 이 화면은 등록된 전표를 삭제할 경우에 사용한다.

이미 등록되어 있는 오더를 내원일별, 오더번호(Order No)별로 삭제한다.

〈그림 5-20〉 전표삭제 화면

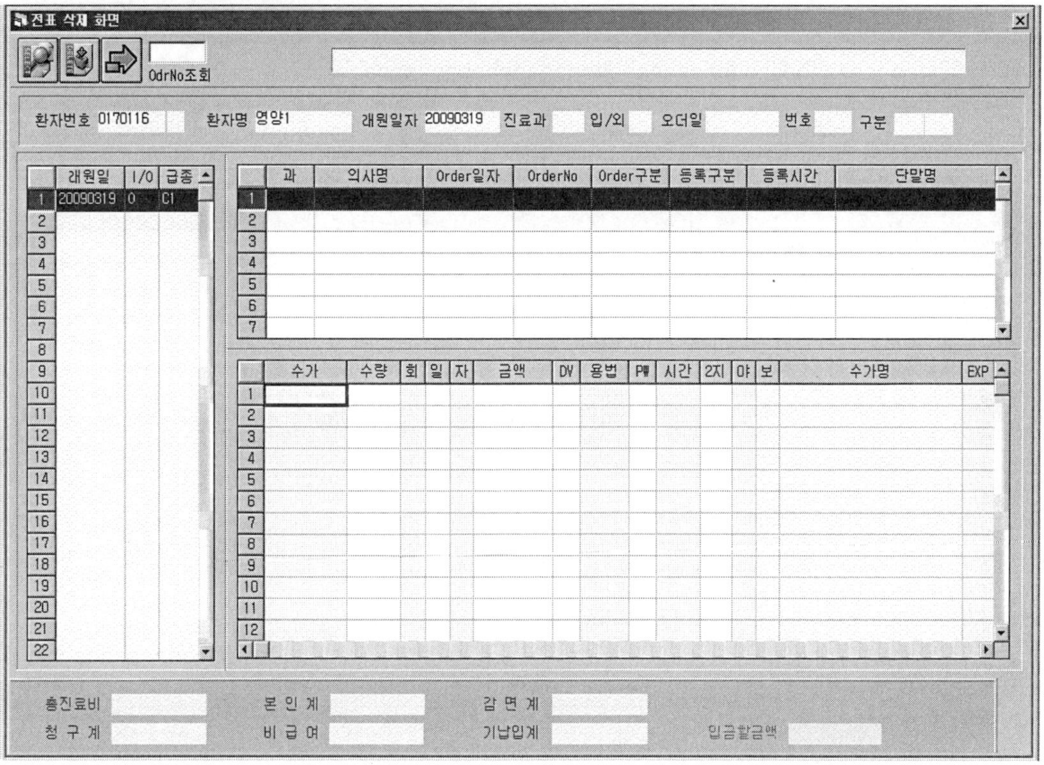

■ 내용설명

① 내원일을 선택하고 Order일자별 Order No를 선택하면 아래에 등록된 전표내역이 조회된다.

② 내원일에 따른 Order일자별 Order No를 선택하여 삭제버튼을 누르면 해당 Order No 전체가 삭제되고 해당 Order No에서 해당 수가만 더블 클릭하면 부분적으로 삭제가 가능하다.

(4) 조회(F5)

진료수가계산 화면(<그림 5-14>)에서 [조회] 버튼을 누를 경우 다음의 전표조회 화면이 나타난다. 등록되어 있는 오더를 조회한다.

〈그림 5-21〉 전표조회 화면

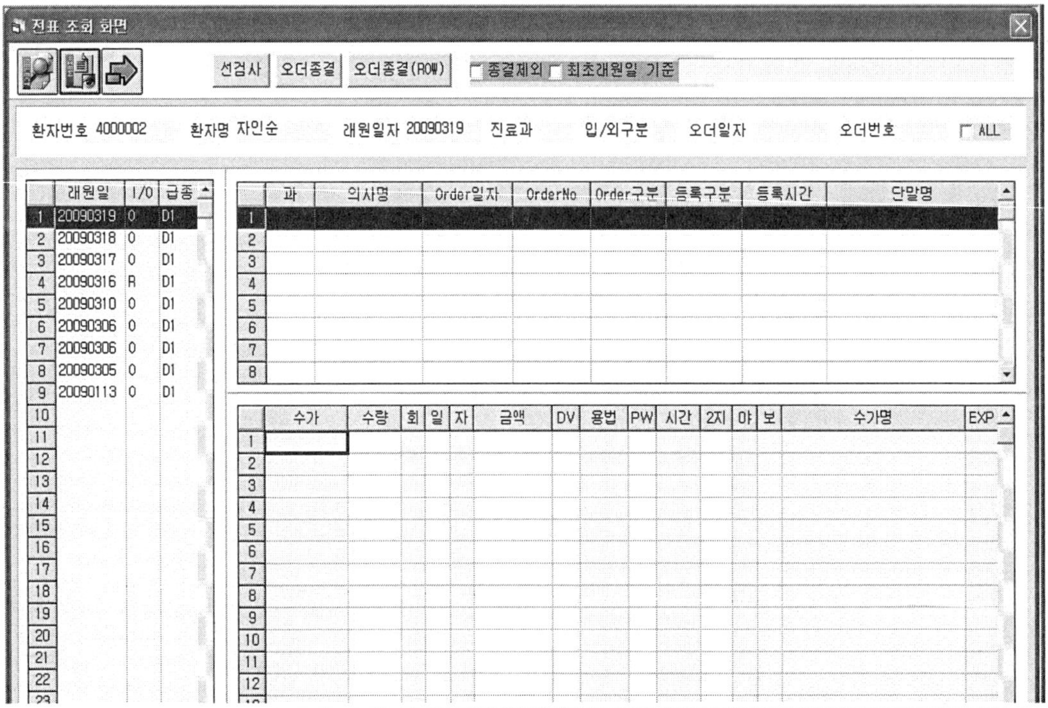

■ 내용설명

① [선검사] 버튼을 누르면 수납오더를 선검사 오더(후수납)로 바꿀 수 있다.

② [오더종결] 버튼을 누르면 오더를 종결시킬 수 있다.

(5) 지움(F9)

진료수가계산 화면에서 [지움] 버튼을 누를 경우 화면에 나타나있는 데이터들을 지운다.

(6) 닫기(F12)

진료수가계산 프로그램을 종료한다.

(7) 입삭(F7)

입금된 내역을 삭제한다. 입금표 등록의 삭제 바로 가기 버튼 기능이다.

① 진료수가계산 화면에서 [입삭] 버튼 클릭

〈그림 5-22〉 진료수가계산 화면

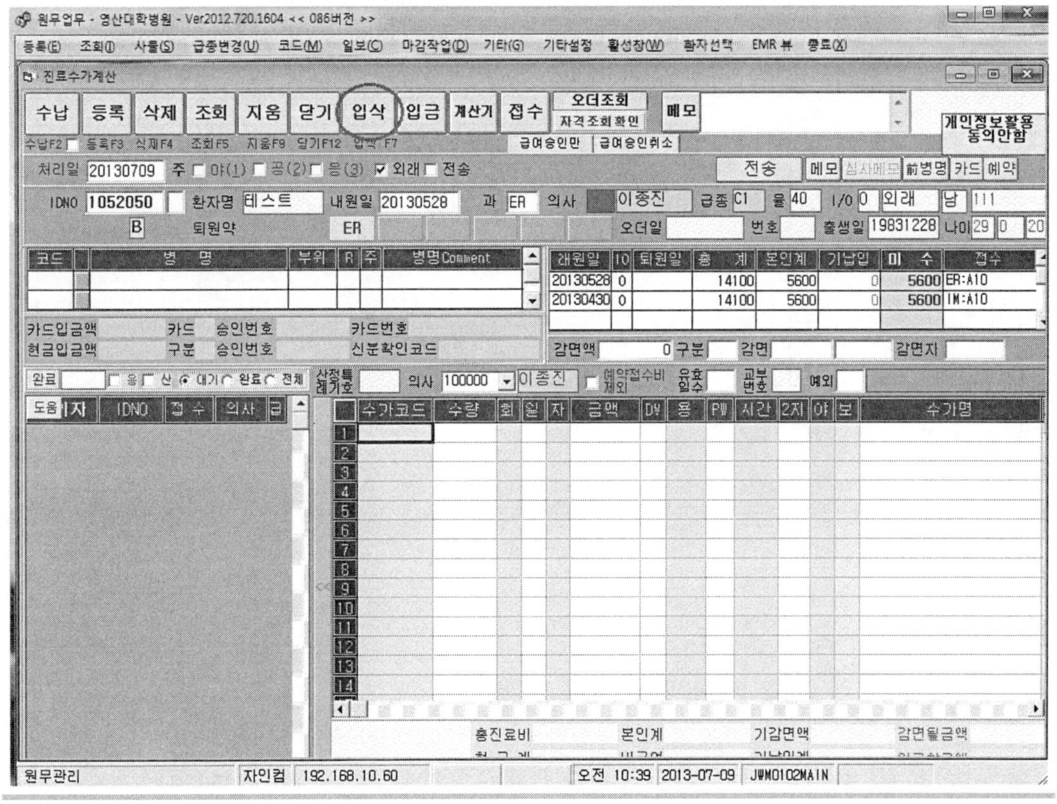

② 입금표 삭제 화면

〈그림 5-23〉 입금표 삭제 화면

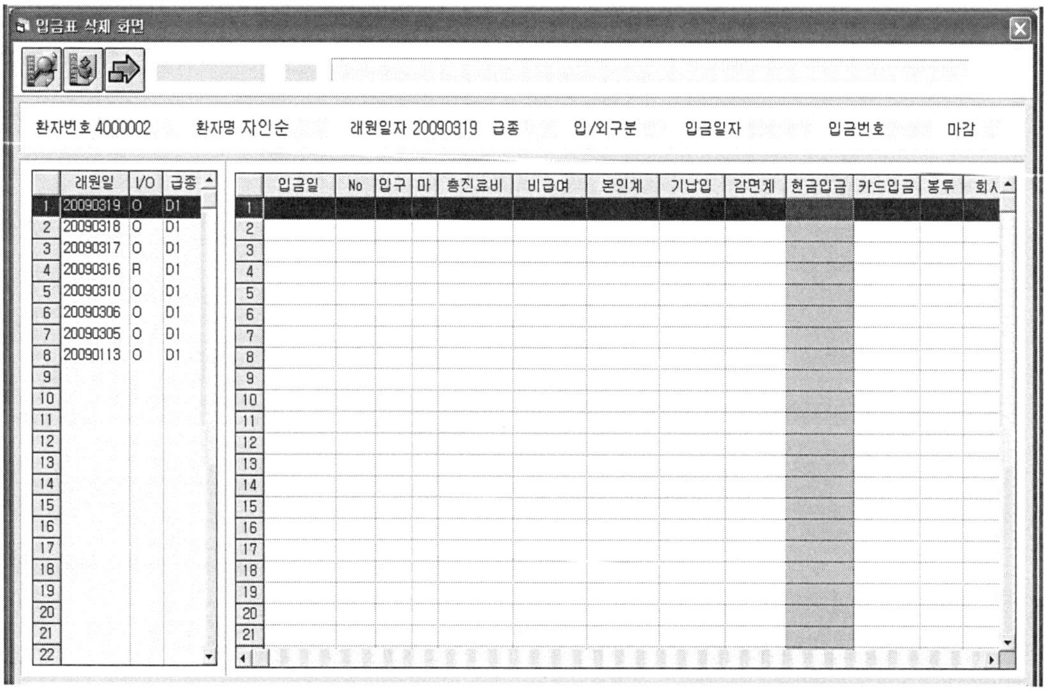

내용설명

화면의 왼쪽에 있는 해당 내원일을 선택한 후 오른쪽 해당 입금표를 선택하고 최상단 좌측의 [삭제] 버튼을 클릭한다. 마감이 잡힌 이후는 입금표 삭제가 불가능하고, 환불 시에는 D/C오더나 전표삭제－입금등록으로 처리한다.

(8) 입금

[입금] 버튼을 클릭하면 입금등록 화면으로 이동한다.

(9) 계산기

[계산기] 버튼을 클릭하면 계산기가 나타난다.

(10) 접수

[접수] 버튼을 클릭하면 외래접수 화면으로 이동한다.

3) 수납방법

(1) 진료수계산 화면

〈그림 5-24〉 진료수가계산 화면

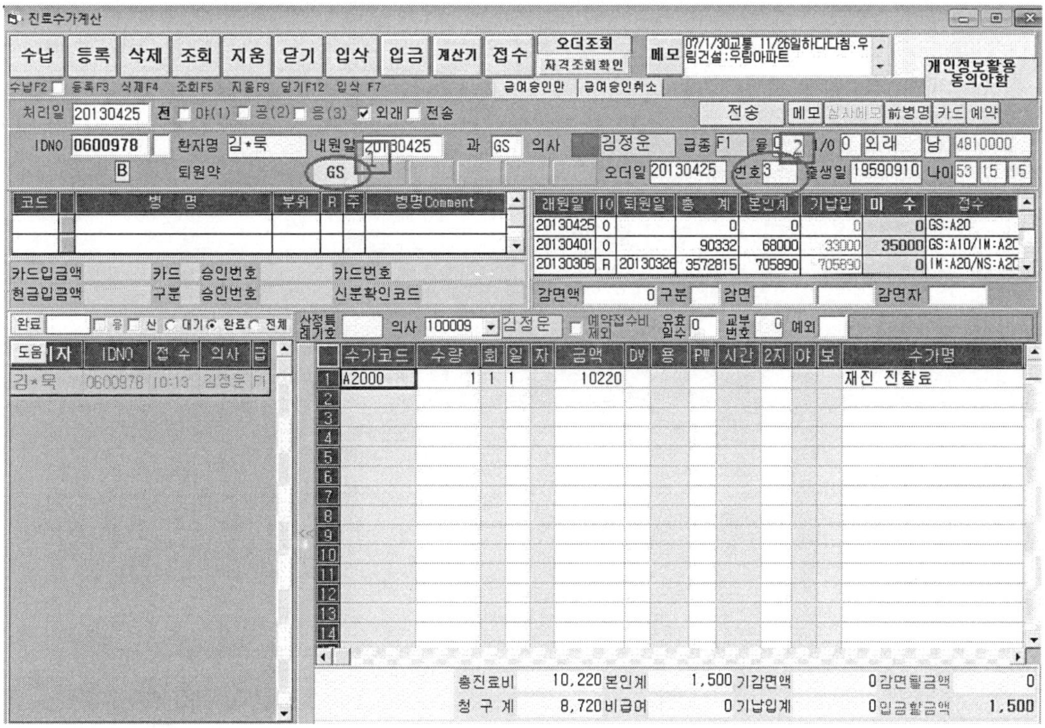

■ 내용설명

① 대기자 리스트에서 환자를 선택하여 해당 환자의 당일 진료내역을 확인한다. 대기자 리스트에 없을 경우 IDNO란에 환자번호 나 환자이름으로 검색하여 환자의 진료내역을 확인할 수 있다. 2개 이상의 진료과에서 진료를 받았을 경우 해당과만 선택해서 수납할 수 있다.

② 전송된 오더를 전산에 등록(수납버튼 or 등록버튼)

- 수납 : 입금등록 화면이 나타나고 입금 저장시 진료비영수증이 자동으로 출력된다.
- 등록 : 해당 오더만 계산하여 전산에 등록이 되고 계산된 금액은 미수로 남아있다. 미수로 남겨진 금액은 입금표등록 화면에서 입금표등록이 가능하다.

2. 입금표 등록

진료수가계산 화면에서 계산된 환자의 본인부담 금액을 입금하는 화면이다.

현금, 카드, 계좌이체 입금표 등록이 가능하며, 감면, 미수정보 등 입금에 대한 상세정보를 등록할 수 있다.

[원무관리] → [등록] → [입금표등록]

〈그림 5-25〉 입금표 등록 화면

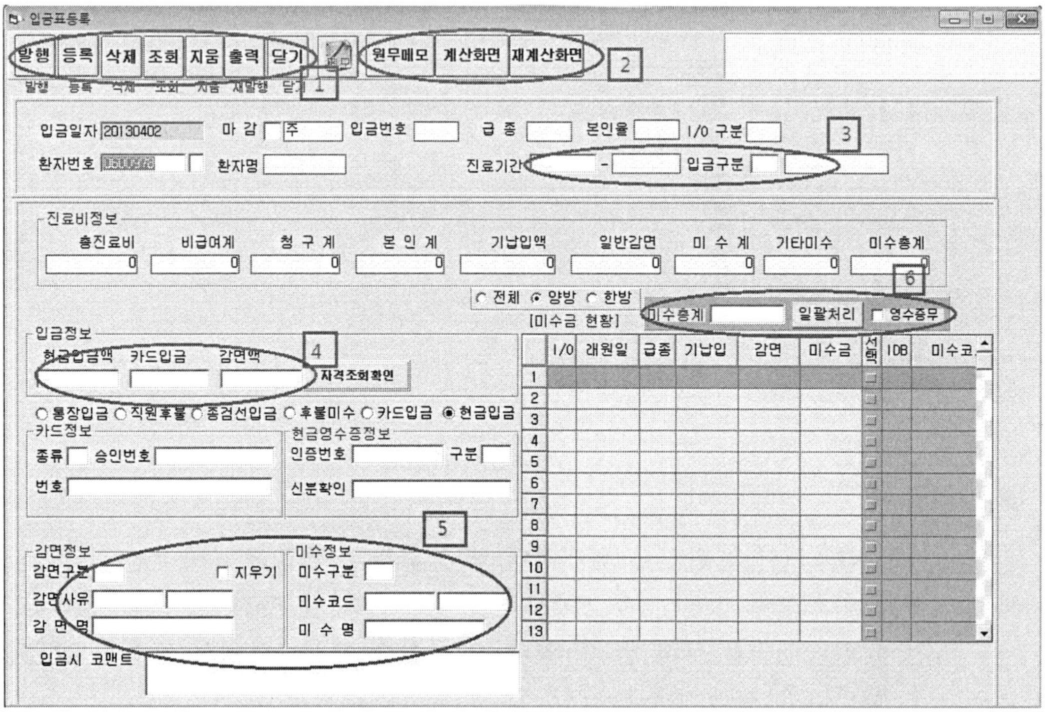

1) 화면상세 설명

(1) 입금버튼 설명

① [발행] : 입금표등록 및 진료비 영수증을 출력하는 버튼이다.

② [등록] : 입금표만 등록되고, 진료비 영수증은 출력되지 않는다.

③ [삭제] : 등록한 입금표를 삭제할 수 있는 화면으로 이동한다.

④ [조회] : 등록한 입금표를 조회할 수 있는 화면으로 이동한다. 화면구성은 입금표 삭제 화면과 동일하다.

⑤ [지움] : 화면에 표시된 정보를 지운다.

⑥ [출력] : 발행된 진료비영수증을 재발행할 수 있는 화면으로 이동한다.

(2) 계산화면 및 재계산화면 버튼

① [계산화면] : 진료수가계산 화면 바로가기 버튼이다.

② [재계산화면] : 수가 재계산 화면으로 이동하며, 급종이나 환자 본인율 변경 시 발생된 진료비를 재계산하는 화면이다.

(3) 입금 기본정보

① 입금일자 : 항상 시스템 일자(현재 일자)가 display되어 수정할 수 없다.

② 마감 : 마감전, 후로 구분한다. 수납마감 setting전이면 " "(마감전)으로, 마감 setting 후이면 'A'(마감후)로 자동 출력된다.

③ 입금번호 : 일자별 일렬번호로 입금번호가 자동으로 생성되어 표시된다.

④ 입금구분

- 11 (외래입금) : 외래환자가 당일 입금한 경우에 해당된다.
- 12 (외래중간금) : 외래환자가 당일 중간금 입금한 경우이다.
- 21 (퇴원금입금) : 퇴원환자가 당일 퇴원금을 입금한 경우이다.
- 22 (보증금입금) : 입원진료 기간 중 입금을 한 경우이다.
- 31 (미수 입금) : 미수금을 당일 이후 입금한 경우이다.
- 32 (환불금입금) : 환불금을 당일 이후 환불한 경우이다.
- 33 (미수금) : 당일 입금해야 하는 금액을 미수금으로 남길 경우이다.

⑤ 환자번호 : 앞자리는 타급종 구분 입력란이고, 뒷자리는 접수된 환자번호를 입력한다.
⑥ I/O 구분 : 환자정보의 환자명과 내원정보의 입원/외래 구분코드가 표시된다.
⑦ 진료기간 : 입금 처리할 내원일자를 입력하거나 미수금 현황 리스트에서 내원일자를 선택하면 집계된 입금할 금액이 표시된다.
⑧ 급종 : 내원정보의 급종이 표시된다.

(4) 진료비 정보

① 총진료비 : 내원일자별로 등록된 전표의 총금액의 표시된다.
② 비급여계 : 보험급여가 인정되지 않는(본인 100% 부담) 항목을 집계한 금액이 표시된다.
③ 청구계 : 총금액에서 비급여계를 제외한 금액 중 급종에 따라 공단에 청구할 금액이 표시된다.
④ 본인계 : 총금액에서 비급여계를 제외한 금액 중 급종별 본인율에 따라 계산된 금액이 표시된다. 비급여계는 100% 본인부담이다.
⑤ 기납입액 : 내원일자별로 발생된 본인계에서 이미 납입한 금액이 표시된다.
⑥ 일반감면 : 발생된 본인계에 대해 감면할 금액을 입력한다.
⑦ 미수계 : 발생된 본인계에서 입금 처리되지 않은 금액이 표시된다.
⑧ 미수총계 : 발생된 본인계에서 입금 처리되지 않은 총금액이 표시된다.

(5) 입금금액 정보

① 현금입금액 : 현금으로 입금등록 할 금액을 표시한다. 기본적으로 현금입금이 되며 카드입금 시에는 카드입금란에 금액을 입력하면 된다.
② 카드입금액 : 카드로 수동 입금 시 금액을 입력한다.
③ 감면금액 : 미리 설정된 감면코드에 따라 감면금액이 자동 계산된다.

(6) 감면정보 및 미수정보

① 감면정보 : 환자의 입금액에 대하여 감면을 할 때 사용하며, 미수정보는 미수코드를 등록할 때 사용한다.

② 감면구분 : 감면에 대한 구분코드이다. 예를 들면, 지인감면, 직계가족 감면 등을 설정하여 코드로 사용한다.

③ 감면사유 : 감면담당자의 사번을 입력한다.

④ 감면명 : 감면에 대한 사유를 입력할 수 있다.

⑤ 미수구분 : 미수에 대한 구분코드이다.

⑥ 미수사유 : 미수담당자의 사번을 입력한다.

⑦ 미수명 : 미수에 대한 사유를 입력할 수 있다.

(7) 미수총계 및 일괄처리

• 내원일별로 미수금을 일괄로 처리할 때 사용한다.

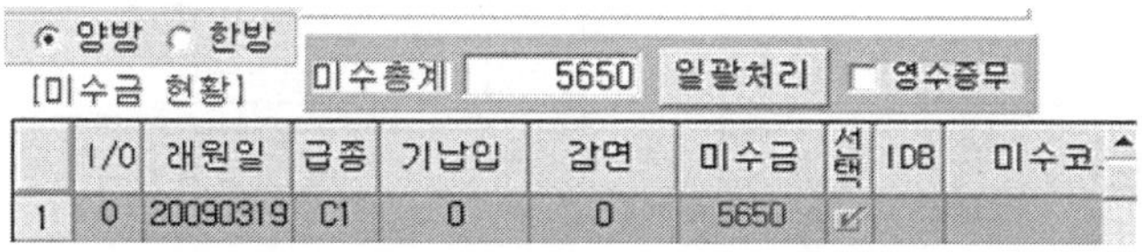

해당 내원일을 선택(체크옵션에서 오른쪽 마우스 클릭)하여 [일괄처리] 버튼으로 일괄로 입금표를 등록한다. 처리는 일괄로 되나 영수증은 각각 발행해야 한다(입금표 재발행). '영수증무'에 체크 시 영수증 발행을 하지 않는다.

3. 영수증 발행

진료비 영수증은 <그림 5-25> 입금표등록 화면, <그림 5-14> 진료수가계산 화면에서 기본적으로 자동 출력된다. 재발행을 할 경우 '입금표등록' 화면의 [출력] 버튼으로 '입금표 재발행' 화면으로 이동 후 재발행이 가능하다.

〈그림 5-26〉 영수증 양식

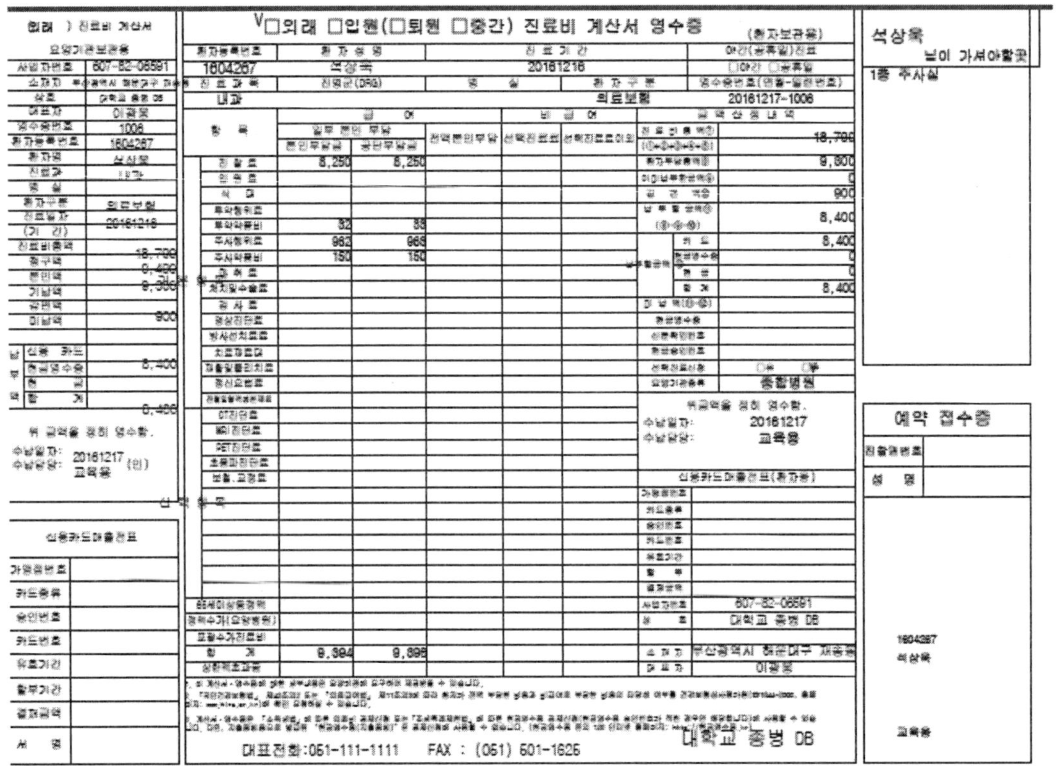
진료비 계산서
요양기관보관용
사업자번호 607-82-06591
영수증번호 1006
환자등록번호 1604267
환자명 석상욱
진료과 내과
환자구분 의료보험
진료일자 20161216
진료비총액 18,700
청구액 9,400
본인액 9,300
미납액 900
신용 카드 8,400
위 금액을 정히 영수함.
수납일자: 20161217
수납담당: 교육용 (인)
신용카드매출전표
가맹점번호
카드종류
승인번호
카드번호
유효기간
할부기간
결재금액
서 명
V□외래 □입원(□퇴원 □중간) 진료비 계산서 영수증 (환자보관용)
환자등록번호 1604267
환자성명 석상욱
진료기간 20161216
□야간 □공휴일
진료과목 내과
환자구분 의료보험
영수증번호 20161217-1006
진찰료 8,250 8,250
투약조제료 32 33
주사행위료 962 966
주사약품비 150 150
합계 9,394 9,399
진료비총액 18,700
환자부담총액 9,300
이미납부한금액 0
납부할금액 8,400
카드 8,400
현금영수증 0
현금 0
합계 8,400
미납액 900
요양기관종류 종합병원
위 금액을 정히 영수함.
수납일자: 20161217
수납담당: 교육용
신용카드매출전표(환자용)
사업자번호 607-82-06591
상호 대학교 종병 DB
소재지 부산광역시 해운대구 재송동
대표자 이광웅
대표전화:051-111-1111 FAX : (051) 501-1626
대학교 종병 DB
석상욱
님이 가셔야할곳
1층 주사실
예약 접수증
진찰권번호
성명
1604267
석상욱
교육용

5.3.4 처방전 발행

1. 원외처방전 발행

원외처방전은 원외처방전 프로그램을 통해서 자동 출력이 가능하다. 원외처방전 프로그램의 자동출력 기능을 사용하여 환자가 진료비를 입금을 하면 원외처방전이 자동으로 출력된다.

(1) 단위업무 메뉴화면

아래의 메뉴화면에서 원외처방을 선택하고 실행시킨다.

〈그림 5-27〉 단위업무 메뉴화면

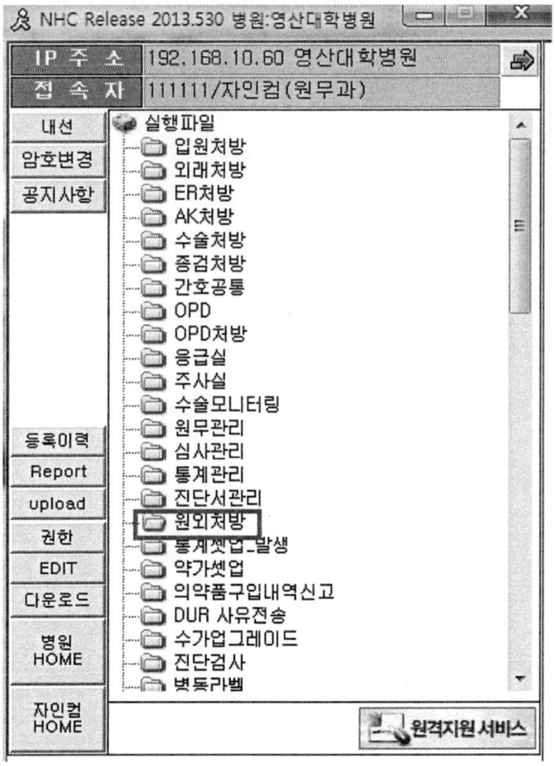

(2) 원외처방전 발행 메뉴화면

〈그림 5-28〉 원외처방전 발행 메뉴화면

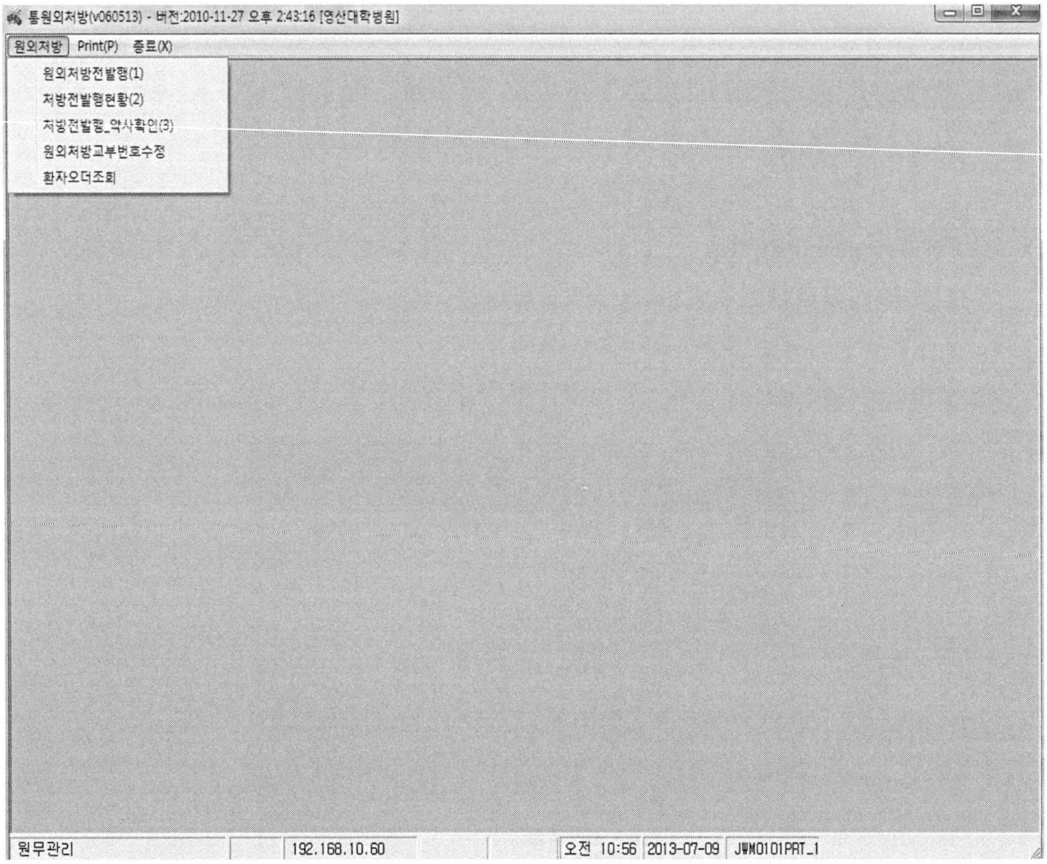

(3) 원외처방전 발행 화면

[원외처방] → [원외처방전 발행]

〈그림 5-29〉 원외처방전 발행 화면

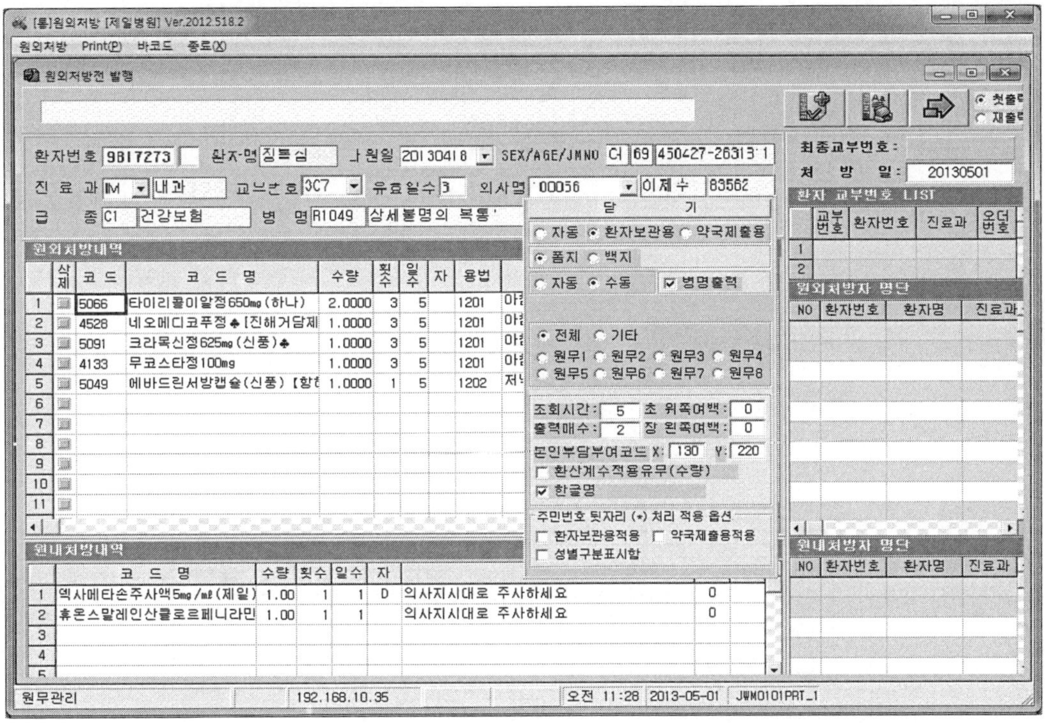

내용설명

① 옵션 체크

- 폼지/백지/폼만 선택, 자동/수동 선택, 응급실/약국 선택/ 병명 출력 유무를 체크한다.
- 출력매수, 조회시간을 설정한다.
- 폼지 출력 후 좌표(위쪽 여백, 왼쪽 여백)를 수정한다.

② 자동발행 시 처방일자 기준으로 미발행 된 처방전을 일괄 출력한다.

③ 수동발행 시 원외처방 명단에 환자 선택 후 출력한다. 이 경우 원외처방전 출력된 환자는 명단에 조회가 되지 않는다.

④ 개별 환자 조회
- 환자 차트번호 입력 후 내원일을 선택하면 해당 원외처방전이 조회된다.
- 원외처방 명단에서 환자 클릭 시 원내 처방 내역도 조회된다.

⑤ 수정작업
- 수정 : 해당 수량/횟수/일자 등 수정작업 후 수정할 수 있다.
- 삭제 : 삭제란 체크 후 수정 할 수 있다.
- 추가 : 수가코드 란에 수가코드를 입력 후 원외처방전을 수정할 수 있다.
- 수가 코드에서 [F1]키를 누르면 수가코드 조회 HELP 화면이 나타난다.

(4) 원외처방전 발행 양식

〈그림 5-30〉 원외처방전 양식

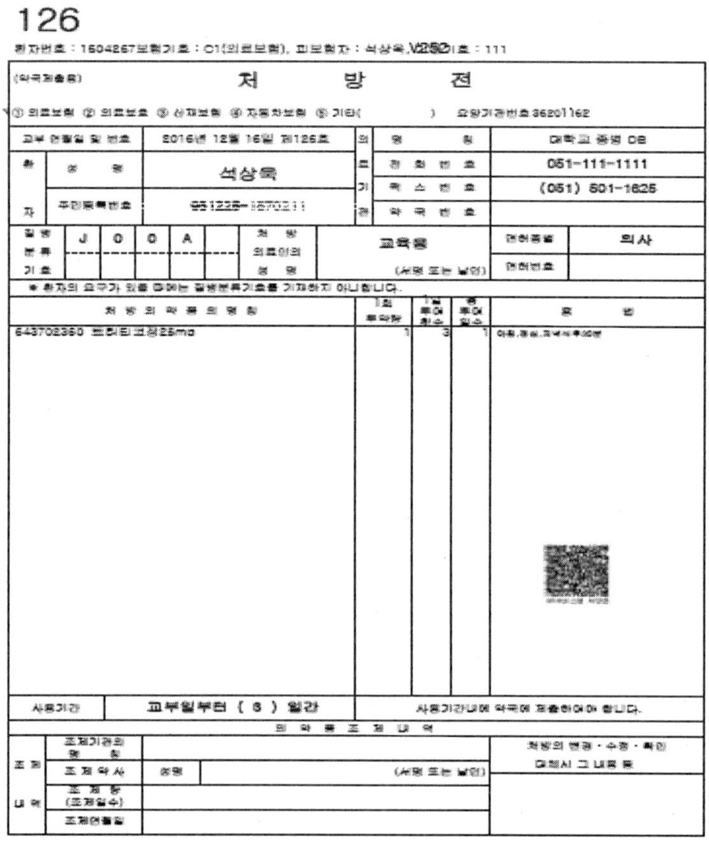

2. 원외처방전 발행현황

해당 처방일자로 발행된 환자를 조회할 수 있다.

[원외처방] → [원외처방전 발행 현황]

〈그림 5-31〉 원외처방전 발행현황 화면

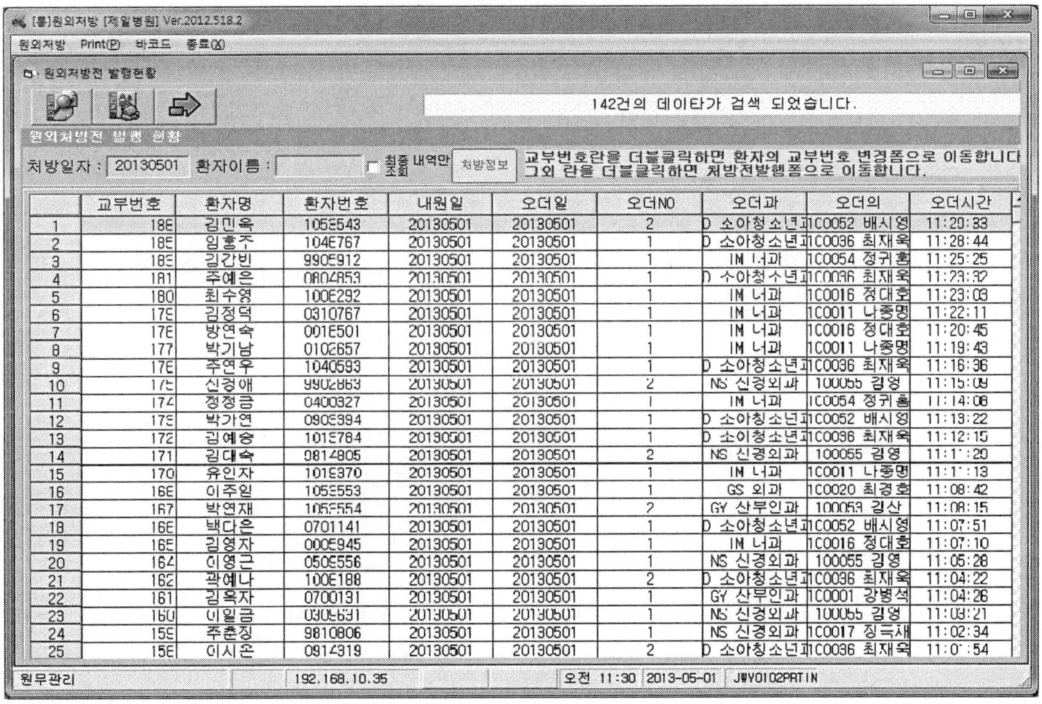

내용설명

① 처방일자를 선택한 후 조회한다.

② 환자이름란에 환자이름 입력 시 해당 환자만 조회된다.

③ 발행할 환자를 더블 클릭하면 처방전발행 화면으로 이동하며, 재출력이 가능하다.

5.3.5 진료예약관리

1. 예약접수 변경

환자접수등록 화면에서 [의사예약] 버튼을 누르면 아래의 화면으로 이동할 수 있다.

(1) 환자접수등록 화면

[원무관리] → [등록] → [환자접수등록]

〈그림 5-32〉 환자접수등록-[의사예약] 화면

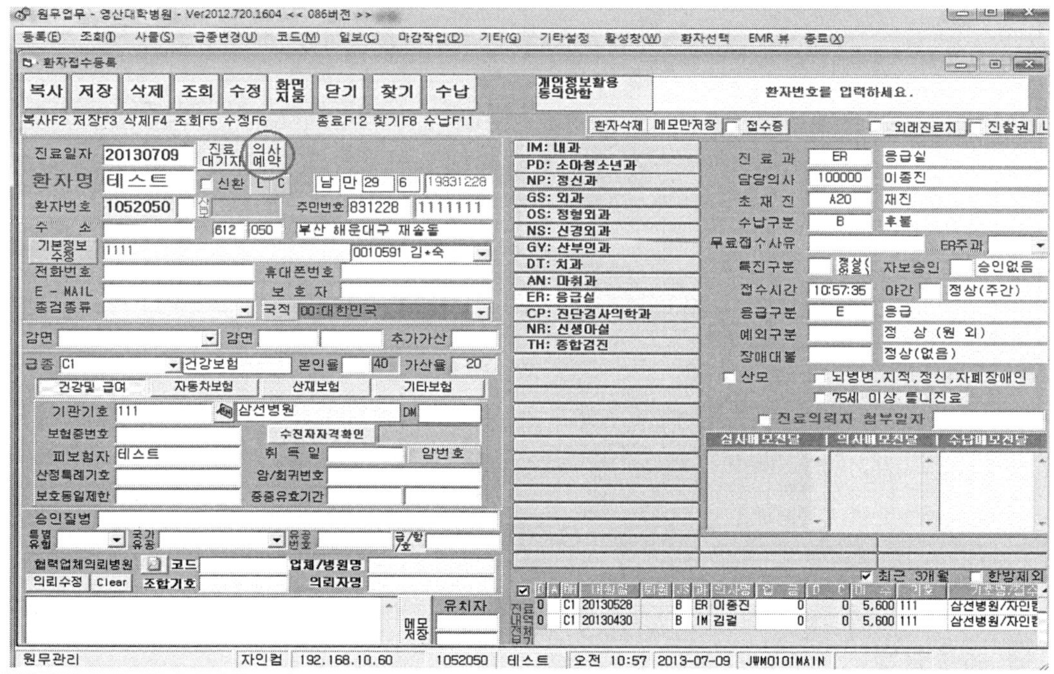

(2) 진료예약변경

[외래처방] → [예약] → [외래예약]

〈그림 5-33〉 진료예약변경 화면

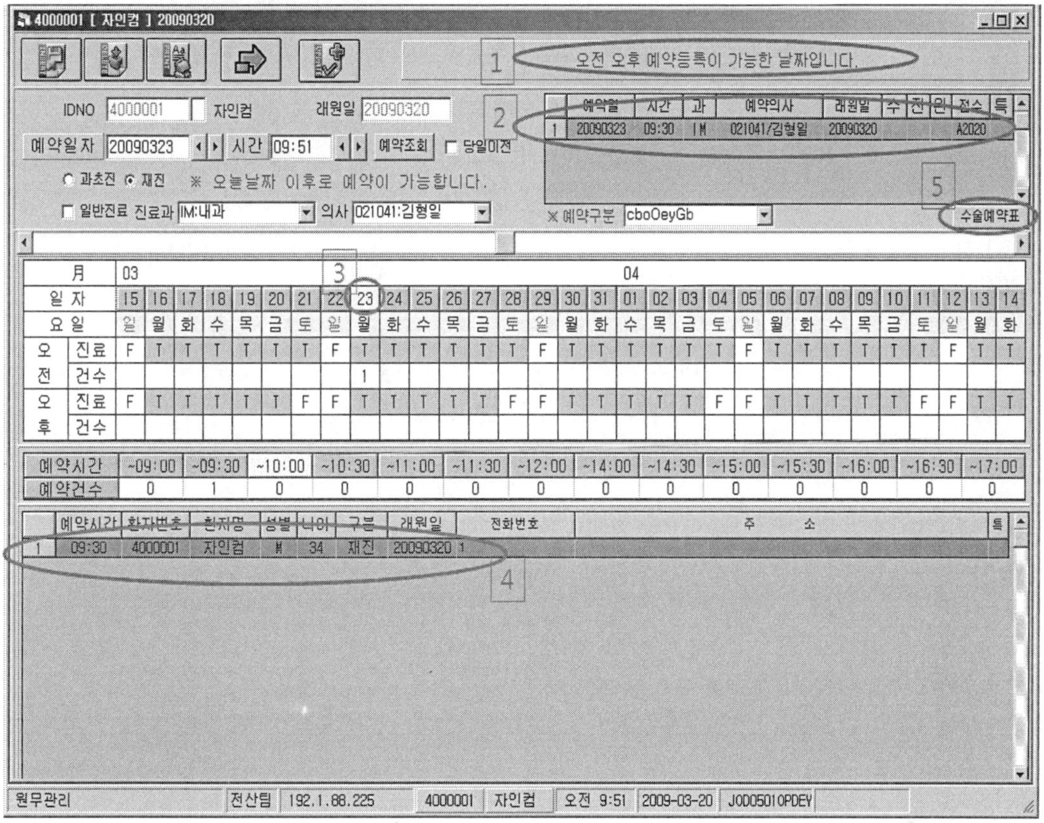

내용설명

① 현재의 예약상태를 나타낸다.

예 "오전, 오후에 예약이 가능합니다". "검색된 시간대에 예약환자 정보가 없습니다."

② 해당 환자의 예약 현황을 나타낸다. 예약일, 예약시간, 진료과, 예약의사, 내원일, 접수 등.

③ 클릭 시 그 날짜에 예약환자를 ④에 나타낸다.

⑤ 예약 시에 영향을 미칠 수 있는 수술예약표를 나타낸다.

〈그림 5-34〉 총진료비 조회 화면

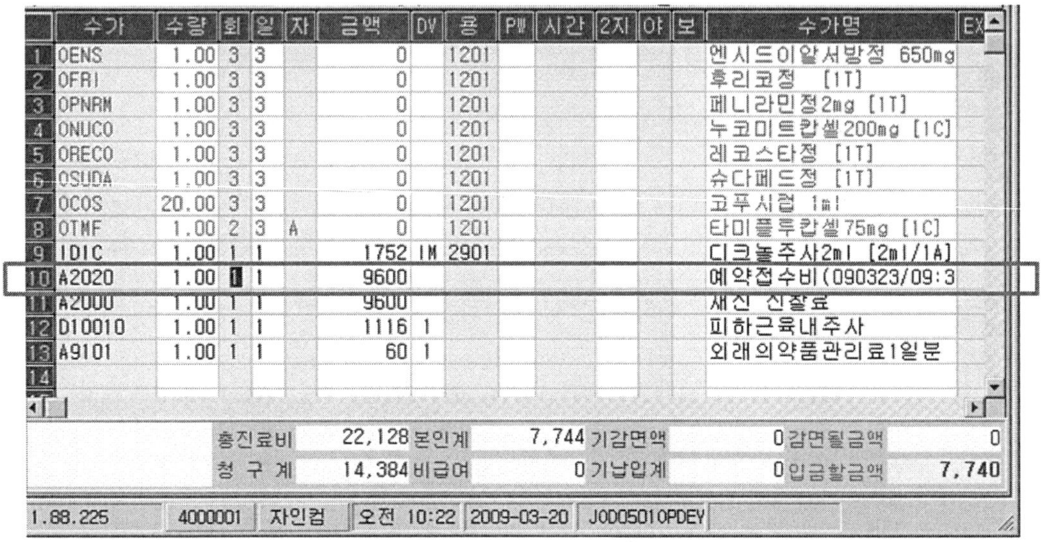

	수가	수량	회	일	자	금액	DV	용	P빼	시간	2지	야	보	수가명	EX
1	OENS	1.00	3	3		0		1201						엔시드이알서방정 650mg	
2	OFRI	1.00	3	3		0		1201						후리코정 [1T]	
3	OPNRM	1.00	3	3		0		1201						페니라민정2mg [1T]	
4	ONUCO	1.00	3	3		0		1201						누코미트캅셀200mg [1C]	
5	ORECO	1.00	3	3		0		1201						레코스타정 [1T]	
6	OSUDA	1.00	3	3		0		1201						슈다페드정 [1T]	
7	OCOS	20.00	3	3		0		1201						코푸시럽 1ml	
8	OTMF	1.00	2	3	A	0		1201						타미플루캅셀75mg [1C]	
9	IDIC	1.00	1	1		1752	IM	2901						디크놀주사2ml [2ml/1A]	
10	A2020	1.00	1	1		9600								예약접수비(090323/09:3	
11	A2000	1.00	1	1		9600								재진 진찰료	
12	D10010	1.00	1	1		1116	1							피하근육내주사	
13	A9101	1.00	1	1		60	1							외래의약품관리료1일분	
14															

총진료비	22,128	본인계	7,744	기감면액	0	감면될금액	0
청구계	14,384	비급여	0	기납입계	0	입금할금액	7,740

1.88.225 | 4000001 | 자인컴 | 오전 10:22 | 2009-03-20 | JOD05010PDEY

⊞ 내용설명

① 예약을 했을 시에 수납금액에 예약 접수비가 포함되어 표시된다.

(3) 예약전송

예약 등록한 내용을 전송하는 화면이다.

[원무관리] → [일보(C)] → [예약환자현황(7)]

〈그림 5-35〉 예약전송 화면

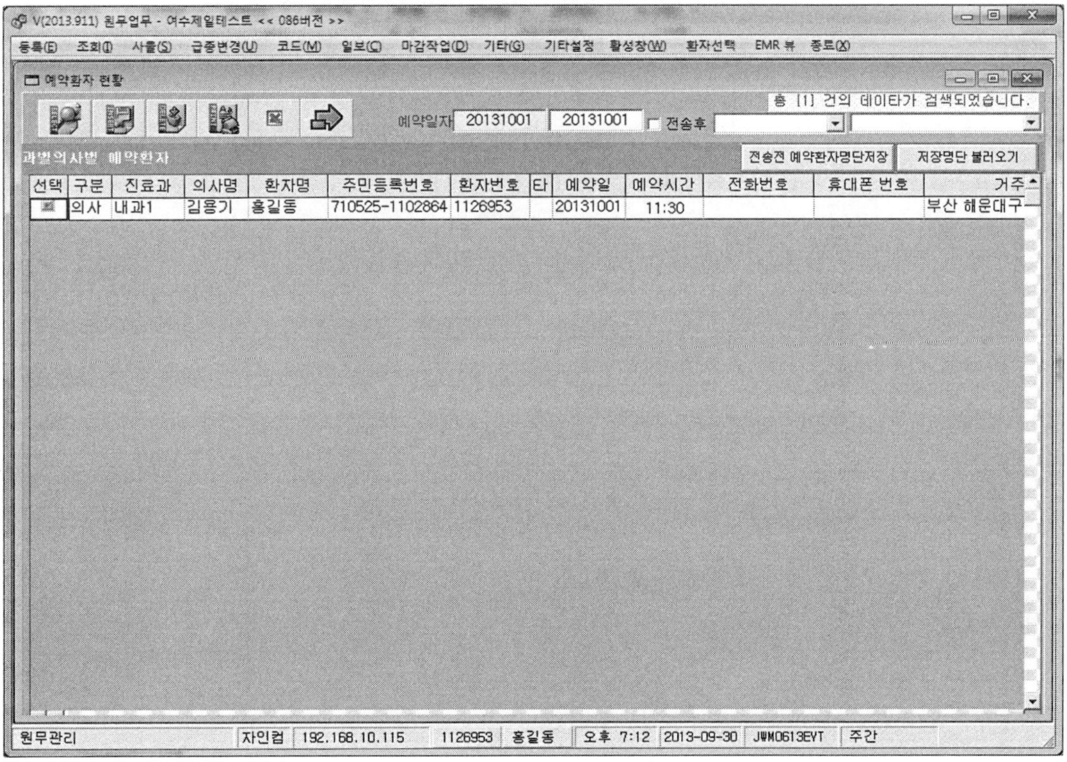

▣ 내용설명

① 예약 전송할 날짜 선택 후 조회된 해당 환자를 클릭한다.

② [INSERT(저장)] 버튼 클릭으로 예약 등록한 내용을 일괄 전송 및 접수등록 처리한다.

(4) 예약전송 후 접수화면

예약 여부를 확인하는 화면이다.

[원무관리] → [등록] → [환자접수등록]

〈그림 5-36〉 예약확인 화면

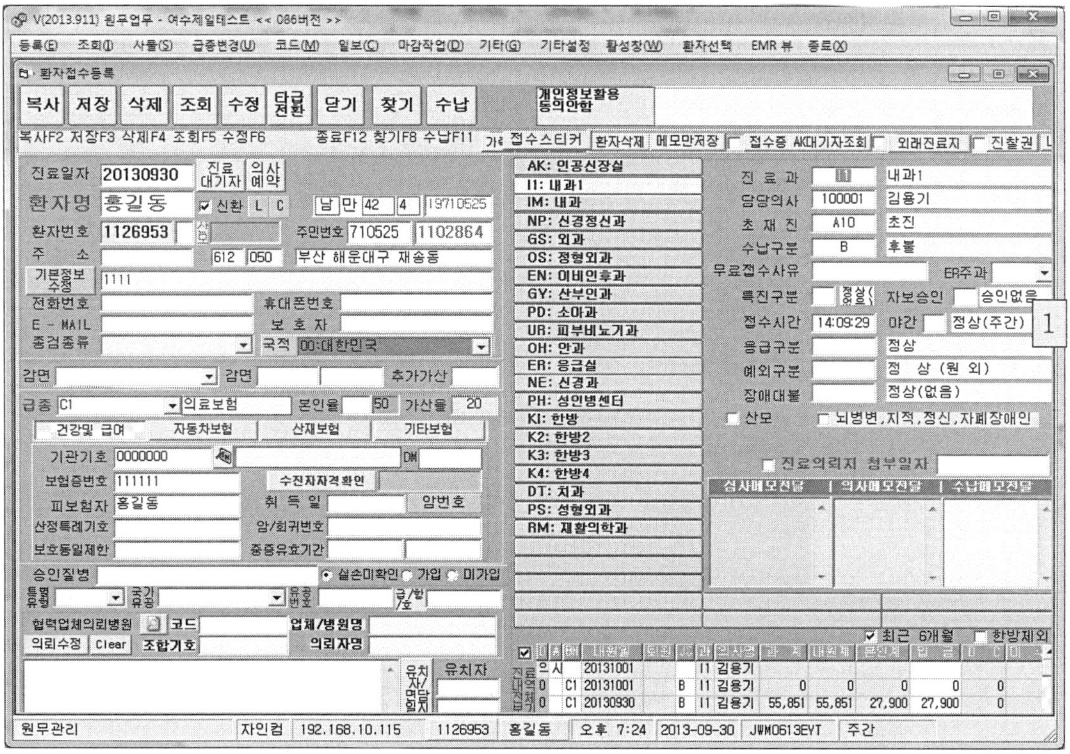

■ 내용설명

① 예약한 날짜로 우측 최하단부분에 예약접수 정보가 하나 더 생성된 것을 확인할 수 있다.

② '의사'는 그대로 남아 있지만, 예약 일자가 지나면 조회가 되지 않는다.

5.4 입퇴원관리

5.4.1 입원퇴원관리 업무

〈그림 5-37〉 입퇴원수속 절차

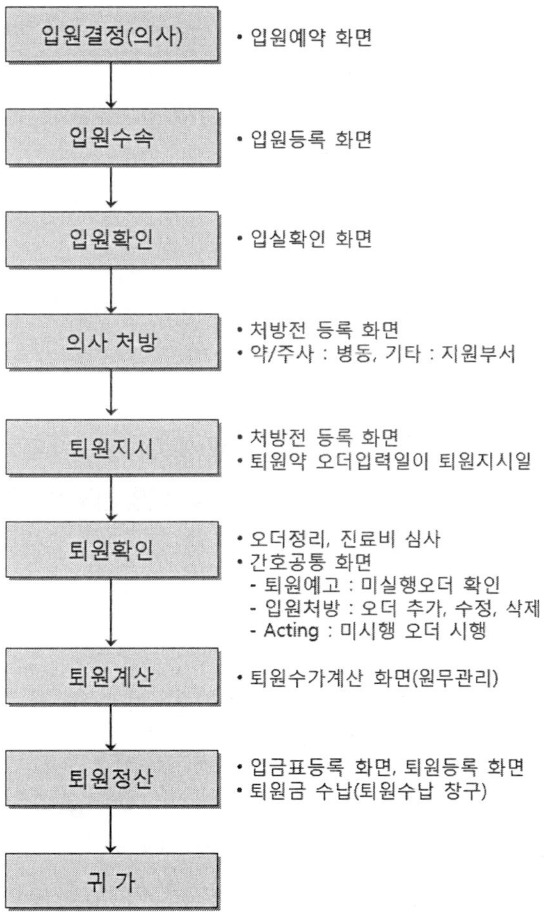

1. 입원수속관리

입원진료는 의사의 지시에 따라 의료기관에 수용된 입원환자에게 진단, 수술, 검사 및 처치뿐 아니라, 투약과 간호를 포함한 식이 등과 관련한 종합 서비스를 제공하는 것을 말한다. 즉 입원진료는 환자가 의사의 소견에 따라 소정의 절차를 거쳐 24시간 계속 요양기관에 수용되어 진료하는 것을 의미한다. 그리고 입원을 위한 수속부터 치료가 종결되어 귀가할 때까지 수반되는 여러 단계의 수속과 업무절차를 이행하는 것은 입원관리라고 한다.

외래 진료과 또는 응급실 진료 후 입원이 필요한 환자에 대하여 진료담당 의사가 입원결정서를 발행하면 환자는 입원수속 창구에 진료카드 및 보험유형에 맞는 서류를 제출하고, 응급실 환자는 응급실 원무담당자에게 진료카드 및 보험유형에 맞는 구비서류를 제출 한다.

이때 입원수속부서 및 응급실 원무담당은 환자 등록번호를 입력하고, 보험유형별로 확인한 후 환자에게 입원약정서를 작성하도록 한다.

입원등록은 병실배정 후 입원수속을 완료했음을 나타내는 것으로, 입원등록이 이루어져야만 입원진료와 관련된 부서에서 병실파악과 진료비 계산, 각종 처방입력, 급식제공 등이 시행될 수 있다. 환자가 작성한 입원약정서, 요양대장, 건강보험정보, 상급병실사용신청서, 선택진료신청서를 중심으로 전산에 입력한다.

1) 입원수속 절차

① 외래 또는 응급실에서 진료를 마친 후 입원 치료가 필요한 경우 담당의사가 입원결정서를 전산에서 입력하여 출력 및 발급한다.

② 입원결정서를 받은 환자는 입원수속 창구에 입원결정서를 제출하고 입원약정서, 입원환자 카드를 작성한 후 병실을 배정받고 입원한다. 당일 입원이 불가능한 경우에는 입원을 예약하며, 귀가하여 입원준비와 입원약정서(연대보증인 서명 포함)를 작성하여 예약일자에 내원 및 입원한다.

③ 병실로 입실 후 담당 간호사로부터 입원생활에 대한 안내를 받는다.

④ 응급환자의 경우 입원절차는 일반환자와 같으나, 응급실에서 진료 후 입원이 필요한 경우 응급실 접수창구에서 병실을 배정하며, 환자의 중증도, 입원 주치의의 결정에 따라 일반병실 또는 집중치료실(중환자실)로 입원한다.

〈그림 5-38〉 입원수속 절차

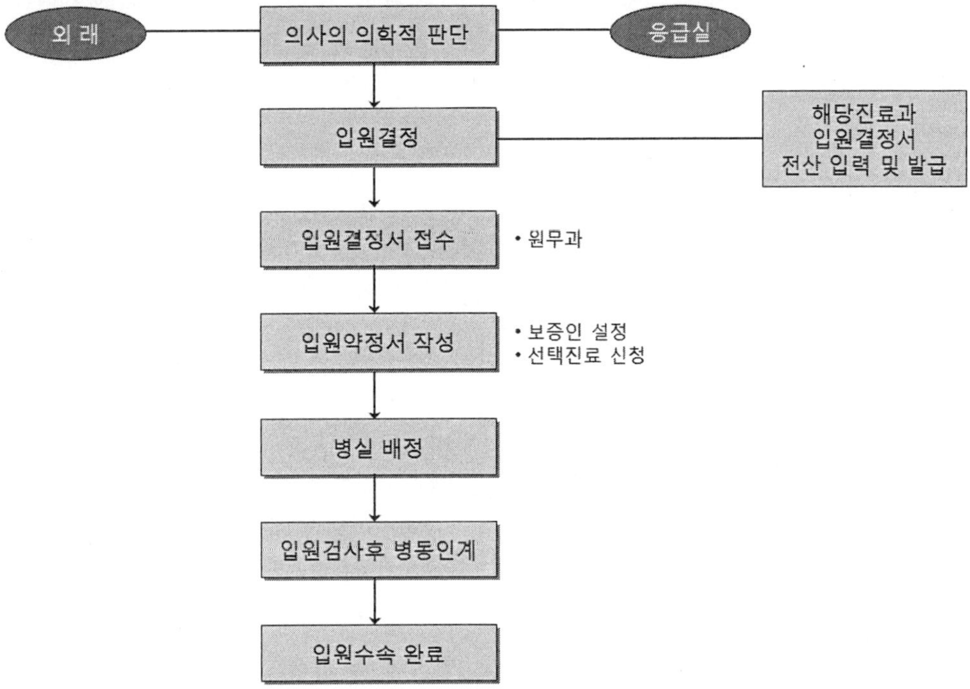

2) 주요업무

(1) 입원약정서 관리

입원약정서는 병원으로부터 의료서비스를 제공받는 환자가 부담해야 할 채무(진료비 납부)에 관한 보증뿐 아니라 의료관련법에서 정하고 있는 모든 규정과 관리규칙 및 절차를 지키고 이행할 것을 확인하는 계약서라고 할 수 있다. 원무담당자가 입원환자의 의료서비스를 제공하기 위해 이행하는 여러 수속절차에 있어서 가장 중요하고 철저하게 확인하여 처리해야 하는 과정이 입원약정서에 기록된 내용의 확인과 확실한 신분을 지닌 보증인의 확보이다.

주요 관리항목은 환자인적사항, 건강보험사항, 선택진료 신청, 상급병실 사용에 대한안내 및 연대지불보증사항 등이다.

연대지불보증사항은 연대지불보증인의 주소, 성명, 주민등록번호, 환자와의 관계, 근무처, 직책, 전화번호를 기재하도록 한다. 의료의 특성상 연대지불보증인이 없다고 하여 진료를 거부하여서는 아니 되며, 우선 입원수속 후에 보완토록 하여야 한다. 보증인의 경우 법인도 될 수 있으나 실체가 없기 때문에 해산이나 파산, 도산이 되면 진료비를 회수할 수 없다. 가능한 한 법인의 보증은 받지 않는 것이 좋다.

(2) 입원 대기환자의 관리

입원 대기환자는 입원약정서 및 입원결정서의 내용 중 필요한 부분을 전산에 입력·관리하여 입원 대기상황을 진료과별, 주치의사별, 접수일자별로 열람 및 확인이 가능하도록 관리하여 매일 진료과 또는 주치의에게 입원 대기상황을 알려주고 환자들에게는 입원순서 등에 대한 문의에 만전을 기해야 한다. 입원 대기환자는 의사의 지시에 따라 진료스케줄에 의한 수술 또는 특수검사, 정기적인 약물치료 등을 목적으로 입원일자를 미리 정한 경우 입원약정서를 입원 예정일자별로 관리하여 지정된 일자에 입원하지 못하는 경우가 발생하지 않도록 한다.

(3) 입원수속 시의 확인사항

입원수속 시에는 건강보험 수급자격 확인을 철저히 해야 하며 장기 입원진료를 할 경우에도 매월 초일 기준으로 건강보험 수급자격을 확인해야 한다. 그리고 원무담당 직원은 건강보험급여의 방법과 절차, 급여범위 및 비용부담 내용을 항상 숙지하여 환자들에게 적극적인 안내를 해주어야 한다.

주요 관리사항은 다음과 같다.

① 상급병실 사용 신청서 작성 : 환자가 상급병실의 이용을 원할 경우 상급병실 사용신청서를 받아야 한다.

② 비급여대상 상병확인 : 질병, 부상의 치료목적이 아니거나 업무 또는 일상생활에 지장이 없는 질환, 기타 보험급여의 원리에 부합하지 아니하는 사항 등

③ 급여제한여부 조회 : 환자 자신의 범죄행위나 고의에 기인한 사고로 의심되는 때, 피보험자가 정당한 이유없이 요양기관의 요양에 관한 지시에 따르지 아니한 때, 기타 부정한 방법으로 보험급여를 받고자 하는 것으로 의심되는 때에는 '급여제한여부조회서'를 진료를 개시한 날로부터 7일(공휴일 제외) 이내에 보험자에게 통보하여야 한다.

④ 이중급여의 배제 : 건강보험과 산재보험 등

⑤ 제3자 행위에 의한 상병 : 피보험자가 제3자의 행위에 의한 상병(제3자 가해행위 : 교통사고, 상해사고 등)으로 보험급여를 받고자 할 때에는 보험급여를 하여야 하고, 이 경우 피보험자는 보험자가 사후관리를 할 수 있도록 진료를 개시한 날로부터 7일(공휴일 제외) 이내에 '제3자로 인한 급여신고서'를 보험자에게 제출하여야 한다.

⑥ 보험료 체납자에 대한 보험급여 : 지역의료보험조합의 피보험자 중 보험료를 체납하여 급여가 제한된 자가 보험급여를 신청한 때에는 체납된 보험료를 완납한 날로부터 보험급여를 실시하여야 한다.

⑦ 연대지불보증 확인 : 의료업은 인간의 생명과 직결되는 윤리성과 사회공익성이 강하기 때문에 응급환자의 진료를 거부하거나 방치할 수 없으며, 부득이 환자에게 진료비 지불능력에 관계없이 우선 진료를 제공하게 된다. 우선 입원조치 후 보호자를 면담하여 연대지불보증인을 보완하도록 하여야 한다. 이는 악성 미수금의 발생을 최소화하고 진료비의 회수를 원활하게 하는 적극적인 수단이다.

차후 개인미수금 발생 시 채권확보 및 회수를 위한 법률행위에는 채권양도약정, 근저당권 설정, 가압류, 채무불이행자 명부등록, 지급명령, 본안소송, 강제집행 등이 있다.

(4) 병실배정

입원약정서가 작성되면 병실(병상)을 배정한다. 병실배정에 있어서 가장 일반적인 방법은 입원약정서가 접수된 순서에 따라 입원시키는 것이지만, 환자의 상태, 위급정도, 성별(소아는 예외), 전염성 질환 여부, 희망병실을 파악하고 병실사정을 고려하여 배정한다.

상급병실을 희망할 경우에는 '상급병실사용신청서'를 별도로 작성하여 서명하도록 하고, 선택진료를 희망할 경우 '선택진료신청서'를 반드시 작성하도록 해야 한다. 병실의 여유가 있을 때에는 즉시 입원수속을 완료하고, 병실의 여유가 없을 때에는 예약 후 귀가시키거나 상태가 위독한 경우에는 응급실을 이용하도록 한다.

병실이 마련되면 환자에게 연락하여 입원시키되, 가능한 입원예정일을 안내하고 수시로 연락이 가능하도록 유지해야 한다.

일반적인 병실배정의 우선순위는 다음과 같다.

① 응급실 당일 수술 예정환자
② 전일 병실이 없어 대기하고 있는 응급실환자
③ 집중치료실(중환자실) 전동전실환자
④ 당일 응급실 입원대기환자
⑤ 일반병동 전동전실환자
⑥ 병실부족으로 입원이 연기된 환자
⑦ 수술예정인 금일 입원예약환자
⑧ 검사, 치료를 위한 금일 입원예약환자
⑨ 당일 입원이 결정된 환자

2. 퇴원수속관리

입원진료로 인한 완치, 외래진료로 전환, 타 의료기관의로의 이송, 환자측의 퇴원요구, 더 이상 치료가 불가능한 경우, 사망 등의 사유로 입원진료를 종결해야 할 필요가 있을 때 진료담당 의사는 퇴원을 최종 결정한다. 의사가 최종 진단명과 환자상태 및 기타 필요한 사항 등을 의무기록으로 남기고, 퇴원 후 요양에 필요한 처방전을 발행한 후 퇴원결정서에 서명하는 것으로 퇴원이 결정된다. 병동 간호사실에서는 특수검사 유무, 특수처방 유무, 수술유무, 병실 변경사항, 급식내용 등 전반적인 사항을 검토·확인한 후 수간호사 또는 책임간호사가 퇴원결정서에 서명하여 원무부서로 통보한다.

가퇴원(비정규퇴원, 시간외퇴원)은 공휴일이나 야간에 환자의 상태가 급격히 악화되거나 환자측의 불가피한 여러 가지 사정으로 인하여 퇴원을 희망하는 경우에 밟게 되는 퇴원절차로서, 이 경우에도 정상퇴원과 마찬가지로 주치의의 퇴원결정과 병동 간호사의 확인업무는 퇴원수속에 있어 필수적이다.

1) 퇴원수속 절차

퇴원수속에는 정상퇴원, 비정상퇴원(가퇴원, 사망퇴원 등)의 경우가 있다.

일반적인 퇴원절차를 보면, 진료담당 의사는 퇴원전일 회진 시 퇴원예정일자를 확정하고 환자에게 통보하면 퇴원수속 담당자는 익일 퇴원예정자를 확정하며, 사전심사를 실시한다.

사전심사는 퇴원전 심사로서 입원진료 중 발행된 처방전에 의해 계산된 진료비가 정확하게 산정되었는지 진료기록부와 확인 대조하는 과정이며 비급여 부문도 심사해야 한다.

이것은 진료기록부에 기재된 병명은 물론, 의료보장 유형별 진료비 계산이 수가기준과 급여범위에 맞게 되어 있는지를 파악하고 정리하는 것이다.

병동에서 퇴원이 결정되면 OCS 상 입력되어 있는 진료비를 계산하고, 특히 수술, 특수검사 등의 고액진료수가에 대해서는 누락여부 및 정확성 여부를 검토한 후 퇴원계산서를 출력하여야 한다.

퇴원전 심사 시 확인사항 및 유의사항은 다음과 같다.

- 자격부문, 특히 주민등록번호 누락 여부
- 암환자 및 희귀난치성 중증등록 확인
- 고가 재료비, 수술, 마취료 누락 여부
- 고가 약제, MRI, PET 등 인정기준에 따른 급여여부
- 청구 시 필요한 첨부자료 확인, 소견서 준비
- 상병명과 검사, 약품사용 일치여부
- 야간 수술, 마취 등 시행여부
- 약제, 치료재료 order와 실제 사용여부 등

심사종료 후 퇴원계산서를 출력시켜 퇴원확정자의 퇴원계산서를 병동으로 발송하고, 병동에서는 퇴원계산서를 받는 즉시 해당 환자에게 직접 배부하며, 해당 환자에게 퇴원진료비를 고지하고 퇴원절차를 설명한다.

퇴원확정자는 병동 간호사로부터 퇴원계산서를 수령한 후 진료비를 준비하여 퇴원 수납 창구에 입금시키고, 수납 확인된 퇴원계산서를 퇴원 담당직원에게 제시한다. 그리고 퇴원수속 완료증 및 진료예약증을 수령하여 병동 간호사에게 퇴원수속 완료증을 제시한 다음, 확인절차를 거친 후 퇴원약이나 원외처방전을 수령하여 귀가한다.

〈그림 5-39〉 퇴원수속 절차

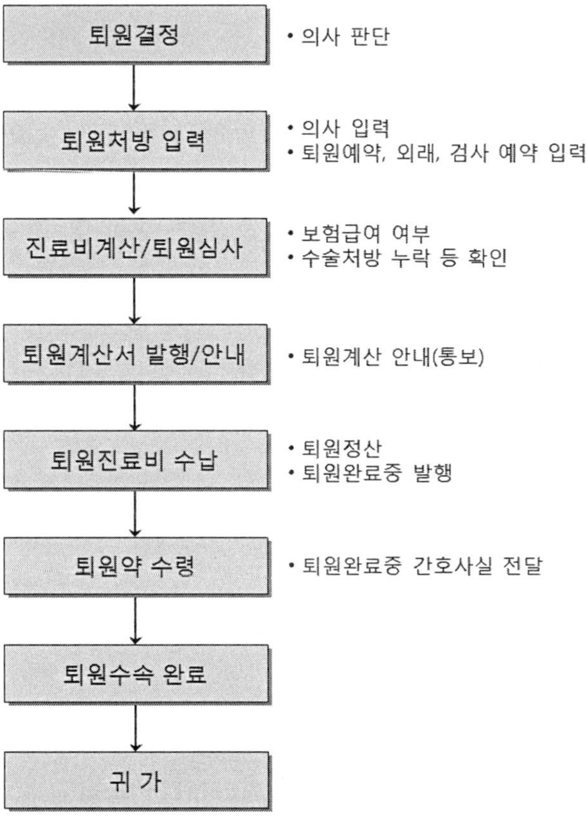

이상의 퇴원수속 절차를 요약하면 다음과 같다.

① 주치의는 환자가 입원 시 진료계획을 통한 퇴원계획을 수립한다.

② 퇴원계획에 따라 퇴원예정일을 환자에게 안내하여 진료비용이나 거주지 마련 등 적절한 퇴원준비가 선행되도록 안내한다.

③ 주치의는 퇴원 1일 전 환자 및 보호자에게 최종적으로 퇴원결정을 통보한다.

④ 주치의가 퇴원 처방을 입력한다.

⑤ 퇴원 처방내역, 보험급여 등 진료비 심사를 한다.

⑥ 진료비 심사가 완료되면 퇴원진료비 안내문을 가지고 퇴원 수납창구에서 퇴원 진료비 계산서, 다음 외래 진료예약, 검사수납 및 제증명 서류를 발급한다.

⑦ 퇴원진료비 계산이 완료되면 병동 간호사에게 제출하고 다음 외래 진료예약 및 검사, 퇴원약 투약을 안내한다.

⑧ 환자는 퇴원약 수령 후 귀가한다.

5.4.2 입원수속관리

1. 입원결정

(1) 외래처방전달 메뉴화면

다음의 메뉴화면에서 외래처방을 선택하고 실행시킨다.

〈그림 5-40〉 외래처방선택 메뉴화면

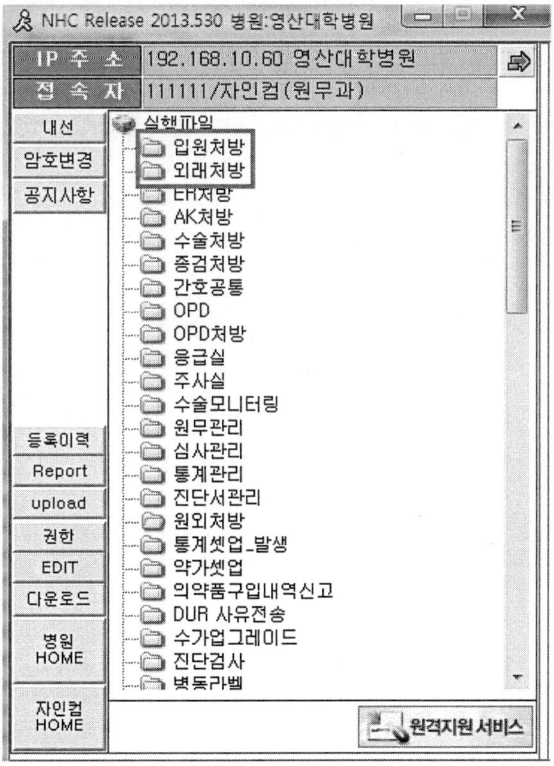

(2) 외래처방전달 화면

오더구분을 'IP. 입원오더'로 선택하고 오더를 전송([전송]버튼 클릭)하면 원무과에 입원예약 환자로 등록된다.

[외래처방]

〈그림 5-41〉 외래처방전달 화면

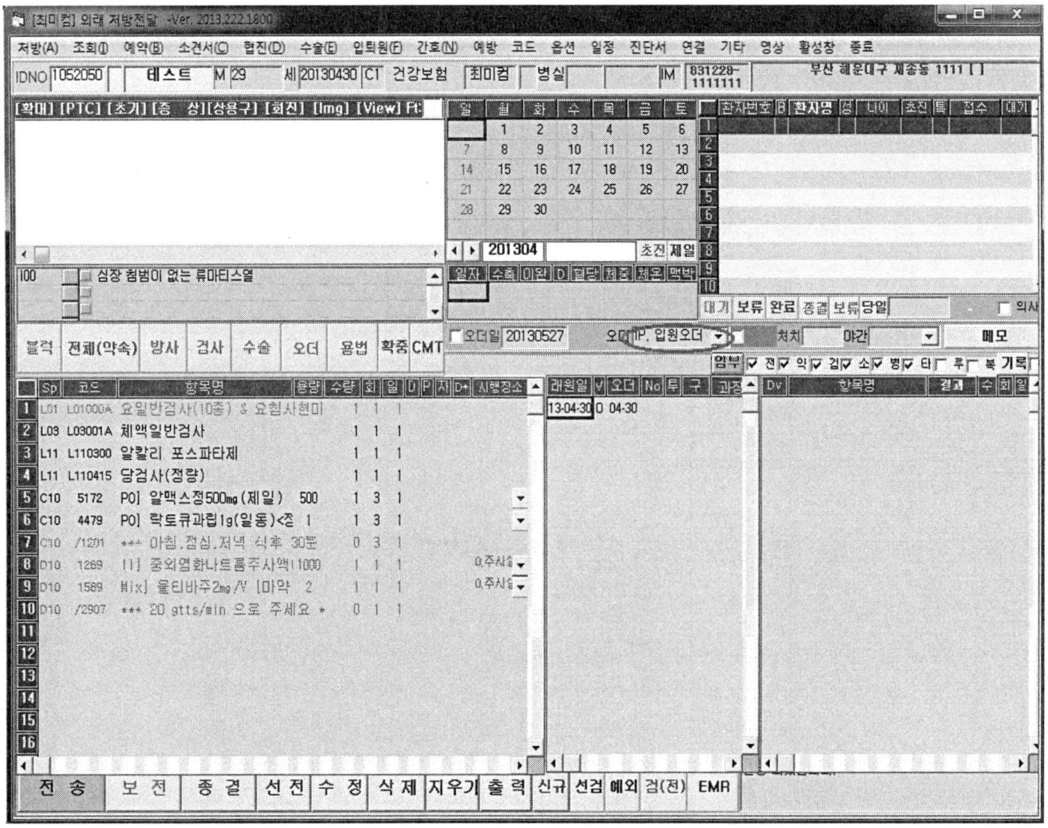

(3) 입원예약 화면

의사의 입원결정 후 환자에 대한 입원을 예약하는 화면이다.

[외래처방] → [예약] → [입원예약]

〈그림 5-42〉 입원예약 화면

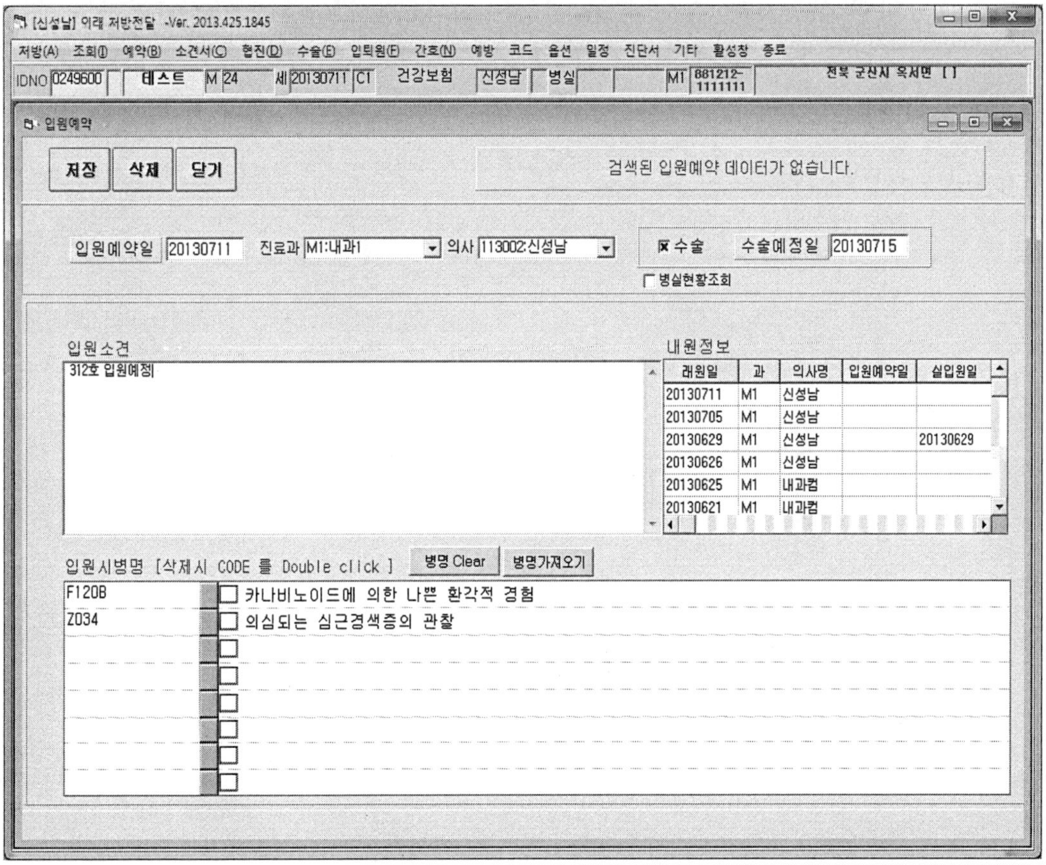

■ 상세화면 설명

① 입원예약일 등

입원예약일, 입원예약과, 입원예약의사를 지정한다. 수술환자일 경우 수술을 체크하면 자동으로 수술예정일이 당일로 지정되는데 변경이 가능하다. 병실현황조회를 선택하면 현재 병실현황을 조회할 수 있다.

② 입원소견 등

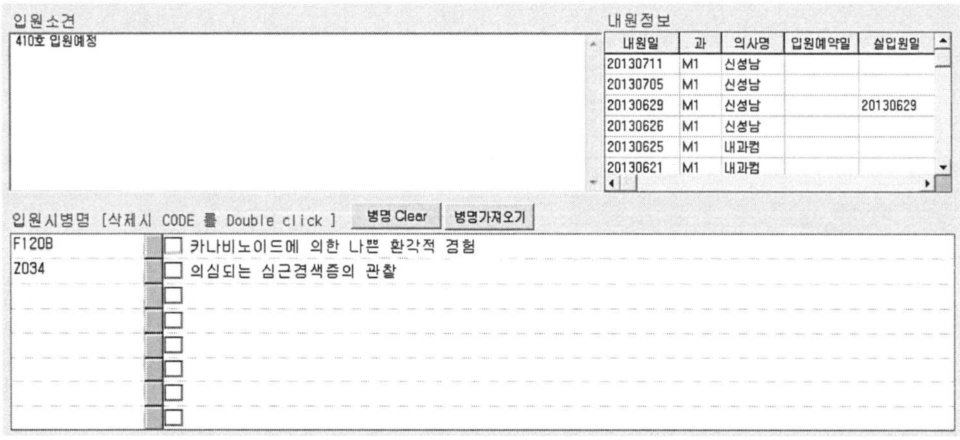

환자에 대한 입원소견이 작성가능하다. 내원정보와 병명을 확인 할 수 있으며 병명은 추가·수정·삭제 가능하다.

(4) 입원예약조회 화면

해당 예약일자에 입원 예약된 환자를 조회한다.

[외래처방] → [예약] → [입원예약조회]

〈그림 5-43〉 입원예약조회 화면

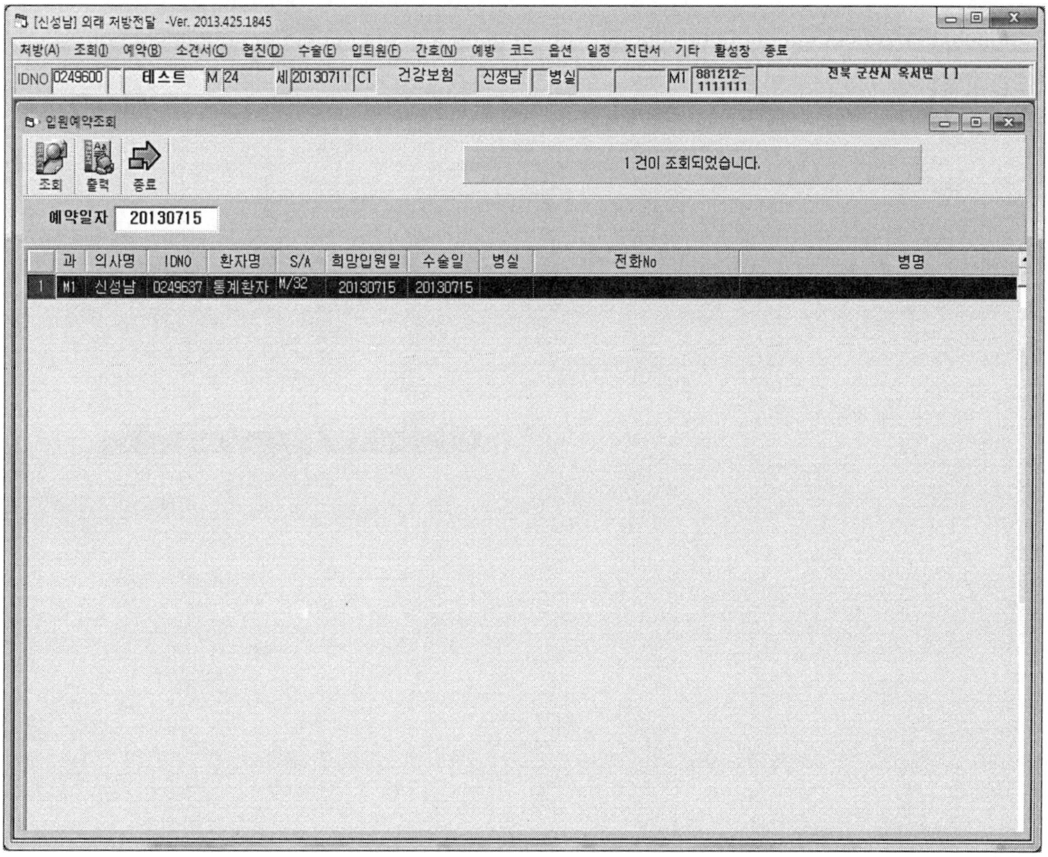

2. 입원약정서 출력

(1) 입원등록 메뉴화면

〈그림 5-44〉 입원등록 메뉴화면

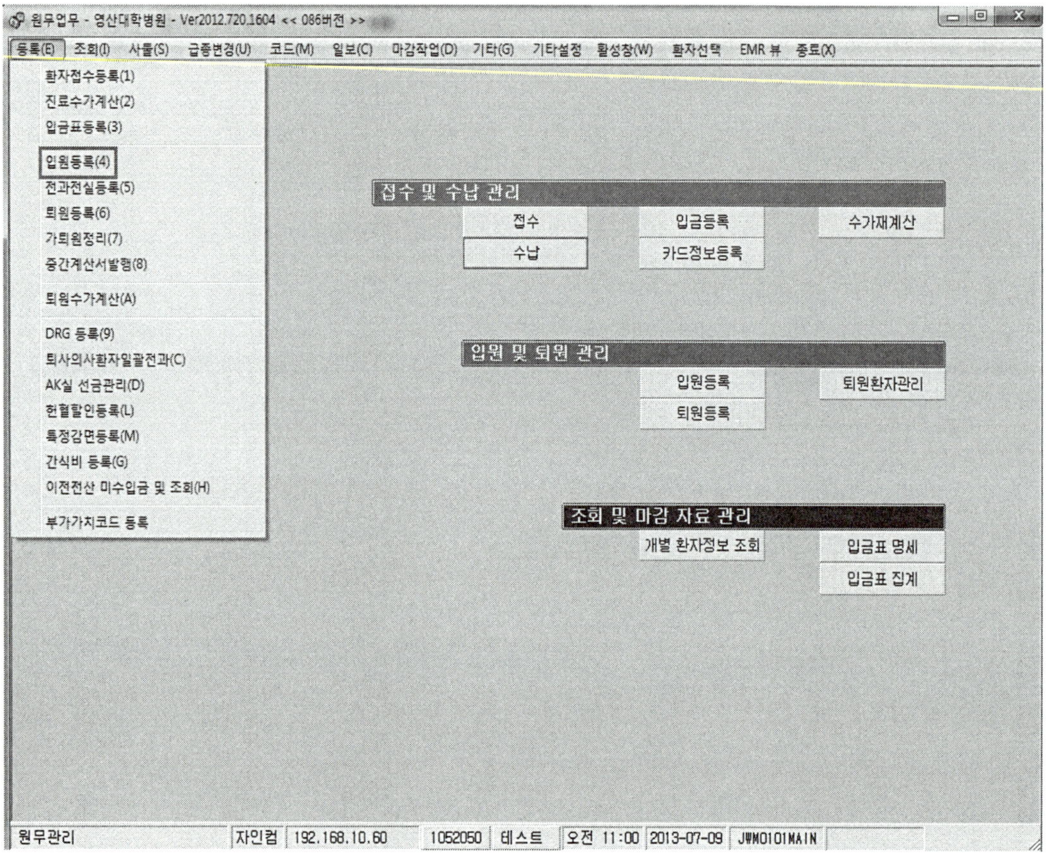

(2) 입원등록화면

다음의 원무관리 프로그램의 입원등록 화면에서 [입퇴원요약서출력] 버튼을 클릭하면 입원약정서를 출력할 수 있다.

[원무관리] → [등록] → [입원등록]

〈그림 5-45〉 입원등록 화면

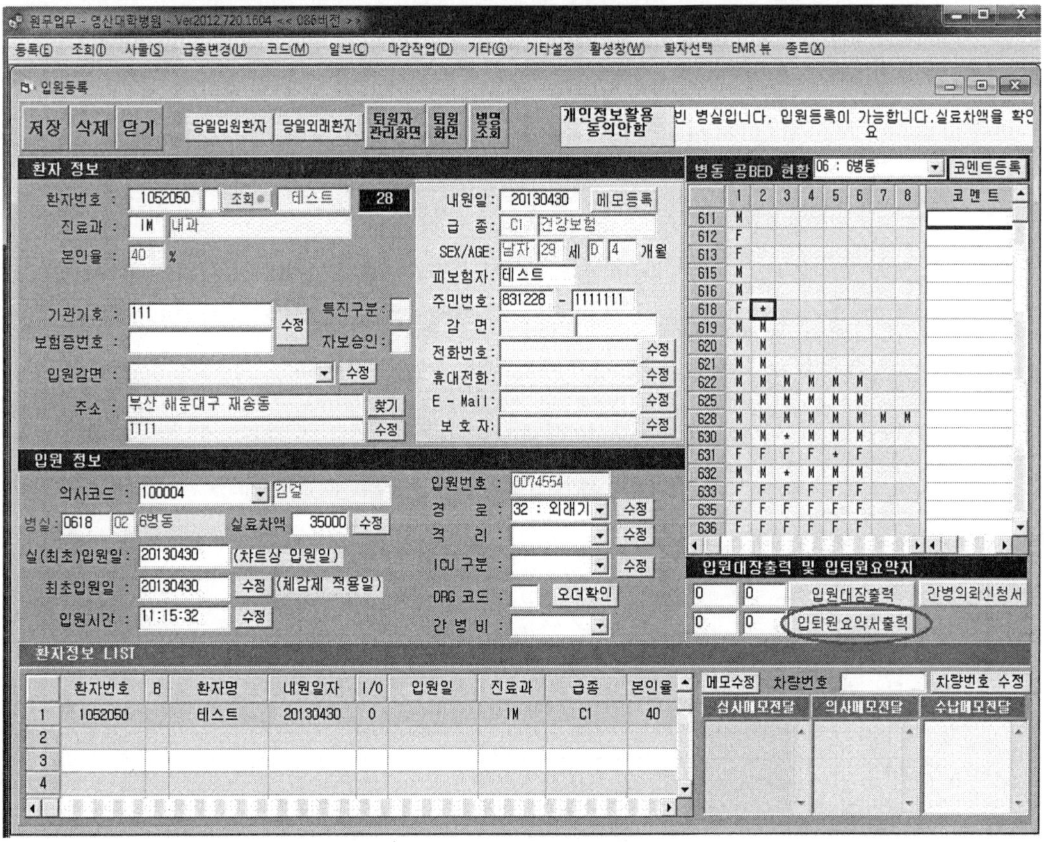

(3) 입원약정서 출력

〈그림 5-46〉 입원약정서

입 원 약 정 서

병록번호	1052050	병실	061802	진료과		담당의		담 당	팀 장	결재
병 명				입 원 경 로						

환자	성 명	테스트	주민등록번호	
	주 소	부산 해운대구 재송동 1111		자택·전세·월세
	연락처	자 택		직 장
		휴대폰		e-mail

1. 귀 병원에서 환자측에 제시한 병원의 제반규정을 준수함은 물론, 의사 및 간호사(또는 직원)의 정당한 지시에 순응하겠으며, 담당의사의 퇴원지시가 있을때에는 담당의사의 결정에 따르겠습니다.
2. 진료비는 귀 병원에서 정한 납부기한내에 환자와 아래의 연대보증인이 연대하여 납부하겠으며 체납될 때에는 채권 확보를 위한 귀 병원의 법적조치에 이의 없음을 확인하며 이와 관련된 소송이 제기될 경우 귀원의 관할 법원을 재판적으로 하는데 동의합니다
3. 진료상 발생하는 모든 문제와 수술 또는 수술후 일어나는 모든 문제에 대하여 의료진의 명백한 진료과실(있을 경우를 제외하고는 병원측의 민,형사상 책임을 묻지 않음은 물론, 만일 분쟁이 생겼을 때에는 의료' 제54조 2항에 의거 의료심사조정위원회에 그 조정신청을 하겠습니다.
4. 입원기간동안 의료보험급여가 되지 않는 제반 진료비(진료행위, 의약품, 진료재료, 신 의료장비 사용 등) 환자 및 연대보증인이 부담하겠습니다.
5. 입원기간중 환자 및 보호자가 귀 병원의 비품 또는 기물에 손상을 입혔을 때에는 이유없이 변상하고 환 및 보호자가 소지중인 현금 및 기타 귀중품 등은 귀 병원 귀중품 보관함에 보관하며, 이를 이행치 않 분실 또는 훼손되었을 때는 귀 병원에 배상책임이 없음을 확인합니다.
6. 아래 연대지불보증인 (세대주)의 신원 및 자격이 허위로 판명될 경우에는 어떠한 법적 처벌에도 응하겠습니다
7. 입원중 외출을 자제하며 주시고,외출하며 발생한 각종 사고에 대해서는 병원측에 이의를 제기하지 않겠습니다
8. 긴급수술 및 검사가 필요한 경우, 보호자의 사전동의 없이 시행한 진료행위에 대해 이의를 제기하지 않겠습니다
9. 병원 진료와 관련된 정보 제공 및 활용에 동의합니다.

위 약정환자 또는 환자 대리인 : (인) (환자와의 관계:

연대보증인①	성 명	(인)	주 민 번 호	
	주 소			자택·전세·월세
	직장상호·주소			(환자와의 관계)
	연 락 처	자택	· 직장 :	· 휴대폰 :
연대보증인②	성 명	(인)	주 민 번 호	
	주 소			자택·전세·월세
	직장상호·주소			(환자와의 관계)
	연 락 처	자택	· 직장 :	· 휴대폰 :

상 급 병 실 사 용 신 청

환 자 성 명	테스트	병 실	061802 호실 (인실)	입원실료 차액	

위와 같이 상급병실을 사용 할 것을 신청하며, 병실료 차액은 본인이 전액 부담하겠습니

신 청 인: (인) (환자와의 관계 :)

귀하

3. 입원수속

1) 환자정보조회

① 입원등록화면

입원등록 화면에서 [조회] 버튼을 클릭하면 기간내 입원예약환자, 입원등록환자를 확인할 수 있다.

[원무관리] → [등록] → [입원등록]

〈그림 5-47〉 입원등록 화면(환자정보조회)

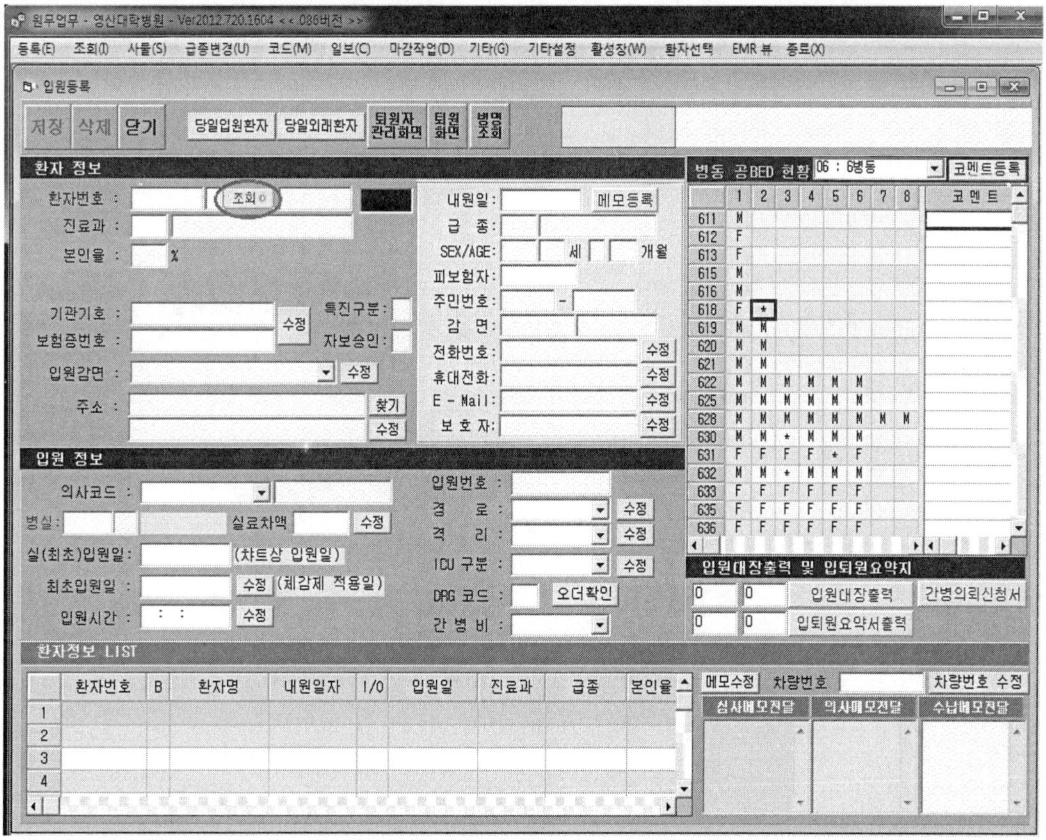

② 환자정보조회 상세화면

〈그림 5-48〉 환자정보조회 화면

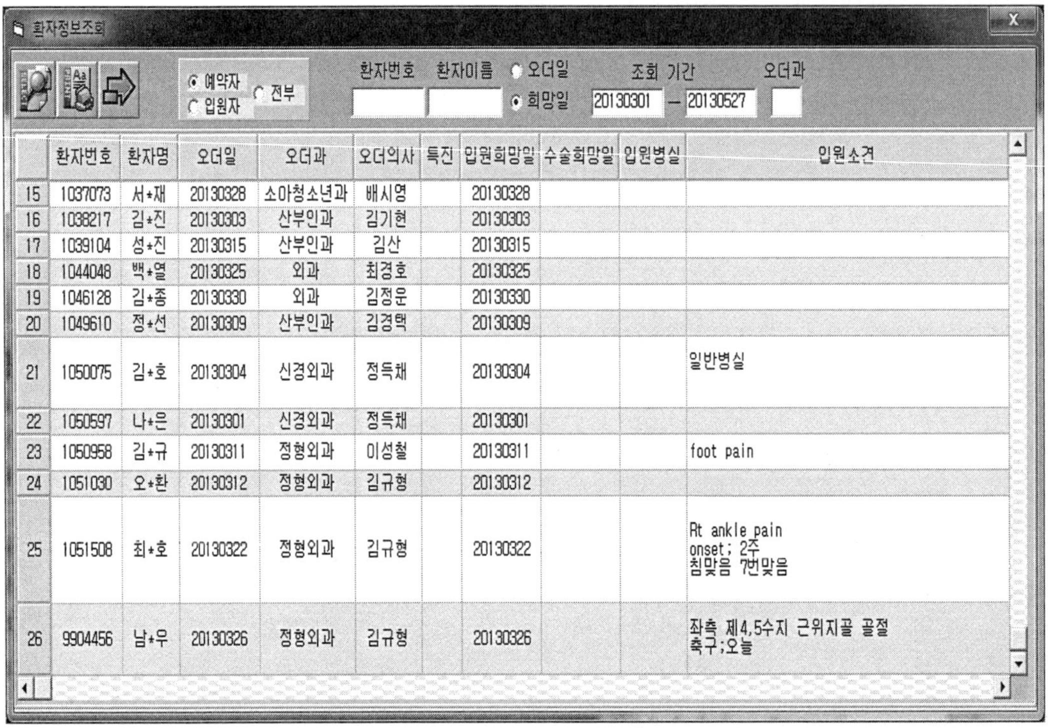

	환자번호	환자명	오더일	오더과	오더의사	특진	입원희망일	수술희망일	입원병실	입원소견
15	1037073	서*재	20130328	소아청소년과	배시영		20130328			
16	1038217	김*진	20130303	산부인과	김기현		20130303			
17	1039104	성*진	20130315	산부인과	김산		20130315			
18	1044048	백*열	20130325	외과	최경호		20130325			
19	1046128	김*종	20130330	외과	김정운		20130330			
20	1049610	정*선	20130309	산부인과	김경택		20130309			
21	1050075	김*호	20130304	신경외과	정득채		20130304			일반병실
22	1050597	나*은	20130301	신경외과	정득채		20130301			
23	1050958	김*규	20130311	정형외과	이성철		20130311			foot pain
24	1051030	오*환	20130312	정형외과	김규형		20130312			
25	1051508	최*호	20130322	정형외과	김규형		20130322			Rt ankle pain onset; 2주 침맞음 7번맞음
26	9904456	남*우	20130326	정형외과	김규형		20130326			좌측 제4,5수지 근위지골 골절 축구;오늘

2) 입원등록

환자조회 후 병동/병상을 배정 후 [저장] 버튼을 클릭하면 입원등록이 된다. 원무과에서 병실지정 후 입원등록을 하면 간호과에서 입실대기환자 확인 후 입실등록을 한다.

입원등록 시 먼저 외래처방 여부를 확인 후 외래처방을 반드시 등록하고 입원등록을 해야 한다.

[원무관리] → [등록] → [입원등록]

〈그림 5-49〉 입원등록 화면

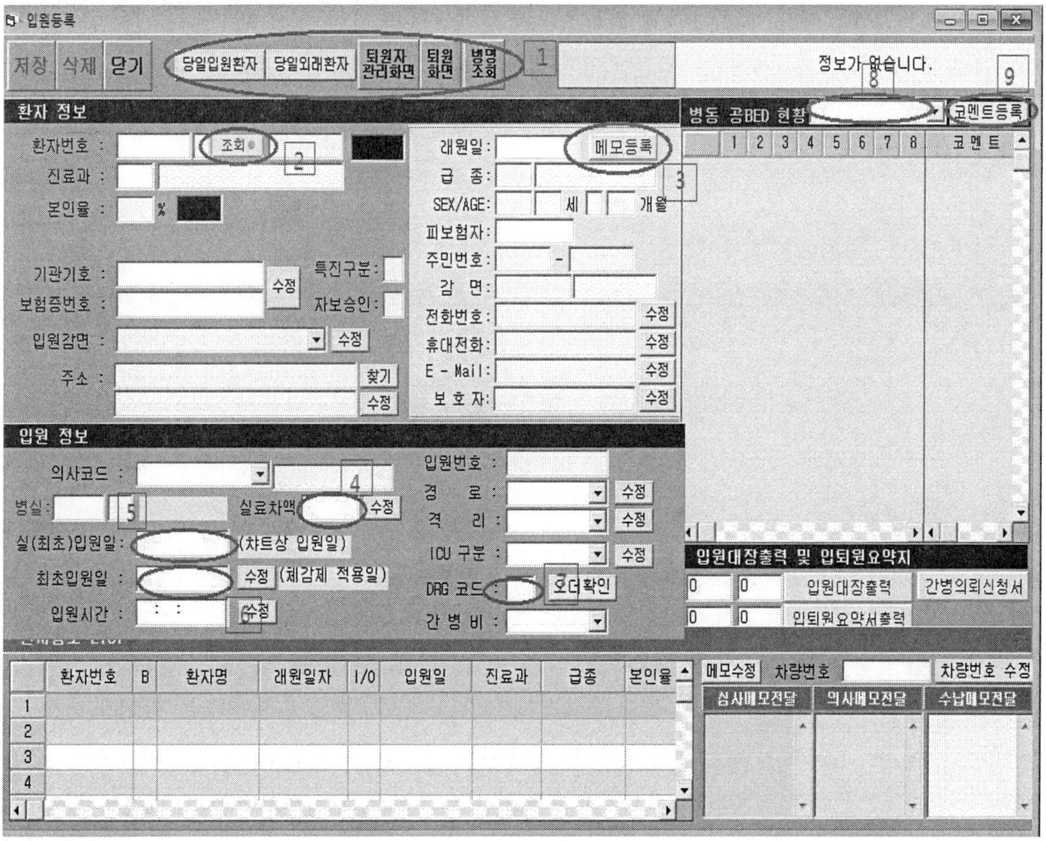

화면상세 설명

(1) 입원환자 및 퇴원환자 조회

① [당일입원환자]와 [당일외래환자] 버튼을 클릭하여 해당 환자들을 조회한다. 당일 외래환자 중 입원을 할 경우에는 조회 후 입원등록을 한다.

② [퇴원자 관리화면] 버튼은 퇴원환자 리스트를 조회하기 위한 기능이다.

③ [퇴원화면] 버튼은 퇴원등록 바로가기를 위한 기능이다.

④ [병명조회] 버튼은 해당 환자 병명수정 및 조회를 위한 기능이다.

(2) 환자정보

환자번호란에 직접 차트번호을 입력해서 등록하거나, [조회] 버튼을 클릭하여 입원예약된 환자를 선택한 후 입원등록을 해도 된다.

아래 화면에서 해당 환자를 더블 클릭하면 입원등록자 정보에 자동으로 설정된다.

〈그림 5-50〉 환자정보조회 화면

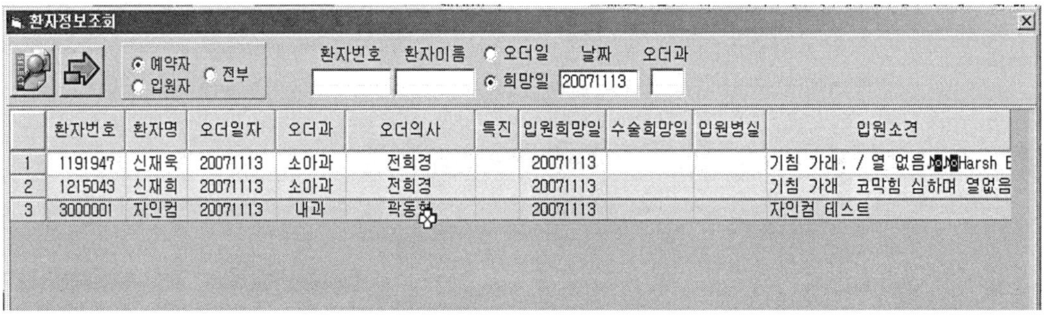

① 환자번호 : 접수된 환자번호를 입력하면 급종, 본인률, 나이, 성별 등 입원에 필요한 정보들이 표시된다.

② 내원일 : 접수된 내원일자를 입력한다. 입원 시 최종 내원일자를 자동으로 표시한다.

③ 진료과 : 내원일자에 따른 진료과이다. 내원일자에 접수한 진료과가 입원이 아니고 실제 다른 진료과로 입원할 경우 해당 진료과로 입원처리 된다. 자동으로 해당 진료과로 접수정보가 생성된다.

④ 급종 : 내원정보의 급종이 표시된다.
⑤ 본인률 : 내원정보의 급종에 따른 비율이 표시된다.
⑥ 나이 : 접수정보에 등록된 나이가 표시된다.
⑦ 환자정보 수정 : 기타 환자정보는 입력 후 필요시 [수정] 버튼을 눌러 수정한다.

(3) 메모정보

입원 시 병동에 전달할 메시지를 입력하기 위한 버튼이다.

(4) 입원정보

① 의사코드 : 접수된 진료과에 해당하는 의사코드와 의사명이 표시된다. 의사가 바뀔 경우 수정도 가능하다.
② 입원번호 : 입원등록 시 자동으로 생성된다.
③ 병실 : 병동 공 BED 현황에서 조회하여 해당되는 병실을 선택한다.
④ 경로 : 입원등록 시 도착경로와 입원경로를 선택한다.
⑤ 격리 : 격리대상 환자일 경우 격리실을 선택한다. 격리실 적용 입원료가 산정된다.
⑥ 실료차액 : 해당 병동의 차액을 수정할 경우 입력한다. 1인실 금액을 낮게 책정할 경우 해당란에 원하는 금액을 입력한 후 수정한다.
⑦ 실(최초)입원일 : 환자가 실제로 입원한 날짜이다.
⑧ 최초 입원일 : 입원하는 최초 입원일자를 입력한다. 미입력 시에는 내원일이 자동으로 표시된다. 사후에 입원처리하는 경우는 최초 입원일을 확인해야 한다. 입원료 체감제 적용을 받는다.
분할 환자는 분할 첫날이 최초입원일로 설정된다. 체감제 적용일로 사용한다. 분할환자 체감제를 적용 할 경우 실(최초)입원일을 가져와서 체감제를 적용하고 체감제를 사용하지 않을 경우는 최초 입원일을 가져와서 체감제로 적용한다.
⑨ 입원시간 : 입원처리할 시간을 입력한다. 미입력 시에는 시스템 시간(현재 시간)이 자동으로 입력된다.
⑩ ICU 구분 : ICU(intensive care unit, 중환자실)에 입원 시 'IC'를 입력한다.
⑪ DRG 코드 : DRG(diagnosis related group, 포괄수가제도) 적용대상 환자인 경

우 'D'를 입력한다.

⑫ 입원일자 소급등록

- 입원 소급등록이란 환자가 내원한 일자(내원일자)와 실제 입원일자(시스템 일자 : 컴퓨터에서 현재일자를 체크하여 자동으로 입력하는 일자)가 다른 경우 내원일자로 소급하여 입원등록하는 것을 말한다.
- 전일 혹은 과거일 환사의 진료행위가 이이졌다고 판단되는 경우

예 전일 내원하여 익일 이후 입원하는 경우 → 2월 1일 응급실에 내원하여 2월 2일 내과로 입원하는 경우

(4) 공 BED 현황

① 공 BED 현황 : 현재 비어 있는 병실 중 가장 빠른 번호가 조회된다.
병동 공 BED 현황의 우측 탭을 클릭하면 아래와 같은 창이 나타나고, 병동을 선택한 후 환자를 입원시킬 수 있다. 병동 공 BED 현황 클릭 시 BED 현황과 BED별 환자현황을 조회할 수 있다.

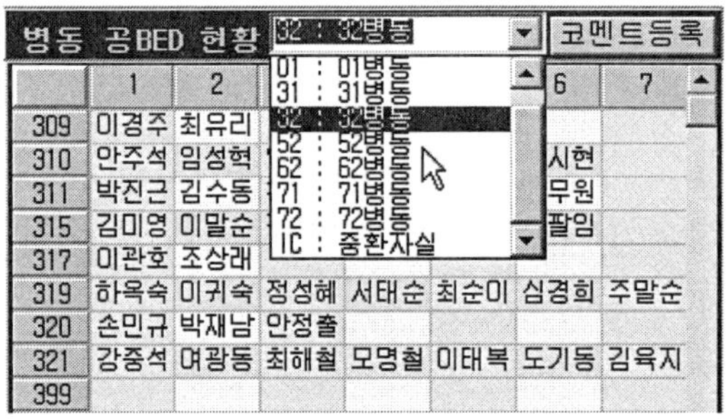

② 코멘트등록 : [코멘트등록] 버튼을 클릭하여 호실별 특이사항을 입력 할 수 있다.

(5) 입원등록 작업

① 병실을 확인한다.

* : 빈 병실
M : 남자 환자 입원중
*M : 남자 환자 입실대기중
M* : 남자 환자 퇴실대기중

F : 여자 환자 입원중
*F : 여자 환자 입실대기중
F* : 여자 환자 퇴실대기중
② 병실선택 후 [저장] 버튼을 클릭하면 입원등록이 된다.

4. 입원확인

(1) 단위업무 메뉴화면

아래의 메뉴화면에서 간호공통을 선택하고 실행시킨다.

〈그림 5-51〉 간호공통선택 메뉴화면

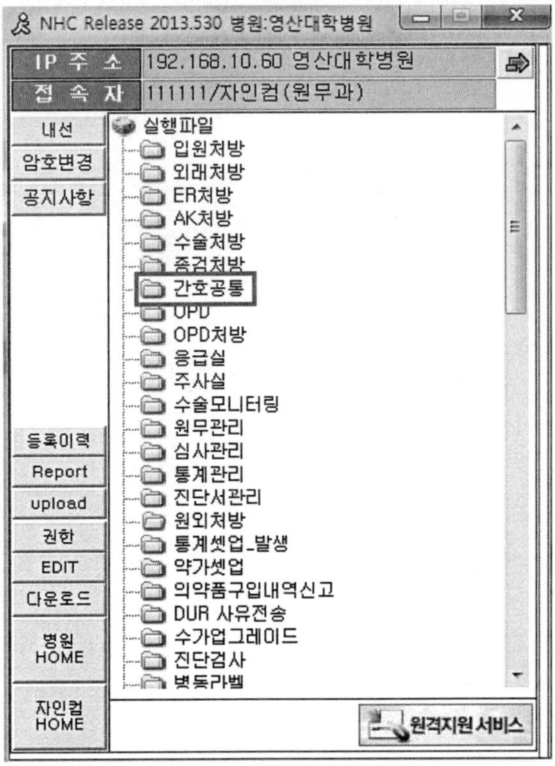

(2) 간호공통 메뉴화면

다음의 간호공통 메뉴화면에서 [입실확인] 버튼을 클릭한다.

〈그림 5-52〉 간호공통 메뉴화면

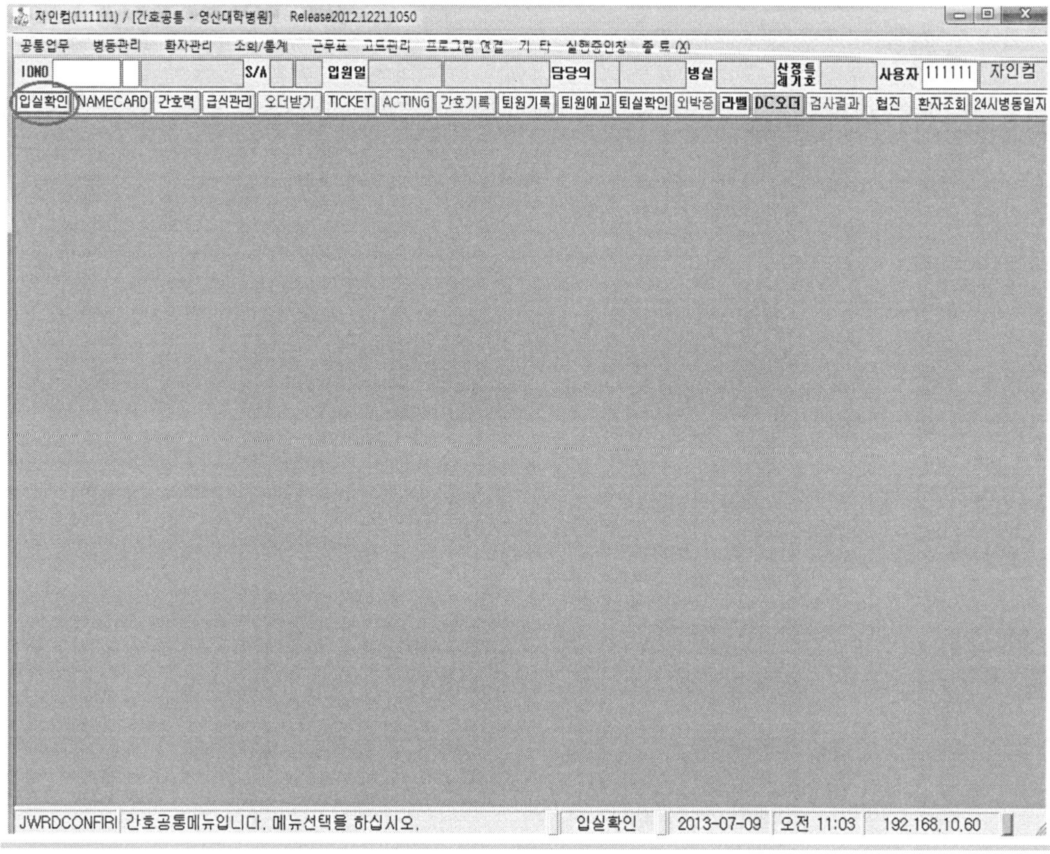

(3) 입실확인

원무과에서 입원등록이 되면 환자가 간호공통 입원확인 리스트에 나타난다. 환자가 병동에 오기 전에 병실의 상황에 따라 입원확인 상태를 거쳐서 재원자가 된다.

[간호공통] → [입실확인]

〈그림 5-53〉 입실확인 화면

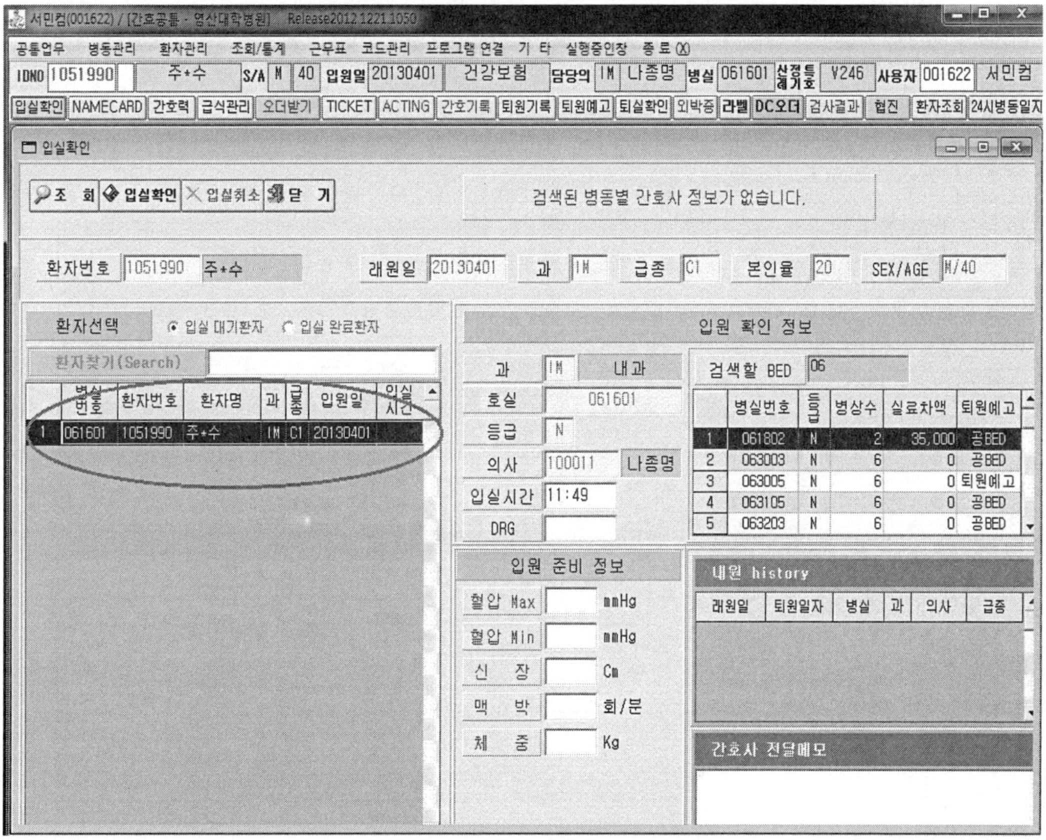

5. 의사처방

의사가 진료 후 입원처방 프로그램(처방전등록 화면)으로 입원 중 오더를 전송하고 병동에서는 시행을 한다.

5.4.3 전과전실 업무

1. 전과전실 등록

입원등록 후 진료과 또는 병실을 변경하고자 할 때 사용한다.

[원무관리] → [등록] → [전과전실]

〈그림 5-54〉 전과전실등록 화면

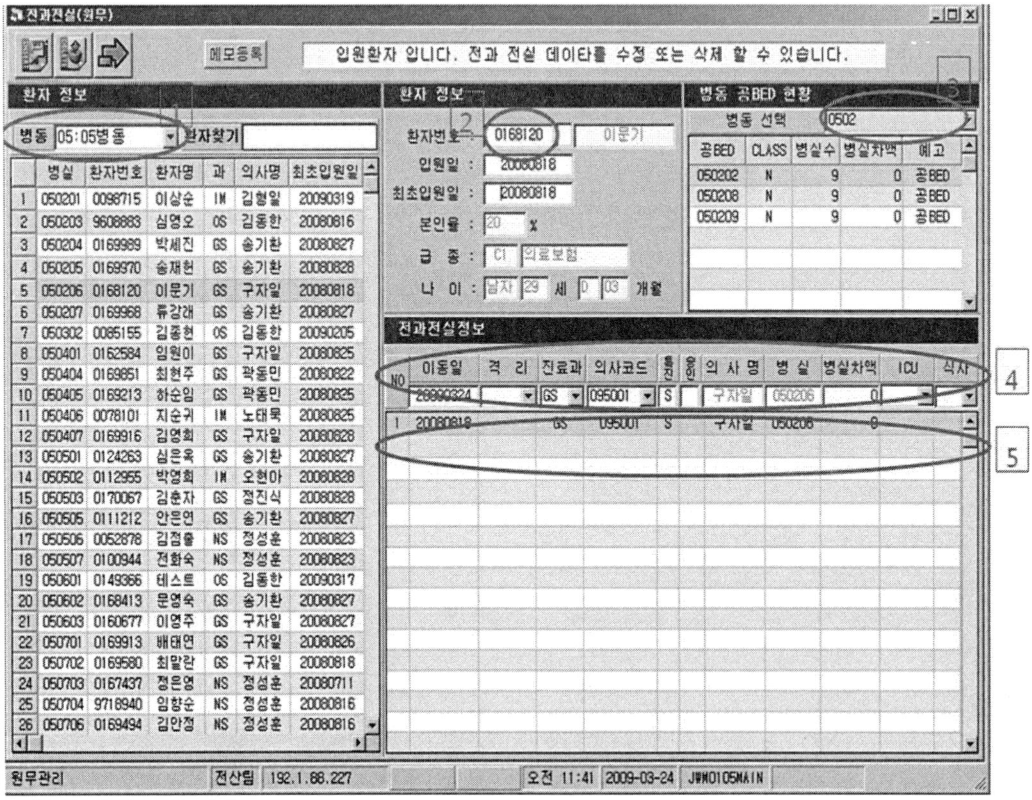

1) 내용설명

① 병동을 선택하여 환자를 조회한 후 선택할 수 있다.
② 차트번호를 직접 입력하여 환자정보를 불러올 수 도 있다.
③ 환자를 선택한 후 병동 및 베드를 선택하여 전실할 곳을 지정한다.
④ 이동일을 지정하고(기본 : 당일) 전과의 경우에는 진료과 및 의사, 전실의 경우 위의 병동을 선택한다.
⑤ 화면의 우측하단 부분은 입원 중 전실 내역을 나타내며, 전실정보 삭제 시 최근 정보부터 차례로 삭제해야 된다.

2) 항목설명

① 환자번호 : 환자번호를 입력하면 이름, 성별, 나이, 본인율, 급종이 표시된다.
② 입원일 : 현재 입원 중인 일자가 표시된다.
③ 이동일 : 전과전실할 일자를 달력에서 선택하여 입력한다.
④ 격리 : 격리실에 입원 시 1인실, 2인실을 구분하여 선택하여 입력한다.
⑤ 진료과 : 변경할 진료과를 선택하여 입력한다.
⑥ 의사코드 : 변경할 진료과의 의사를 선택하여 입력한다.
⑦ 병실 : 변경할 병실번호를 선택하여 입력한다.
⑧ ICU : ICU 입원시 'IC'를 선택하여 입력한다.
만약 환자를 ICU로 이동한 후 기존 병실을 보호자가 사용하고자 할 경우 'OK'를 선택하여 입력한다. ICU 입원료와 기존 병실 차액료가 산정된다.
⑨ 입원취소
- 입실확인이 완료되지 않은 경우에는 입원등록(원무)의 삭제가 가능하다.
- 입실확인이 완료된 경우 병동에 입실취소 요청 후 입원삭제가 자능하다.

5.4.3 퇴원수속관리

1. 퇴원결정

의사가 퇴원결정을 내린다. 처방전등록 화면에서 퇴원약 오더입력일이 퇴원지시일이 된다.

2. 퇴원예정일 등록

입원환자에 대한 퇴원예정일을 지정한다.

(1) 메뉴화면

[입원처방] → [입퇴원] → [퇴원예정일등록]

〈그림 5-55〉 퇴원예정일등록 메뉴화면

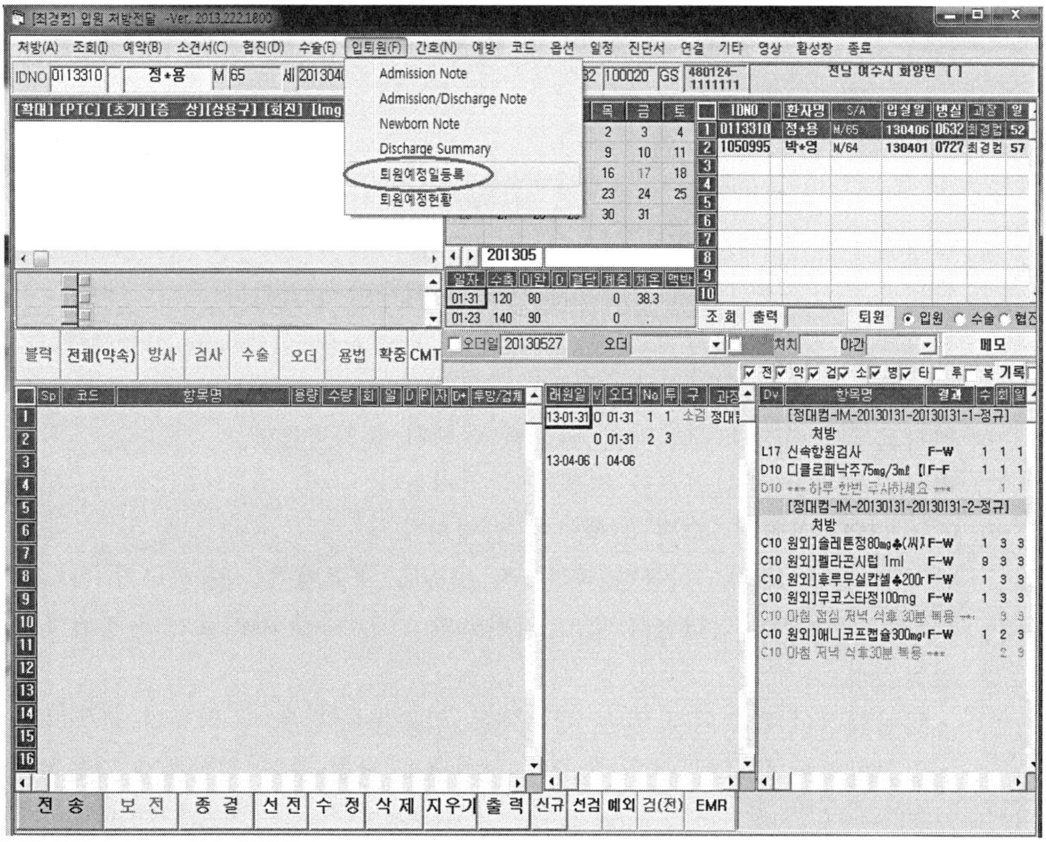

(2) 퇴원예정일등록 화면

아래의 퇴원예정일등록 화면에서 퇴원예정일을 지정한 후 [등록] 버튼을 클릭하면 된다. 환자가 퇴원할 시점이 되었을 때 심사과에 환자가 퇴원한다는 정보를 미리 알려줄 수 있다.

[입원처방] → [입퇴원] → [퇴원예정일등록]

〈그림 5-56〉 퇴원예정일등록 화면

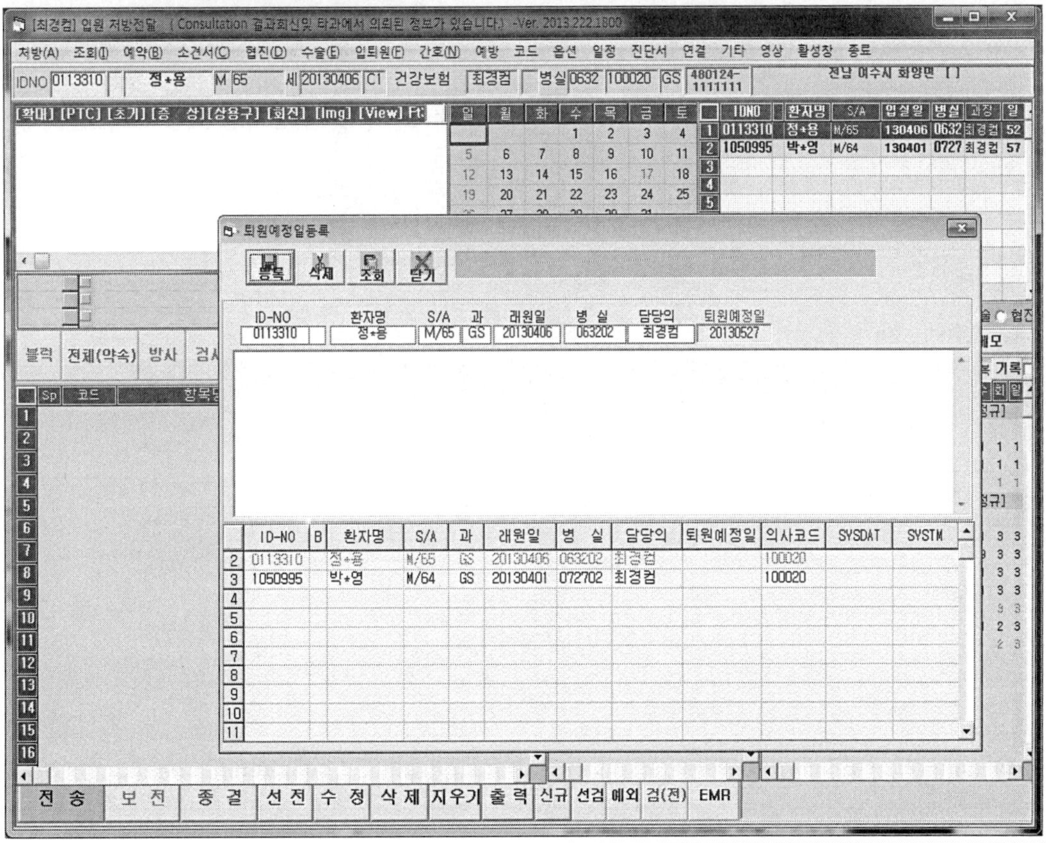

3. 퇴원처방(퇴원지시)

(1) 퇴원약 처방

아래의 화면에서 오더구분에 'RT. 퇴원약' 선택한 후 [전송] 버튼을 클릭한다.

[입원처방]

〈그림 5-57〉 입원처방전달 화면

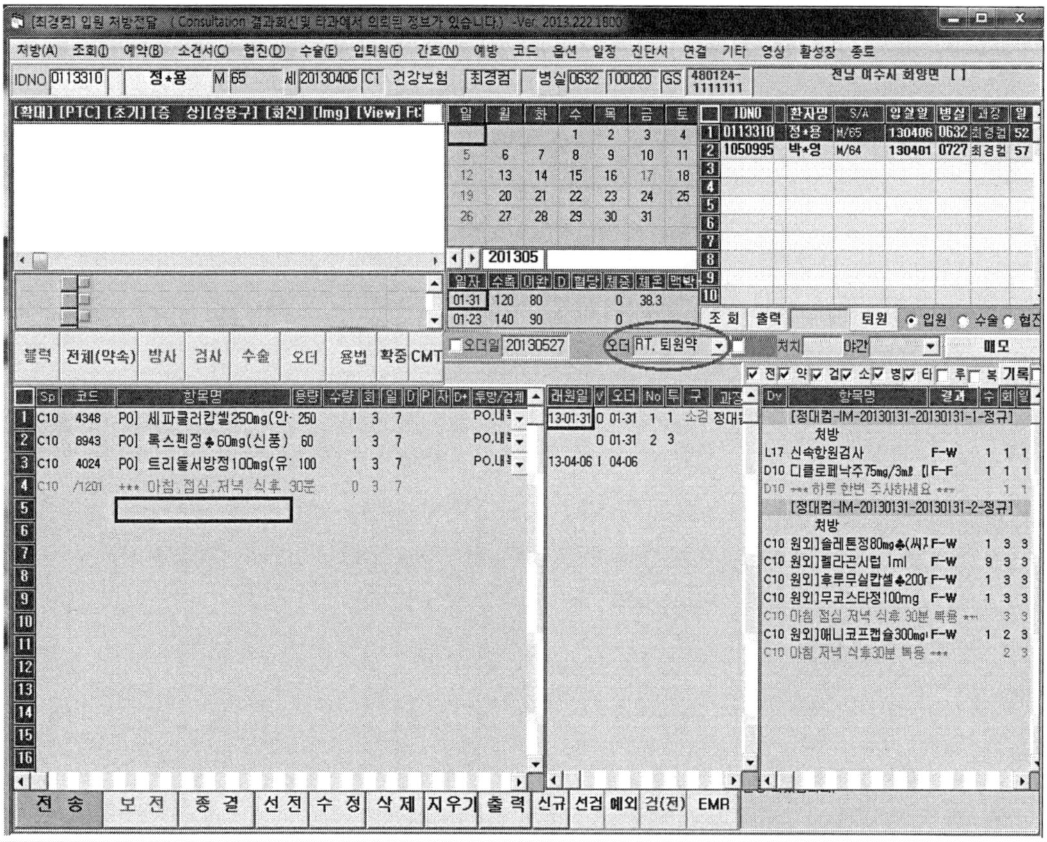

(2) 퇴원요약지(Discharge Summary) 작성

아래의 화면에서 환자를 선택한 후 입퇴원 → Discharge Summary 메뉴로 들어가서 작성 후 저장한다.

[입원처방] → [입퇴원] → [Discharge Summary]

〈그림 5-58〉 퇴원요약지 작성 화면

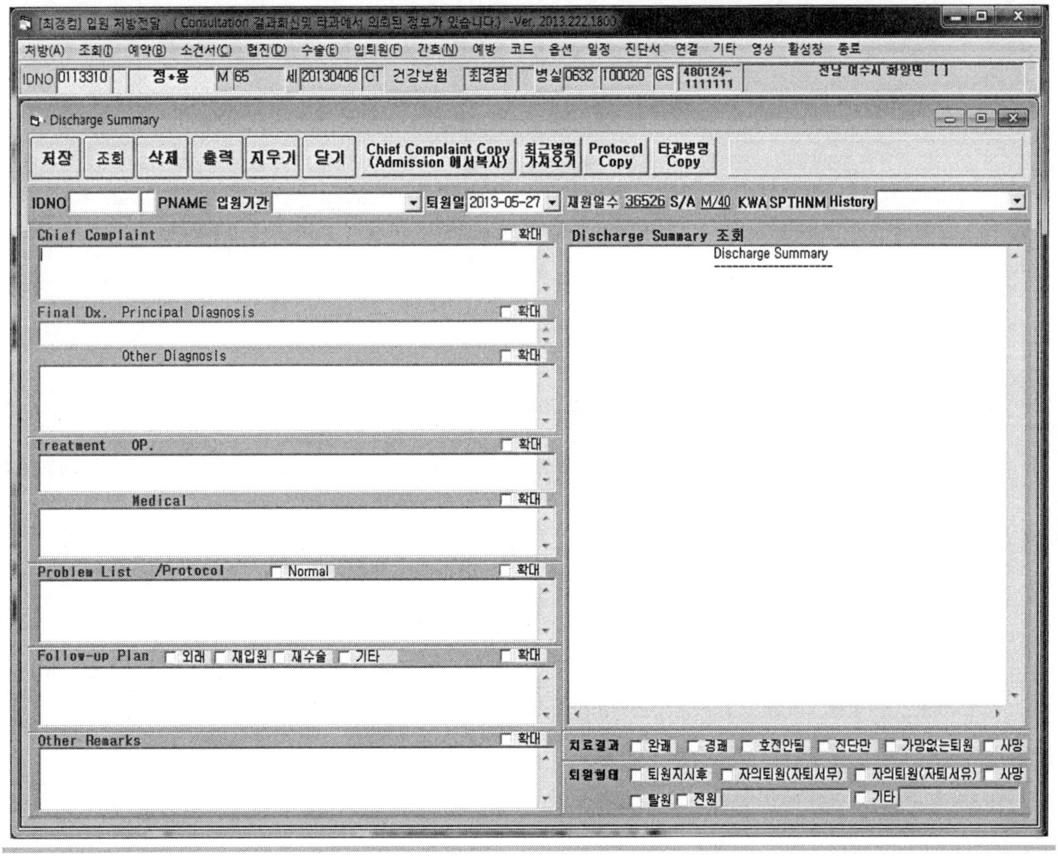

4. 퇴원확인(퇴원예고, 오더정리)

병동에서 진행 중인 오더나 미비ACTING 오더 등 정확한 퇴원계산을 위한 오더를 정리한다. 지원부서 진행 오더는 지원부서의 확인 후 검사 미시행시는 오더삭제 또는 수정 등의 작업을 하고, 미비ACTING 오더는 시행처리를 하거나 오더삭제 또는 수정 작업을 하면 된다.

[간호공통] → [퇴원예고]

〈그림 5-59〉 퇴원예고 화면

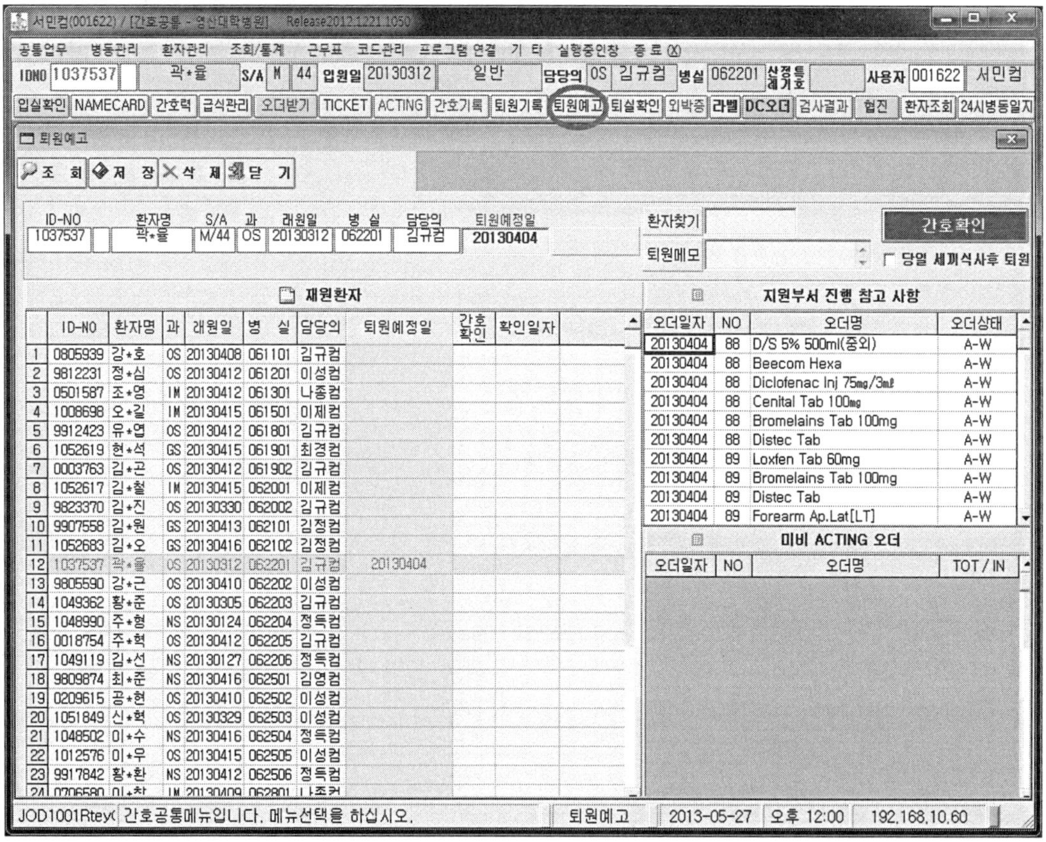

5. 퇴원계산

(1) 퇴원환자관리

아래의 퇴원환자관리 화면에서 퇴원환자를 확인하여 퇴원계산을 진행한다. 퇴원수속단계별로 진행되는 상황을 보여주는 화면이다.

[원무관리] → [기타] → [퇴원환자관리]

〈그림 5-60〉 퇴원환자관리 화면

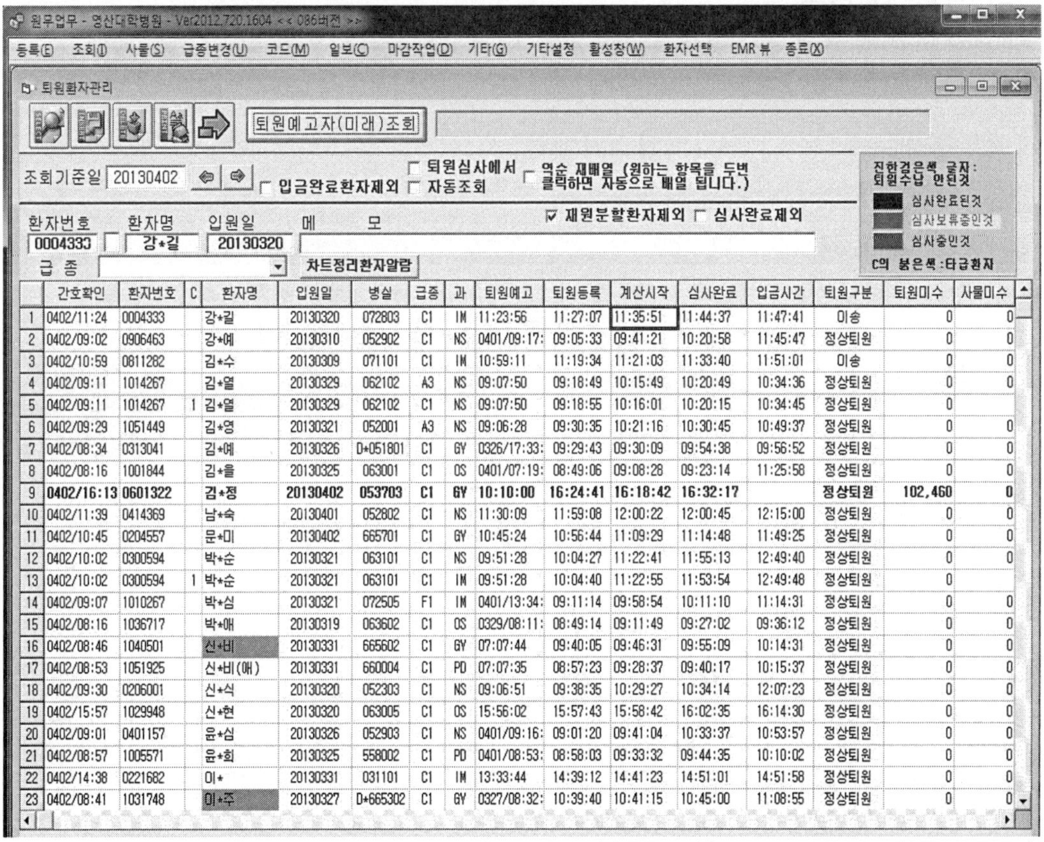

	간호확인	환자번호	C	환자명	입원일	병실	급종	과	퇴원예고	퇴원등록	계산시작	심사완료	입금시간	퇴원구분	퇴원미수	사물미수
1	0402/11:24	0004333		강*길	20130320	072803	C1	IM	11:23:56	11:27:07	11:35:51	11:44:37	11:47:41	이송	0	0
2	0402/09:02	0906463		강*예	20130310	052902	C1	NS	0401/09:17:	09:05:33	09:41:21	10:20:58	11:45:47	정상퇴원	0	0
3	0402/10:59	0811282		김*수	20130309	071101	C1	IM	10:59:11	11:19:34	11:21:03	11:33:40	11:51:01	이송	0	0
4	0402/09:11	1014267		김*열	20130329	062102	A3	NS	09:07:50	09:18:49	10:15:49	10:20:49	10:34:36	정상퇴원	0	0
5	0402/09:11	1014267	1	김*열	20130329	062102	C1	NS	09:07:50	09:18:55	10:16:01	10:20:15	10:34:45	정상퇴원	0	
6	0402/09:29	1051449		김*영	20130321	052001	A3	NS	09:06:28	09:30:35	10:21:16	10:30:45	10:49:37	정상퇴원	0	0
7	0402/08:34	0313041		김*예	20130326	D*051801	C1	GY	0326/17:33:	09:29:43	09:30:09	09:54:38	09:56:52	정상퇴원	0	0
8	0402/08:16	1001844		김*을	20130325	063001	C1	OS	0401/07:19:	08:49:06	09:08:28	09:23:14	11:25:58	정상퇴원	0	0
9	**0402/16:13**	**0601322**		**김*정**	**20130402**	**053703**	**C1**	**GY**	**10:10:00**	**16:24:41**	**16:18:42**	**16:32:17**		**정상퇴원**	**102,460**	**0**
10	0402/11:39	0414369		남*숙	20130401	052802	C1	NS	11:30:09	11:59:08	12:00:22	12:00:45	12:15:00	정상퇴원	0	0
11	0402/10:45	0204557		문*미	20130402	665701	C1	GY	10:45:24	10:56:44	11:09:29	11:14:48	11:49:25	정상퇴원	0	0
12	0402/10:02	0300594		박*순	20130321	063101	C1	NS	09:51:28	10:04:27	11:22:41	11:55:13	12:49:40	정상퇴원	0	0
13	0402/10:02	0300594	1	박*순	20130321	063101	C1	IM	09:51:28	10:04:40	11:22:55	11:53:54	12:49:48	정상퇴원	0	
14	0402/09:07	1010267		박*심	20130321	072505	F1	IM	0401/13:34:	09:11:14	09:58:54	10:11:10	11:14:31	정상퇴원	0	0
15	0402/08:16	1036717		박*애	20130319	063602	C1	OS	0329/08:11:	08:49:14	09:11:49	09:27:02	09:36:12	정상퇴원	0	0
16	0402/08:46	1040501		신*비	20130331	665602	C1	GY	07:07:44	09:40:05	09:46:31	09:55:09	10:14:31	정상퇴원	0	0
17	0402/08:53	1051925		신*비(애)	20130331	660004	C1	PD	07:07:35	08:57:23	09:28:37	09:40:17	10:15:37	정상퇴원	0	0
18	0402/09:30	0206001		신*식	20130320	052303	C1	NS	09:06:51	09:38:35	10:29:27	10:34:14	12:07:23	정상퇴원	0	0
19	0402/15:57	1029948		신*현	20130320	063005	C1	OS	15:56:02	15:57:43	15:58:42	16:02:35	16:14:30	정상퇴원	0	0
20	0402/09:01	0401157		윤*심	20130326	052903	C1	NS	0401/09:16:	09:01:20	09:41:04	10:33:37	10:53:57	정상퇴원	0	0
21	0402/08:57	1005571		윤*희	20130325	558002	C1	PD	0401/08:53:	08:58:03	09:33:32	09:44:35	10:10:02	정상퇴원	0	0
22	0402/14:38	0221682		이*	20130331	031101	C1	IM	13:33:44	14:39:12	14:41:23	14:51:01	14:51:58	정상퇴원	0	0
23	0402/08:41	1031748		이*주	20130327	D*665302	C1	GY	0327/08:32:	10:39:40	10:41:15	10:45:00	11:08:55	정상퇴원	0	0

◘ 내용설명

① 병동에서 퇴원 예고된 환자들이 조회된다.

② '간호확인'에 일시가 표시되는 환자는 병동에서 오더정리가 완료된 환자이다.

③ 퇴원등록을 하면 '퇴원등록'에 시간이 표시가 되고, 퇴원심사를 시작하면 '계산시작' 칼럼에 시간이 표시가 된다.

④ 입금이 완료되면 '입금시간'에 시간이 표시가 된다.

(2) 퇴원계산등록

퇴원환자가 부담해야 할 퇴원수가를 계산하는 화면이다.

[원무관리] → [등록] → [퇴원수가계산]

〈그림 5-61〉 퇴원계산등록 화면

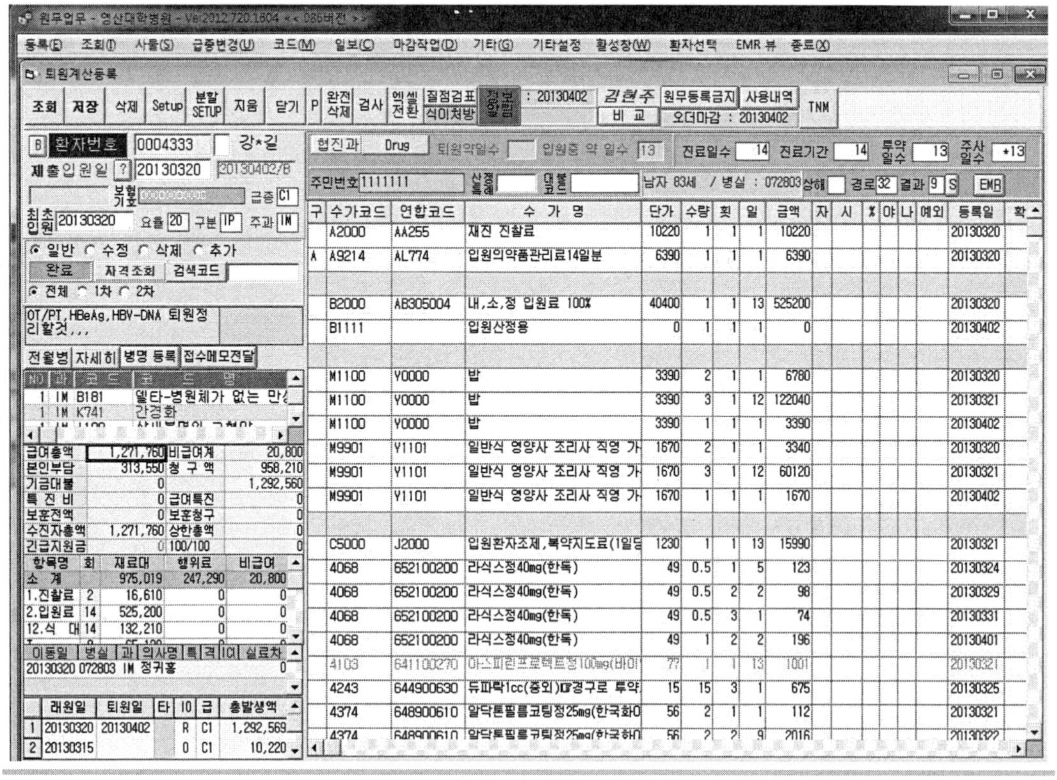

6. 퇴원정산

1) 퇴원등록

입원 중인 환자가 퇴원할 때 등록하는 화면이다.

[원무관리] → [등록] → [퇴원등록]

〈그림 5-62〉 퇴원등록 화면

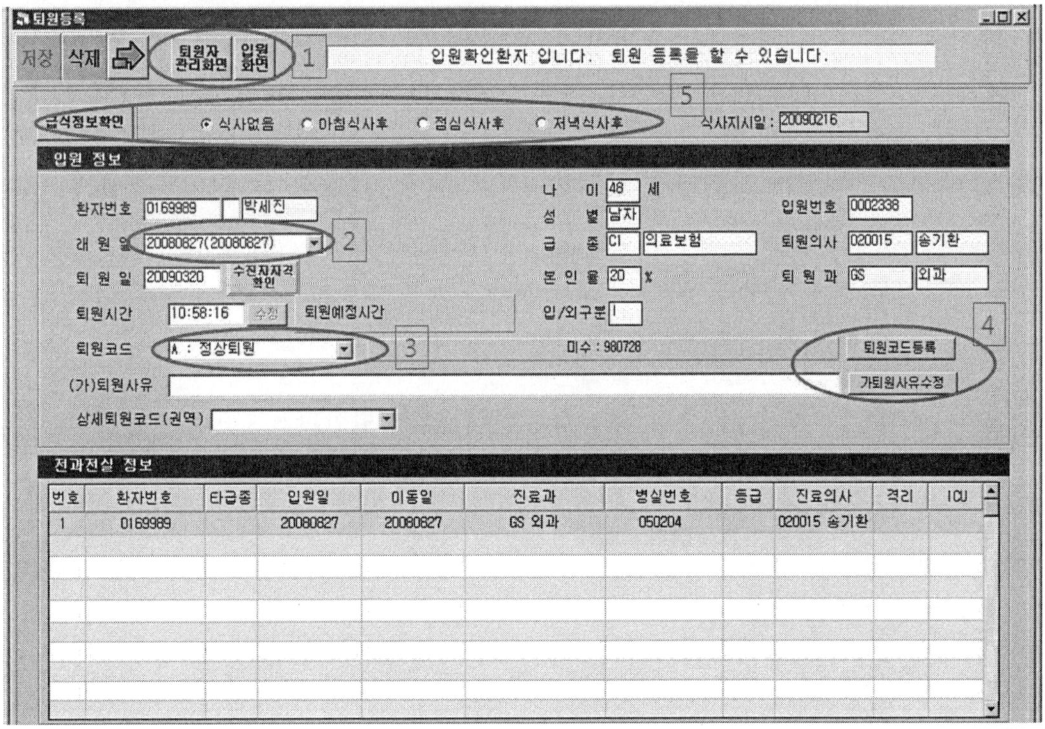

2) 화면상세 설명

(1) 메뉴버튼 설명

① [퇴원자관리화면] 버튼을 누르면 당일퇴원 예고된 환자리스트 바로가기가 된다. 퇴원등록, 퇴원심사, 입금의 정보를 볼 수 있다.

② [입원화면] 버튼을 누르면 입원등록화면으로 바로가게 된다.

(2) 퇴원식대

① 급식정보확인 : 퇴원당일 식사 여부를 체크한다.
환자의 퇴원 시 식이나 입원 중 식이정보를 조회, 수정할 수 있다.

(3) 입원정보

① 환자번호 : 환자번호를 입력하면 급종, 본인율, 나이, 성별, 의사코드, 의사명, 퇴원과 등이 표시된다.

② 내원일 : 내원한(입원한) 일자를 선택한다.
괄호 안의 날짜는 실 입원일(실제입원한날), 분할환자는 분할일자별 내원일이 표시된다.

③ 퇴원일 : 퇴원하는 일자를 선택하여 입력한다. 미입력 시에는 시스템 일자(현재 일자)가 입력된다.

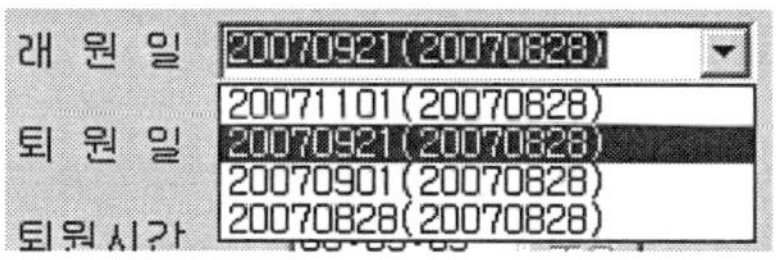

④ 퇴원코드 : 퇴원 시 해당 코드를 선택하여 입력한다.
가퇴원하는 경우는 별도로 가퇴원 등록 프로그램을 이용하여 처리한다.

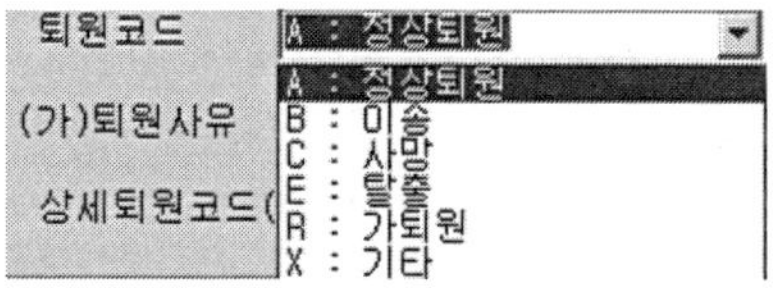

⑤ [퇴원코드등록] 및 [가퇴원사유수정] 버튼 : 퇴원코드만 따로 등록하거나 가퇴원 시 그 사유를 저장 할 수 있는 버튼이다.

(4) 전과전실 정보

퇴원하기 전 전과전실된 history가 표시된다.

3) 입금표 등록

퇴원할 환자가 퇴원정산을 하기위해 진료비를 결제하는 화면이다.

[원무관리] → [등록] → [입금표등록(3)]

〈그림 5-63〉 입금표등록 화면

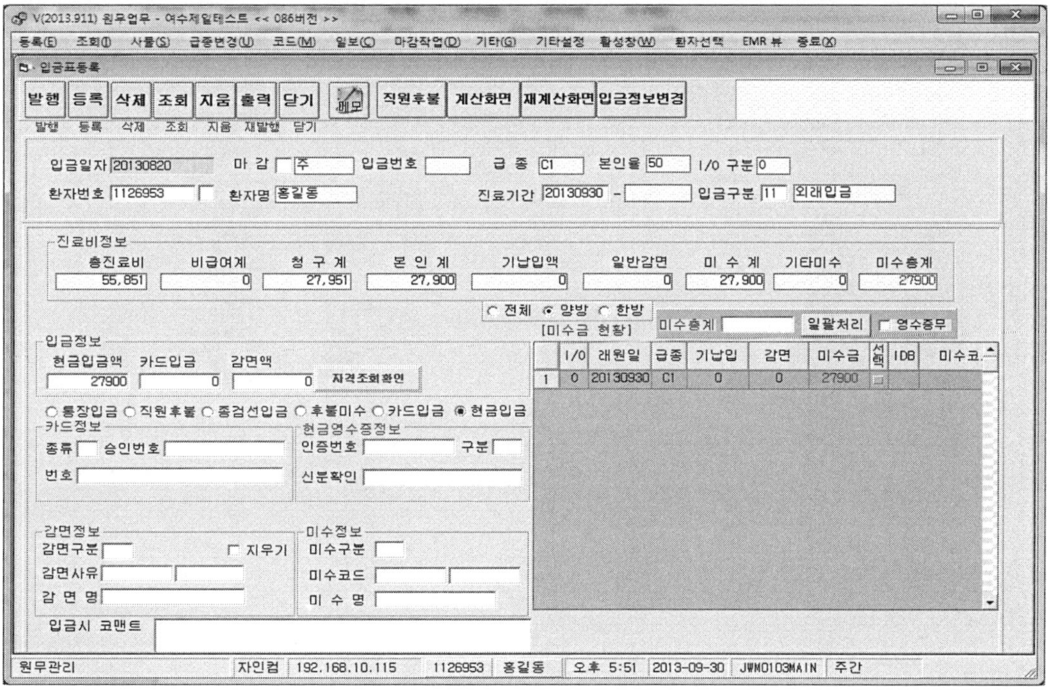

내용설명

① 환자번호 입력란에 환자번호(또는 환자이름)를 입력하고 [Enter]키를 계속 눌러 커저(cursor)가 '입금정보'(중앙 좌측)까지 가도록 한다.

② 그러면 '미수금 현황'(중앙 우측)의 미수금이 '입금정보'의 입력란에 들어가게 된다(자동 입력).

③ 결제금액이 나타나면 카드 또는 현금으로 결제할 수 있다.

④ [등록]은 입금표를 등록하는 버튼이고, [발행]은 입금표 등록 후 영수증을 출력하는 버튼이다.

⑤ 그리고 다음과 같은 '진료비 결제' 화면이 나타난다.

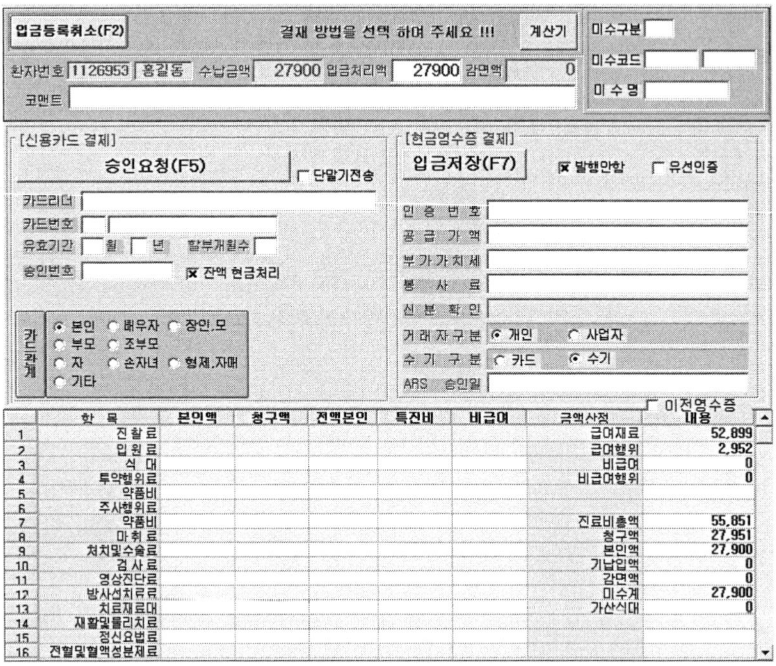

7. 가퇴원환자관리

1) 가퇴원 등록

입원환자가 퇴원 시 퇴원금 미비 및 기타사유로 가퇴원 처리하거나 가퇴원 처리된 환자를 정상퇴원으로 정리할 때 사용한다.

[원무관리] → [등록] → [가퇴원정리]

〈그림 5-64〉 가퇴원 정리 화면

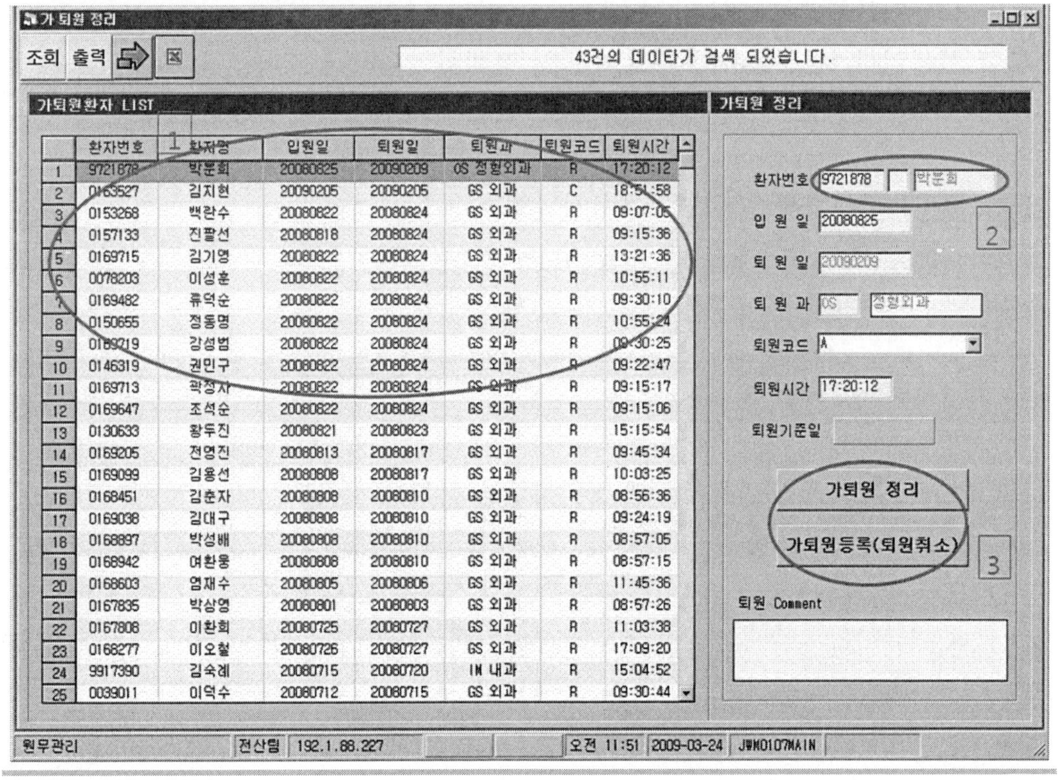

■ 내용설명

① 가퇴원환자 명부선택 : 화면 좌측의 현재 가퇴원으로 등록된 환자리스트 중에서 환자 선택 후 2번의 가퇴원 환자 등록에 불러와 [가퇴원 정리] 버튼으로 정상 처리한다.

② 환자번호를 직접 입력하거나 가퇴원 환자 리스트에서 조회해서 가퇴원 등록

및 가퇴원 취소(정상퇴원) 처리를 할 수 있다.

③ 가퇴원 정리 : 퇴원환자 명부에서 선택된 가퇴원 환자를 정리 실행한다. 정상퇴원으로 처리하는 버튼이다.

④ 가퇴원 등록 : 정상퇴원 환자를 가퇴원으로 처리 또는 퇴원할 환자를 가퇴원으로 등록한다.

8. 중간계산서 발행

입원환자에 대해 발생되는 진료비를 출력하며, 주로 입원 시 중간계산서 용도로 많이 사용된다. 입원환자의 진료기간을 정해서 그 기간만 계산 할 수 있도록 한다. 그 기간에 나온 진료비와 미수금이 있을 경우에는 같이 출력된다.

[원무관리] → [등록] → [중간계산서발행]

〈그림 5-65〉 중간 및 퇴원청구서 발행 화면

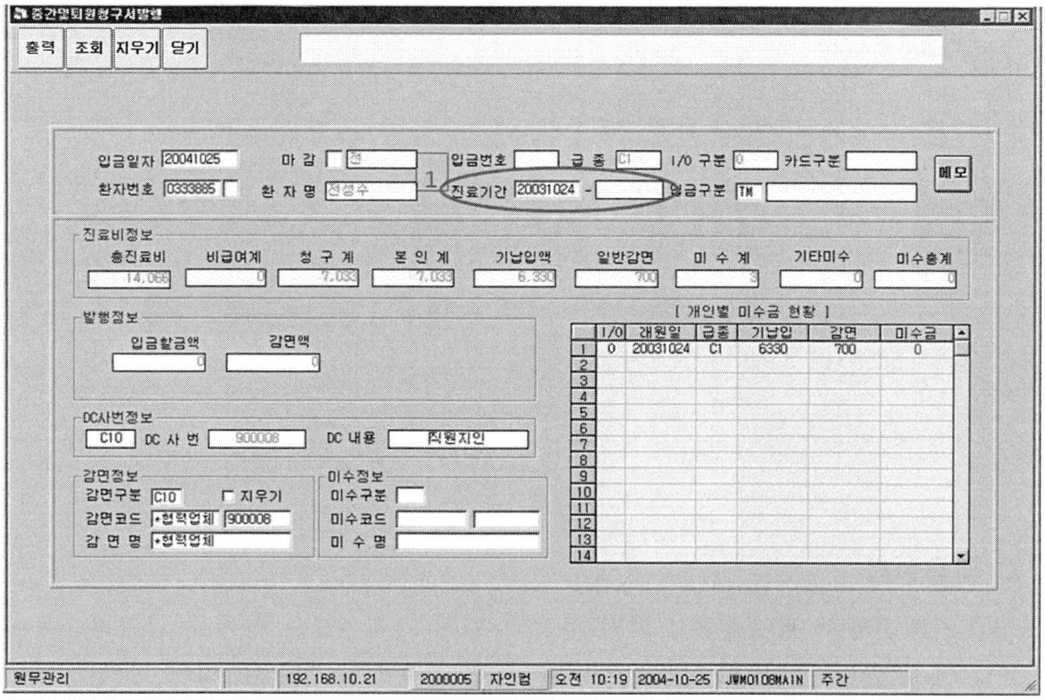

항목설명

① 입금일자 : 항상 시스템 일자(현재 일자)가 표시되어 수정, 변경할 수 없다.
② 환자번호 : 앞자리는 환자번호를 입력하고 뒷자리는 타급종 구분을 입력한다.
③ 환자명 : 환자번호를 입력하면 환자명이 표시된다.
④ 급종 : 내원정보의 급종이 표시된다.
⑤ I/O 구분 : 입원 시에는 'I', 외래는 'O'가 표시된다.
⑥ 진료기간 : 진료받은 내원일(입원일)을 입력한다. 내원일이 시스템일(현재일자)일 경우는 자동으로 표시되고, 이전 내원일에 대해 소급 입금등록 시에는 일자를 입력 또는 개인별 미수금현황에서 더블 클릭하면 된다.
⑦ 총진료비 : 내원일자별로 등록된 전표의 병원종별을 가산한 총금액이 표시된다.
⑧ 비급여계 : 총금액에서 비급여만 집계한 금액이 표시된다.
⑨ 청구계 : 총금액에서 비급여계를 제외한 금액 중 급종별 율에 따른 공단에 청구할 금액이 표시된다.
⑩ 본인계 : 총금액에서 비급여계를 제외한 금액 중 본인율에 따라 계산된 금액에 비급여계를 더한 금액이 표시된다.
⑪ 기납입액 : 내원일자별로 발생된 본인계 중 이미 납입한 금액이 표시된다.
⑫ 일반감면 : 발생된 본인계에 대해 감면할 금액을 입력한다.
⑬ 미수계 : 발생된 본인계에서 입금처리 되지 않은 금액이 표시된다.
⑭ 미수총계 : 본인계에서 입금처리 되지 않은 총금액이 표시된다.
⑮ 일반입금 : 내원일자별로 발생된 본인계에 대한 미수금액이 표시되고, 입금할 금액을 입력할 수 있다.
⑯ 일반감면 : 발생된 본인계에 대해 감면할 금액을 입력한다. 감면코드에 따라 자동으로 감면계산처리 된다.

5.5 진료예약관리

5.5.1 진료예약관리 업무

1. 진료예약제도

진료예약 제도는 환자의 진료 대기시간을 줄이기 위하여 환자와 약속한 시간과 장소에서 진료를 받는 제도이다.

병원에 진료예약 제도가 필요하게 된 배경에는 외래업무의 특성에서 찾을 수 있는데, 외래업무는 하루 중 일정하게 정해진 시간 내에 업무를 완수해야 하고, 당일 발생한 진료비 중 환자부담금을 현장에서 수납해야 할 뿐 아니라 업무과정에 투입되는 담당자가 많고 그 역할도 다르기 때문에 일사불란한 업무처리를 기대하기 어려움이 있다.

따라서 진료예약제도의 도입을 통해서 환자의 진료 대기시간을 단축시키고, 일평균 예약 환자수의 예측 및 추후 휴진에 대한 관리를 통해 인적자원 투입 및 물적자원의 사용량을 예측할 수 있다. 또한 내원 환자수의 예측을 통해 진행되는 검사수요 및 재료대 등의 분석에도 활용된다. 그리고 외래일정 및 휴진일정과의 관계도 미리 예측하여 병원 수익분석 등의 지표로 자료화되며, 일평균 외래 환자수, 주간 외래실적, 월간·연간 외래 환자수 등의 경영관리 지표에 기초 데이터로 활용된다. 뿐만 아니라 병원 수익계산 분석에 활용되며 신환, 초진·재진 환자에 대한 분석을 통해 수익에 대한 예상 및 환자 유치에 대한 자료로 활용된다.

진료예약의 방법에는 전화예약, 인터넷예약, 방문예약, 스마트폰 어플리케이션 이용 등이 있다.

2. 진료예약의 절차

〈그림 5-66〉 진료예약의 절차

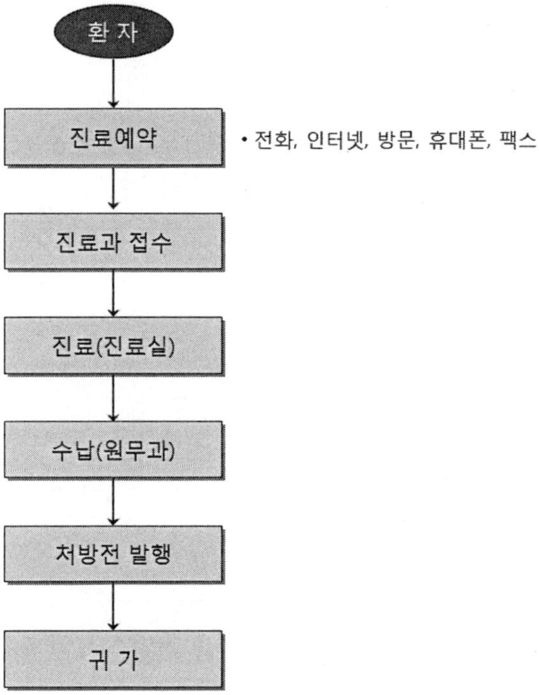

5.5.2 예약변경

1. 환자예약변경

(1) 환자접수등록 화면

「원무관리] → [등록] - [환자접수등록]

〈그림 5-67〉 환자접수등록 화면-[의사예약]

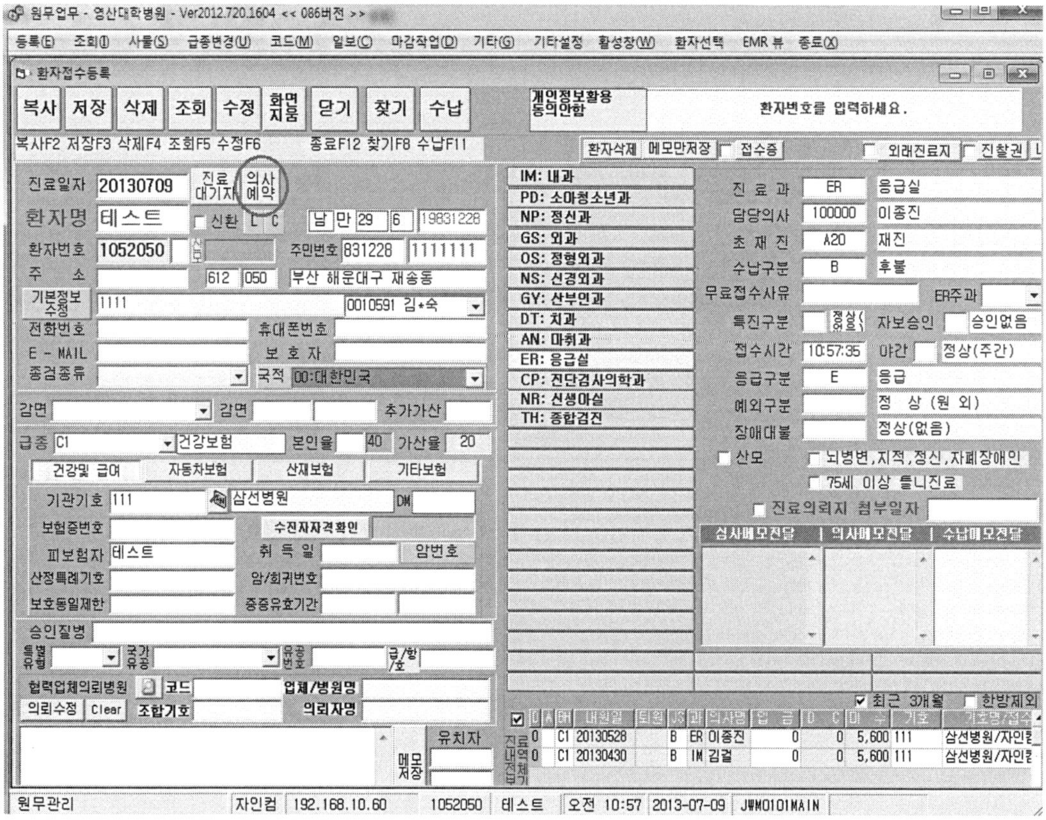

(2) 예약변경 화면

〈그림 5-68〉 환자예약변경 화면

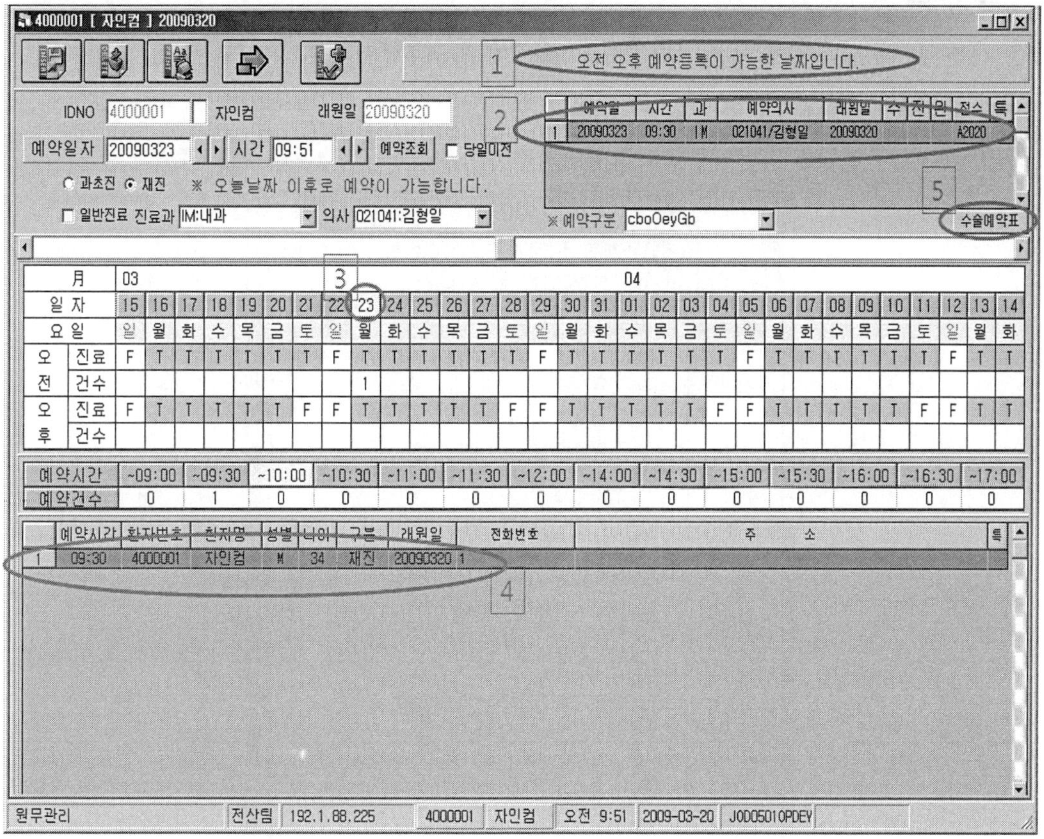

항목설명

① 3번 달력을 선택한 경우 1번 메시지가 나오면 예약등록이 가능한 날짜인지 확인한다. 달력의 진료 칸이 'T'이면 진료가 가능하고, 'F'이면 진료 불가능이다.

② 예약시간 지정 후 [저장] 버튼을 클릭하여 저장한다.

③ 저장 후 달력의 날짜를 선택하면 2번과 4번이 화면에 조회된다.

5.5.3 식사처방전

1. 단위업무 메뉴화면

아래의 메뉴화면에서 급식관리를 선택하고 실행시킨다.

〈그림 5-69〉 급식관리선택 메뉴화면

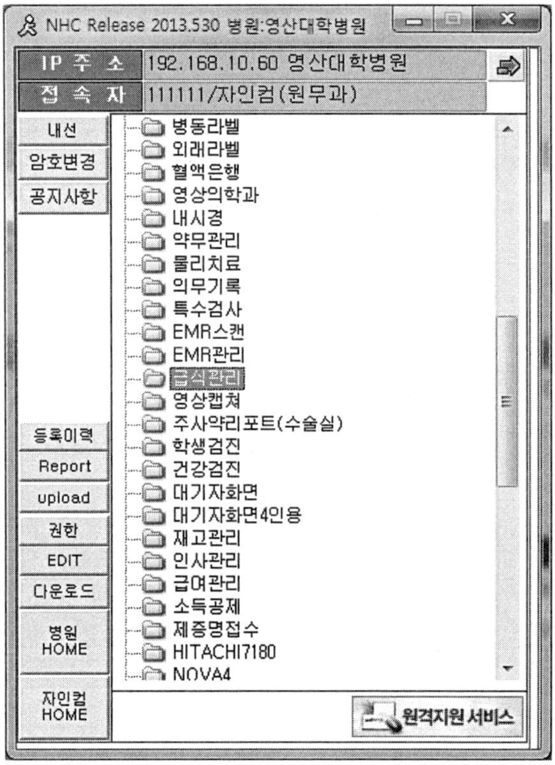

2. 식사처방전

병동에서 입력한 급식정보를 확인하는 화면이다. 해당 환자의 식사를 더블 클릭하면 식사종류가 나타나면서 수정이나 신규 입력도 가능하다.

[급식관리] → [식사처방 관리] → [식사처방전]

〈그림 5-70〉 식사처방전 화면

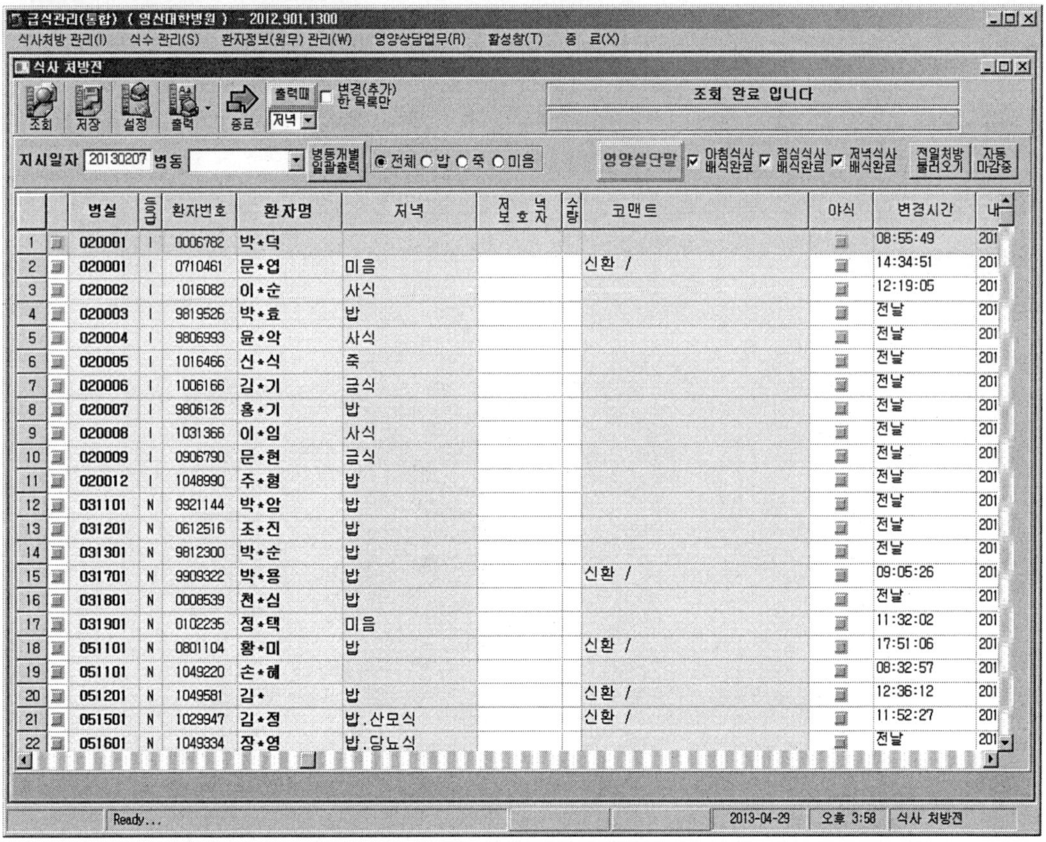

	병실	등급	환자번호	환자명	저녁	저녁 보호자	수량	코멘트	야식	변경시간	내
1	020001	I	0006782	박*덕						08:55:49	201
2	020001	I	0710461	문*엽	미음			신환 /		14:34:51	201
3	020002	I	1016082	이*순	사식					12:19:05	201
4	020003	I	9819526	박*효	밥					전날	201
5	020004	I	9806993	윤*악	사식					전날	201
6	020005	I	1016466	신*식	죽					전날	201
7	020006	I	1006166	김*기	금식					전날	201
8	020007	I	9806126	홍*기	밥					전날	201
9	020008	I	1031366	이*임	사식					전날	201
10	020009	I	0906790	문*현	금식					전날	201
11	020012	I	1048990	주*형	밥					전날	201
12	031101	N	9921144	박*암	밥					전날	201
13	031201	N	0612516	조*진	밥					전날	201
14	031301	N	9812300	박*순	밥					전날	201
15	031701	N	9909322	박*용	밥			신환 /		09:05:26	201
16	031801	N	0008539	천*심	밥					전날	201
17	031901	N	0102235	정*택	미음					11:32:02	201
18	051101	N	0801104	황*미	밥			신환 /		17:51:06	201
19	051101	N	1049220	손*혜						08:32:57	201
20	051201	N	1049581	김*	밥			신환 /		12:36:12	201
21	051501	N	1029947	김*정	밥.산모식			신환 /		11:52:27	201
22	051601	N	1049334	장*영	밥.당뇨식					전날	201

5.5.4 의사스케줄

[외래처방] → [코드] → [내진료 스케줄 등록]

〈그림 5-71〉 외래처방전달-내진료 스케줄등록 화면

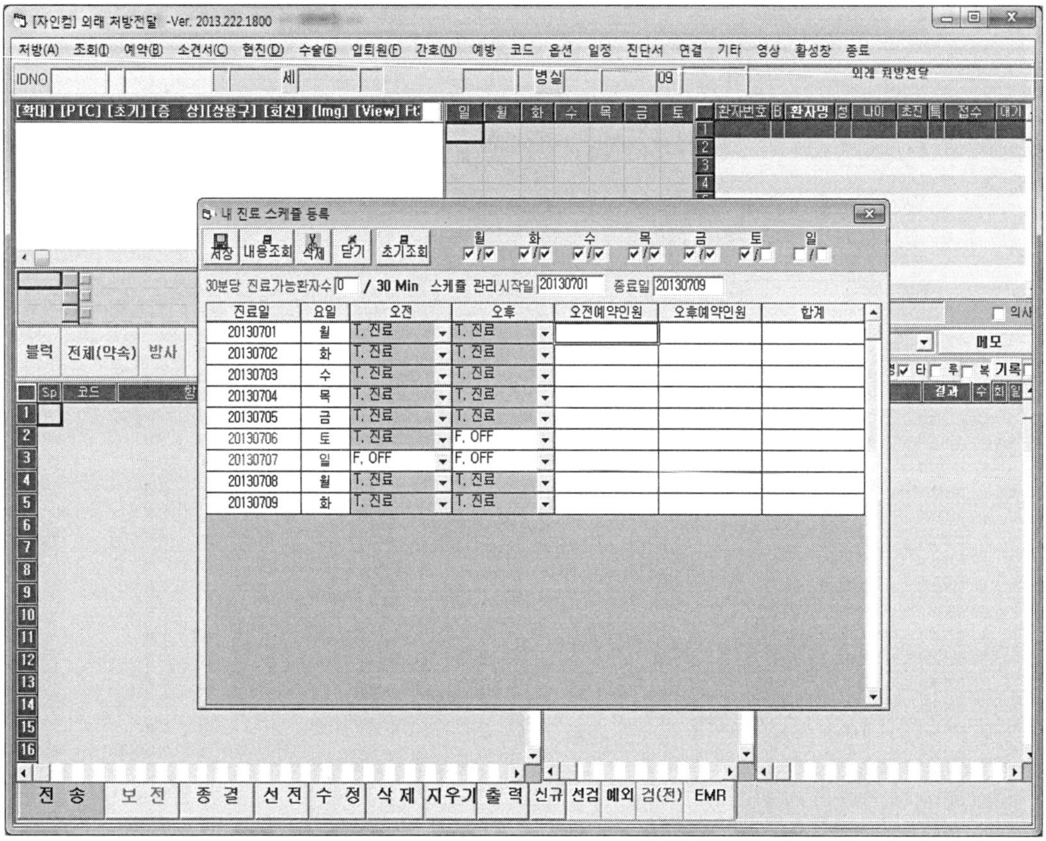

내용설명

① 해당 의사를 선택 후 각 요일별 오전, 오후의 진료가능 여부를 체크하고, 시작일을 지정하여 [초기조회] 버튼을 클릭하면 조회기간의 진료스케줄이 나타난다.

② 30분당 진료가능 환자를 지정한 후 저장하면 진료스케줄이 등록된다.

5.6 환자조회 업무

5.6.1 메뉴화면

〈그림 5-72〉 원무관리 메뉴화면

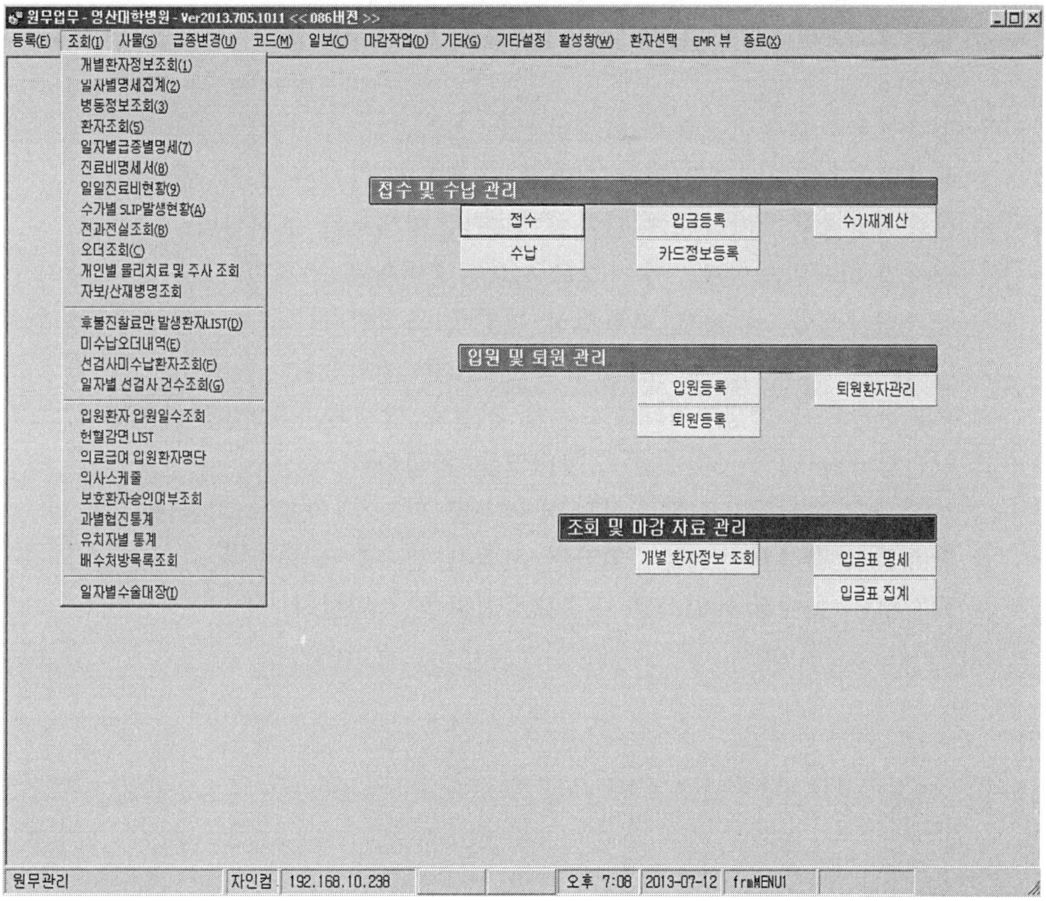

내용설명

① 개별환자정보조회 : 등록된 환자개별의 내원정보, 진료전표, 진료비현황, 입금, 재원현황, 전과전실정보를 조회 및 출력한다.

② 일자별명세집계 : 일자별로 발생된 내원환자, 재원환자, 입/퇴원화자, 내원집계, 입금집계, 진찰료집계 내용을 조회, 집계한다.

③ 병동정보조회 : 병동별, 병실별 입원중인 환자명세, BED수배 LIST를 조회, 출력한다.

④ 환자조회 : 환자이름으로 환자번호를 조회한다.

⑤ 일자별급종별명세 : 입력된 기간에 급종별로 환자를 조회, 출력한다.

⑥ 진료비명세서 : 기간내에 환자별 진료비 명세서를 조회한다.

⑦ 수가별 SLIP발생현황 : 수가별로 SLIP발생현황을 조회한다.

⑧ 전과전실조회 : 환자별 전과전실 현황을 조회한다.

⑨ 오더조회 : 환자번호로 환자의 오더내역을 조회한다.

⑩ 후불진찰료만 발생환자LIST : 후불 진찰료 발생환자 LIST를 조회한다.

⑪ 미수납 오더내역 : 미수납 오더내역을 조회한다.

⑫ 선검사 미수납환자조회 : 선검사 미수납 환자 내역을 조회한다.

⑬ 일자별 선검사건수조회 : 일자별 선검사 건수를 조회한다.

⑭ 일자별 수술대장 : 일자별 수술대장현황을 조회한다.

5.6.2 업무처리 화면

1. 개별환자조회

환자의 전체 history를 조회할 수 있다. 등록된 환자별 전체 정보를 내원정보, 진료전표, 진료비현황, 입금, 재원현황, 전과전실, 환자조회별로 각각 조회 및 출력한다.

(1) 개별환자조회 화면(내원정보)

[원무관리] → [조회] → [개별환자조회]

〈그림 5-73〉 개별환자조회-[내원정보] 화면

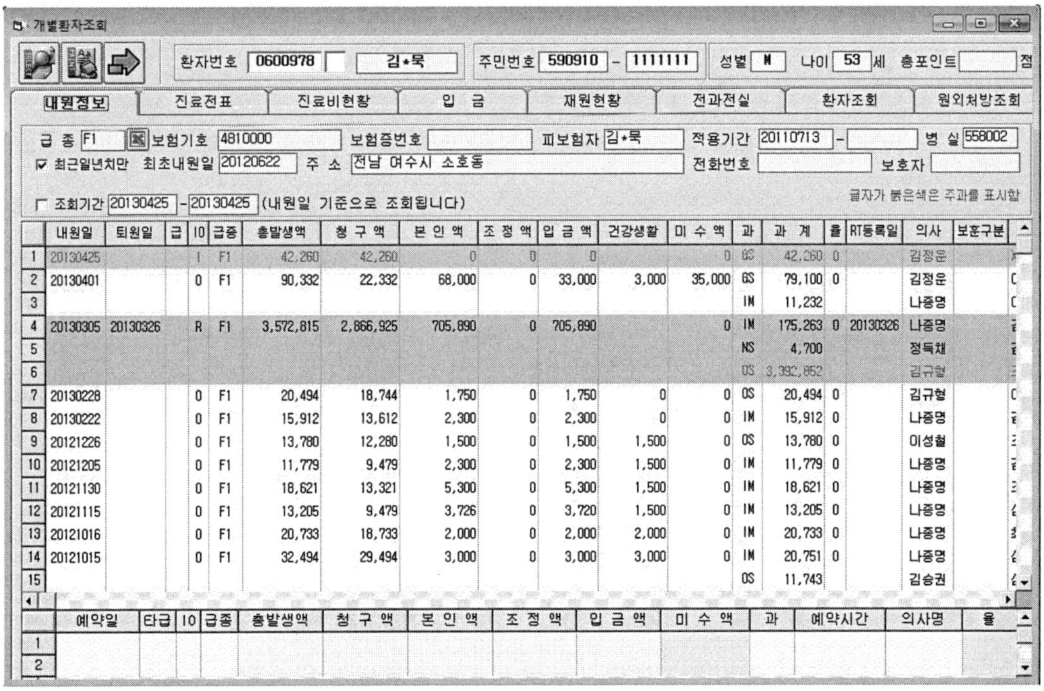

■ **항목설명**

① 환자번호 : 앞자리는 타급종 구분 입력란이고, 뒷자리는 환자번호를 입력한다.

② 환자명 : 환자번호를 입력하면 환자명이 표시된다.

③ 총발생액 : 내원일자별로 등록된 전표의 병원종별을 가산한 총금액이 표시된다.

④ 청구액 : 총금액에서 비급여계의 제외 금액 중 급종에 따라 조합에 청구할 금액이 표시된다.

⑤ 본인액 : 총금액에서 청구계를 제외한 금액이 표시된다.

⑥ 미수액 : 미수액은 본인계에서 입금처리 되지 않은 금액이 표시된다.

(2) 개별환자조회 화면(진료전표)

진료수가계산에서 등록된 전표내역을 내원일자별로 조회할 수 있다.

ORDER일, ORDER NO, 종, 수가코드, 과, 자비코드, 보험, 야간, 수량, 회수, 일수, 금액, 정식명 등의 내용이 조회된다. 검색키, 종별, 과별로 전표내역을 검색, 조회할 수 있다.

[원무관리] → [조회] → [개별환자정보조회]

〈그림 5-74〉 개별환자조회-[진료전표] 화면

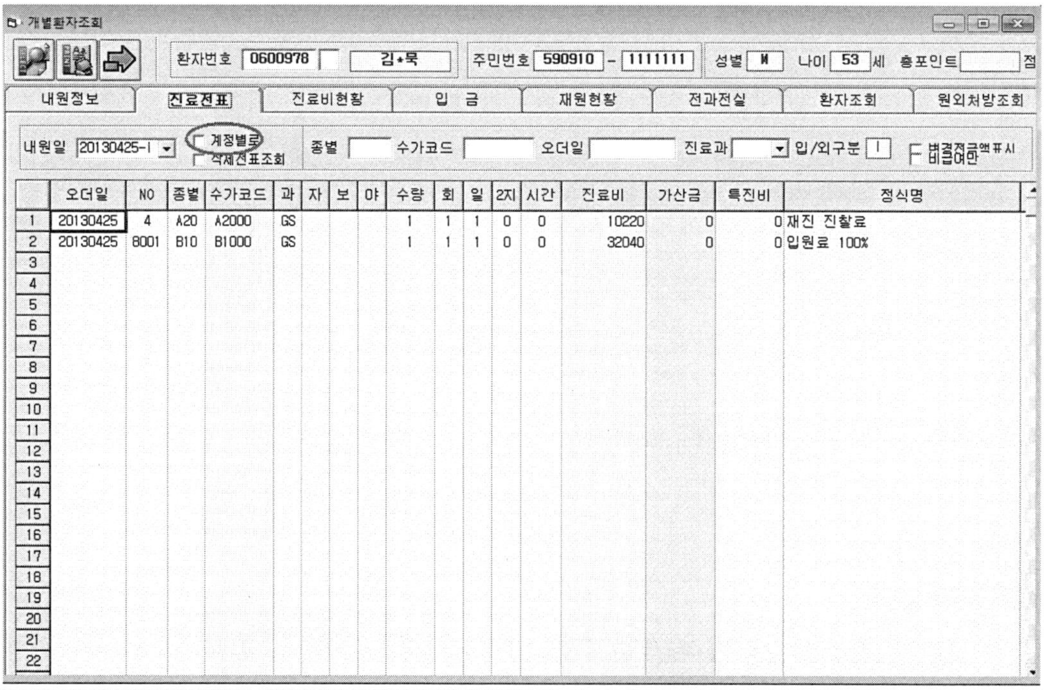

항목설명

① ORDER NO : 내원일의 ORDER의 넘버이다.

② 수가 : 약코드를 나타낸다.

③ 자비코드

‘ ’ : 통상

A : 보험수가 100% 본인부담

C : 보험수가 130% 본인부담

D : 일반수가 100% 본인부담

E : 일반수가 120% 본인부담

Y : 금액 직접입력

④ 계정별로 check 시 진료전표를 계정별로 나누어서 보여준다.

(3) 개별환자조회 화면(진료비현황)

내원일에 따라 계정별로 진료비현황을 조회할 수 있다.

내원일별, 과별, 본인액/청구액/전액본인/특진비/비급여로 진료비가 조회된다.

[원무관리] → [조회] → [개별환자정보조회]

〈그림 5-75〉 개별환자조회-[진료비현황] 화면

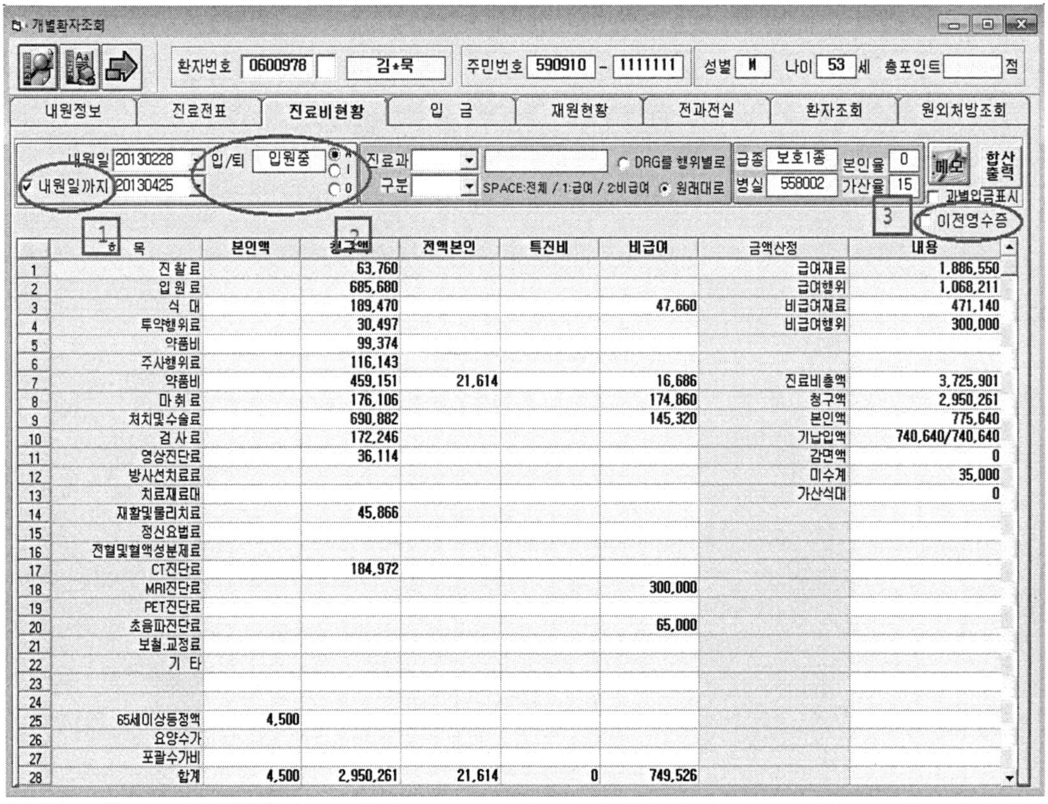

■ 항목설명

① ‘내원일까지’ 체크 시에 날짜를 지정한 기간 동안의 진료비 총계를 모두 확인할 수 있다.

② 입/퇴 : 입원/외래로 인한 진료비를 구분하여 진료비를 볼 수 있다.
  A : 입원, 퇴원, 외래 진료비를 모두 보여준다.

I : 입원 진료비를 보여주며, 체크 시에 퇴원날짜를 확인할 수 있다.
O : 외래 진료비를 보여준다.

③ 각각의 항목(주사대, 약대, 검사료 등)을 더블 클릭 시 해당 내역의 세부내용이 나타난다.

(4) 개별환자조회 화면(입금)

환자별로 발생한 진료비의 입금내역을 조회할 수 있다.

[원무관리] → [조회] → [개별환자정보조회]

〈그림 5-76〉 개별환자등록-[입금] 화면

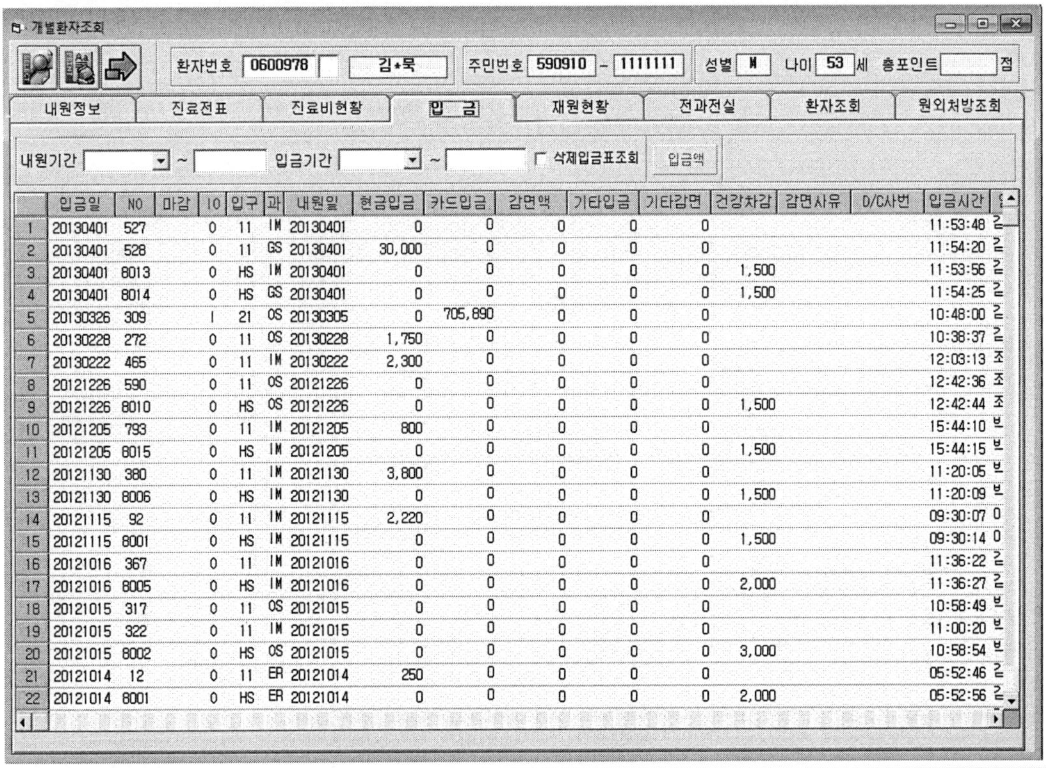

	입금일	NO	마감	IO	입구	과	내원일	현금입금	카드입금	감면액	기타입금	기타감면	건강차감	감면사유	D/C사번	입금시간
1	20130401	527		0	11	IM	20130401	0	0	0	0	0				11:53:48
2	20130401	528		0	11	GS	20130401	30,000	0	0	0	0				11:54:20
3	20130401	8013		0	HS	IM	20130401	0	0	0	0	0	1,500			11:53:56
4	20130401	8014		0	HS	GS	20130401	0	0	0	0	0	1,500			11:54:25
5	20130326	309		I	21	OS	20130305	0	705,890	0	0	0				10:48:00
6	20130228	272		0	11	OS	20130228	1,750	0	0	0	0				10:38:37
7	20130222	465		0	11	IM	20130222	2,300	0	0	0	0				12:03:13
8	20121226	590		0	11	OS	20121226	0	0	0	0	0				12:42:36
9	20121226	8010		0	HS	OS	20121226	0	0	0	0	0	1,500			12:42:44
10	20121205	793		0	11	IM	20121205	800	0	0	0	0				15:44:10
11	20121205	8015		0	HS	IM	20121205	0	0	0	0	0	1,500			15:44:15
12	20121130	380		0	11	IM	20121130	3,800	0	0	0	0				11:20:05
13	20121130	8006		0	HS	IM	20121130	0	0	0	0	0	1,500			11:20:09
14	20121115	92		0	11	IM	20121115	2,220	0	0	0	0				09:30:07
15	20121115	8001		0	HS	IM	20121115	0	0	0	0	0	1,500			09:30:14
16	20121016	367		0	11	IM	20121016	0	0	0	0	0				11:36:22
17	20121016	8005		0	HS	IM	20121016	0	0	0	0	0	2,000			11:36:27
18	20121015	317		0	11	OS	20121015	0	0	0	0	0				10:58:49
19	20121015	322		0	11	IM	20121015	0	0	0	0	0				11:00:20
20	20121015	8002		0	HS	OS	20121015	0	0	0	0	0	3,000			10:58:54
21	20121014	12		0	11	ER	20121014	250	0	0	0	0				05:52:46
22	20121014	8001		0	HS	ER	20121014	0	0	0	0	0	2,000			05:52:56

항목설명

① 삭제입금표 조회 체크 시 원무에서 삭제한 전표 보여줌

② 입구 : 입금에 대한 구분사항이다.

예 11 : 외래입금, 31 : 미수입금, 32 : 환불금 입금, HS : 건생비

③ 건강차감 : 의료급여 환자 건강생활 유지비로 지불했을 경우의 금액이 표시된다.

(5) 개별환자조회 화면(재원현황)

입원환자의 입원기간에 대한 재원내역을 조회할 수 있다. 환자번호 입력 후 조회를 클릭하면 환자가 병원에 입원했던 기간 및 병실을 볼 수 있다.

[원무관리] → [조회] → [개별환자정보조회]

〈그림 5-77〉 개별환자조회-[재원현황] 화면

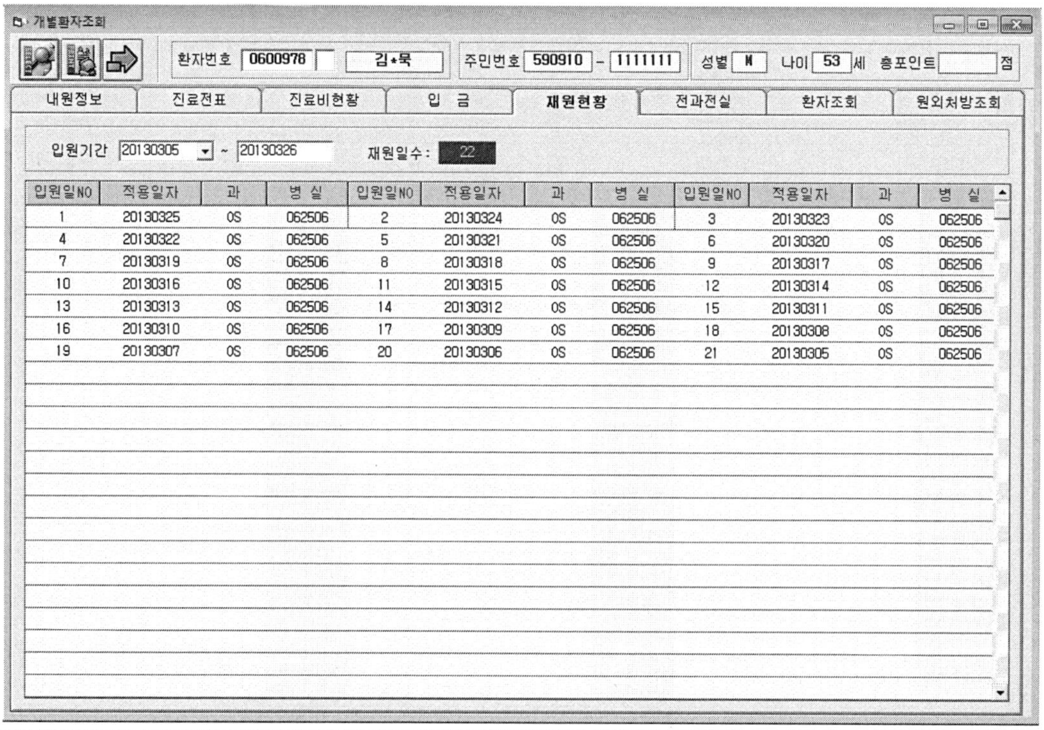

(6) 개별환자조회 화면(전과전실)

입원환자의 변경된 전과전실 내역을 조회할 수 있다. 환자번호를 입력한 후 조회를 클릭 시 환자가 변경된 전과전실 내역을 조회할 수 있다.

[원무관리] → [조회] → [개별환자정보조회]

〈그림 5-78〉 개별환자조회-[전과전실] 화면

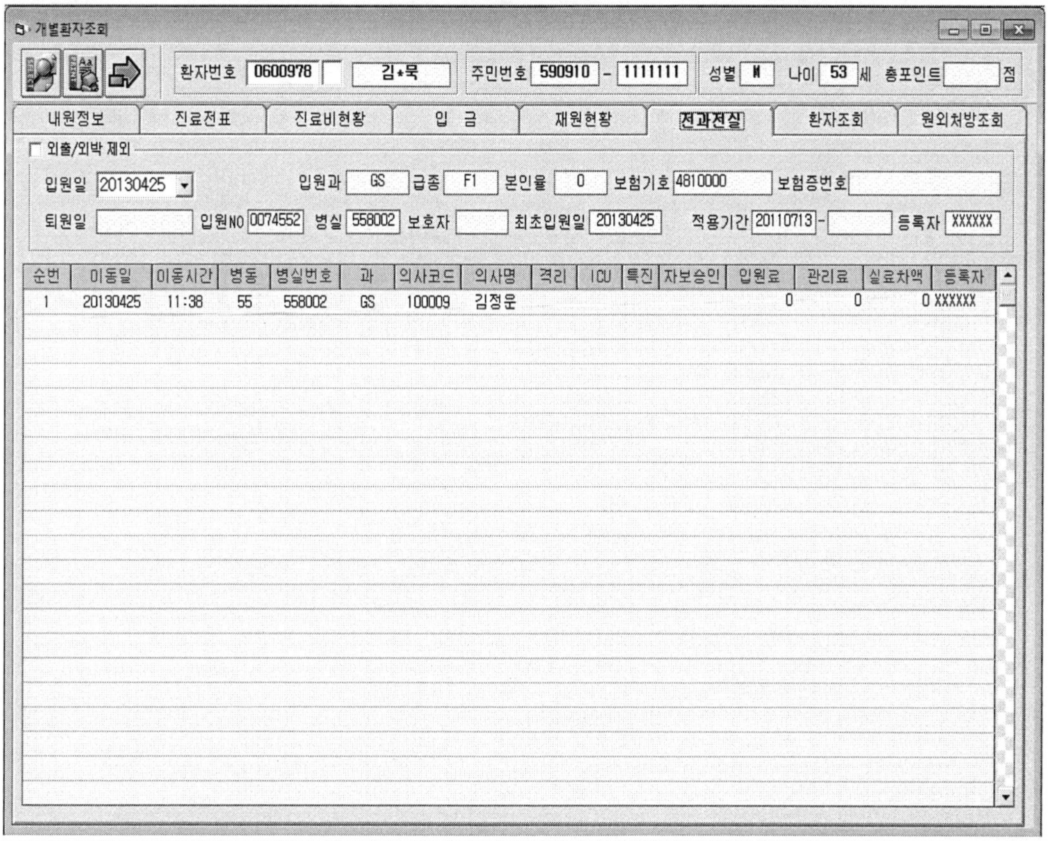

(7) 개별환자조회 화면(환자조회)

환자명을 입력하여 환자번호를 조회할 수 있다. 생년, IDNO를 검색하여 조회도 가능하다.

[원무관리] → [조회] → [개별환자정보조회]

〈그림 5-79〉 개별환자등록-[환자조회] 화면

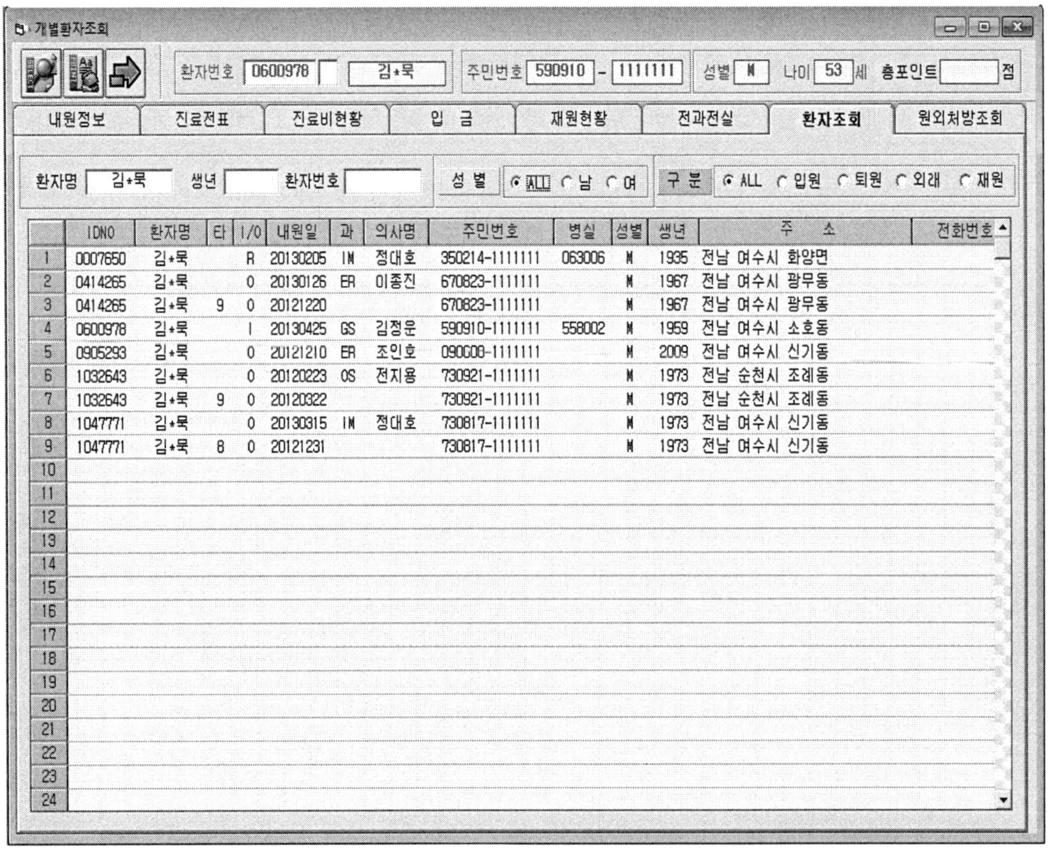

(8) 개별환자조회 화면(원외처방조회)

원외처방내역을 조회하며, 환자가 수령한 원외처방 내역을 알 수 있다.

[원무관리] → [조회] → [개별환자정보조회]

〈그림 5-80〉 개별환자조회-[원외처방조회] 화면

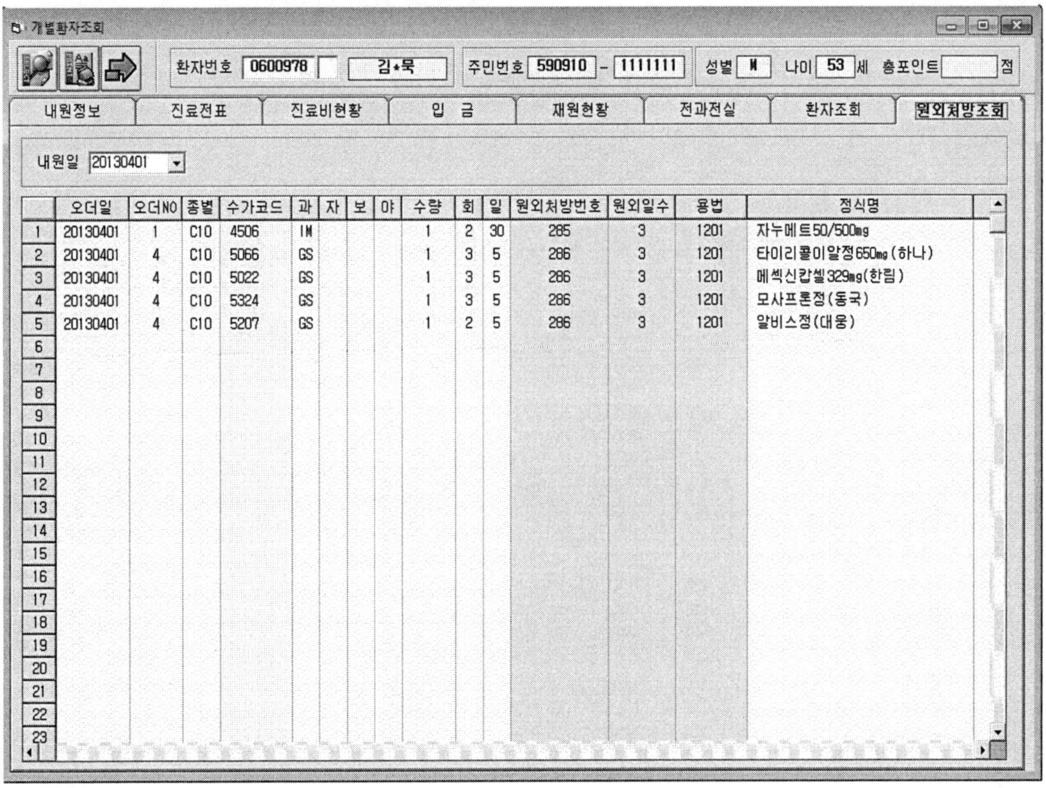

2. 일자별 명세 및 집계

(1) 일자별 명세집계(내원환자 조회)

일자별로 발생된 내원환자, 재원환자, 입퇴원환자, 내원집계, 재원집계, 입금집계, 진찰료집계 등의 내용을 각각 조회 및 출력한다.

[원무관리] → [조회] → [일자별명세집계]

〈그림 5-81〉 일자별명세집계-[내원환자] 화면

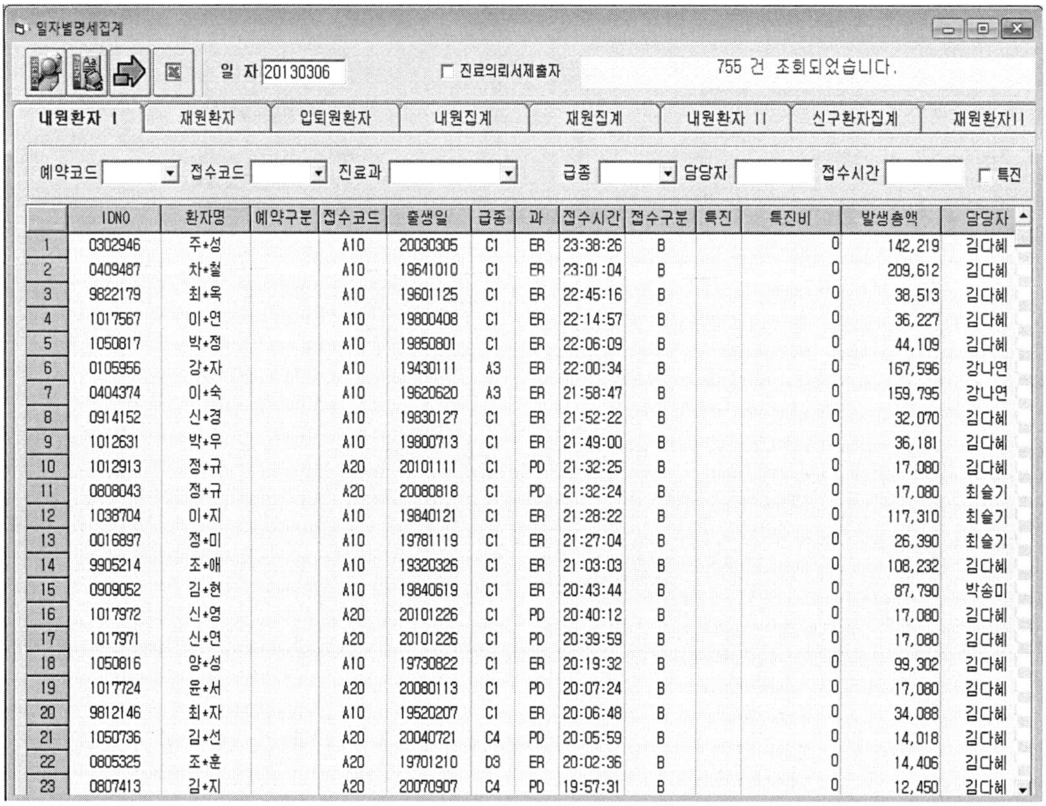

3. 병동정보 조회

(1) 병동정보조회(병동별 환자)

병동별, 병실별 입원중인 환자명세, BED수배 LIST를 조회 및 출력한다.

[원무관리] → [조회] → [병동정보조회]

〈그림 5-82〉 병동정보조회-[병동별환자] 화면

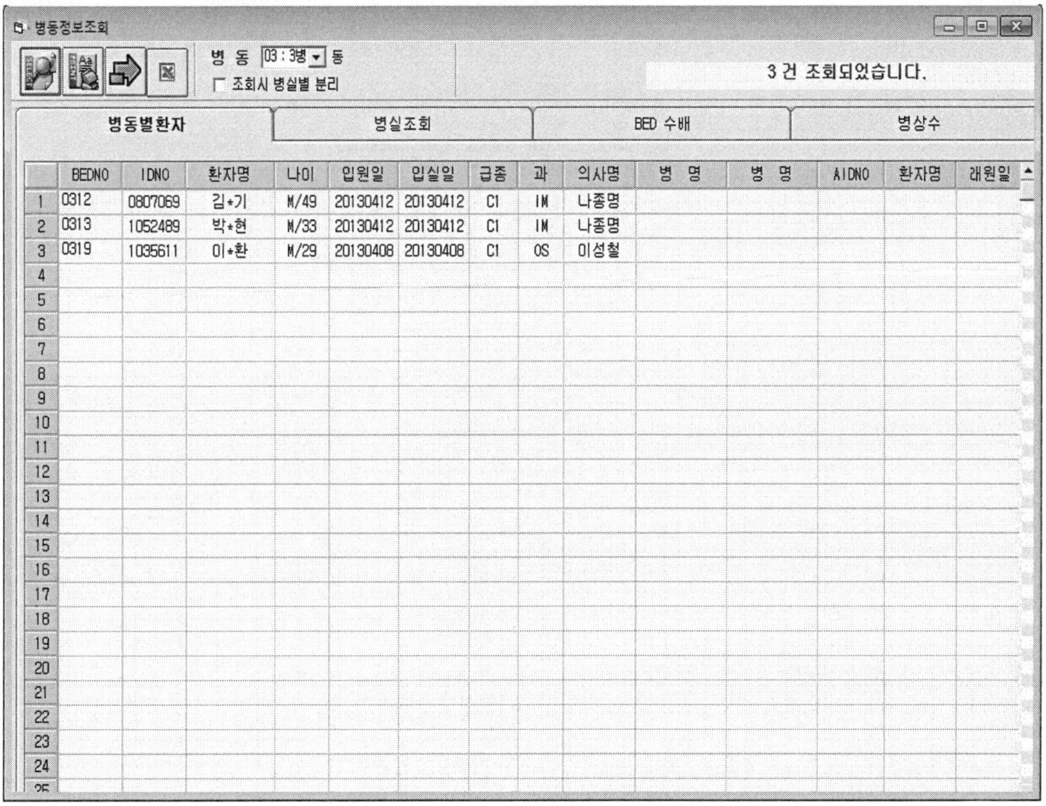

(2) 병동정보조회(BED 수배)

좌측은 호실별 빈BED 상태를 보여주고 우측은 BED별 환자를 나타낸다.

[원무관리] → [조회] → [병동정보조회]

〈그림 5-83〉 병동정보조회-[BED 수배] 화면

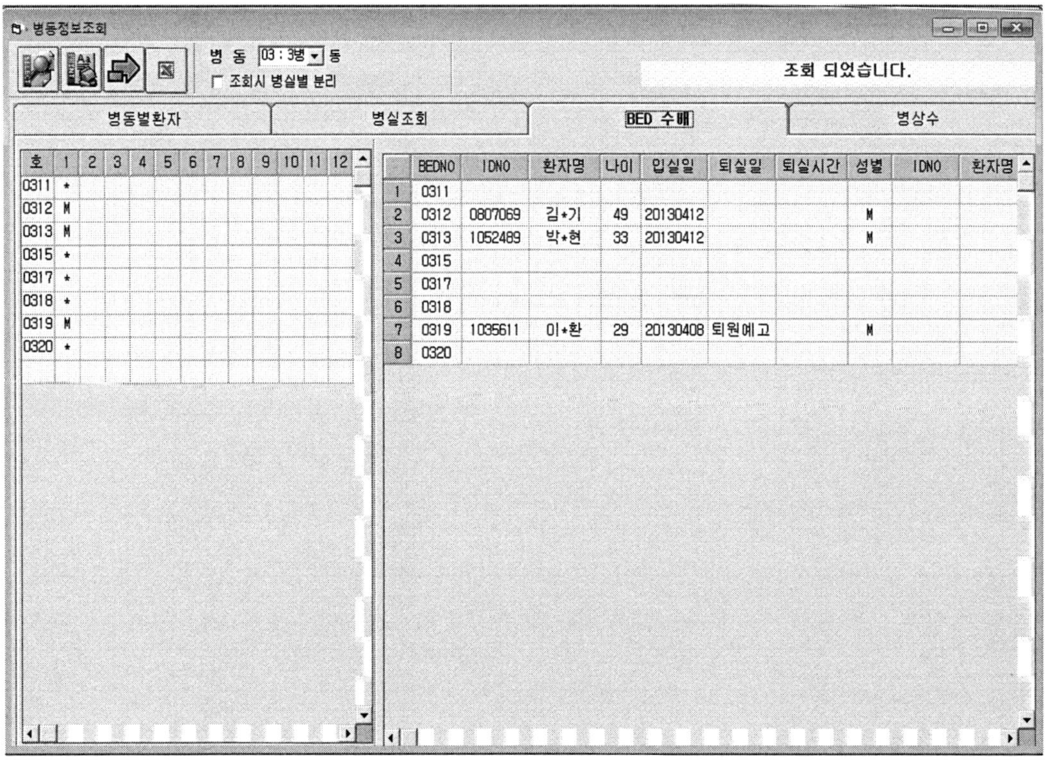

4. 미수현황 조회

미수가 있는 입원/외래환자를 조회한다. 미수금을 파악하기 위하여 입금된 환자를 미수코드별로 조회 및 출력한다.

[원무관리] → [일보] → [미수조회]

〈그림 5-84〉 미수 및 환불현황 조회 화면

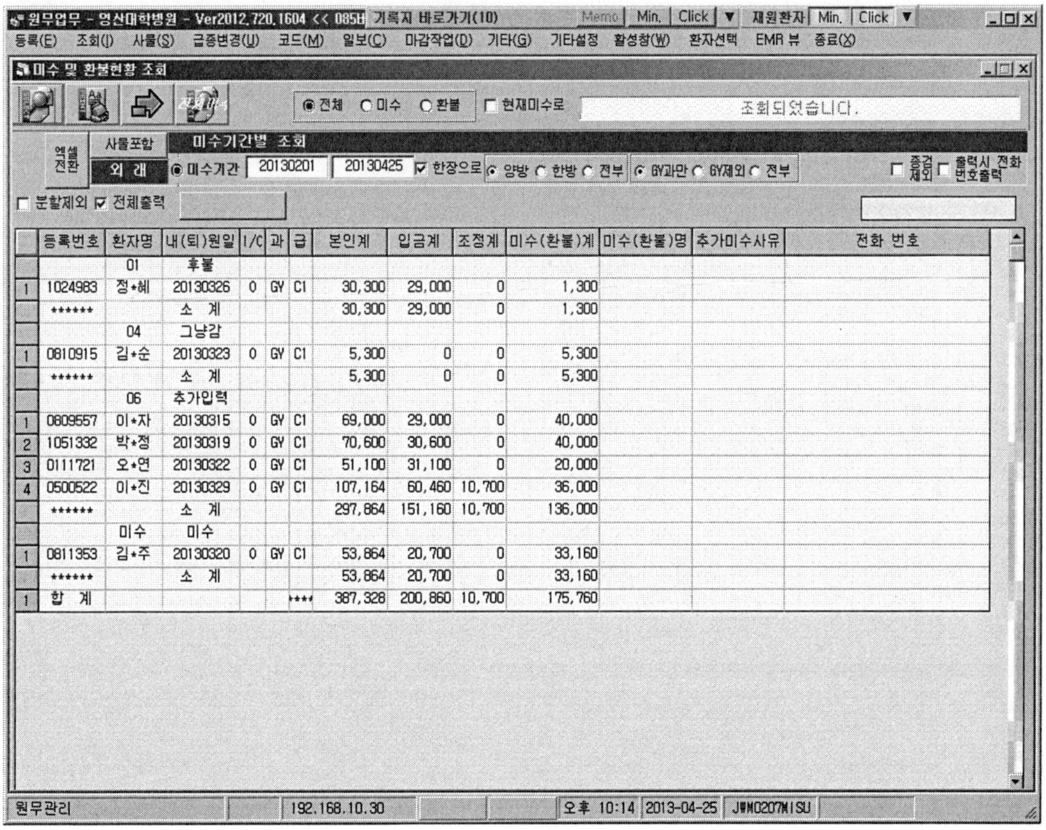

5. 환자조회

개별 환자의 정보를 검색한다. 확장에 체크 후 환자를 조회하면 이름만 입력해도 그 이름이 포함된 환자의 검색이 가능하다. 빠른 찾기 체크 후 검색하면 화면 우측의 세부정보들을 제외하고 검색하며, 검색속도가 빠르다.

[원무관리] → [조회] → [환자조회]

〈그림 5-85〉 환자조회 화면

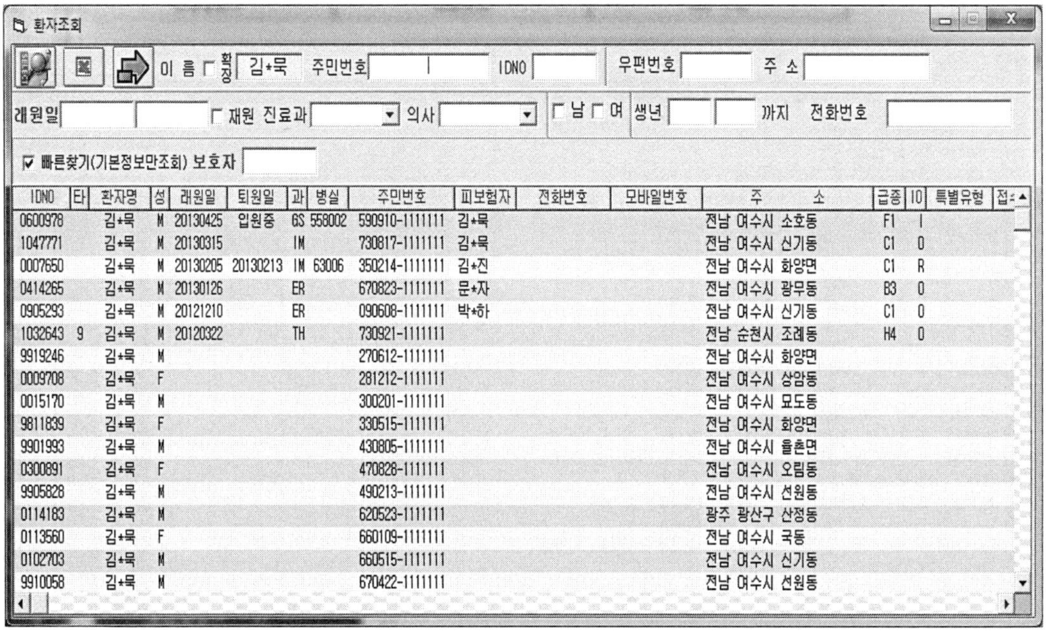

6. 일자별 급종집계

일자별 급종 및 환자유형으로 검색이 가능하고, 자보환자의 검색에 용이하다.

[원무관리] → [조회] → [일자별급종별명세]

〈그림 5-86〉 일자별 급종명세 화면

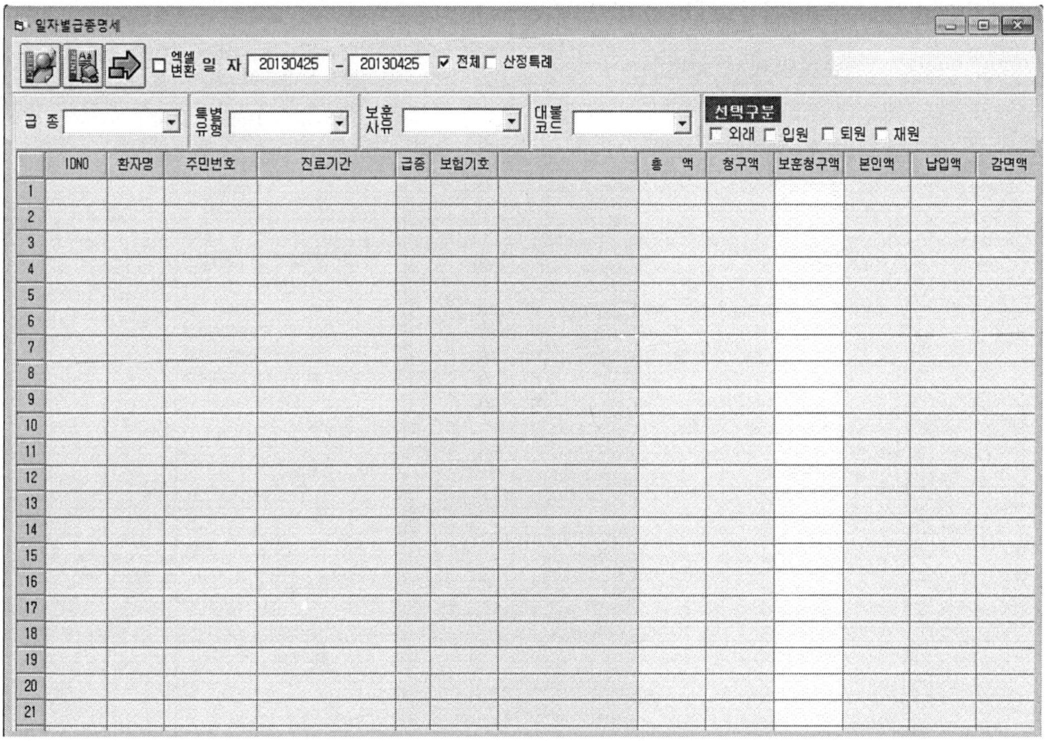

7. 진료비명세서

기간별, 환자별 진료비 명세서를 조회한다. 영수증 출력 보다 세부적인 내용의 조회가 가능하다. 환자번호나 환자명으로 환자를 검색하여 기간 동안 환자의 진료비명세서를 조회한다.

[원무관리] → [조회] → [진료비명세서]

〈그림 5-87〉 진료비명세서 화면

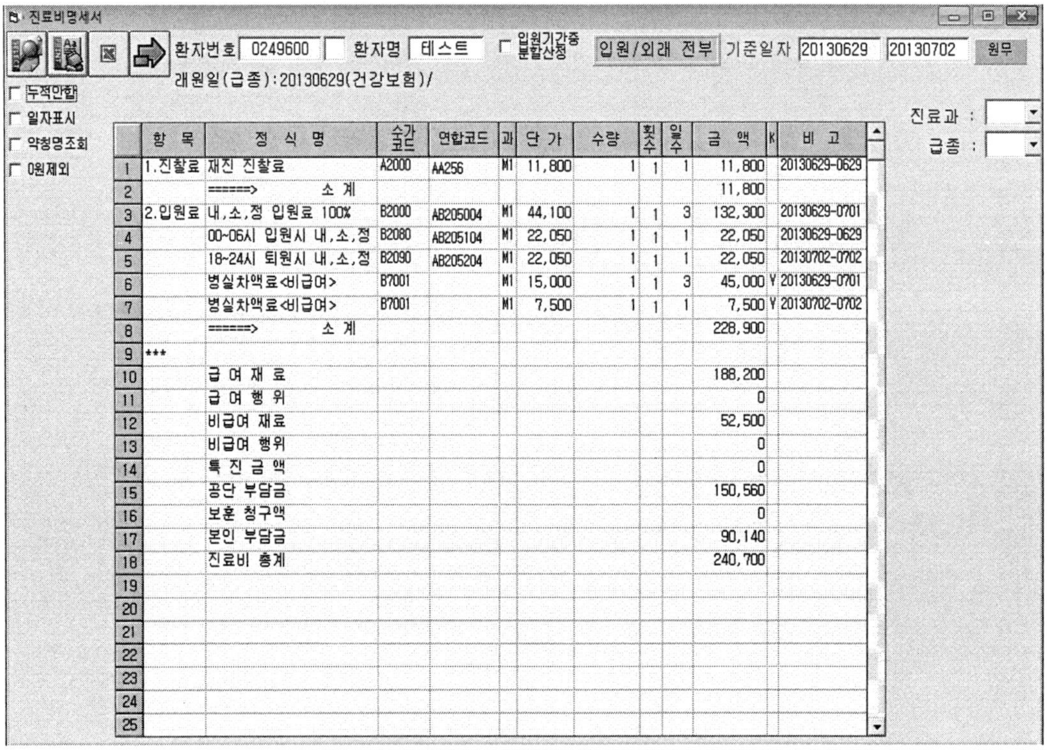

	항 목	정 식 명	수가코드	연합코드	과	단 가	수량	횟수	일수	금 액	K	비 고
1	1.진찰료	재진 진찰료	A2000	AA256	M1	11,800	1	1	1	11,800		20130629-0629
2		======> 소 계								11,800		
3	2.입원료	내,소,정 입원료 100%	B2000	AB205004	M1	44,100	1	1	3	132,300		20130629-0701
4		00~06시 입원시 내,소,정	B2080	AB205104	M1	22,050	1	1	1	22,050		20130629-0629
5		18~24시 퇴원시 내,소,정	B2090	AB205204	M1	22,050	1	1	1	22,050		20130702-0702
6		병실차액료<비급여>	B7001		M1	15,000	1	1	3	45,000	Y	20130629-0701
7		병실차액료<비급여>	B7001		M1	7,500	1	1	1	7,500	Y	20130702-0702
8		======> 소 계								228,900		
9	***											
10		급 여 재 료								188,200		
11		급 여 행 위								0		
12		비급여 재료								52,500		
13		비급여 행위								0		
14		특 진 금 액								0		
15		공단 부담금								150,560		
16		보훈 청구액								0		
17		본인 부담금								90,140		
18		진료비 총계								240,700		
19												
20												
21												
22												
23												
24												
25												

8. 일일 진료비 현황

진료비 명세서를 일단위로 조회한다. 환자번호와 조회 기간을 입력 후 조회를 클릭한다. 조회기간 동안의 입원/외래 전체의 진료비 명세서를 일단위로 조회한다.

[원무관리] → [조회] → [일일진료비현황]

〈그림 5-88〉 일자별 진료비 발생현황 화면

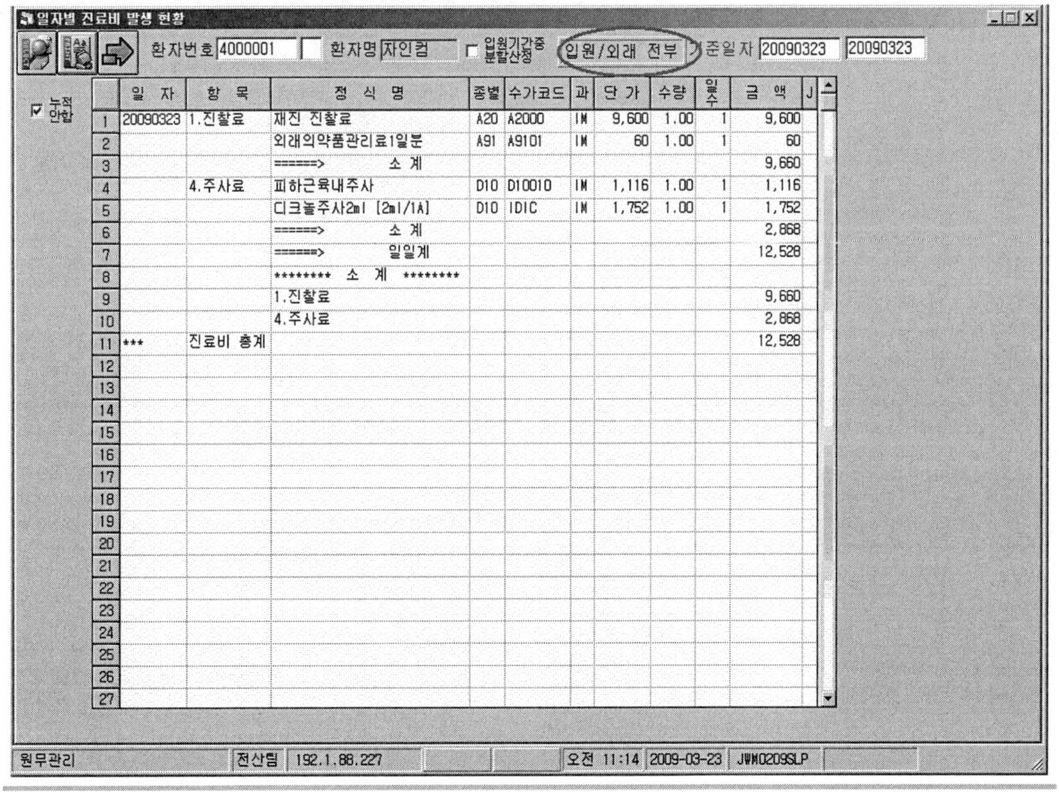

9. 수가별 슬립 발생현황

수가별로 SLIP 발생현황을 조회한다. 수가코드를 입력하고, [조회] 버튼을 누르면 해당 수가별 SLIP 발생 현황이 조회된다.

[원무관리] → [조회] → [수가별 SLIP발생현황]

〈그림 5-89〉 수가별조회 화면

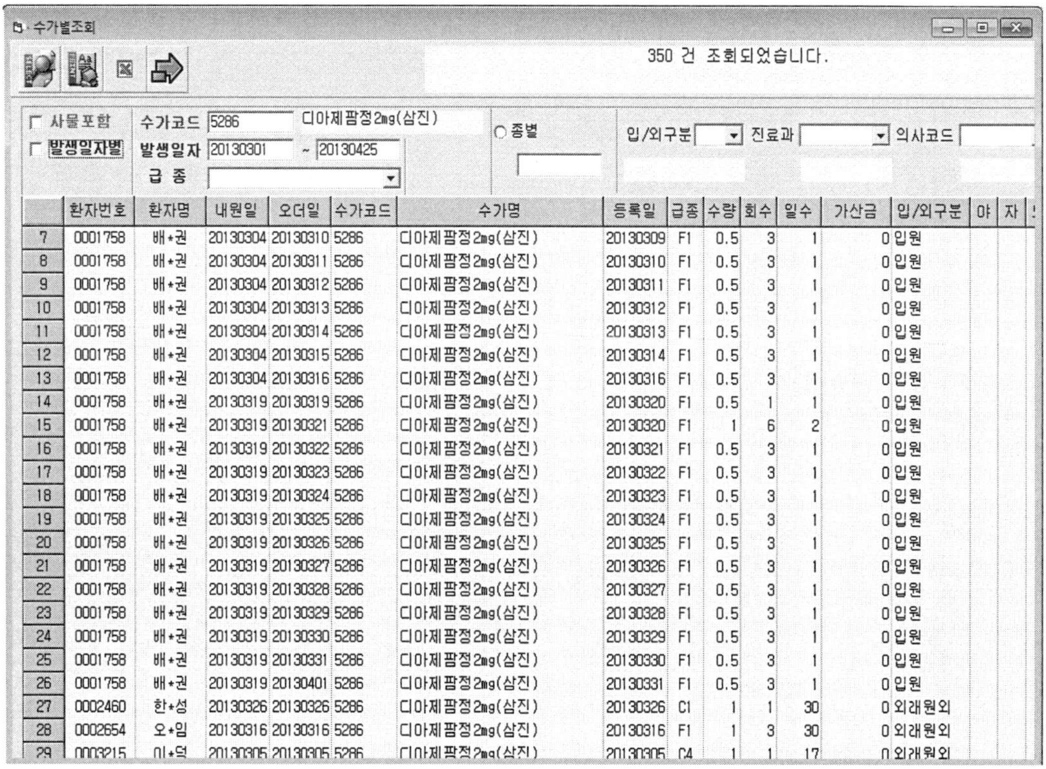
수가별조회
350 건 조회되었습니다.
사물포함
발생일자별
수가코드 5286 디아제팜정2mg(삼진)
발생일자 20130301 ~ 20130425
급 종
종별
입/외구분
진료과
의사코드

	환자번호	환자명	내원일	오더일	수가코드	수가명	등록일	급종	수량	회수	일수	가산금	입/외구분	야	자
7	0001758	배*권	20130304	20130310	5286	디아제팜정2mg(삼진)	20130309	F1	0.5	3	1	0	입원		
8	0001758	배*권	20130304	20130311	5286	디아제팜정2mg(삼진)	20130310	F1	0.5	3	1	0	입원		
9	0001758	배*권	20130304	20130312	5286	디아제팜정2mg(삼진)	20130311	F1	0.5	3	1	0	입원		
10	0001758	배*권	20130304	20130313	5286	디아제팜정2mg(삼진)	20130312	F1	0.5	3	1	0	입원		
11	0001758	배*권	20130304	20130314	5286	디아제팜정2mg(삼진)	20130313	F1	0.5	3	1	0	입원		
12	0001758	배*권	20130304	20130315	5286	디아제팜정2mg(삼진)	20130314	F1	0.5	3	1	0	입원		
13	0001758	배*권	20130304	20130316	5286	디아제팜정2mg(삼진)	20130316	F1	0.5	3	1	0	입원		
14	0001758	배*권	20130319	20130319	5286	디아제팜정2mg(삼진)	20130320	F1	0.5	1	1	0	입원		
15	0001758	배*권	20130319	20130321	5286	디아제팜정2mg(삼진)	20130320	F1	1	6	2	0	입원		
16	0001758	배*권	20130319	20130322	5286	디아제팜정2mg(삼진)	20130321	F1	0.5	3	1	0	입원		
17	0001758	배*권	20130319	20130323	5286	디아제팜정2mg(삼진)	20130322	F1	0.5	3	1	0	입원		
18	0001758	배*권	20130319	20130324	5286	디아제팜정2mg(삼진)	20130323	F1	0.5	3	1	0	입원		
19	0001758	배*권	20130319	20130325	5286	디아제팜정2mg(삼진)	20130324	F1	0.5	3	1	0	입원		
20	0001758	배*권	20130319	20130326	5286	디아제팜정2mg(삼진)	20130325	F1	0.5	3	1	0	입원		
21	0001758	배*권	20130319	20130327	5286	디아제팜정2mg(삼진)	20130326	F1	0.5	3	1	0	입원		
22	0001758	배*권	20130319	20130328	5286	디아제팜정2mg(삼진)	20130327	F1	0.5	3	1	0	입원		
23	0001758	배*권	20130319	20130329	5286	디아제팜정2mg(삼진)	20130328	F1	0.5	3	1	0	입원		
24	0001758	배*권	20130319	20130330	5286	디아제팜정2mg(삼진)	20130329	F1	0.5	3	1	0	입원		
25	0001758	배*권	20130319	20130331	5286	디아제팜정2mg(삼진)	20130330	F1	0.5	3	1	0	입원		
26	0001758	배*권	20130319	20130401	5286	디아제팜정2mg(삼진)	20130331	F1	0.5	3	1	0	입원		
27	0002460	한*성	20130326	20130326	5286	디아제팜정2mg(삼진)	20130326	C1	1	1	30	0	외래원외		
28	0002654	오*임	20130316	20130316	5286	디아제팜정2mg(삼진)	20130316	F1	1	3	30	0	외래원외		
29	0003215	이*덕	20130305	20130305	5286	디아제팜정2mg(삼진)	20130305	C4	1	1	17	0	외래원외		

10. 전과전실조회

전과전실 환자를 조회하며, 상급병실 전실환자 관리를 위해 사용한다. 조회일자에 일자 입력 후 [조회] 버튼 클릭 시 해당 일자에 전과전실 환자 리스트가 조회된다.

[원무관리] → [조회] → [전과전실조회]

〈그림 5-90〉 전과전실조회 화면

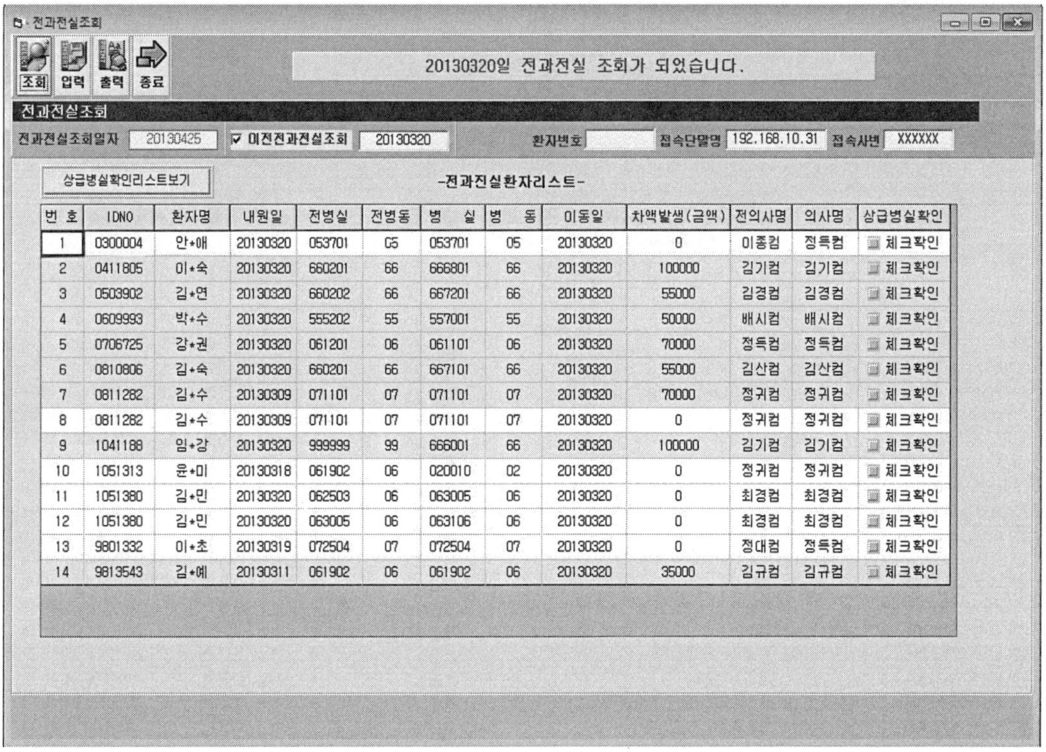

11. 오더조회

내원환자 오더내용과 흐름을 확인하기 위해 사용한다. 환자번호 입력 후 [조회] 버튼을 클릭한다. 내원일자별, 오더일별로 오더 순서가 나타나서 오더내용과 흐름을 확인할 수 있다.

[원무관리] → [조회] → [오더조회]

〈그림 5-91〉 환자별 오더현황 화면

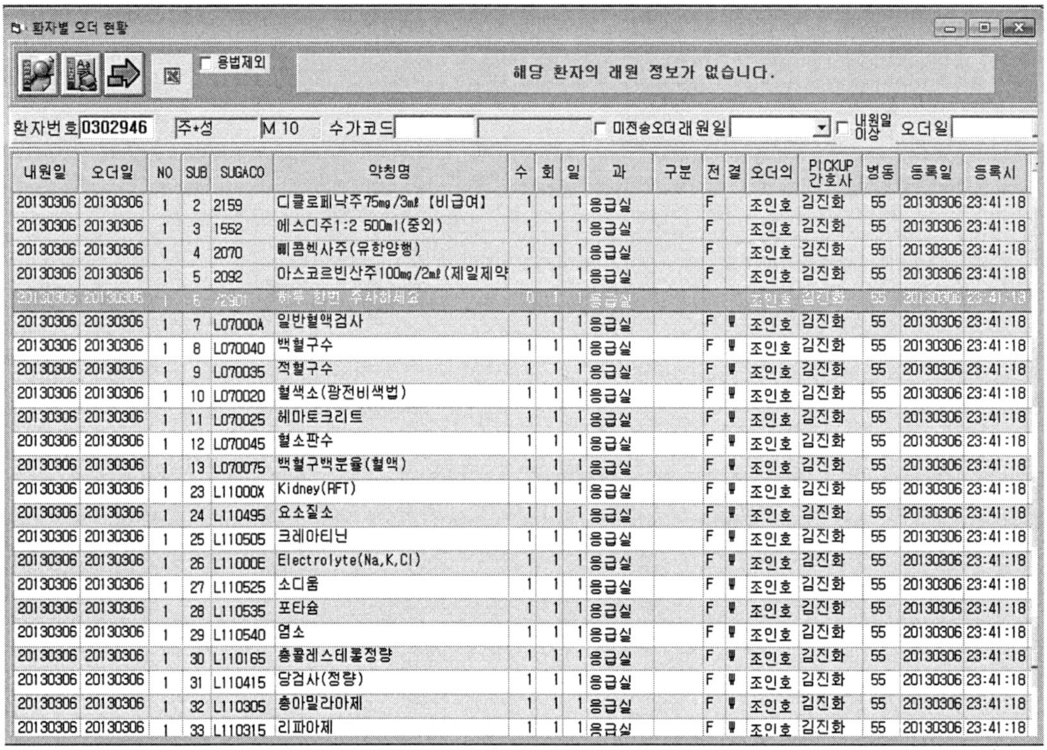

내원일	오더일	NO	SUB	SUGACO	약칭명	수	회	일	과	구분	전	결	오더의	PICKUP 간호사	병동	등록일	등록시
20130306	20130306	1	2	2159	디클로페낙주75mg/3mℓ 【비급여】	1	1	1	응급실		F		조인호	김진화	55	20130306	23:41:18
20130306	20130306	1	3	1552	에스디주1:2 500ml(중외)	1	1	1	응급실		F		조인호	김진화	55	20130306	23:41:18
20130306	20130306	1	4	2070	삐콤헥사주(유한양행)	1	1	1	응급실		F		조인호	김진화	55	20130306	23:41:18
20130306	20130306	1	5	2092	아스코르빈산주100mg/2mℓ(제일제약	1	1	1	응급실		F		조인호	김진화	55	20130306	23:41:18
20130306	20130306	1	6	/2901	하루 한번 주사하세요	0	1	1	응급실				조인호	김진화	55	20130306	23:41:18
20130306	20130306	1	7	L07000A	일반혈액검사	1	1	1	응급실		F		조인호	김진화	55	20130306	23:41:18
20130306	20130306	1	8	L070040	백혈구수	1	1	1	응급실		F		조인호	김진화	55	20130306	23:41:18
20130306	20130306	1	9	L070035	적혈구수	1	1	1	응급실		F		조인호	김진화	55	20130306	23:41:18
20130306	20130306	1	10	L070020	혈색소(광전비색법)	1	1	1	응급실		F		조인호	김진화	55	20130306	23:41:18
20130306	20130306	1	11	L070025	헤마토크리트	1	1	1	응급실		F		조인호	김진화	55	20130306	23:41:18
20130306	20130306	1	12	L070045	혈소판수	1	1	1	응급실		F		조인호	김진화	55	20130306	23:41:18
20130306	20130306	1	13	L070075	백혈구백분율(혈액)	1	1	1	응급실		F		조인호	김진화	55	20130306	23:41:18
20130306	20130306	1	23	L11000X	Kidney(RFT)	1	1	1	응급실		F		조인호	김진화	55	20130306	23:41:18
20130306	20130306	1	24	L110495	요소질소	1	1	1	응급실		F		조인호	김진화	55	20130306	23:41:18
20130306	20130306	1	25	L110505	크레아티닌	1	1	1	응급실		F		조인호	김진화	55	20130306	23:41:18
20130306	20130306	1	26	L11000E	Electrolyte(Na,K,Cl)	1	1	1	응급실		F		조인호	김진화	55	20130306	23:41:18
20130306	20130306	1	27	L110525	소디움	1	1	1	응급실		F		조인호	김진화	55	20130306	23:41:18
20130306	20130306	1	28	L110535	포타슘	1	1	1	응급실		F		조인호	김진화	55	20130306	23:41:18
20130306	20130306	1	29	L110540	염소	1	1	1	응급실		F		조인호	김진화	55	20130306	23:41:18
20130306	20130306	1	30	L110165	총콜레스테롤정량	1	1	1	응급실		F		조인호	김진화	55	20130306	23:41:18
20130306	20130306	1	31	L110415	당검사(정량)	1	1	1	응급실		F		조인호	김진화	55	20130306	23:41:18
20130306	20130306	1	32	L110305	총아밀라아제	1	1	1	응급실		F		조인호	김진화	55	20130306	23:41:18
20130306	20130306	1	33	L110315	리파아제	1	1	1	응급실		F		조인호	김진화	55	20130306	23:41:18

12. 후불진찰료 발생환자 조회

후불 진찰료만 발생했던 환자 LIST를 조회한다. 일자 입력 후 [조회] 버튼 클릭 시 해당 일자 동안 후불 진찰료만 발생했던 환자의 LIST를 조회한다. 환자번호를 입력하여 해당 환자의 후불 진찰료만 조회할 수도 있다.

[원무관리] → [조회] → [후불진찰료만 발생환자LIST]

〈그림 5-92〉 후불진찰료만 발생환자LIST 화면

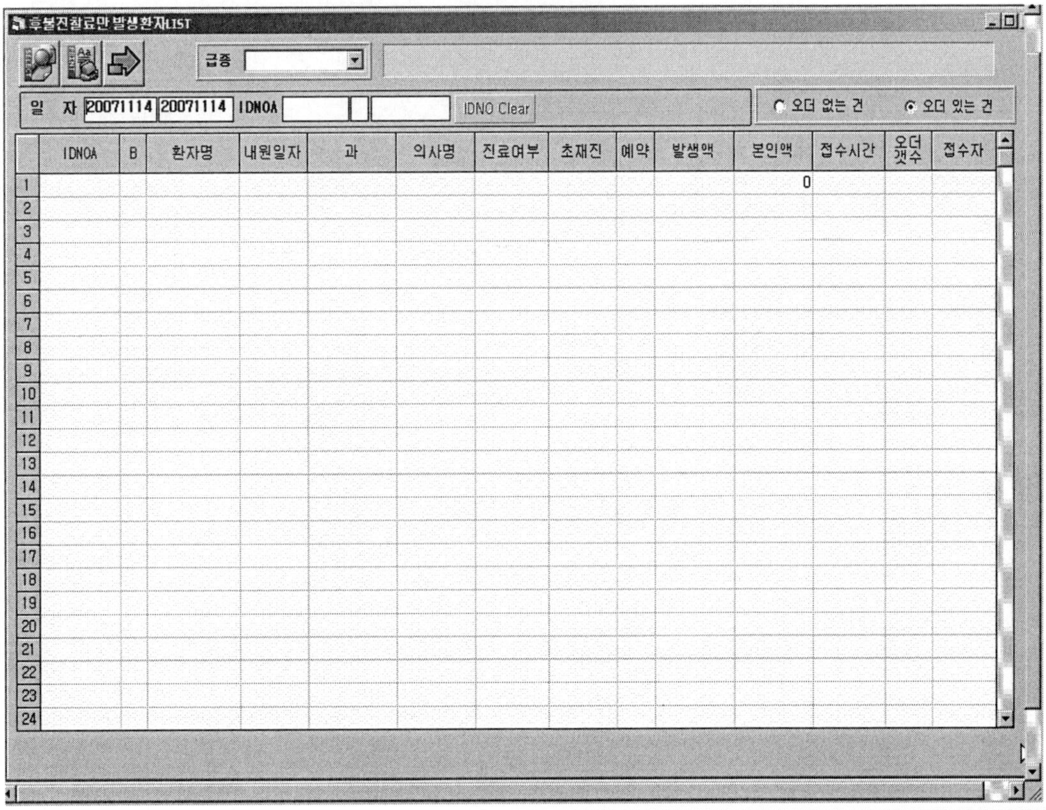

13. 미수납 오더내역 조회

Order일자를 입력하여 조회 시 그 기간 동안 미수납 오더가 있는 환자를 조회한다. [물리치료만조회] 체크 시 물리치료 받은 환자 중 미수납 오더가 있는 환자를 조회한다.

[원무관리] → [조회] → [미수납오더내역]

〈그림 5-93〉 미수납 오더내역 화면

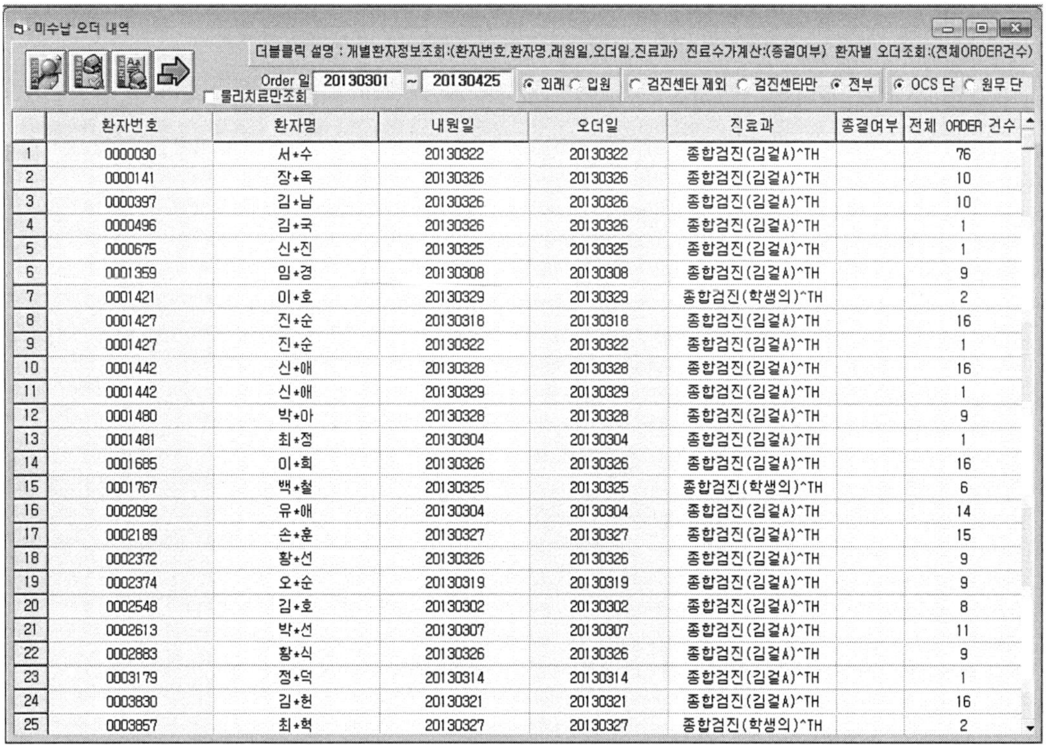

	환자번호	환자명	내원일	오더일	진료과	종결여부	전체 ORDER 건수
1	0000030	서+수	20130322	20130322	종합검진(김걸A)^TH		76
2	0000141	장+옥	20130326	20130326	종합검진(김걸A)^TH		10
3	0000397	김+남	20130326	20130326	종합검진(김걸A)^TH		10
4	0000496	김+국	20130326	20130326	종합검진(김걸A)^TH		1
5	0000675	신+진	20130325	20130325	종합검진(김걸A)^TH		1
6	0001359	임+경	20130308	20130308	종합검진(김걸A)^TH		9
7	0001421	이+호	20130329	20130329	종합검진(학생의)^TH		2
8	0001427	진+순	20130318	20130318	종합검진(김걸A)^TH		16
9	0001427	진+순	20130322	20130322	종합검진(김걸A)^TH		1
10	0001442	신+애	20130328	20130328	종합검진(김걸A)^TH		16
11	0001442	신+애	20130329	20130329	종합검진(김걸A)^TH		1
12	0001480	박+아	20130328	20130328	종합검진(김걸A)^TH		9
13	0001481	최+정	20130304	20130304	종합검진(김걸A)^TH		1
14	0001685	이+희	20130326	20130326	종합검진(김걸A)^TH		16
15	0001767	백+철	20130325	20130325	종합검진(학생의)^TH		6
16	0002092	유+애	20130304	20130304	종합검진(김걸A)^TH		14
17	0002189	손+훈	20130327	20130327	종합검진(김걸A)^TH		15
18	0002372	황+선	20130326	20130326	종합검진(김걸A)^TH		9
19	0002374	오+순	20130319	20130319	종합검진(김걸A)^TH		9
20	0002548	김+호	20130302	20130302	종합검진(김걸A)^TH		8
21	0002613	박+선	20130307	20130307	종합검진(김걸A)^TH		11
22	0002883	황+식	20130326	20130326	종합검진(김걸A)^TH		9
23	0003179	정+덕	20130314	20130314	종합검진(김걸A)^TH		1
24	0003830	김+헌	20130321	20130321	종합검진(김걸A)^TH		16
25	0003857	최+혁	20130327	20130327	종합검진(학생의)^TH		2

14. 선검사 미수납환자 조회

선검사 오더를 받은 환자 중 미수납 환자를 조회한다. 오더일을 입력 후 [조회] 버튼을 클릭할 경우 선검사 오더가 난 환자명을 아래의 화면에서 보여준다. 환자 클릭 시에 오더를 조회할 수 있다.

[원무관리] → [조회] → [선검사미수납환자조회]

〈그림 5-94〉 선검사 미수납환자 화면

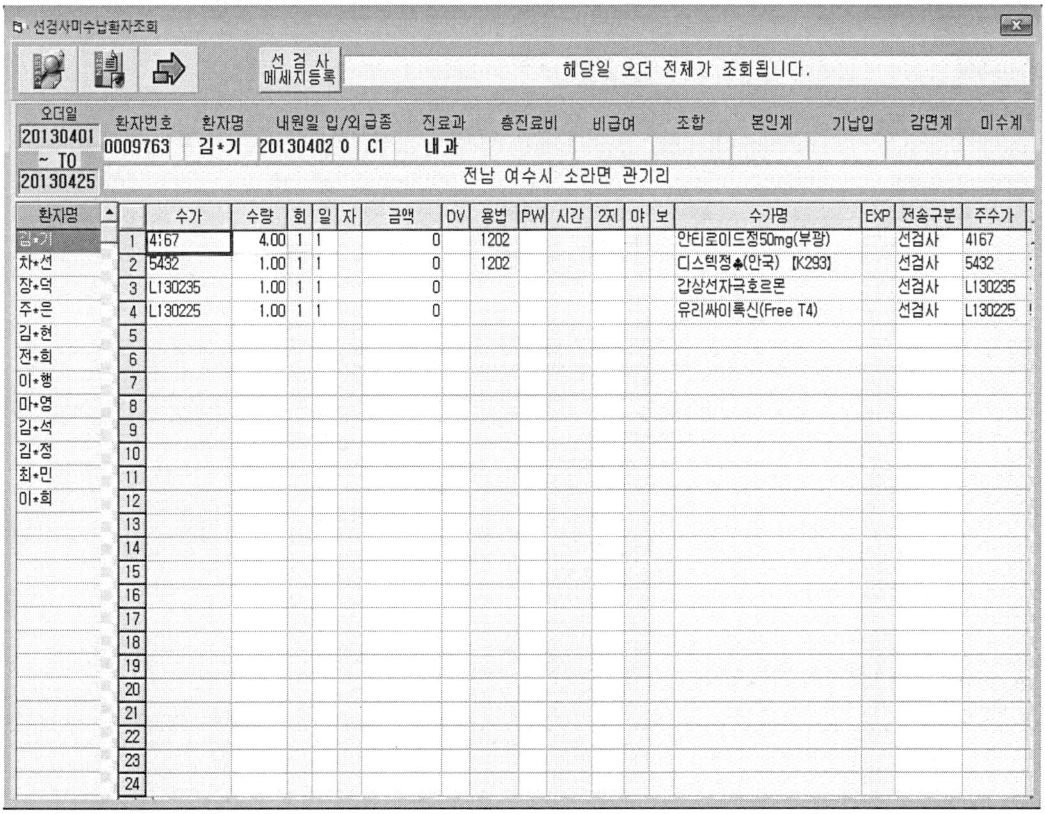

15. 의료급여 입원환자 조회

의료급여환자 중 입원자를 조회한다. 월별 입원일수를 조회하기 위한 것으로서, 기준년월을 입력하여 [조회] 버튼 클릭 시 해당 월의 입원일수를 조회할 수 있다.

[원무관리] → [조회] → [의료급여입원환자명단]

〈그림 5-95〉 의료급여 입원환자 명단 화면

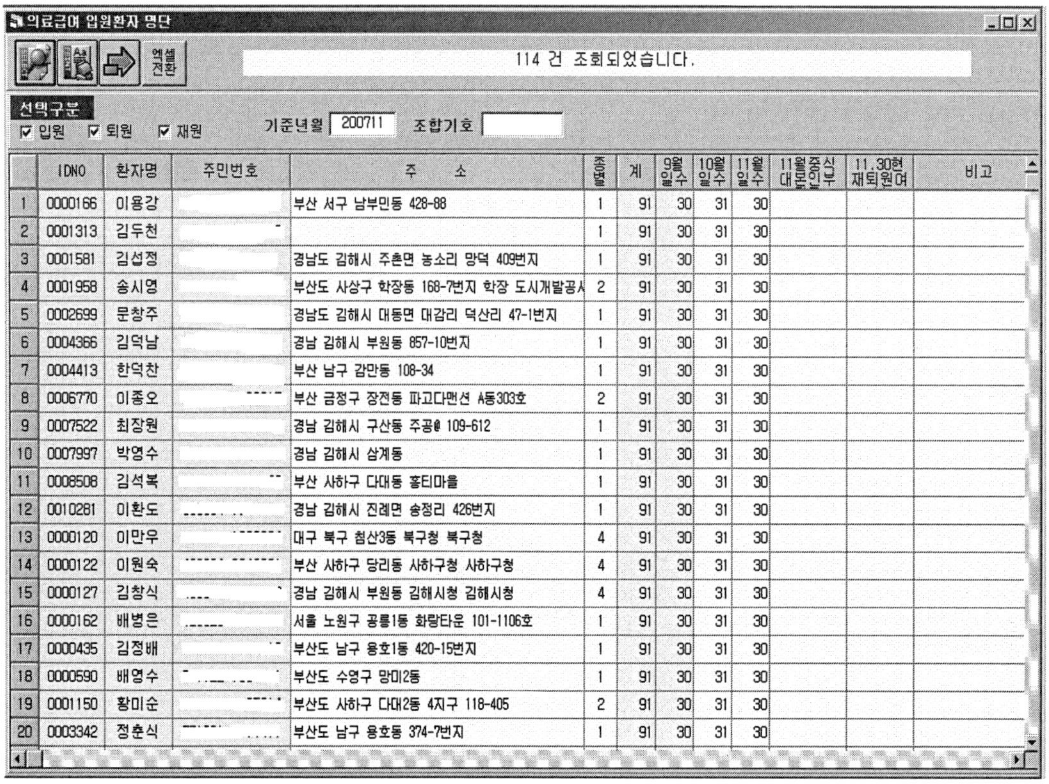

의료급여 입원환자 명단

엑셀전환 | 114 건 조회되었습니다.

선택구분: ☑ 입원 ☑ 퇴원 ☑ 재원 | 기준년월 200711 | 조합기호

	IDNO	환자명	주민번호	주 소	종별	계	9월일수	10월일수	11월일수	11월중식대본인부	11.30현재퇴원여	비고
1	0000166	이용강		부산 서구 남부민동 428-88	1	91	30	31	30			
2	0001313	김두천			1	91	30	31	30			
3	0001581	김섭정		경남도 김해시 주촌면 농소리 망덕 409번지	1	91	30	31	30			
4	0001958	송시영		부산도 사상구 학장동 168-7번지 학장 도시개발공시	2	91	30	31	30			
5	0002699	문창주		경남도 김해시 대동면 대감리 덕산리 47-1번지	1	91	30	31	30			
6	0004366	김덕남		경남 김해시 부원동 857-10번지	1	91	30	31	30			
7	0004413	한덕찬		부산 남구 감만동 108-34	1	91	30	31	30			
8	0006770	이종오		부산 금정구 장전동 파고다맨션 A동303호	2	91	30	31	30			
9	0007522	최장원		경남 김해시 구산동 주공@ 109-612	1	91	30	31	30			
10	0007997	박영수		경남 김해시 삼계동	1	91	30	31	30			
11	0008508	김석복		부산 사하구 다대동 홍티마을	1	91	30	31	30			
12	0010281	이환도		경남 김해시 진례면 송정리 426번지	1	91	30	31	30			
13	0000120	이만우		대구 북구 침산3동 북구청 북구청	4	91	30	31	30			
14	0000122	이원숙		부산 사하구 당리동 사하구청 사하구청	4	91	30	31	30			
15	0000127	김창식		경남 김해시 부원동 김해시청 김해시청	4	91	30	31	30			
16	0000162	배병은		서울 노원구 공릉1동 화랑타운 101-1106호	1	91	30	31	30			
17	0000435	김정배		부산도 남구 용호1동 420-15번지	1	91	30	31	30			
18	0000590	배영수		부산도 수영구 망미2동	1	91	30	31	30			
19	0001150	황미순		부산도 사하구 다대2동 4지구 118-405	2	91	30	31	30			
20	0003342	정춘식		부산도 남구 용호동 374-7번지	1	91	30	31	30			

5.7 환자 사물처리 업무

5.7.1 메뉴화면

〈그림 5-96〉 사물처리 메뉴 화면

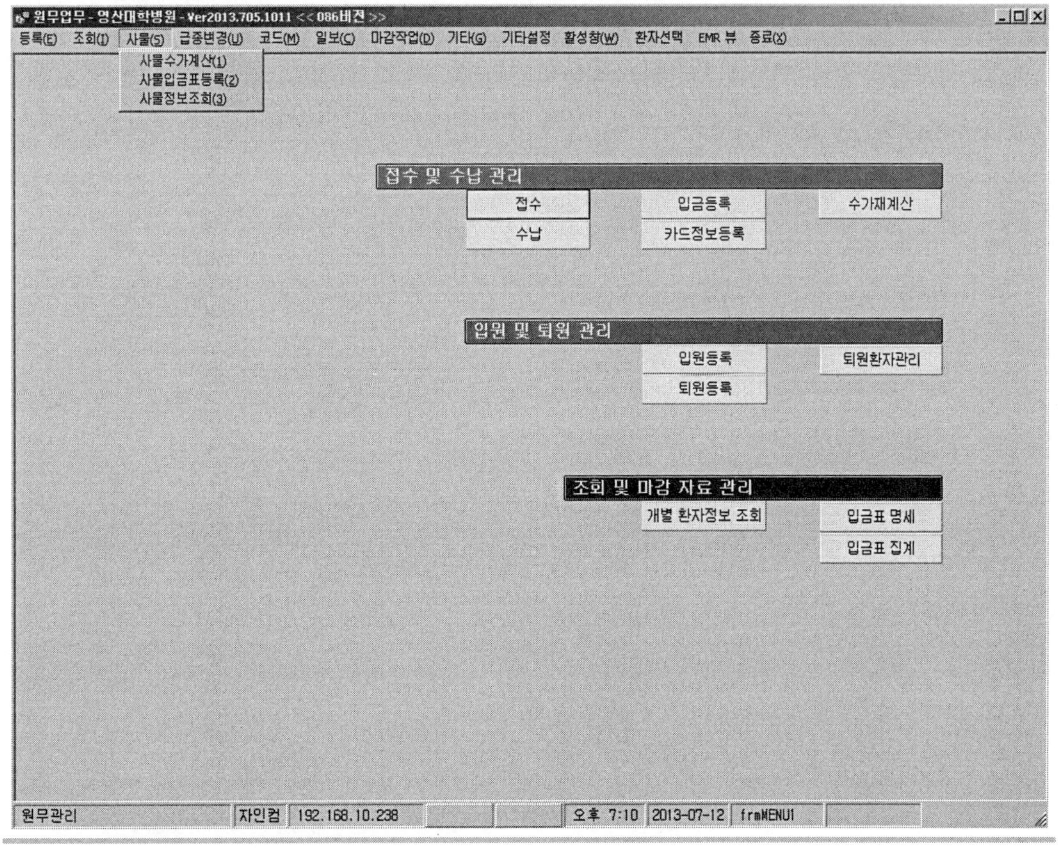

◼ 내용설명

① 사물수가계산 : 각종 재료 등 사물전표만 계산 및 관리한다.

② 사물입금표등록 : 발생되는 사물전표를 등록한 후 입금처리한다.

③ 사물정보조회 : 사물정보에 대한 전체내용(사물발생내역, 진료전표내역, 입금내역, 이름으로 환자조회)을 조회할 수 있다.

5.7.2 업무처리 화면

1. 사물수가계산

환자에게 제공되는 진료재료 중 비급여인 사물을 계산한다. 각종 재료 등 사물 전표만 계산 및 관리한다. 작업처리 방법은 외래수납 방법과 동일하다.

[원무관리] → [사물] → [사물수가계산]

〈그림 5-97〉 사물수가계산 화면

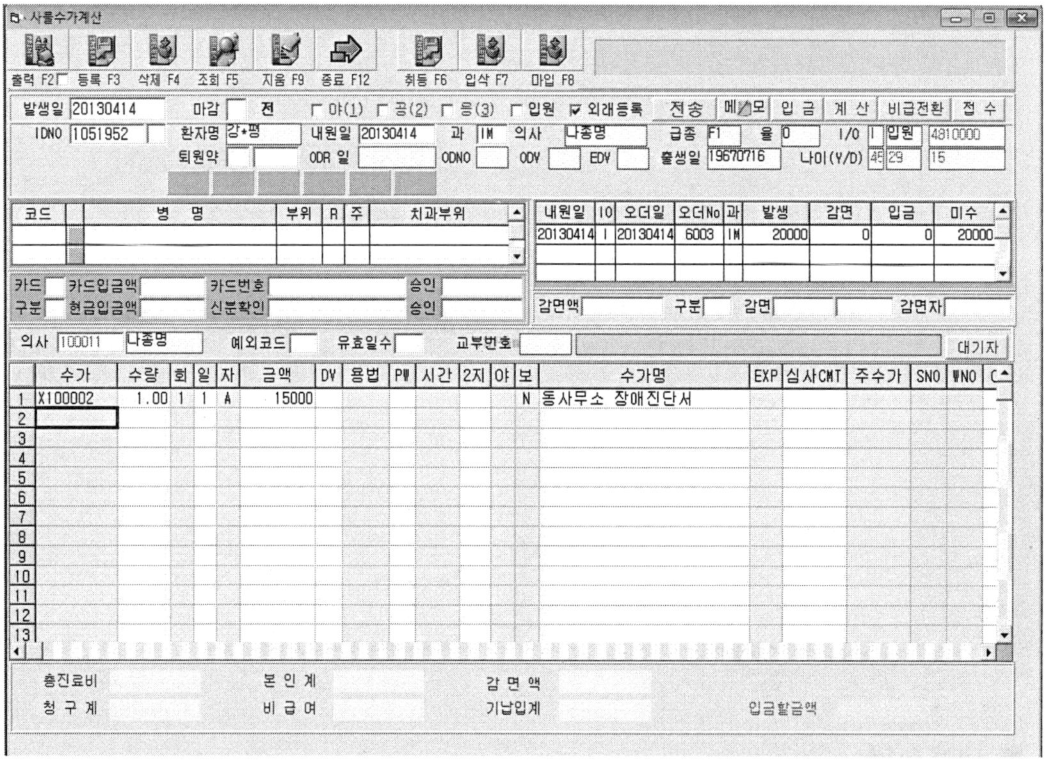

2. 사물입금표 등록

각종 재료 등 사물 입금표를 등록한다. 발생되는 환자의 사물전표를 등록한 후 입금처리를 한다. 기본적으로 입금표 등록과 동일하다.

[원무관리] → [사물] → [사물입금표등록]

〈그림 5-98〉 사물입금표등록 화면

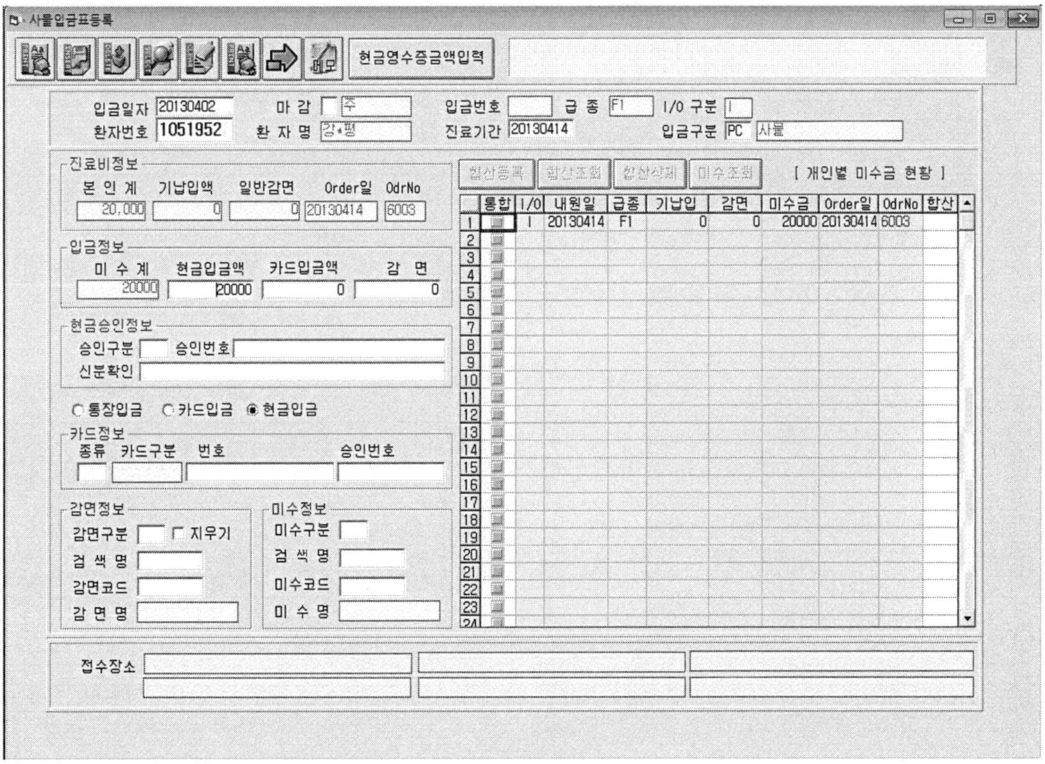

3. 사물정보 조회

사물정보에 대한 전체내용을 조회할 수 있다. 사물발생내역, 진료전표내역, 입금내역, 환자명으로 조회가 가능하다.

[원무관리] → [사물] → [사물정보조회]

〈그림 5-99〉 사물정보조회 화면

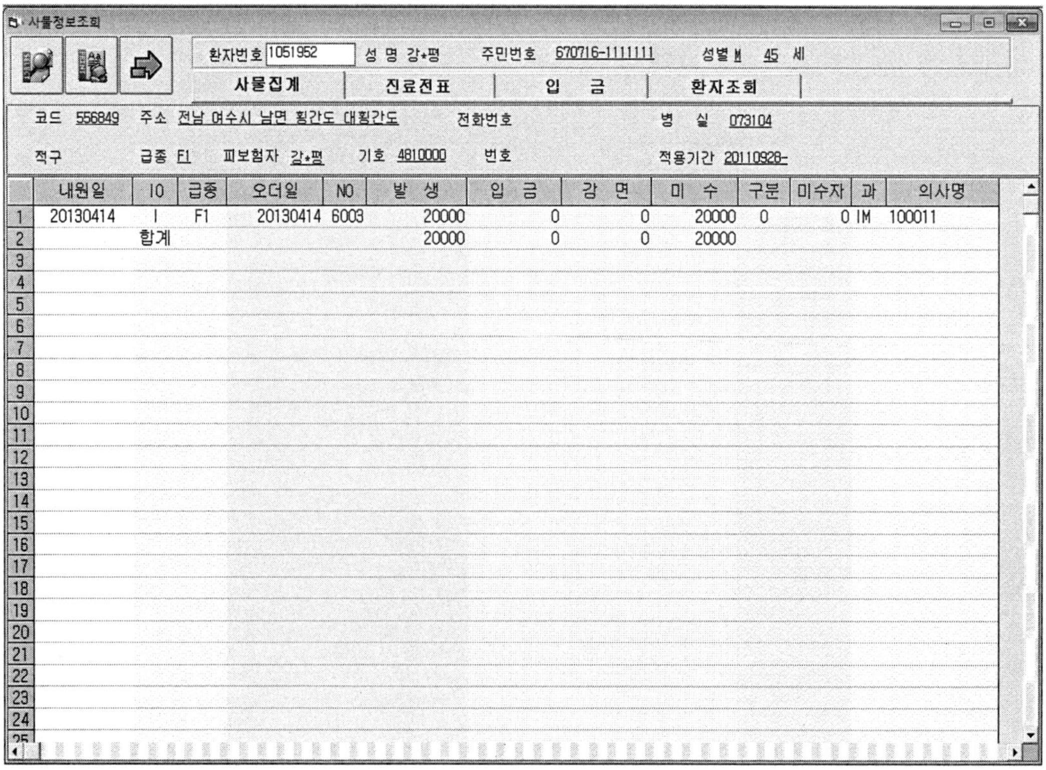

5.8 환자 급종변경 업무

5.8.1 메뉴화면

〈그림 5-100〉 급종변경 메뉴화면

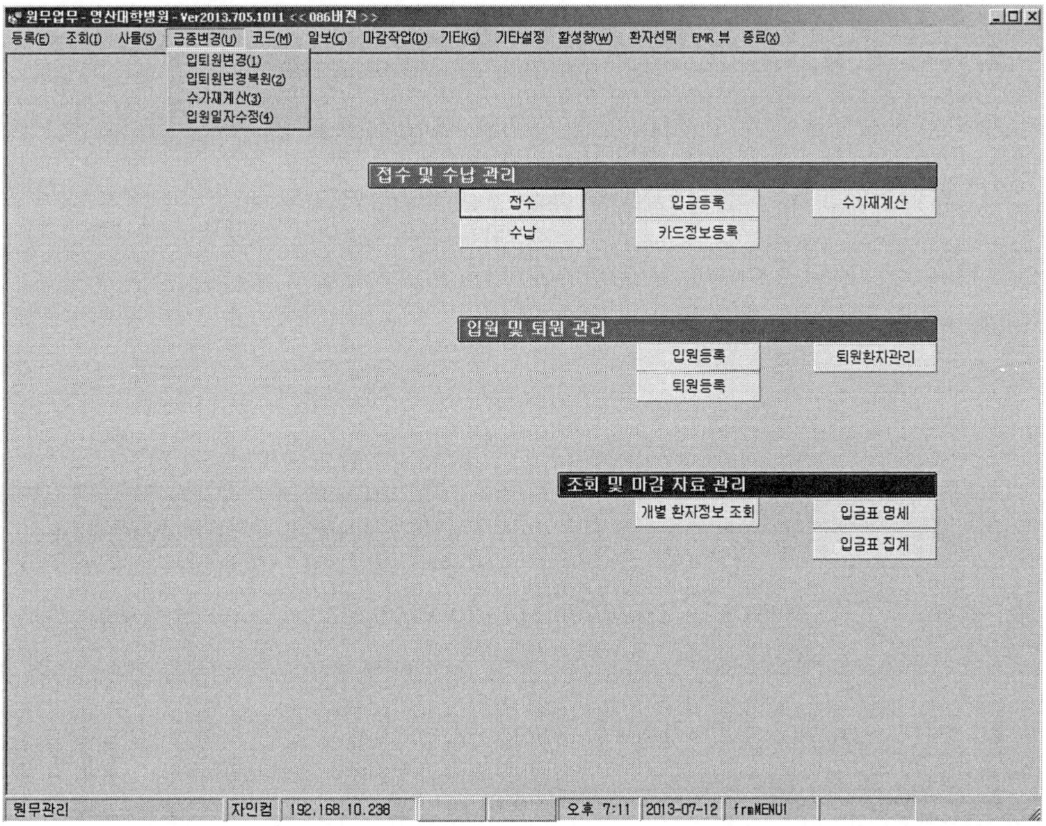

■ 내용설명

① 입퇴원 변경 : 장기 입원환자를 보험청구나 기타 사유로 입원을 분할처리 하고자 할 때 사용한다.

② 입퇴원변경 복원 : 장기 입원환자를 보험청구나 기타 사유로 분할 처리한 입퇴원을 복원하고자 할 때 사용한다.

③ 수가 재계산 : 급종변경 후 수가재계산하기 위해 사용한다. 내원일 하루씩만

작업이 가능하다.

④ 입원일자 변경 : 입원일자를 변경해야 될 필요가 있을 경우 사용하며, 변경하고자 하는 일자에 내원이 등록되어 있어야 한다.

5.8.2 업무처리 화면

1. 입퇴원 변경

장기입원환자를 보험청구나 기타 사유로 입원을 분할 처리하고자 할 때 사용한다.

[원무관리] → [급종변경] → [입퇴원변경]

〈그림 5-101〉 입퇴원변경 화면

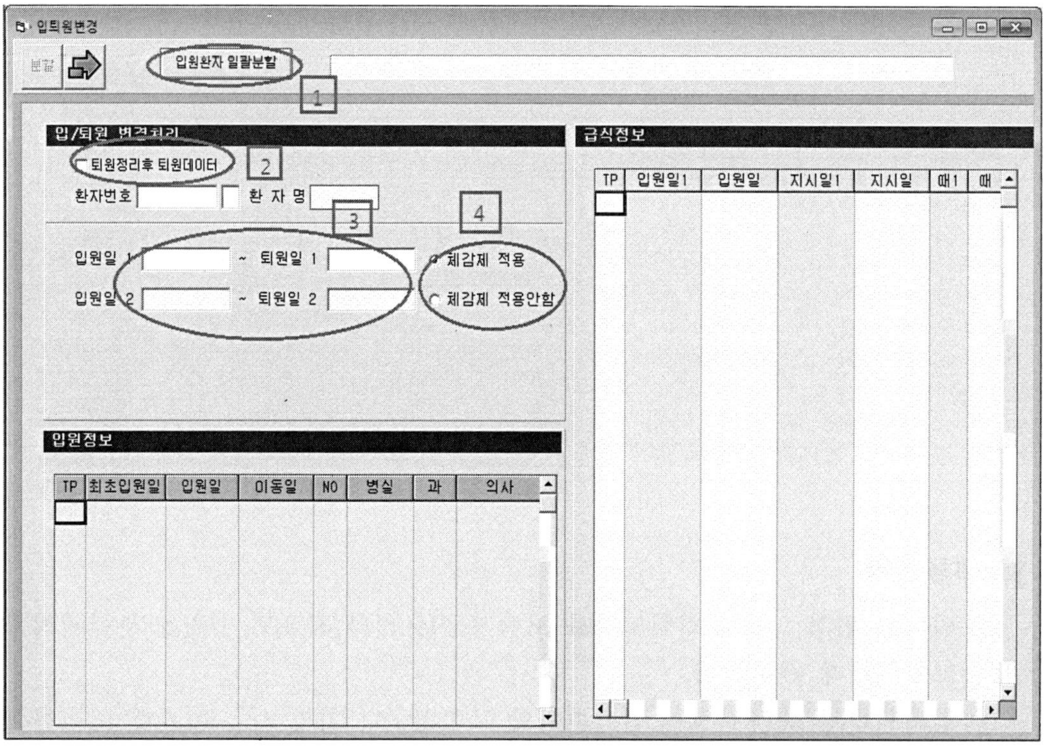

1) 항목설명

① 입원환자 일괄분할 : 현재 입원중인 환자 전체를 분할할 때 사용한다. 일반병원에서는 잘 사용하지 않으며 요양병원인 경우 월청구가 기본이기 때문에 입원환자 전체를 분할해서 청구한다.

② 퇴원정리 후 데이터 : 퇴원처리된 환자의 입원정보를 분할하고자 할 때 체크를 하면 환자의 입원정보가 나타난다. 해당 입원기간을 선택해서 분할 작업을 진행한다.

③ 입원일1,2, 퇴원일1,2를 입력한다. 더블 클릭하면 달력이 나타나고 입원/퇴원일자를 선택하면 된다.

예 테스트환자 입원일자 2013/06/01 ~ 입원중. 2013/06/05부터 보험정보가 변경되어서 분할을 해야 한다.

입원일1 : 20130601, 퇴원일1 : 20130604

입원일2 : 20130605, 퇴원일2 : 없음(퇴원환자일 경우 표시가 된다.)

⑤ 체감제 적용여부 : 입원료 체감제 적용여부를 선택한다.

2) 내용설명

(1) 개별이 아닌 재원 중 장기 입원환자를 일괄로 분할처리하는 경우

〈그림 5-102〉 일괄분할 환자 리스트 화면

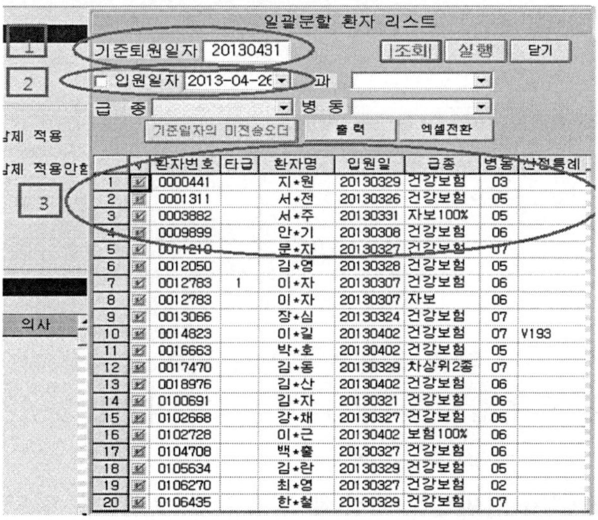

① 일괄로 분할할 때 기준 퇴원일을 지정해준다.

예 재원환자 전체를 2013/04/31까지 분할한다. 작업 후 재원환자 전체의 분할된 입원일은 2013/05/01이 된다.

② 입원환자의 입원일자를 기준으로 조회한다.

③ 검색 조건에 해당되는 분할할 환자 리스트 : 조건에 맞는 환자를 검색하여 실행으로 일괄 분할한다. 일괄 분할 후 모두 복원할 경우에는 개인별로 해야 한다.

(2) 퇴원정리 후 퇴원데이터로 분할할 경우

[퇴원정리후 퇴원데이터] 체크 후 퇴원 데이터를 불러와 선택 후 분할한다.

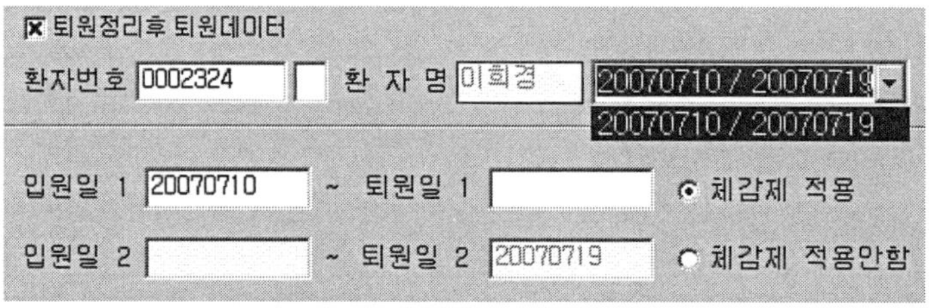

(3) 환자의 입원일 입력

환자번호를 입력하고 [Enter] 키를 누르면 입원일1에 환자의 최근 입원일이 자동으로 입력된다.

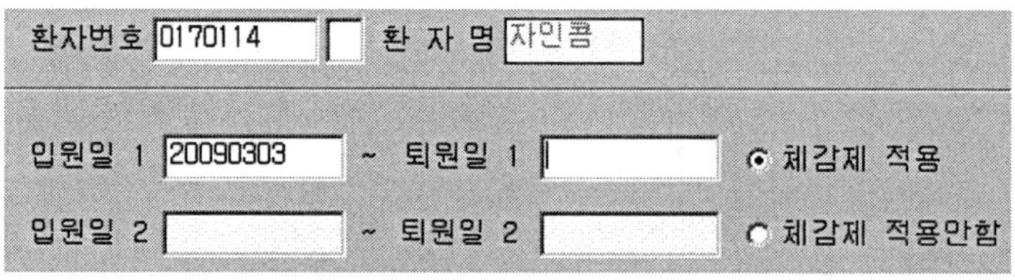

체감제 적용 적용하지 않음 옵션은 분할시 최초 입원일 기준으로 체감제를 적용할 것인지 분할 후 분할된 입원일로 체감제를 적용할 것인지를 선택하는 옵션이다.

예 체감제 적용(최초입원일), 체감제 적용안함(분할 후 입원일)

(4) 입원등록 시 체감제 관련 일수

실(최초)입원일 : 환자가 실제로 입원한 일자.

최초입원일 : 환자의 입원료가 계산될 기준일.

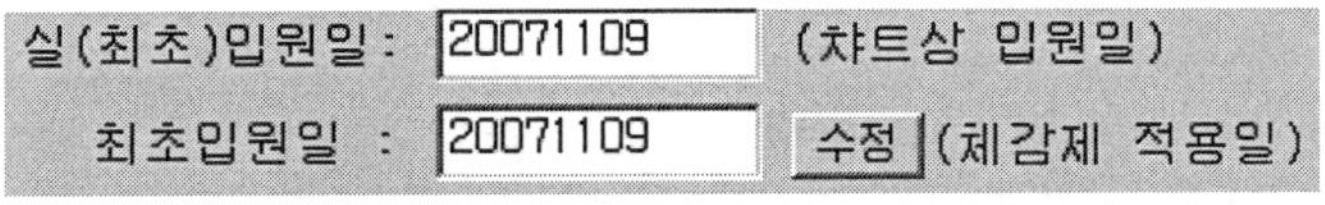

(5) 입퇴원 변경처리

퇴원일1에 분할입원일을 입력하면 자동으로 입원일2에 입원일2가 입력된다. 다음과 같은 메시지에서 “예”를 누르면 2009/03/03 입원한 환자는 2009/03/20 으로 퇴원등록이 되고, 2009/03/21에 다시 입원으로 등록이 된다.

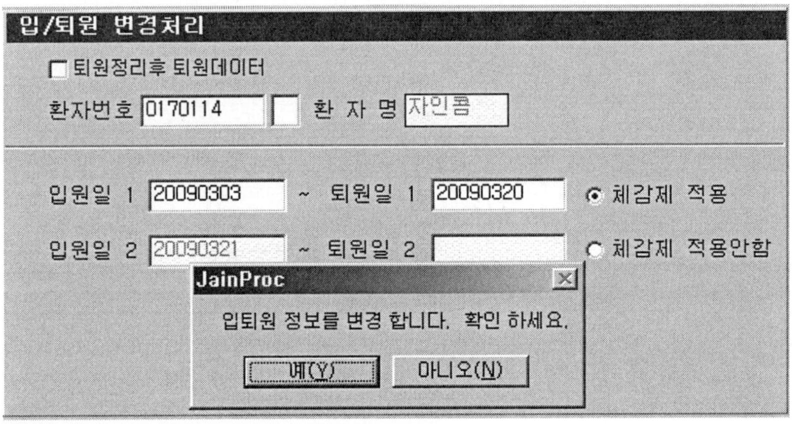

(6) 분할된 내역의 정보

아래 그림은 환자의 접수화면에서 분할된 내원 history 정보이다. <그림 5−103>에 분할된 내역이 각각 표시되어 있다.

〈그림 5-103〉 환자접수등록 화면

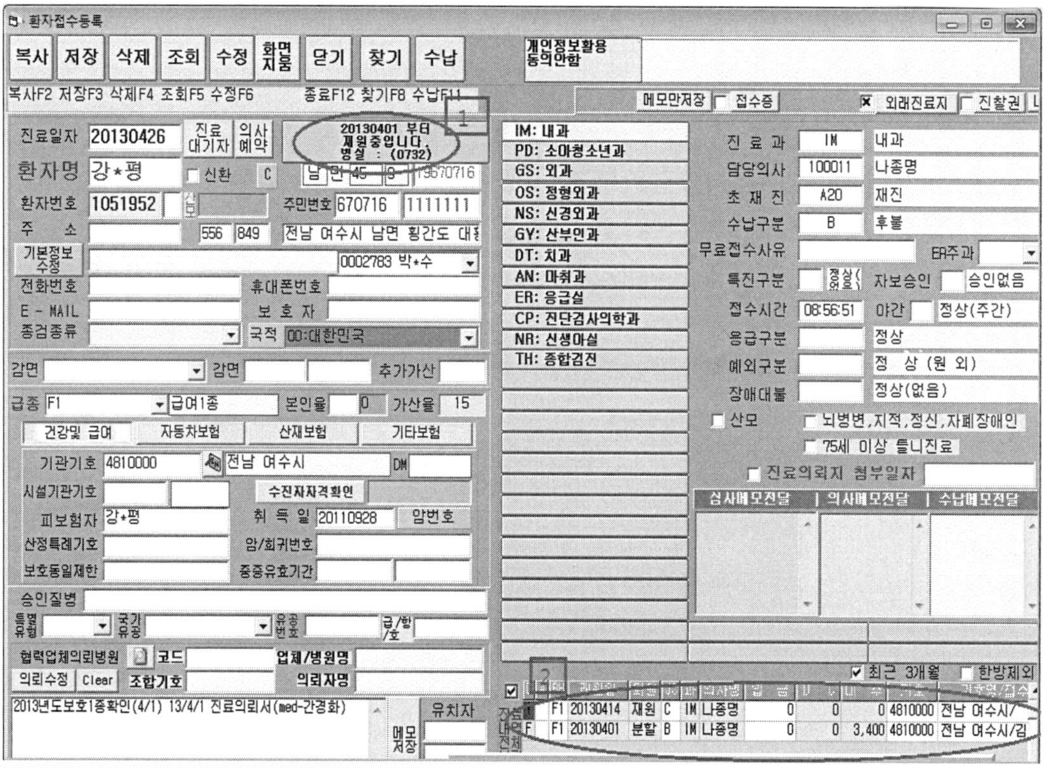

2. 입퇴원 복원

장기입원환자를 보험청구나 기타 사유로 분할 처리한 입퇴원을 복원하고자 할 때 사용한다. 입퇴원 변경에서 분할한 환자를 복원시킬 때 쓰는 화면이며, 차트번호 입력 후 [복원] 버튼으로 시행한다. 퇴원정리 후 입원 데이터로 분할한 환자는 체크옵션 후 선택하고 복원한다.

[원무관리] → [급종변경] → [입퇴원변경복원]

〈그림 5-104〉 입퇴원복원 화면

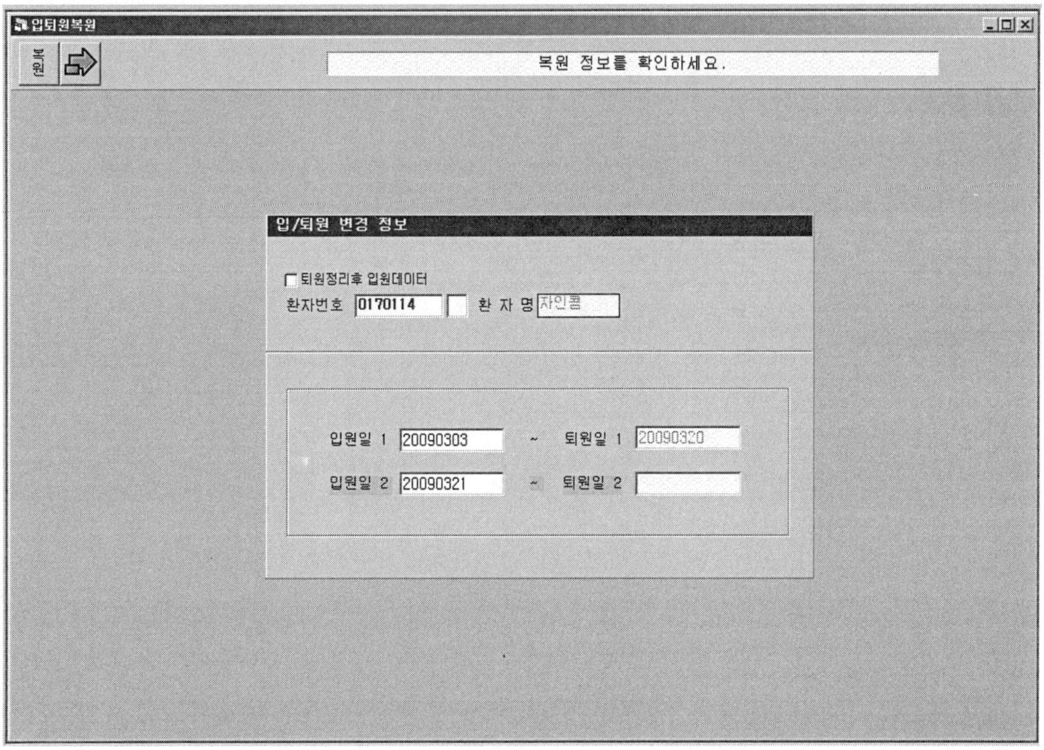

항목설명

① 환자번호 : 입퇴원 복원할 환자번호를 입력하며, 환자명이 표시된다.

② 입원일 1 : 분할된 입원일을 입력한다. 더블 클릭 시 달력이 표시되고 해당 일자를 선택하면 된다.

③ 퇴원일 1 : 입원일 1에 따라 분할된 입원정보의 퇴원일이 표시된다.

④ 입원일 2 : 분할된 퇴원일 1의 익일을 입력한다. 더블 클릭 시 달력이 표시되고 해당 일자를 선택하면 된다.

3. 수가 재계산

환자의 요율이 변경되었을 경우 금액을 재계산한다.

[원무관리] → [급종변경] → [수가재계산]

〈그림 5-105〉 수가재계산 화면

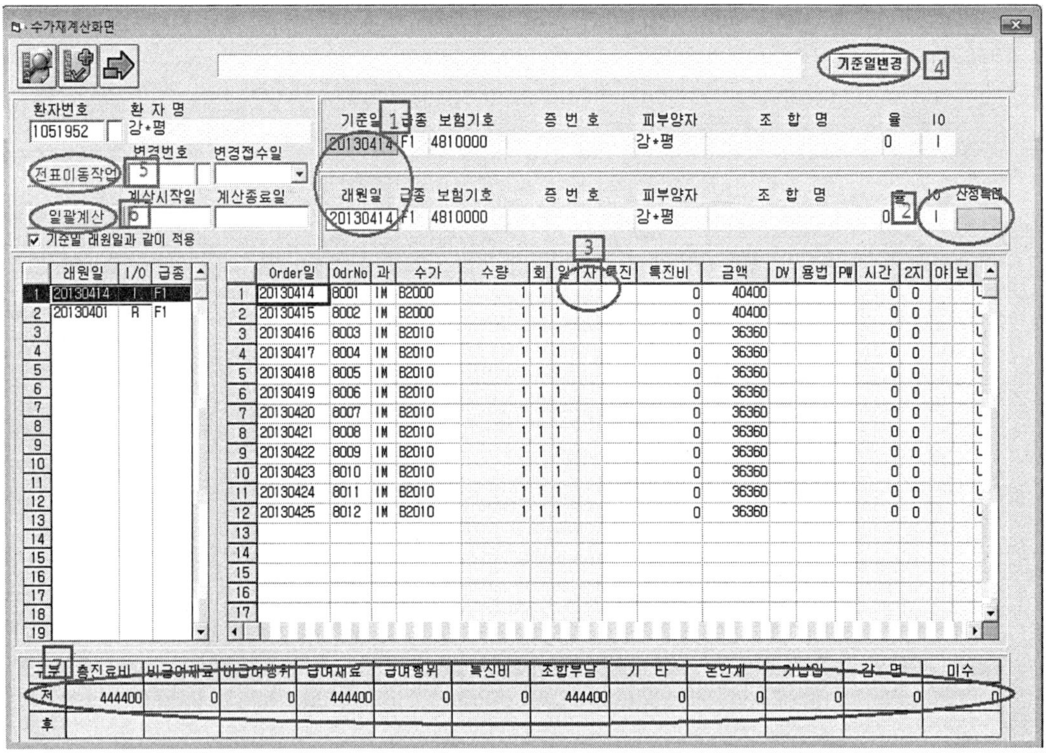

1) 항목설명

① 환자번호 : 수가재계산할 환자번호를 입력하며, 환자명, 내원일, 급종, 보험기호 등이 표시된다.

2) 내용설명

화면상의 체크번호별로 다음 사항들을 고려한다.

(1) 기준일의 요율정보로 내원일자의 수가를 재계산한다.

(2) 암상병이 있는 환자의 암상병 기호를 표시한다.

(3) '자' 비급여 코드를 설정하여 비급여 처리 후 수가재계산도 가능하다.

(4) [기준일변경] 버튼으로 회계기준일자를 변경할 수 있다.
비밀번호 입력 후 완료된다.

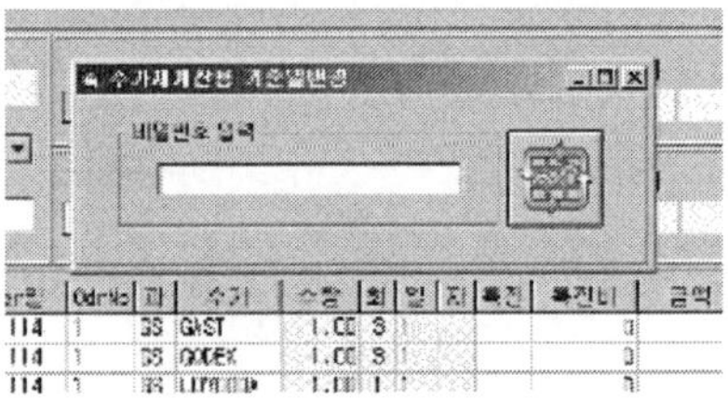

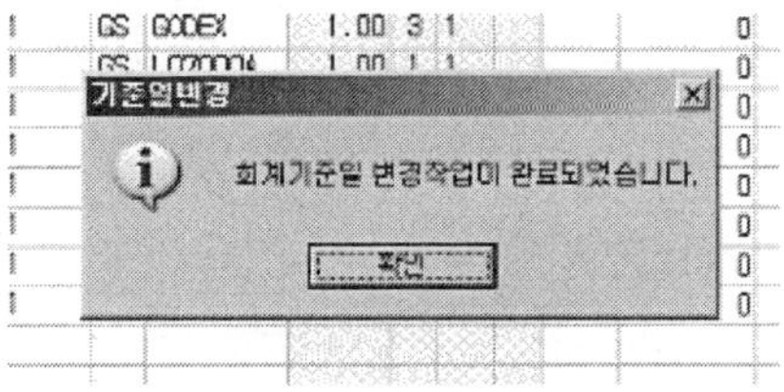

(5) 조회 환자의 전표를 타급이나 타환자로 이동
전표만 이동하는 기능이다.

(6) 일괄계산(외래환자 급종 일괄변경 후 수가 재계산 수행)

예 C1으로 외래 몇 일간 방문한 환자가 기존 외래 정보를 A3로 일괄변경할 경우 기준일, 계산 시작일, 계산종료일 설정 후 일괄로 변경한다.
기준일란을 비우거나 커서로 선택 후 기준이 되는 내원일을 선택하면 설정된다.

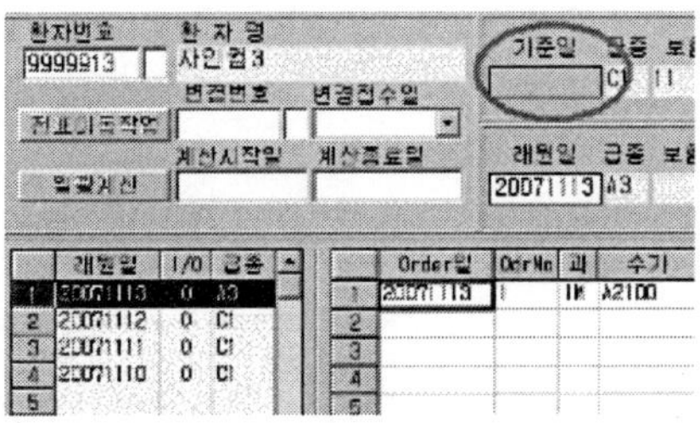

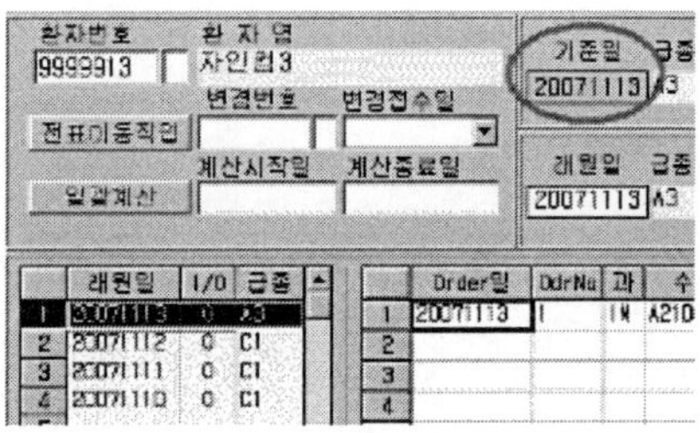

① 계산시작일 박스에 커서를 놓고 계산시작 내원일을 선택

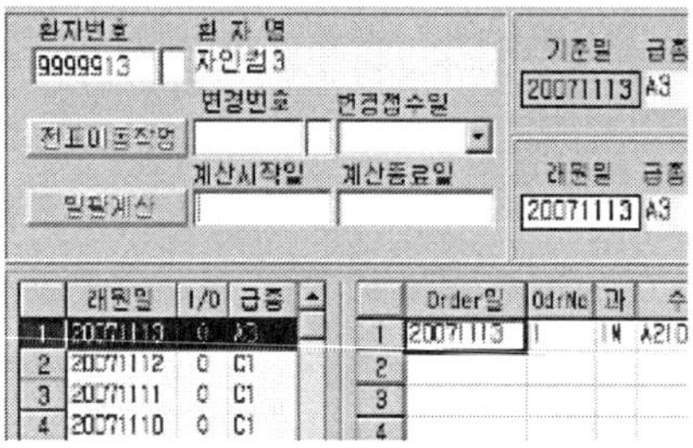

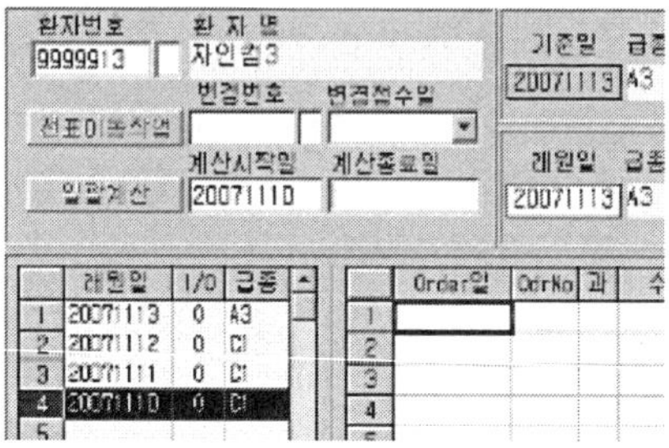

② 계산종료일 박스에 커서를 놓고 계산종료 내원일 선택

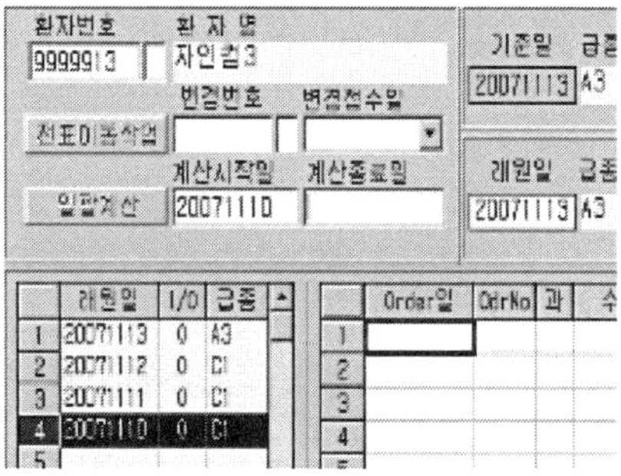

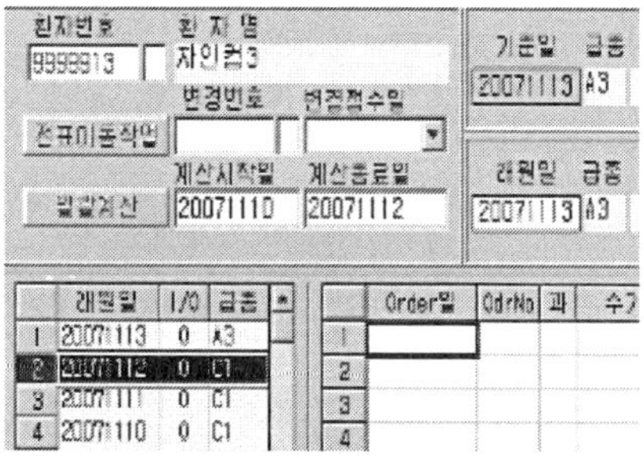

③ 일괄계산 버튼을 누르면 다음과 같은 메시지 후 내원일 별로 각각 기준일 급종으로 변경, 재계산

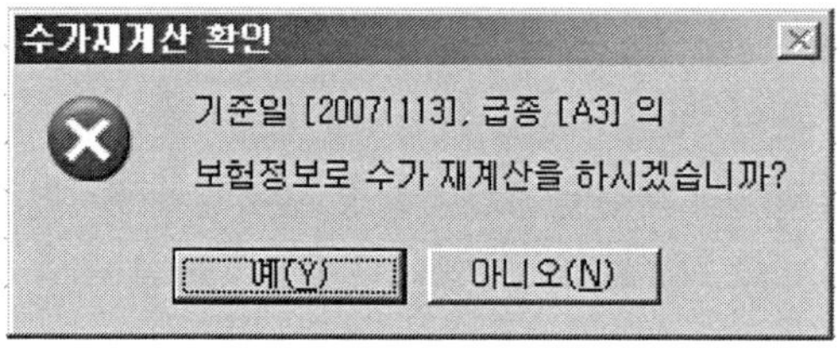
수가재계산 확인
기준일 [20071113], 급종 [A3] 의
보험정보로 수가 재계산을 하시겠습니까?
예(Y)
아니오(N)

(7) 수가 재계산전(위) 금액과 재계산후(아래) 금액을 각각 비교해서 표시해준다.

5.9 진료미수금관리

5.9.1 미수금관리 업무

1. 진료미수금의 개념

진료미수금이란 병원이 환자에게 제공한 의료서비스 항목에 해당하는 수가를 적용하여 발생된 진료비 총액 중 진료행위가 종료된 시점에 병원수입으로 현금화되지 못한 진료비를 말한다. 진료비는 발생주의 원칙에 입각하여 진료행위와 동시에 진료수입이 되고 진료비의 수납이 이루어져야 한다.

외래환자의 경우는 진찰·검사·투약·처치가 행하여지는 때에 진료 수입화 및 진료비 수납이 이루어진다. 이때 환자측과 이미 체결한 후납약정에 의하여 진료비를 후납처리하는 경우에는 진료미수금이 발생된다. 입원환자의 경우에는 매 진료시마다 진료비의 수납이 불가능하므로 일주일에 한번 정도 중간계산을 하여 수납하도록 하고, 퇴원 시에 퇴원진료비를 완납하게 됨으로써 재원(입원) 중인 모든 환자에게는 미수금이 존재한다. 이러한 현실적인 문제 때문에 실제로는 퇴원환자를 기준으로 퇴원 시의 진료비를 진료수익으로 확정하고 퇴원 시의 미수금을 관리의 대상으로 하고 있다.

2. 진료미수금의 발생원인

(1) 사회보험에 따른 진료미수금 발생

① 보험자(건강보험관리공단)가 진료비의 일부를 지불

② 의료보장제도의 적용대상과 급여범위가 확대되고 본인부담금의 신용카드 수납제도 도입

(2) 지역사회와의 계약 따른 진료미수금 발생

① 기업에서의 근로자 본인부담 진료비의 대불제도에 의한 후납

② 사회복지단체, 지방자치단체의 계약에 의한 진료비 후납

(3) 개인부담 진료미수금

환자 본인부담 진료비에 대한 미수금의 발생원인은 주로 경제적인 이유이다. 짧은 기간 내에 고액의 비용을 준비할 수 없는 경우 또는 빈곤으로 아예 지불능력이 없는 경우가 대부분이다. 현재 기초생활수급권자는 의료급여제도의 대상이 되지만 아직도 의료급여 대상에서 제외되어 있는 사람들 중에는 응급의료 상황이 발생되면 진료비 납부가 불가능하고 중환자인 경우가 많으며 고액의 미수금이 발생하게 된다.

(4) 보험자의 지급지연

확정된 진료비라 하더라도 보험자(건강보험관리공단)의 지급지연에 의한 미수금 증가도 비교적 많은 편이다. 현재 건강보험, 의료급여, 자동차보험 및 산재보험도 청구업무의 복잡성 때문에 청구가 지연되어 결과적으로 진료비 지급이 지연되는 사례가 많다. 자동차보험은 피해자가 보험회사를 상대로 소송을 제기했을 경우 보상업무와 맞물려 진료비 지급을 장기간 지연시키거나 지급거절을 하는 사례와 청구서류에 이의를 제기한 후에 진료비 지급을 장기간 지연시키는 사례도 적지 않다.

3. 진료미수금의 업무흐름

미수금의 업무흐름은 미수금의 채무자가 개인인 경우와 기관(보험자)인 경우로 구분할 수 있으며, 개인 채무자에 대한 업무흐름은 다음과 같다.

〈그림 5-106〉 진료미수금 업무흐름

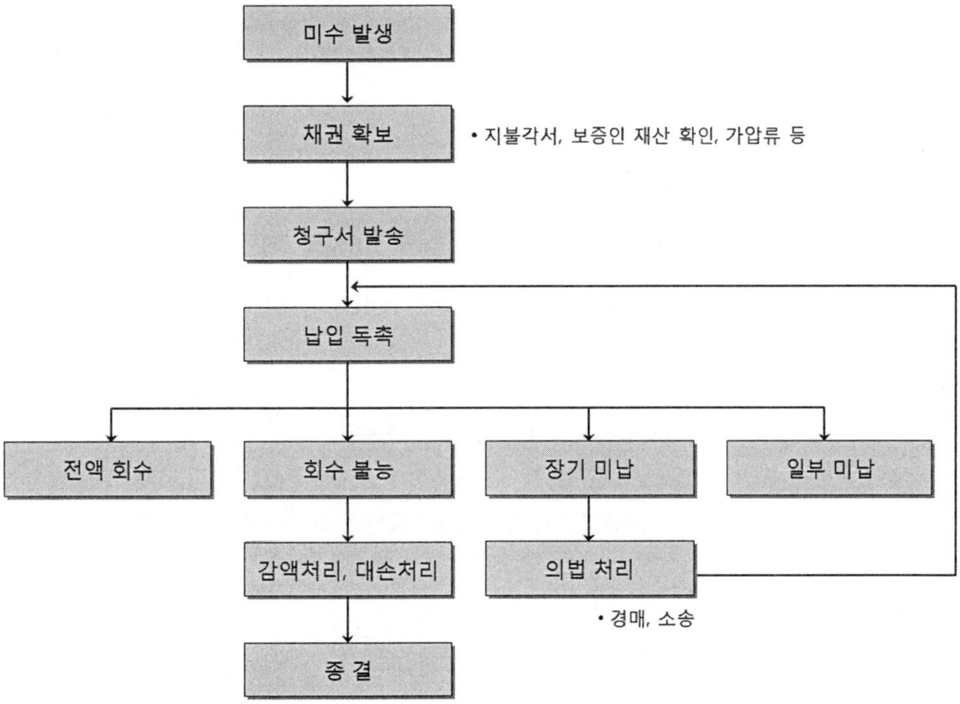

5.9.2 미수금 관리

1. 미수금 조회

(1) 미수 및 환불현황 조회

미수가 있는 입원/외래환자를 조회한다. 미수금을 파악하기 위하여 입금된 환자를 미수코드별로 조회 및 출력한다.

[원무관리] → [일보] → [미수조회]

〈그림 5-107〉 미수 및 환불현황 조회 화면

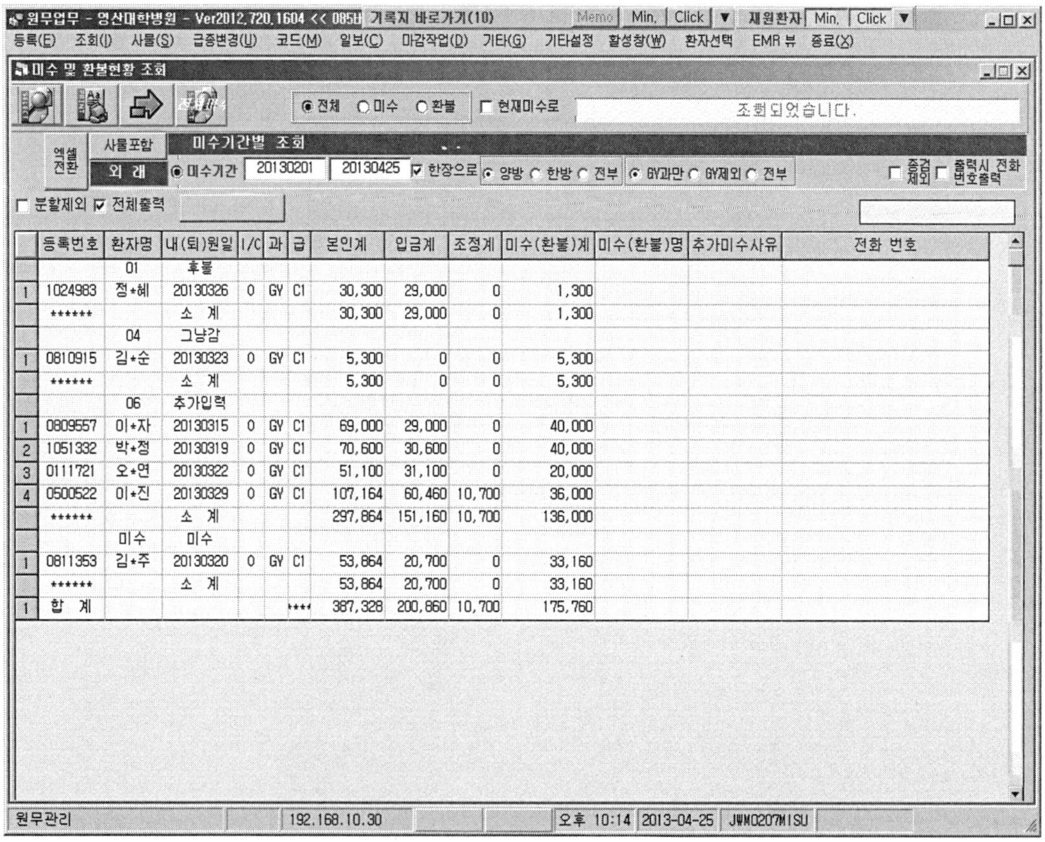

내용설명

① [외래] 버튼 : 입원/외래/전체 조건을 주는 버튼이다.

② 상단 4번째 버튼(가장 오른쪽버튼) : 기간 상관없이 전체 미수내역 조회 버튼이다.

③ 추가미수사유 칸 : 해당 칸을 더블 클릭하면 미수사유 확인 및 수정 창이 나타난다.

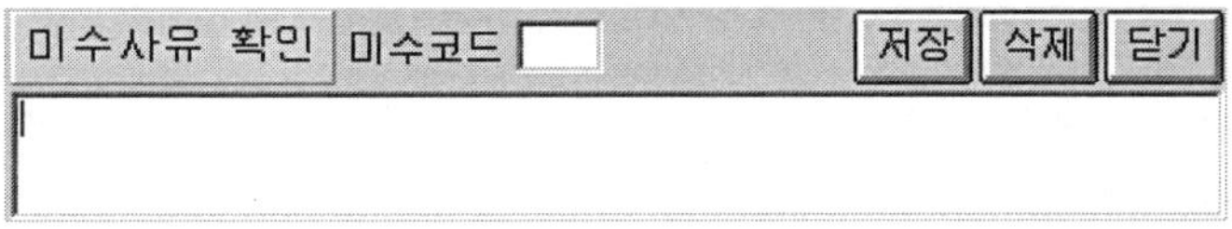

④ 수정하면 화면상에서만 변경이 되므로 출력용으로 사용되고 데이터 상에는 변화가 없다.

버튼설명

① 조회(F5) : 미수코드별로 미수처리된 환자명세 및 미수정보를 조회한다. 미수입금한 경우에는 EDIT CODE에서 선택 입력한 미수코드로 설정되고, 미수입금하지 않은 미수는 '999999'로 미수코드가 설정된다.

② 출력(F10) : 각 조회된 미수정보를 출력한다.

③ 종료(F12) : 미수현황 프로그램을 종료한다.

(2) 미수납오더내역

Order일자를 입력하여 해당 기간 동안 미수납 오더가 있는 환자를 조회한다. [물리치료만조회] 체크 시 물리치료 받은 환자 중 미수납 오더가 있는 환자를 조회한다.

[원무관리] → [조회] → [미수납오더내역]

〈그림 5-108〉 미수납 오더내역 화면

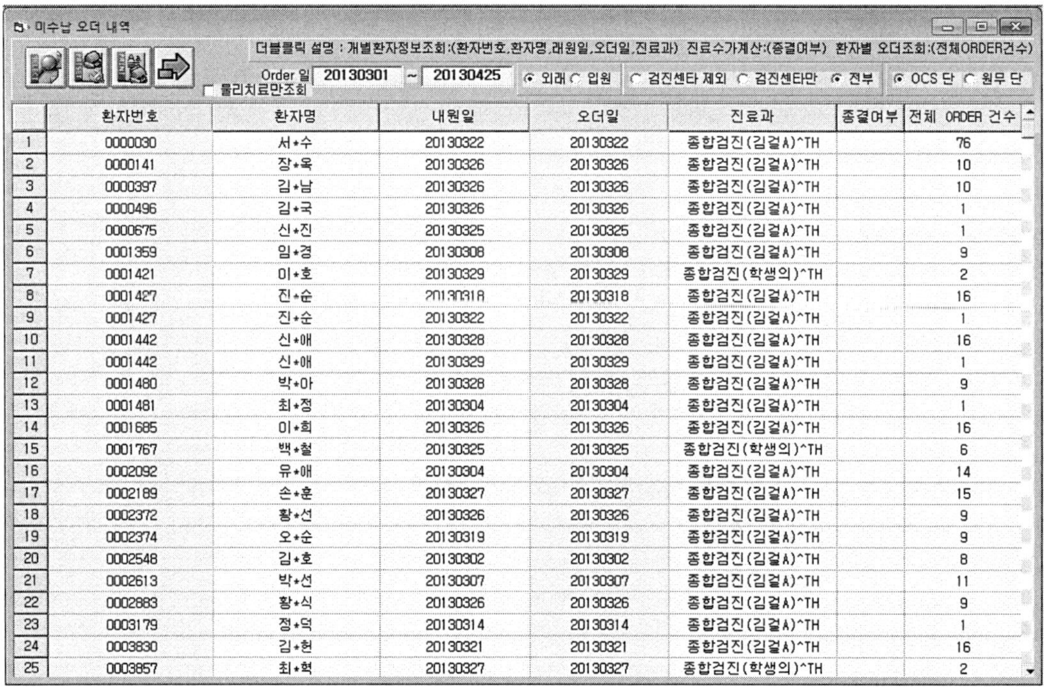

	환자번호	환자명	내원일	오더일	진료과	종결여부	전체 ORDER 건수
1	0000030	서*수	20130322	20130322	종합검진(김걸A)^TH		76
2	0000141	장*옥	20130326	20130326	종합검진(김걸A)^TH		10
3	0000397	김*남	20130326	20130326	종합검진(김걸A)^TH		10
4	0000496	김*국	20130326	20130326	종합검진(김걸A)^TH		1
5	0000675	신*진	20130325	20130325	종합검진(김걸A)^TH		1
6	0001359	임*경	20130308	20130308	종합검진(김걸A)^TH		9
7	0001421	이*호	20130329	20130329	종합검진(학생의)^TH		2
8	0001427	진*순	20130318	20130318	종합검진(김걸A)^TH		16
9	0001427	진*순	20130322	20130322	종합검진(김걸A)^TH		1
10	0001442	신*애	20130328	20130328	종합검진(김걸A)^TH		16
11	0001442	신*애	20130329	20130329	종합검진(김걸A)^TH		1
12	0001480	박*아	20130328	20130328	종합검진(김걸A)^TH		9
13	0001481	최*정	20130304	20130304	종합검진(김걸A)^TH		1
14	0001685	이*희	20130326	20130326	종합검진(김걸A)^TH		16
15	0001767	백*철	20130325	20130325	종합검진(학생의)^TH		6
16	0002092	유*애	20130304	20130304	종합검진(김걸A)^TH		14
17	0002189	손*훈	20130327	20130327	종합검진(김걸A)^TH		15
18	0002372	황*선	20130326	20130326	종합검진(김걸A)^TH		9
19	0002374	오*순	20130319	20130319	종합검진(김걸A)^TH		9
20	0002548	김*호	20130302	20130302	종합검진(김걸A)^TH		8
21	0002613	박*선	20130307	20130307	종합검진(김걸A)^TH		11
22	0002883	황*식	20130326	20130326	종합검진(김걸A)^TH		9
23	0003179	정*덕	20130314	20130314	종합검진(김걸A)^TH		1
24	0003830	김*헌	20130321	20130321	종합검진(김걸A)^TH		16
25	0003857	최*혁	20130327	20130327	종합검진(학생의)^TH		2

⊞ 버튼설명

① 조회(F5) : 선택한 기간의 진료비를 조회한다.
② PRESET : 입력된 값을 초기화한다.
③ 출력(F10) : 각 조회된 내용을 출력한다.
④ 종료(F12) : 진료비 명세서 프로그램을 종료한다.

(3) 선검사 미수납환자 조회

선검사 오더를 받은 환자 중 미수납 환자를 조회한다. 오더일을 입력 후 [조회] 버튼을 클릭 시 선검사 오더가 난 환자명을 아래의 화면에서 보여준다. 환자 클릭 시에 오더를 조회할 수 있다.

[원무관리] → [조회] → [선검사미수납환자조회]

〈그림 5-109〉 선검사 미수납환자 조회 화면

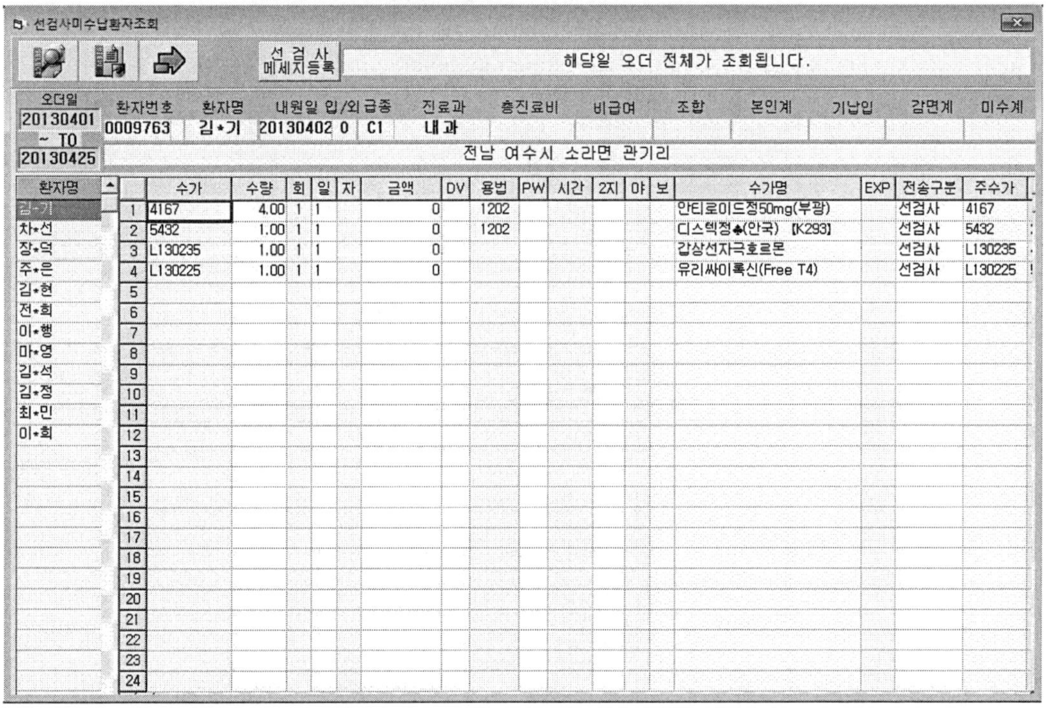

■ 버튼설명

① 조회(F5) : 선택한 기간의 진료비를 조회한다.

② 출력(F10) : 각 조회된 내용을 출력한다.

③ 종료(F12) : 진료비명세서 프로그램을 종료한다.

5.10 제증명서 발급

5.10.1 메뉴화면

아래의 메뉴화면에서 진단서관리를 선택하고 실행시킨다.

〈그림 5-110〉 진단서관리선택 메뉴

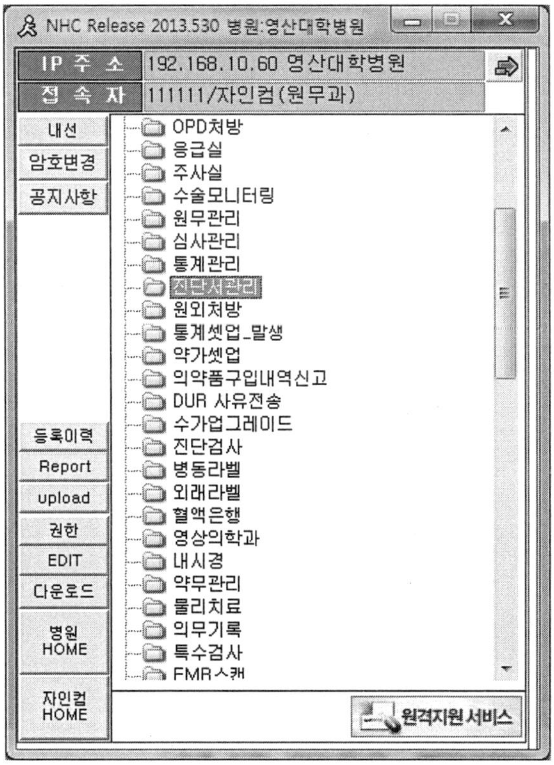

5.10.2 업무처리 화면

1. 진단서 작성

환자에 관한 제증명을 작성할 수 있는 화면이다. 환자번호를 입력하여 해당 환자를 조회한 후 메뉴에서 진단서 항목을 선택한 후 작성한다.

(1) 진단서 작성 화면

[진단서] → [일반진단서] → [진단서]

〈그림 5-111〉 진단서 작성 화면

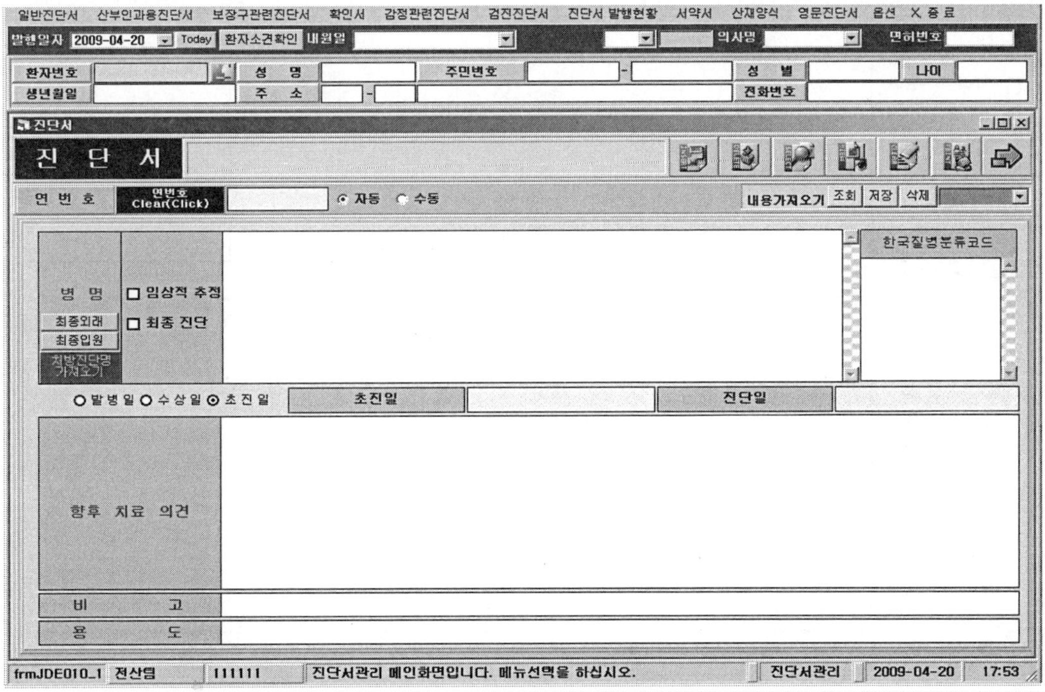

내용설명

① 작성된 제증명은 [진단서발행현황] 메뉴에서 확인가능하다.

② 진단서발행현황 화면에서 발행할 환자를 선택하면 해당 제증명 화면으로 이동한다.

(2) 진단서 출력양식

〈그림 5-112〉 진단서 양식

원본대조필 인

진 단 서

병록번호 :

일련번호 : 00-00001 주민등록번호 : -

환자성명		성별		생년월일		연령	만 세
환자주소	전화번호:						
병 명 □ 임상적 추정 □ 최 종 진 단						한국질병분류코드	
발 병 일				진 단 일			
향 후 치 료 의 견							
비 고							
용 도							

위와같이 진단함

발 행 일: 2013년 07월 16일

병 원 주 소: 경남 양산시 주남로 288

전 화 및 F A X: ☎ 055-380-9245 FAX 055-380-9241

기 관 기 호: 36201162

의 료 기 관: 영산대학병원

의사면허 제 70911 호 의사성명 : 정대호 (인)

(3) 진단서 발행현황

[진단서관리] → [7.진단서발행현황]

〈그림 5-113〉 진단서발행현황 화면

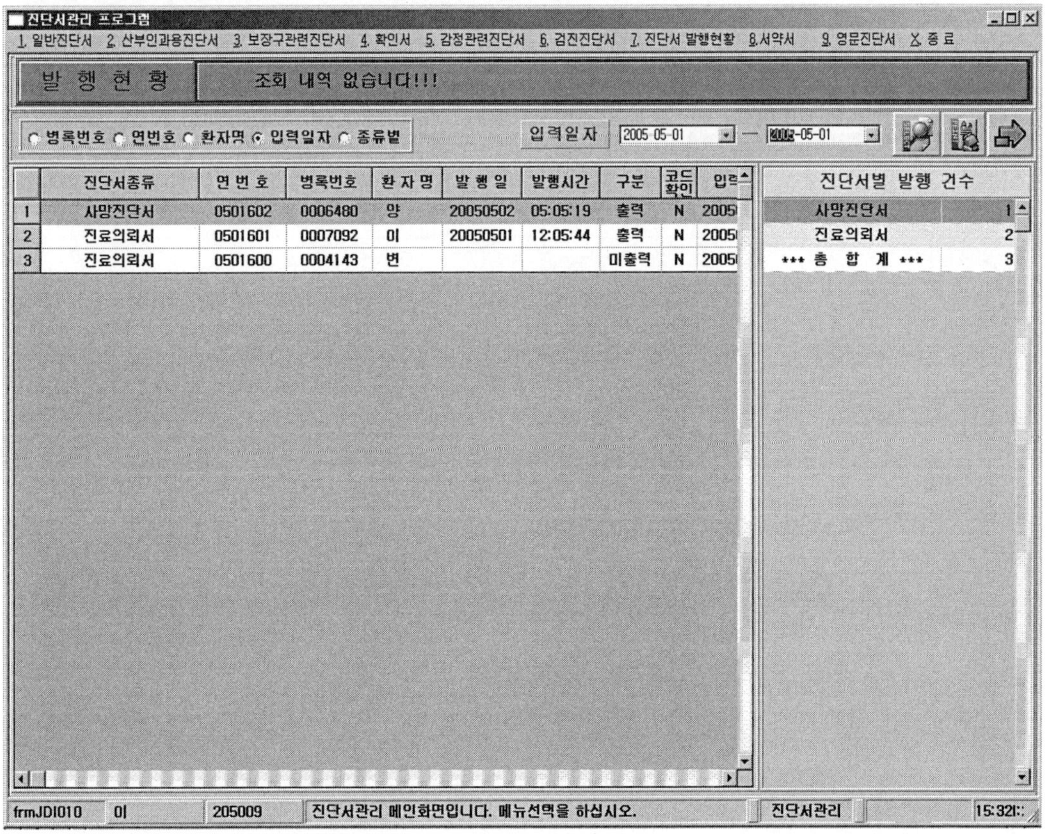

2. 확인서

1) 입퇴원확인서

[진단서관리] → [확인서] → [입퇴원확인서]

〈그림 5-114〉 입퇴원확인서 작성 화면

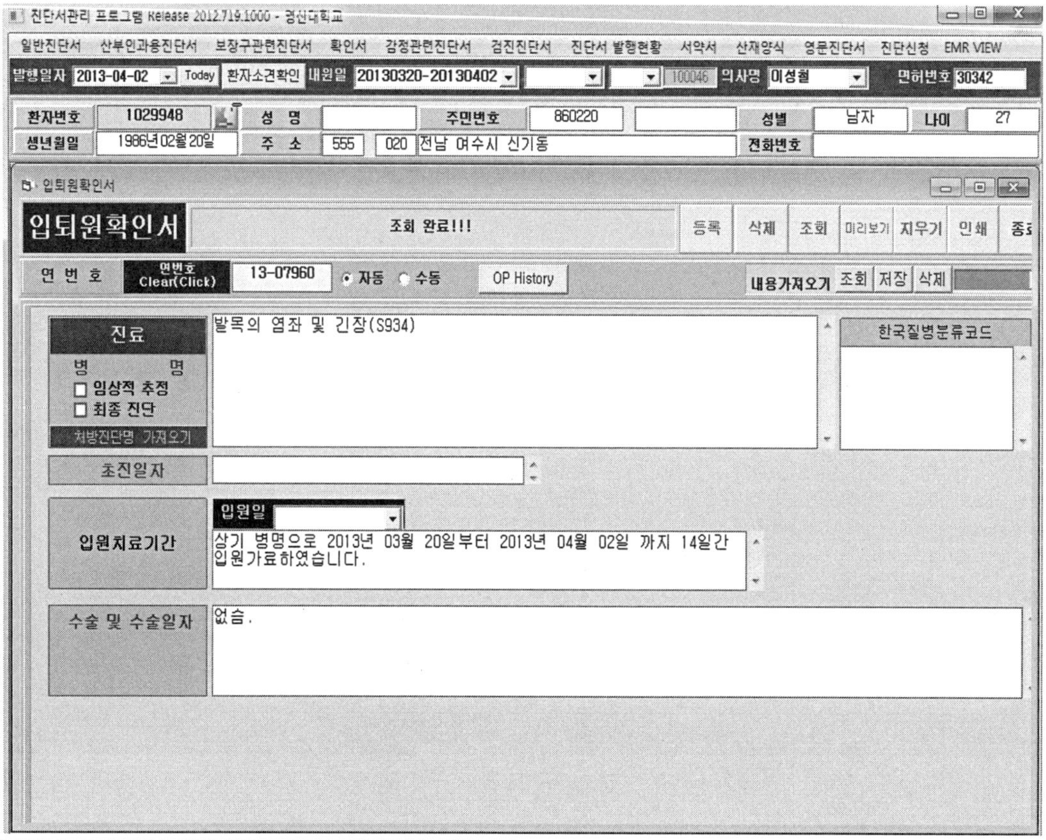

2) 통원확인서

(1) 통원확인서 작성

[진단서관리] → [확인서] → [통원확인서]

〈그림 5-115〉 통원확인서 작성 화면

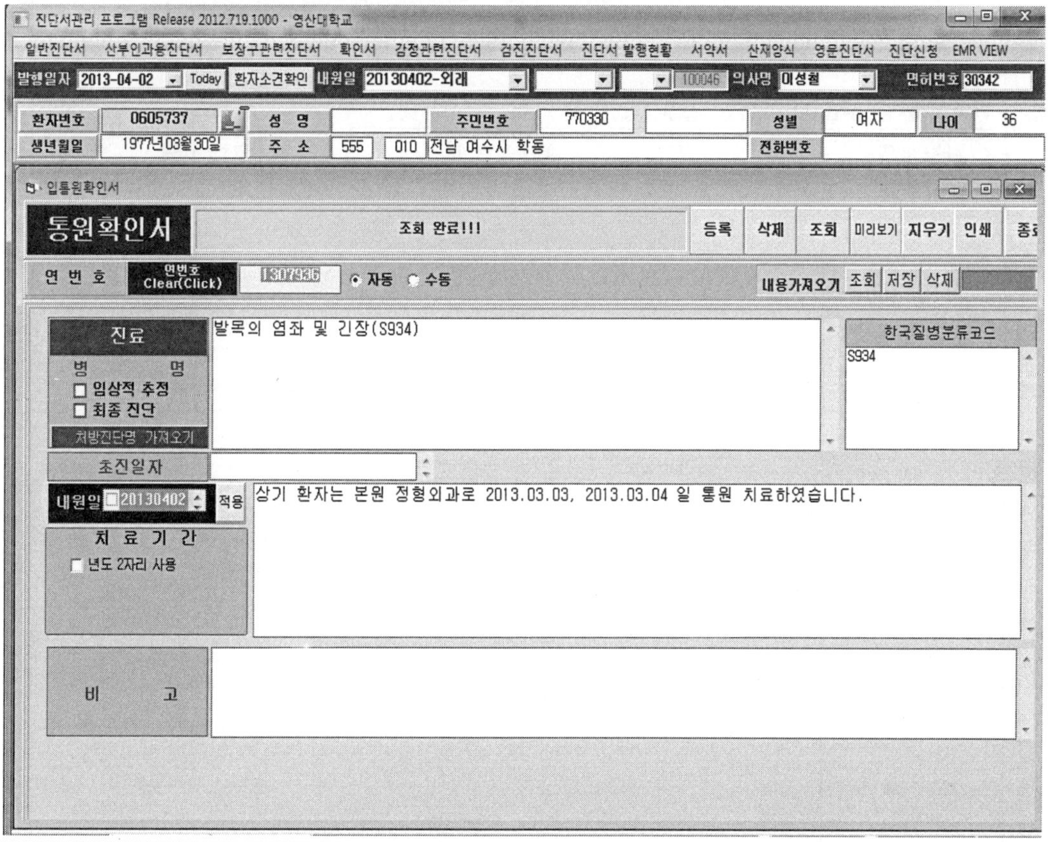

(2) 통원확인서 양식

〈그림 5-116〉 통원확인서 양식

원본대조필 인

통 원 확 인 서

병록번호 :

일련번호 : 00-00001 주민등록번호 : -

환자성명		성별		생년월일		연령	만 세
환자주소	전화번호:						
병 명 □임상적 추정 □최 종 진 단						한국질병코드	
초진일자							
통원진료 기간							
비 고							

상기 기재사항은 환자 진료기록부에 의한 것임.

발 행 일: 2013년 07월 16일
병 원 주 소: 경남 양산시 주남로 288
전 화 및 F A X: ☎ 055-380-9245 FAX 055-380-9241
기 관 기 호: 36201162
의 료 기 관: 영산대학병원

제 70911 호 의사성명 : 정대호 (인)

3. 의뢰서

1) 진료의뢰서

(1) 진료의뢰서 작성

[진단서관리] → [일반진단서] → [진료의뢰서]

〈그림 5-117〉 진료의뢰서 작성 화면

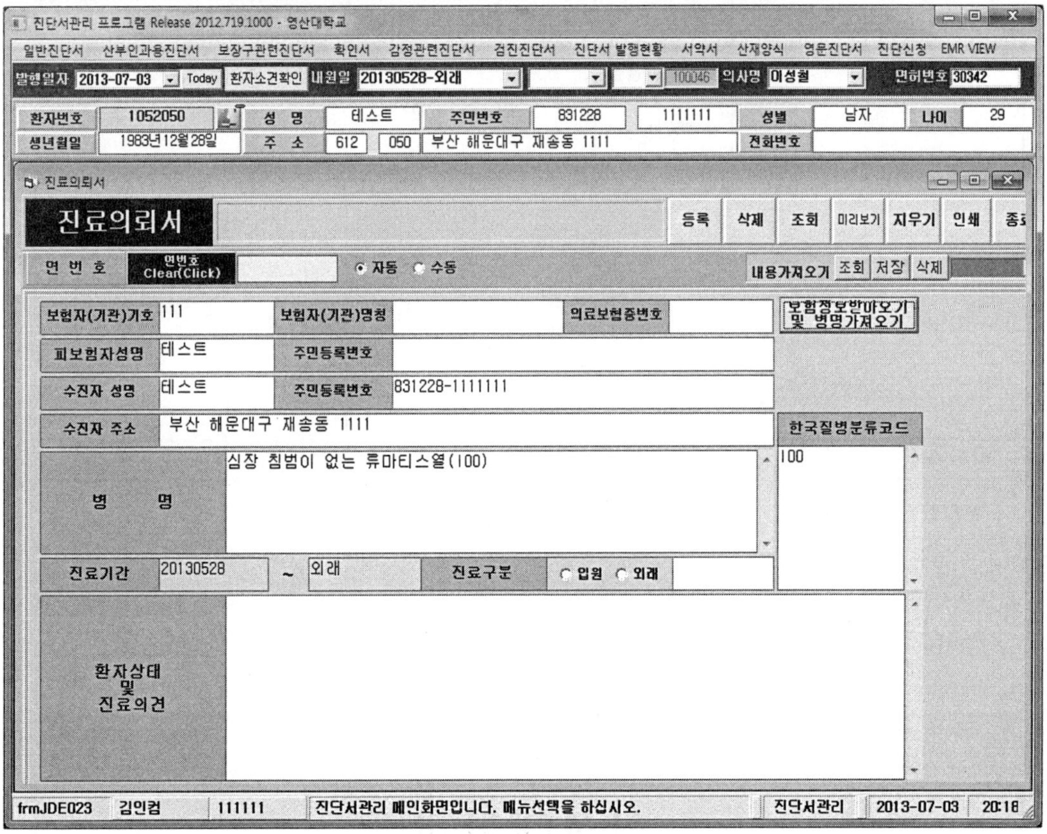

(2) 진료의뢰서 출력양식

〈그림 5-118〉 진료의뢰서 양식

진 료 의 뢰 서

보험자(기관) 기호		보험자(기관) 명칭		의료보험증번호 (세대관리번호)	
피보험자성명 (세대주성명)		주민등록번호		전화번호	
수진자 성명		주민등록번호			
수진자 주소					
병 명				한국질병 분류코드	
진료기간	~			진료구분	
환자상태 및 진료의견					

2013년 07월 16일

영산대학교

36201162
경남 양산시 주남로 288
Tel. 055-380-9245 Fax. 055-380-9241

제 70911 호 의사성명 : 정대호 (인)

정보제공 동의서 : 환자의 진료정보 보호를 위하여 환자가 동의한 경우에 의뢰 의사에게 진료정보를 제공합니다.

환자명 : (서명)

2) 의료급여의뢰서

[진단서관리] → [일반진단서] → [의료급여] → [의료급여의뢰서]

〈그림 5-119〉 의료급여의뢰서 작성 화면

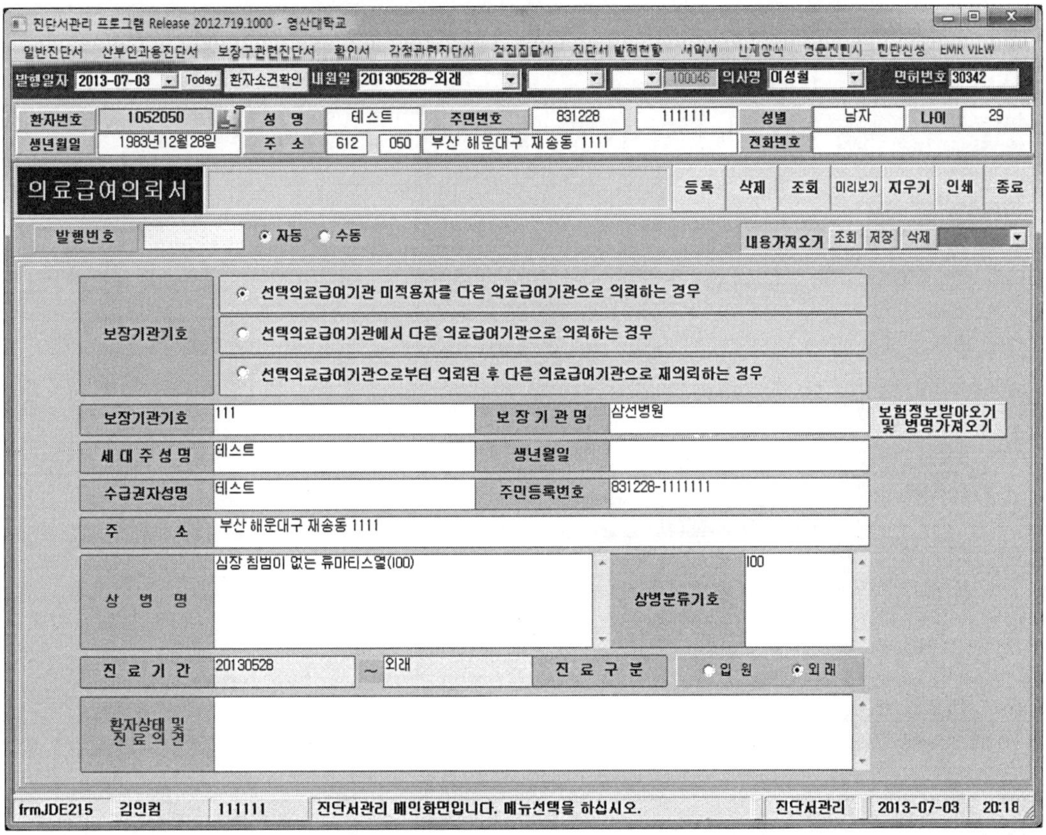

4. 소견서

[진단서관리] → [일반진단서] → [소견서]

〈그림 5-120〉 소견서 작성 화면

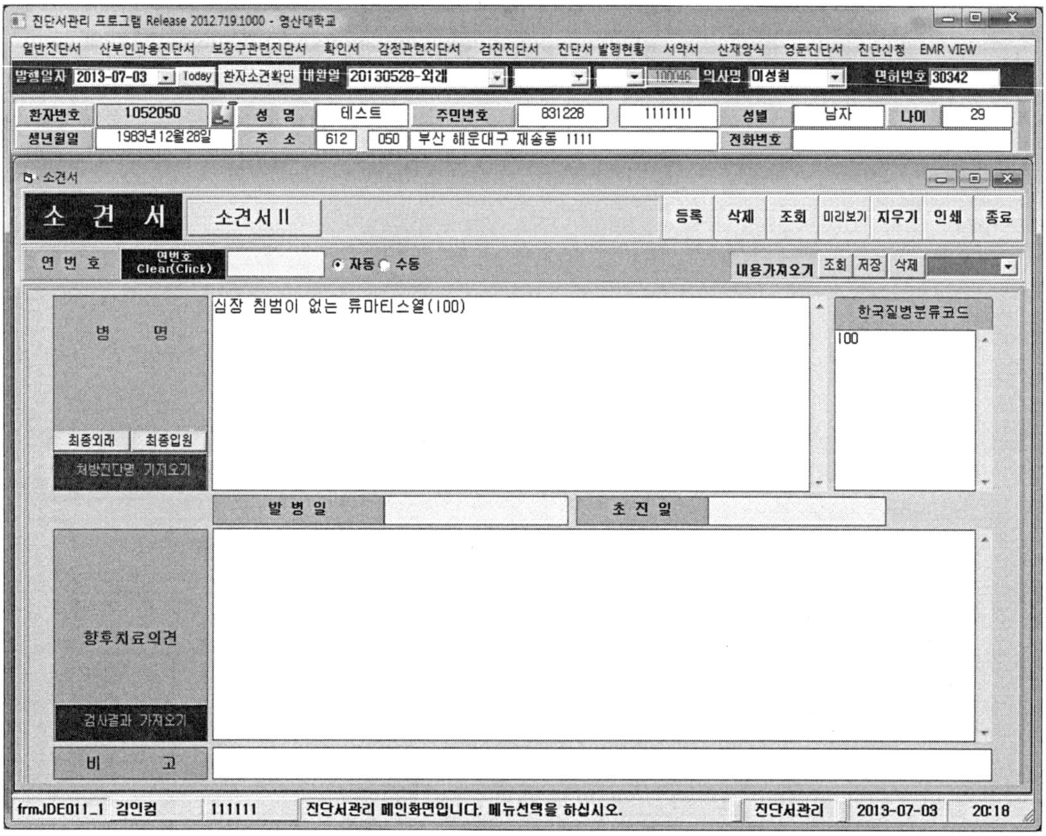

5.11 업무마감

5.11.1 메뉴화면

〈그림 5-121〉 업무마감 메뉴화면

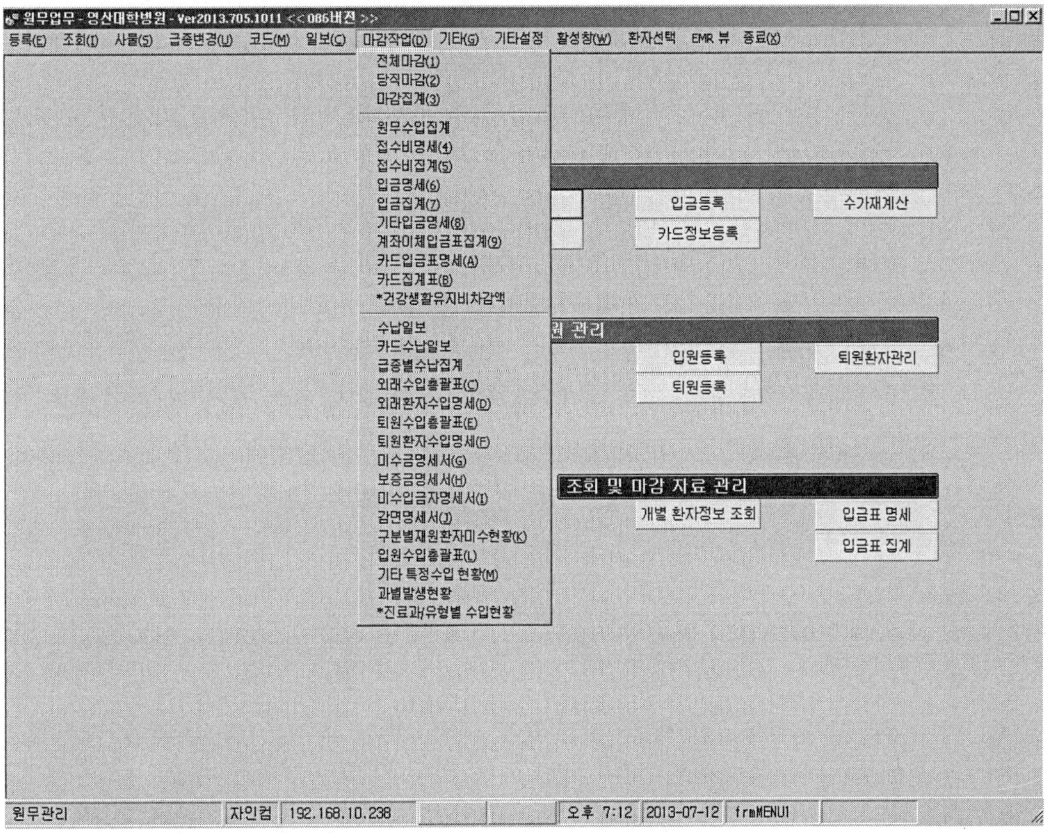

내용설명

① 전체마감 : 접수, 수납 마감을 설정한다.

② 당직마감 : 당직자의 마감을 설정한다.

③ 일일마감 : 전체 마감 후 수납 금액을 집계한다.

④ 원무수입집계 : 매일 외래, 입원, 퇴원, 재원환자의 현황을 조회한다.

⑤ 진료비발생내역 : 원무 진료비 발생내역을 조회한다.

⑥ 진료비발생내역집계 : 원무 진료비 발생내역을 과별, 급종별로 조회한다.

⑦ 접수비명세 : 접수비를 선수납했을 때 일자별(마감전~마감후)로 입금한 환자명세를 단말기별로 조회한다.

⑧ 접수비집계 : 접수비를 선수납했을 때 일자별(마감전 ~ 마감후)로 입금한 환자명세를 단말기별로 조회한다.

⑨ 입금명세 : 발생된 진료비를 입금한 환자명세를 일자별(마감전 ~ 마감후)로 담당자별, 급종별로 조회한다.

⑩ 입금집계 : 발생된 진료비에 대해 입금된 전체 집계를 일자별(마감전 ~ 마감후)로 담당자별, 급종별로 조회한다.

⑪ 카드입금표집계 : 카드로 입금처리된 것을 집계 및 조회한다.

⑫ 원무수입집계 : 기간별 원무수입집계를 조회한다.

⑬ 과별/개인별 입금내역 : 과별/개인별로 입금표 명세를 조회한다.

⑭ 기간별수납리스트 : 기간별로 수납리스트를 조회한다.

⑮ 미수입금내역 : 발생한 진료비에 대한 미수입금 내역을 일자별(마감전 ~ 마감후)로 조회한다.

⑯ 수납일보 : 발생한 진료비에 대한 원무수입내역을 일자별로 조회한다.

⑰ 외래수입금총괄표 : 발생한 진료비에 대한 외래수입내역을 일자별로 조회한다.

⑱ 퇴원수입금총괄표 : 발생한 진료비에 대한 퇴원수입내역을 일자별로 조회한다.

⑲ 마수입금자명세서 : 발생한 진료비에 대한 미수 후 입금자 내역을 일자별로 조회한다.

⑳ 경리과미수금명세서 : 발생한 진료비에 대한 미수금 내역을 일자별로 조회한다(경리과용).

5.11.2 업무처리 화면

1. 전체마감

접수 및 수납의 마감을 설정한다.

[원무관리] → [마감작업] → [전체마감]

〈그림 5-122〉 일일마감일자SET(병원전체) 화면

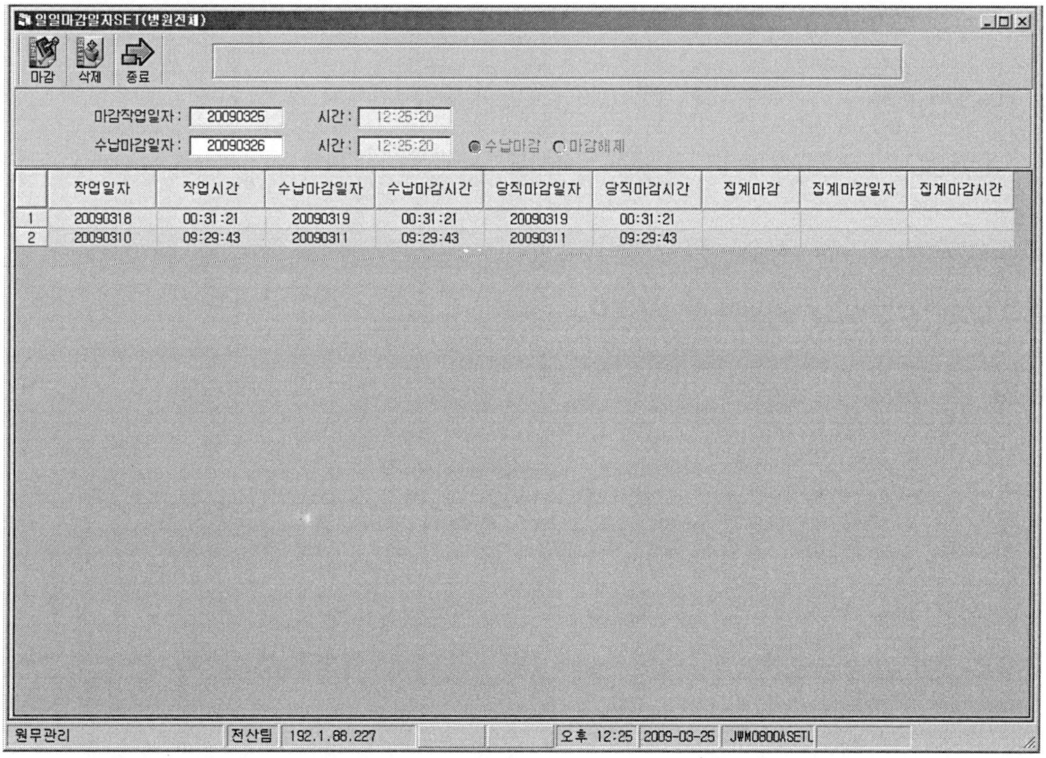

■ 내용설명

① 일일 마감작업을 통해 마감 작업 이후 입금은 입금일자가 다음날로 잡혀 하루 단위로 금액을 마감할 수 있게 한다.

② 전체마감을 선택하면 다음과 같은 비밀번호 입력창이 나타난다.

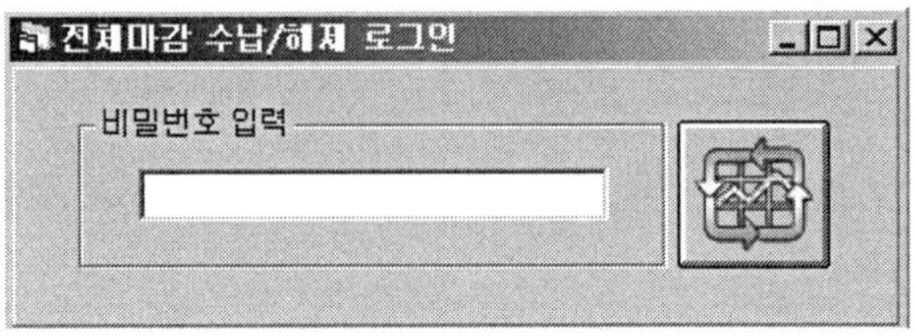

③ 비밀번호를 입력 후 마감작업이 가능하다.

④ 당일 마감을 잡거나 지나간 마감의 삭제가 가능하다.

⑤ 마감조회 화면은 입금표명세 화면이며, 입금된 내역을 단말별, 급종별, 과별로 조회한다.

2. 당직마감

전체마감 전(주간) 야간 당직자 근무를 할 경우 입금일자를 다음날로 넘긴다.

[원무관리] → [마감작업] → [당직마감]

〈그림 5-123〉 일일마감일자SET(당직자용) 화면

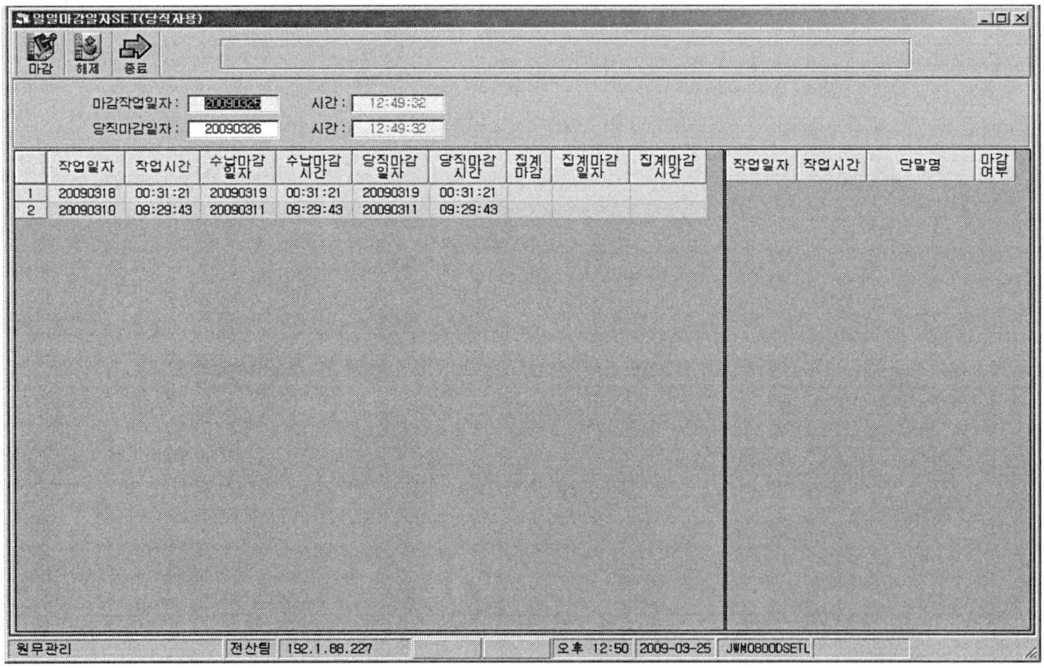

내용설명

① 주간마감 후 야간 당직 근무가 들어갈 경우는 잡을 필요가 없지만, 주간마감 전 야간 근무가 시작될 경우 야간 근무자는 당직 마감을 잡고 작업을 해야 한다.

② 당직마감 잡은 PC만 입금일자를 다음날로 넘긴다.

3. 일일마감

전체마감 후 수납금액을 집계한다.

[원무관리] → [마감작업] → [마감집계]

〈그림 5-124〉 일일마감(금액이월) 화면

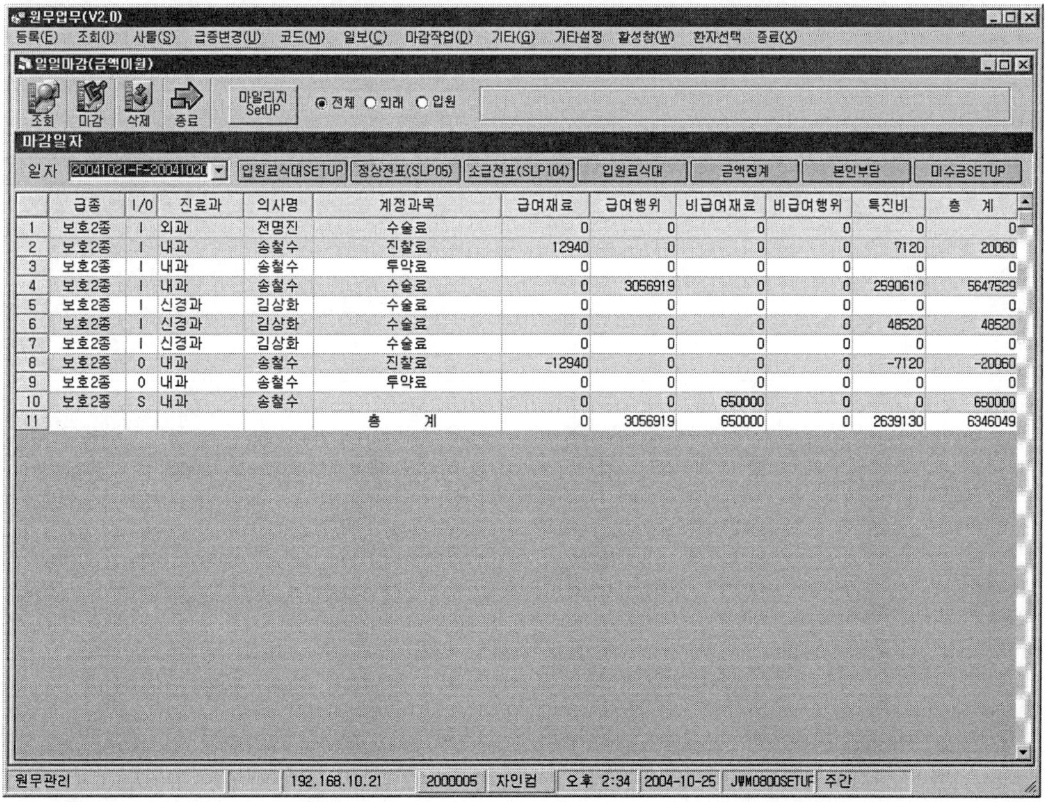

버튼설명

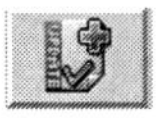

수정(F7) – 접수마감, 수납마감별로 '마감전', '마감후'를 선택하면 일자, 시간, 변경자 내역이 입력되고 조회된다.

종료(F12) – 마감업무 프로그램이 종료된다.

4. 원무수입집계

기간별로 원무수입 집계금액을 조회한다.

[원무관리] → [마감작업] → [원무수입집계]

〈그림 5-125〉 원무수입집계 화면

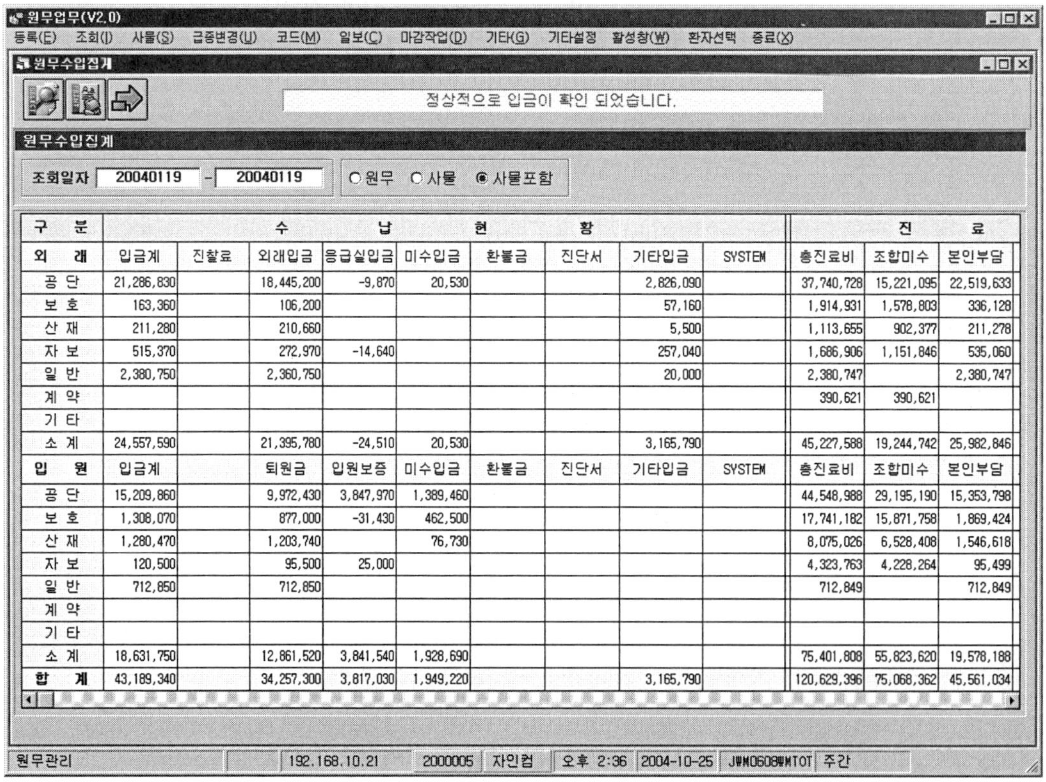

구 분	수		납		현		황			진		료
외 래	입금계	진찰료	외래입금	응급실입금	미수입금	환불금	진단서	기타입금	SYSTEM	총진료비	조합미수	본인부담
공 단	21,286,830		18,445,200	-9,870	20,530			2,826,090		37,740,728	15,221,095	22,519,633
보 호	163,360		106,200					57,160		1,914,931	1,578,803	336,128
산 재	211,280		210,660					5,500		1,113,655	902,377	211,278
자 보	515,370		272,970	-14,640				257,040		1,686,906	1,151,846	535,060
일 반	2,380,750		2,360,750					20,000		2,380,747		2,380,747
계 약										390,621	390,621	
기 타												
소 계	24,557,590		21,395,780	-24,510	20,530			3,165,790		45,227,588	19,244,742	25,982,846
입 원	입금계		퇴원금	입원보증	미수입금	환불금	진단서	기타입금	SYSTEM	총진료비	조합미수	본인부담
공 단	15,209,860		9,972,430	3,847,970	1,389,460					44,548,988	29,195,190	15,353,798
보 호	1,308,070		877,000	-31,430	462,500					17,741,182	15,871,758	1,869,424
산 재	1,280,470		1,203,740		76,730					8,075,026	6,528,408	1,546,618
자 보	120,500		95,500	25,000						4,323,763	4,228,264	95,499
일 반	712,850		712,850							712,849		712,849
계 약												
기 타												
소 계	18,631,750		12,861,520	3,841,540	1,928,690					75,401,808	55,823,620	19,578,188
합 계	43,189,340		34,257,300	3,817,030	1,949,220			3,165,790		120,629,396	75,068,362	45,561,034

5. 진료비발생내역

진료비 발생내역을 과/급종별로 보여준다.

[원무관리] → [마감작업] → [원무수입집계]

〈그림 5-126〉 원무수입집계 화면

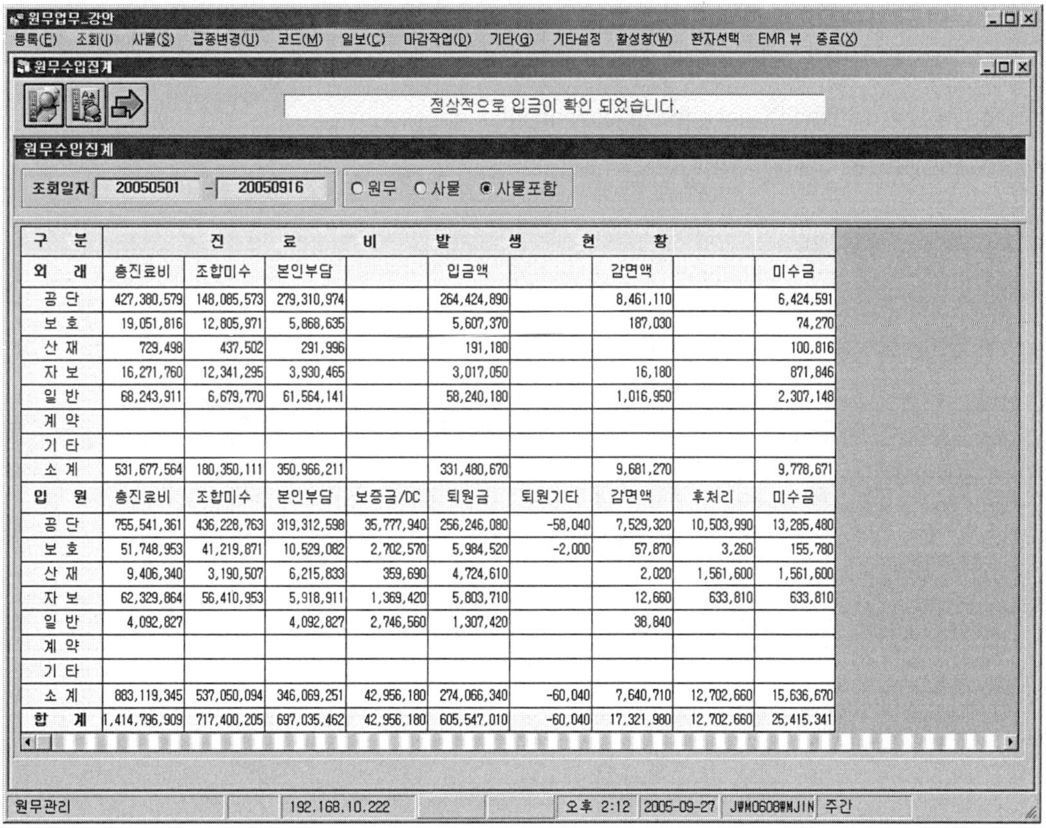

구 분	진 료 비 발 생 현 황								
외 래	총진료비	조합미수	본인부담		입금액		감면액		미수금
공 단	427,380,579	148,085,573	279,310,974		264,424,890		8,461,110		6,424,591
보 호	19,051,816	12,805,971	5,868,635		5,607,370		187,030		74,270
산 재	729,498	437,502	291,996		191,180				100,816
자 보	16,271,760	12,341,295	3,930,465		3,017,050		16,180		871,846
일 반	68,243,911	6,679,770	61,564,141		58,240,180		1,016,950		2,307,148
계 약									
기 타									
소 계	531,677,564	180,350,111	350,966,211		331,480,670		9,681,270		9,778,671
입 원	총진료비	조합미수	본인부담	보증금/DC	퇴원금	퇴원기타	감면액	후처리	미수금
공 단	755,541,361	436,228,763	319,312,598	35,777,940	256,246,080	-58,040	7,529,320	10,503,990	13,285,480
보 호	51,748,953	41,219,871	10,529,082	2,702,570	5,984,520	-2,000	57,870	3,260	155,780
산 재	9,406,340	3,190,507	6,215,833	359,690	4,724,610		2,020	1,561,600	1,561,600
자 보	62,329,864	56,410,953	5,918,911	1,369,420	5,803,710		12,660	633,810	633,810
일 반	4,092,827		4,092,827	2,746,560	1,307,420		38,840		
계 약									
기 타									
소 계	883,119,345	537,050,094	346,069,251	42,956,180	274,066,340	-60,040	7,640,710	12,702,660	15,636,670
합 계	1,414,796,909	717,400,205	697,035,462	42,956,180	605,547,010	-60,040	17,321,980	12,702,660	25,415,341

6. 진료비발생내역집계

진료비 발생내역을 급종/과별 집계하여 조회한다.

(1) 급종별 진료비발생내역집계

급종별로 진료비 발생내역을 집계하여 나타낸다.

[원무관리] → [조회] → [진료비발생 내역]

〈그림 5-127〉 진료비발생 내역-[급종별] 화면

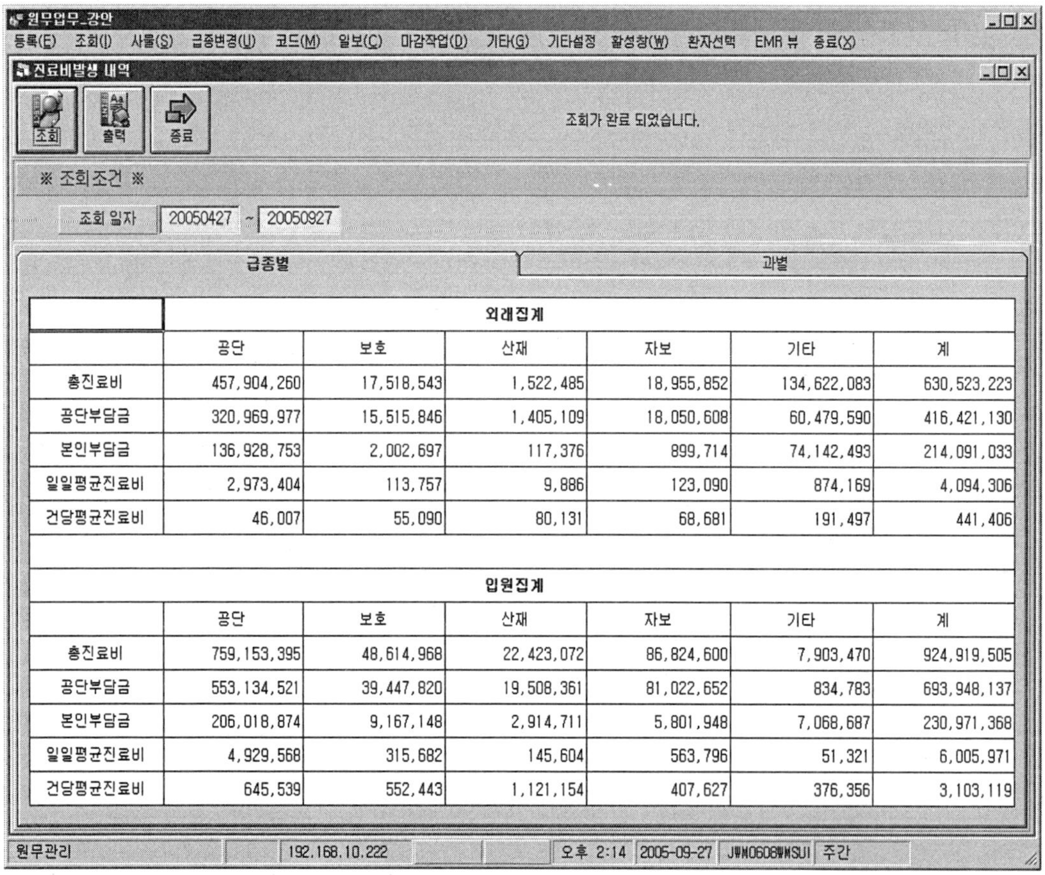

	외래집계					
	공단	보호	산재	자보	기타	계
총진료비	457,904,260	17,518,543	1,522,485	18,955,852	134,622,083	630,523,223
공단부담금	320,969,977	15,515,846	1,405,109	18,050,608	60,479,590	416,421,130
본인부담금	136,928,753	2,002,697	117,376	899,714	74,142,493	214,091,033
일일평균진료비	2,973,404	113,757	9,886	123,090	874,169	4,094,306
건당평균진료비	46,007	55,090	80,131	68,681	191,497	441,406

	입원집계					
	공단	보호	산재	자보	기타	계
총진료비	759,153,395	48,614,968	22,423,072	86,824,600	7,903,470	924,919,505
공단부담금	553,134,521	39,447,820	19,508,361	81,022,652	834,783	693,948,137
본인부담금	206,018,874	9,167,148	2,914,711	5,801,948	7,068,687	230,971,368
일일평균진료비	4,929,568	315,682	145,604	563,796	51,321	6,005,971
건당평균진료비	645,539	552,443	1,121,154	407,627	376,356	3,103,119

(2) 과별 진료비발생내역집계

진료과별로 진료비 발생내역을 집계하여 나타낸다.

[원무관리] → [조회] → [진료비발생 내역]

〈그림 5-128〉 진료비발생내역-[과별] 화면

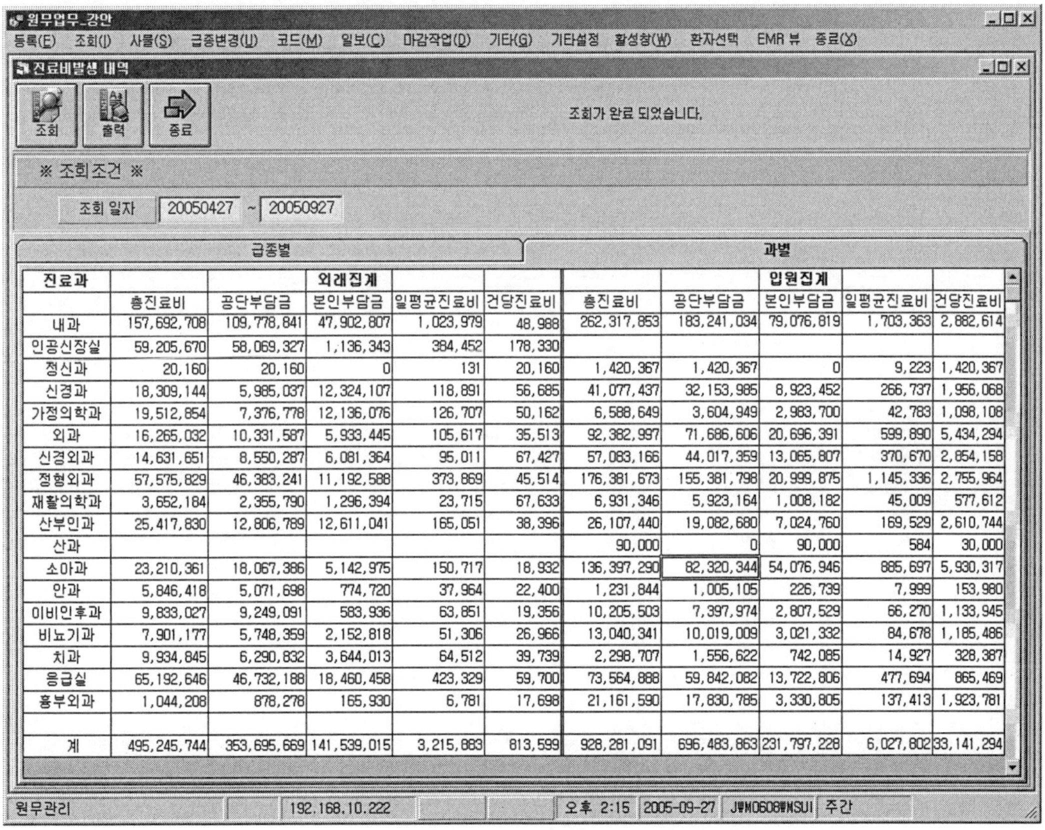

진료과			외래집계					입원집계		
	총진료비	공단부담금	본인부담금	일평균진료비	건당진료비	총진료비	공단부담금	본인부담금	일평균진료비	건당진료비
내과	157,692,708	109,778,841	47,902,807	1,023,979	48,988	262,317,853	183,241,034	79,076,819	1,703,363	2,882,614
인공신장실	59,205,670	58,069,327	1,136,343	384,452	178,330					
정신과	20,160	20,160	0	131	20,160	1,420,367	1,420,367	0	9,223	1,420,367
신경과	18,309,144	5,985,037	12,324,107	118,891	56,685	41,077,437	32,153,985	8,923,452	266,737	1,956,068
가정의학과	19,512,854	7,376,778	12,136,076	126,707	50,162	6,588,649	3,604,949	2,983,700	42,783	1,098,108
외과	16,265,032	10,331,587	5,933,445	105,617	35,513	92,382,997	71,686,606	20,696,391	599,890	5,434,294
신경외과	14,631,651	8,550,287	6,081,364	95,011	67,427	57,083,166	44,017,359	13,065,807	370,670	2,854,158
정형외과	57,575,829	46,383,241	11,192,588	373,869	45,514	176,381,673	155,381,798	20,999,875	1,145,336	2,755,964
재활의학과	3,652,184	2,355,790	1,296,394	23,715	67,633	6,931,346	5,923,164	1,008,182	45,009	577,612
산부인과	25,417,830	12,806,789	12,611,041	165,051	38,396	26,107,440	19,082,680	7,024,760	169,529	2,610,744
산과						90,000	0	90,000	584	30,000
소아과	23,210,361	18,067,386	5,142,975	150,717	18,932	136,397,290	82,320,344	54,076,946	885,697	5,930,317
안과	5,846,418	5,071,698	774,720	37,964	22,400	1,231,844	1,005,105	226,739	7,999	153,980
이비인후과	9,833,027	9,249,091	583,936	63,851	19,356	10,205,503	7,397,974	2,807,529	66,270	1,133,945
비뇨기과	7,901,177	5,748,359	2,152,818	51,306	26,966	13,040,341	10,019,009	3,021,332	84,678	1,185,486
치과	9,934,845	6,290,832	3,644,013	64,512	39,739	2,298,707	1,556,622	742,085	14,927	328,387
응급실	65,192,646	46,732,188	18,460,458	423,329	59,700	73,564,888	59,842,082	13,722,806	477,694	865,469
흉부외과	1,044,208	878,278	165,930	6,781	17,698	21,161,590	17,830,785	3,330,805	137,413	1,923,781
계	495,245,744	353,695,669	141,539,015	3,215,883	813,599	928,281,091	696,483,863	231,797,228	6,027,802	33,141,294

7. 접수비명세

기간별로 접수비 명세서를 조회한다. 기간별로 조회하여 해당 기간 동안 내원 환자를 검색 환자번호, 환자명, 급종, 입금일, 입금번호, 진료비, 단말명 등을 나타낸다.

[원무관리] → [마감작업] → [접수비명세]

〈그림 5-129〉 접수비명세 화면

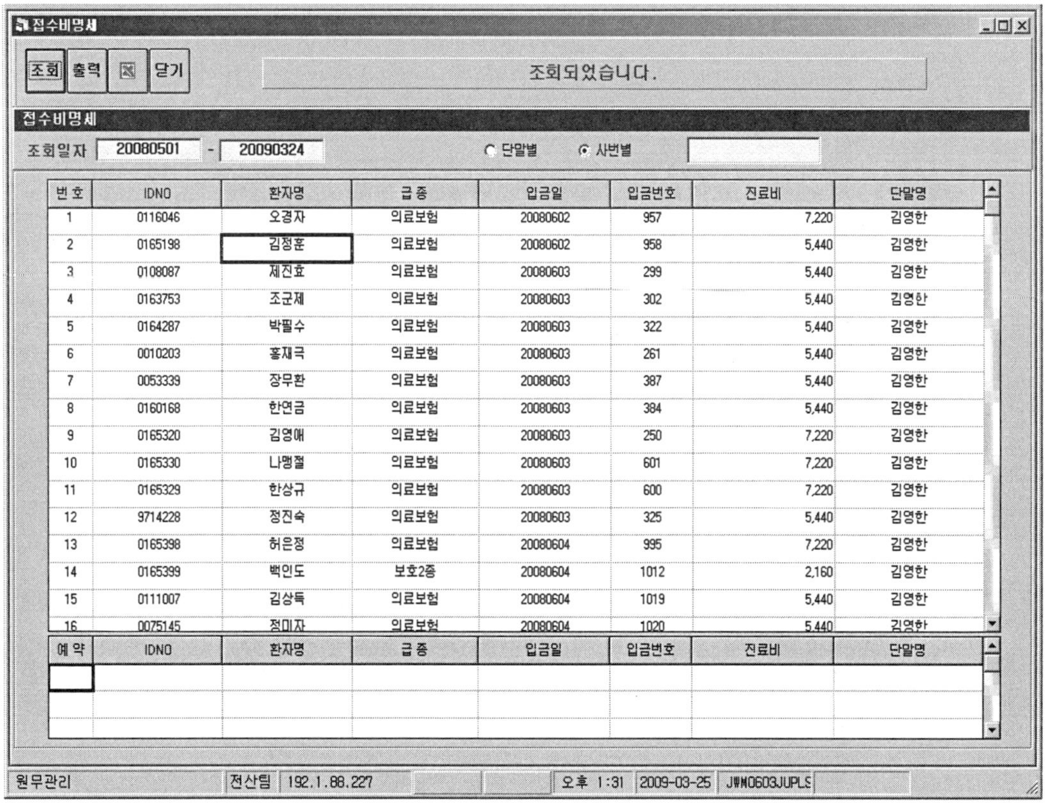

번호	IDNO	환자명	급종	입금일	입금번호	진료비	단말명
1	0116046	오경자	의료보험	20080602	957	7,220	김영한
2	0165198	김정훈	의료보험	20080602	958	5,440	김영한
3	0108087	제진효	의료보험	20080603	299	5,440	김영한
4	0163753	조군제	의료보험	20080603	302	5,440	김영한
5	0164287	박필수	의료보험	20080603	322	5,440	김영한
6	0010203	홍재극	의료보험	20080603	261	5,440	김영한
7	0053339	장무환	의료보험	20080603	387	5,440	김영한
8	0160168	한연금	의료보험	20080603	384	5,440	김영한
9	0165320	김영애	의료보험	20080603	250	7,220	김영한
10	0165330	나맹철	의료보험	20080603	601	7,220	김영한
11	0165329	한상규	의료보험	20080603	600	7,220	김영한
12	9714228	정진숙	의료보험	20080603	325	5,440	김영한
13	0165398	허은정	의료보험	20080604	995	7,220	김영한
14	0165399	백인도	보호2종	20080604	1012	2,160	김영한
15	0111007	김상득	의료보험	20080604	1019	5,440	김영한
16	0075145	정미자	의료보험	20080604	1020	5,440	김영한

예약	IDNO	환자명	급종	입금일	입금번호	진료비	단말명

8. 접수비집계

조회기간 동안 해당 직원에게 접수한 접수비를 집계하여 조회한다.

[단말별(사번별)] 버튼은 조회결과의 순서를 나타낸다. 현금, 건수, 카드, 건수, 합계는 해당 직원에게 접수한 결과를 나타낸다.

[원무관리] → [마감작업] → [접수비집계]

〈그림 5-130〉 접수비집계 화면

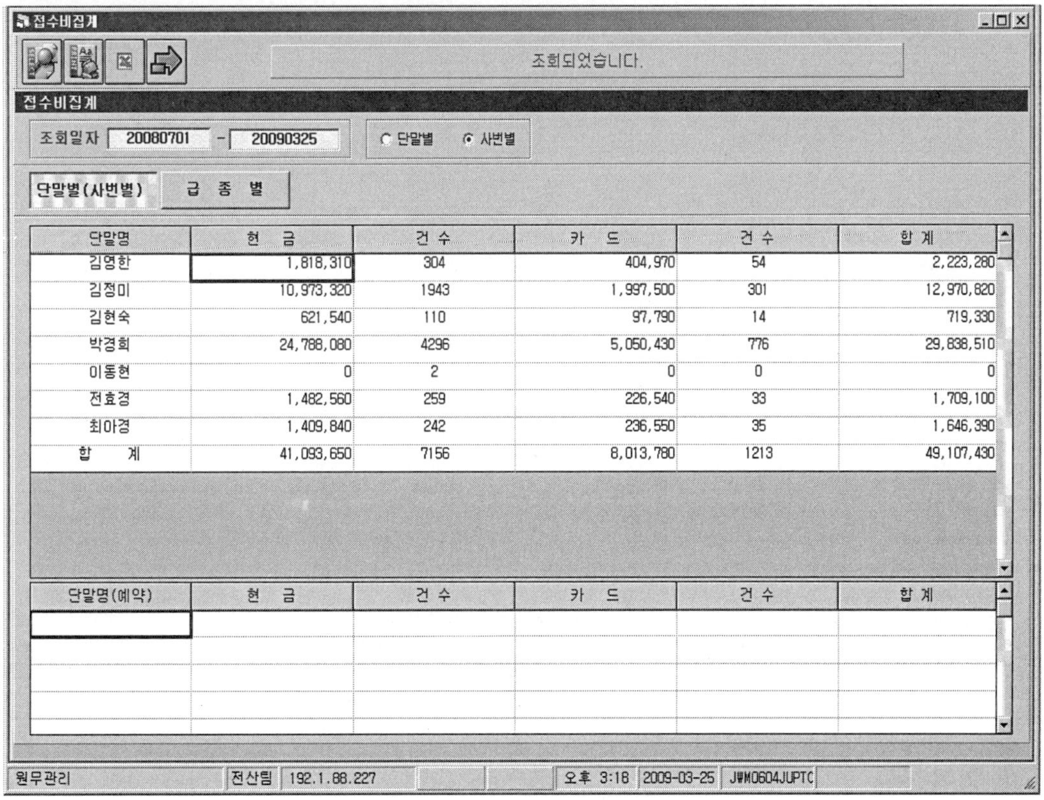

9. 입금표 명세(단말별 조회)

입금된 내역을 단말별, 급종별, 과별로 조회한다.

[원무관리] → [마감작업] → [입금명세]

〈그림 5-131〉 입금표명세 화면

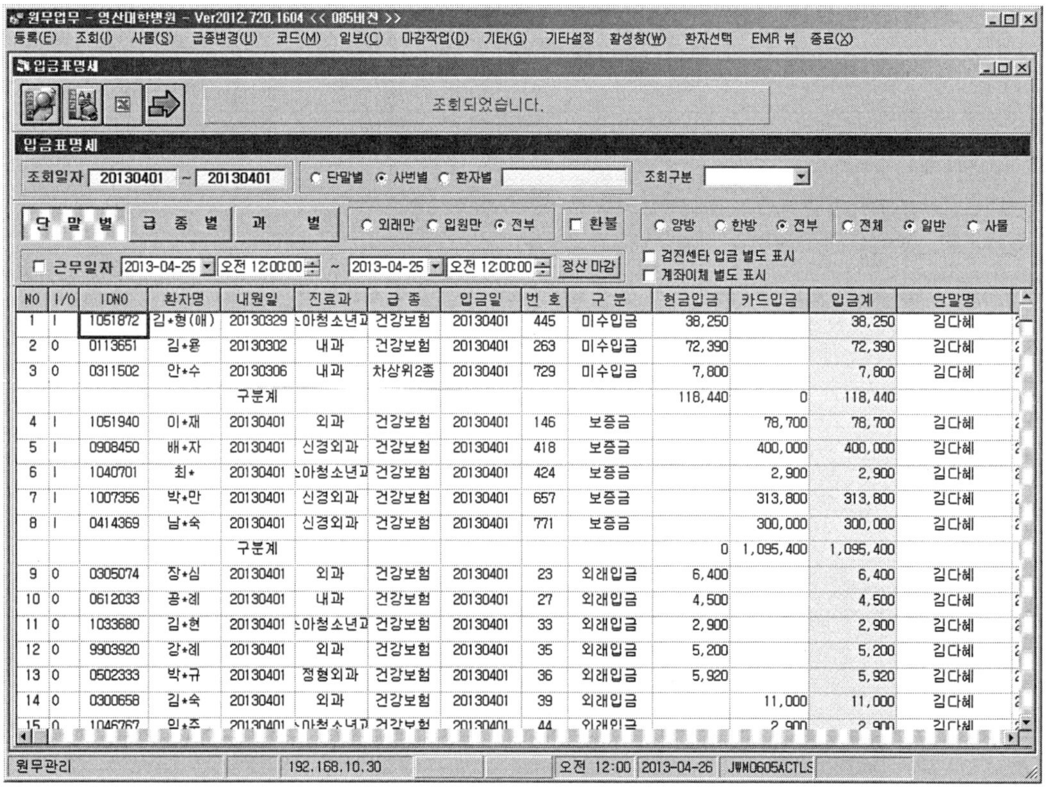
원무업무 - 영산대학병원 - Ver2012.720.1604 << 085버전 >>
등록(E) 조회(I) 사물(S) 급종변경(U) 코드(M) 일보(C) 마감작업(D) 기타(G) 기타설정 활성창(W) 환자선택 EMR 뷰 종료(X)
입금표명세
조회되었습니다.
입금표명세
조회일자 20130401 ~ 20130401
단말별 사번별 환자별
조회구분
단 말 별
급 종 별
과 별
외래만 입원만 전부
환불
양방 한방 전부
전체 일반 사물
근무일자 2013-04-25 오전 12:00:00 ~ 2013-04-25 오전 12:00:00
정산 마감
검진센타 입금 별도 표시
계좌이체 별도 표시
NO I/O IDNO 환자명 내원일 진료과 급 종 입금일 번 호 구 분 현금입금 카드입금 입금계 단말명
1 I 1051872 김*형(애) 20130329 소아청소년과 건강보험 20130401 445 미수입금 38,250 38,250 김다혜
2 O 0113651 김*윤 20130302 내과 건강보험 20130401 263 미수입금 72,390 72,390 김다혜
3 O 0311502 안*수 20130306 내과 차상위2종 20130401 729 미수입금 7,800 7,800 김다혜
구분계 118,440 0 118,440
4 I 1051940 이*재 20130401 외과 건강보험 20130401 146 보증금 78,700 78,700 김다혜
5 I 0908450 배*자 20130401 신경외과 건강보험 20130401 418 보증금 400,000 400,000 김다혜
6 I 1040701 최* 20130401 소아청소년과 건강보험 20130401 424 보증금 2,900 2,900 김다혜
7 I 1007356 박*만 20130401 신경외과 건강보험 20130401 657 보증금 313,800 313,800 김다혜
8 I 0414369 남*숙 20130401 신경외과 건강보험 20130401 771 보증금 300,000 300,000 김다혜
구분계 0 1,095,400 1,095,400
9 O 0305074 장*심 20130401 외과 건강보험 20130401 23 외래입금 6,400 6,400 김다혜
10 O 0612033 공*례 20130401 내과 건강보험 20130401 27 외래입금 4,500 4,500 김다혜
11 O 1033680 김*현 20130401 소아청소년과 건강보험 20130401 33 외래입금 2,900 2,900 김다혜
12 O 9903920 강*례 20130401 외과 건강보험 20130401 35 외래입금 5,200 5,200 김다혜
13 O 0502333 박*규 20130401 정형외과 건강보험 20130401 36 외래입금 5,920 5,920 김다혜
14 O 0300658 김*숙 20130401 외과 건강보험 20130401 39 외래입금 11,000 11,000 김다혜
원무관리 192.168.10.30 오전 12:00 2013-04-26

항목설명

① 조회일자 : 조회할 날짜를 지정한다.

② 단말별, 사번별 : 조회결과를 단말별로 할 것인지 사번별로 할 것인지를 결정한다.

③ 조회구분 : 전부, 현금영수증, 현금영수증제외 중 선택해서 조회가 가능하다.

④ 단말 급종 과별 : 조회 결과를 단말별로 구분 할 것인지 급종별로 구분할 것

인지를 결정한다.

⑤ 환불 : 환불한 환자가 있는지 여부를 나타낼 수 있다.

⑥ 근무일자 : 근무일자를 체크한 후 조회하면 시간대로 조회가 가능하다.

10. 입금표집계

마감 후 기간별로 입금집계를 나타낸다.

[원무관리] → [마감작업] → [입금집계]

〈그림 5-132〉 입금표집계 화면

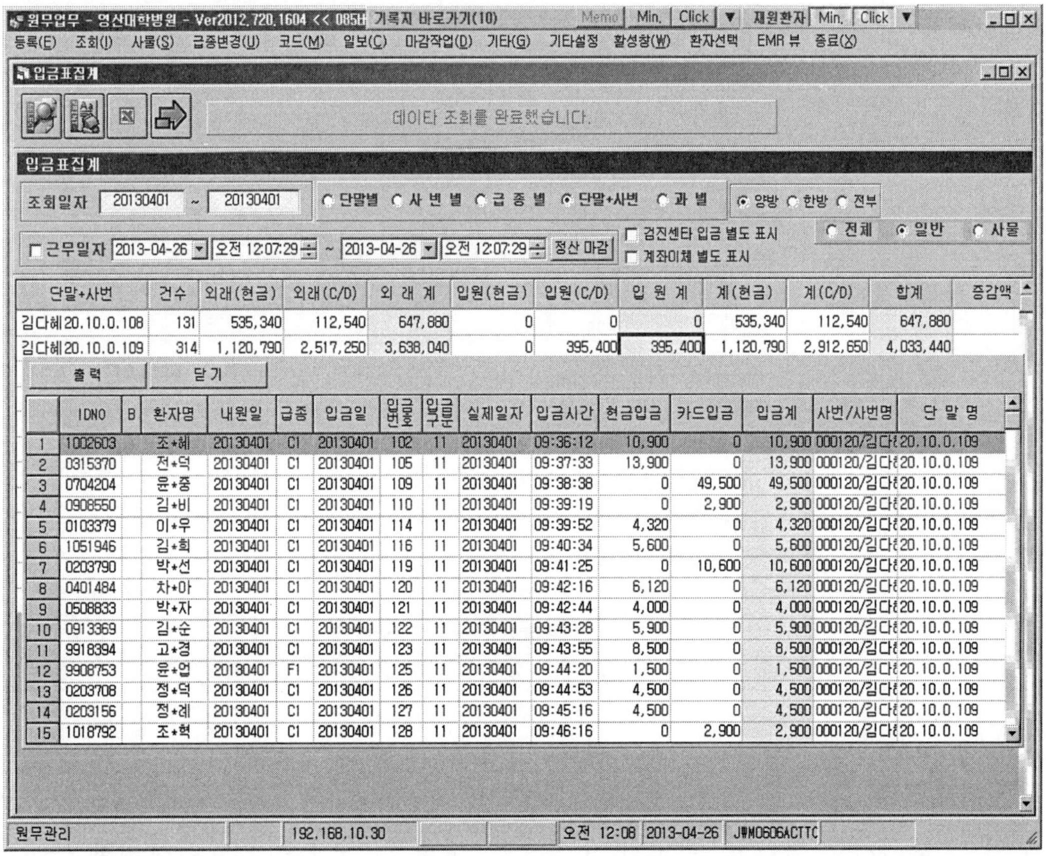

■ 내용설명

① 조회일자를 입력 후 조회버튼을 누르면 마감 후 입금집계를 나타낸다.

② 해당 라인을 더블 클릭 시 건수내역을 보여준다.

11. 건강생활유지비 차감액

의료급여 종별 승인 및 건강생활 유지비를 집계한다.

[원무관리] → [마감작업] → [건강생활유지비차감액]

〈그림 5-133〉 의료급여 종별 승인 및 건강생활유지비 집계 화면

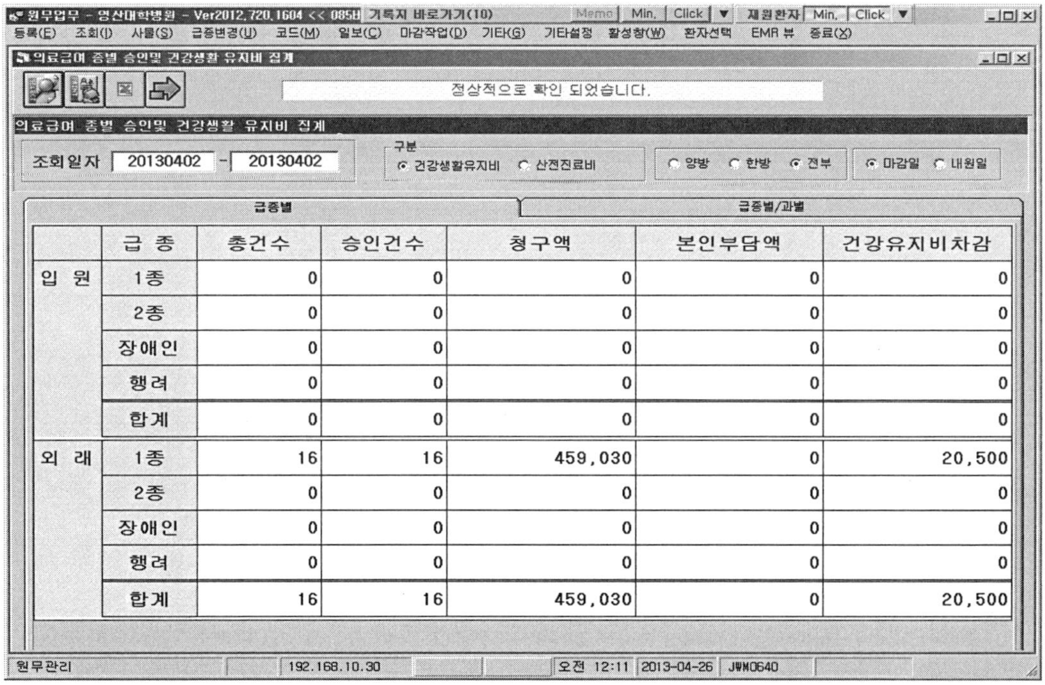

	급 종	총건수	승인건수	청구액	본인부담액	건강유지비차감
입 원	1종	0	0	0	0	0
	2종	0	0	0	0	0
	장애인	0	0	0	0	0
	행려	0	0	0	0	0
	합계	0	0	0	0	0
외 래	1종	16	16	459,030	0	20,500
	2종	0	0	0	0	0
	장애인	0	0	0	0	0
	행려	0	0	0	0	0
	합계	16	16	459,030	0	20,500

■ 내용설명

① 조회일자를 입력한 후 SELECT 버튼을 클릭 시 보호환자의 건강생활 유지비 집계를 보여주고 차감액을 나타낸다.

12. 기타입금명세

마감을 기준으로 사물, 진단서 입금표 단말별 및 급종별로 조회한다.

[원무관리] → [마감작업] → [기타입금명세]

〈그림 5-134〉 기타수입명세(사물, 진단서 입금표명세) 화면

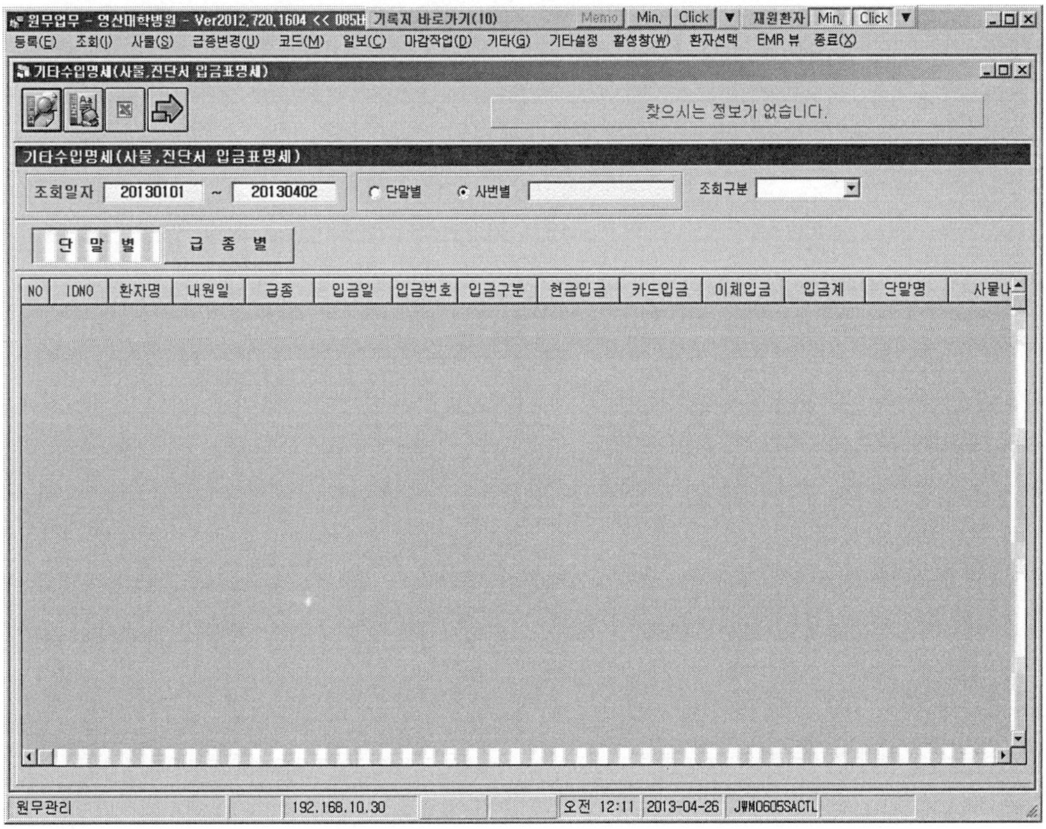

내용설명

① 조회일자를 입력 후 SELECT 버튼을 클릭하면 사물, 진단서에 대한 입금표를 조회해서 입금현황을 나타낸다.

13. 계좌이체입금집계

계좌이체로 수납한 금액에 대한 일자별 환자명세를 나타낸다.

[원무관리] → [마감작업] → [계좌이체입금표집계]

〈그림 5-135〉 계좌이체입금집계 화면

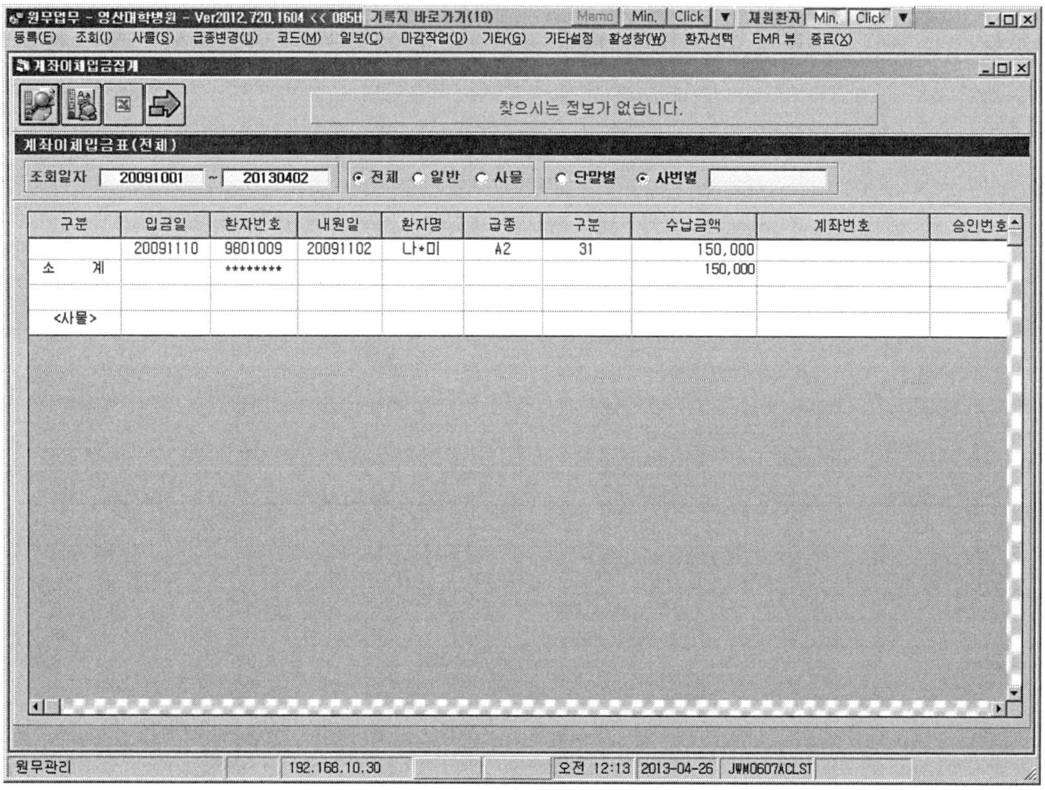

내용설명

① 조회일자를 입력한 후 SELECT 버튼을 클릭하면 계좌이체로 수납한 금액의 환자명세서를 나타낸다.

② 지정 기간 동안 계좌이체한 환자들을 나타내주고 그 수납금액의 소계를 나타낸다.

14. 카드입금표명세

기간별로 카드 입금한 환자명세를 나타낸다.

[원무관리] → [마감작업] → [카드입금표명세]

〈그림 5-136〉 카드입금표명세 화면

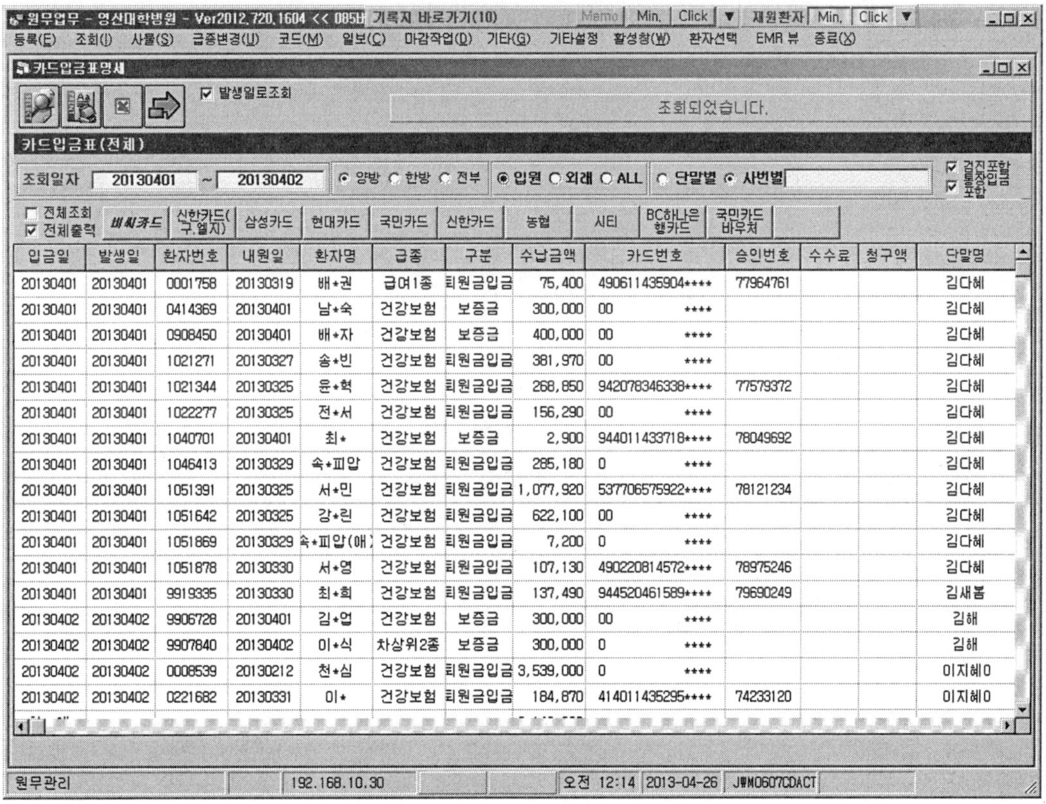
원무업무 - 영산대학병원 - Ver2012.720.1604
기록지 바로가기(10)
등록(E) 조회(I) 사물(S) 급종변경(U) 코드(M) 일보(C) 마감작업(D) 기타(G) 기타설정 활성창(W) 환자선택 EMR 뷰 종료(X)
카드입금표명세
발생일로조회
조회되었습니다.
카드입금표(전체)
조회일자 20130401 ~ 20130402
양방 한방 전부
입원 외래 ALL
단말별 사번별
전체조회
전체출력
비씨카드 신한카드(구.엘지) 삼성카드 현대카드 국민카드 신한카드 농협 시티 BC하나은행카드 국민카드바우처
입금일 발생일 환자번호 내원일 환자명 급종 구분 수납금액 카드번호 승인번호 수수료 청구액 단말명
20130401 20130401 0001758 20130319 배*권 급여1종 퇴원금입금 75,400 490611435904**** 77964761 김다혜
20130401 20130401 0414369 20130401 남*숙 건강보험 보증금 300,000 00 **** 김다혜
20130401 20130401 0908450 20130401 배*자 건강보험 보증금 400,000 00 **** 김다혜
20130401 20130401 1021271 20130327 송*빈 건강보험 퇴원금입금 381,970 00 **** 김다혜
20130401 20130401 1021344 20130325 윤*혁 건강보험 퇴원금입금 268,850 942078346338**** 77579372 김다혜
20130401 20130401 1022277 20130325 전*서 건강보험 퇴원금입금 156,290 00 **** 김다혜
20130401 20130401 1040701 20130401 최* 건강보험 보증금 2,900 944011433718**** 78049692 김다혜
20130401 20130401 1046413 20130329 속*피압 건강보험 퇴원금입금 285,180 0 **** 김다혜
20130401 20130401 1051391 20130325 서*민 건강보험 퇴원금입금 1,077,920 537706575922**** 78121234 김다혜
20130401 20130401 1051642 20130325 강*린 건강보험 퇴원금입금 622,100 00 **** 김다혜
20130401 20130401 1051869 20130329 속*피압(애) 건강보험 퇴원금입금 7,200 0 **** 김다혜
20130401 20130401 1051878 20130330 서*영 건강보험 퇴원금입금 107,130 490220814572**** 78975246 김다혜
20130401 20130401 9919335 20130330 최*희 건강보험 퇴원금입금 137,490 944520461589**** 79690249 김새봄
20130402 20130402 9906728 20130401 김*업 건강보험 보증금 300,000 00 **** 김해
20130402 20130402 9907840 20130402 이*식 차상위2종 보증금 300,000 0 **** 김해
20130402 20130402 0008539 20130212 천*심 건강보험 퇴원금입금 3,539,000 0 **** 이지혜0
20130402 20130402 0221682 20130331 이* 건강보험 퇴원금입금 184,870 414011435295**** 74233120 이지혜0
원무관리 192.168.10.30 오전 12:14 2013-04-26

■ 내용설명

① 조회일자를 입력한 후 조회버튼을 클릭하면 지정 기간 동안 카드로 입금한 환자의 명세와 그 합계를 나타낸다.

② 카드사별로 입금내역의 확인이 가능하다.

15. 카드집계표

기간별, 카드사별 입금액에 대한 집계표이다.

[원무관리] → [마감작업] → [카드집계표]

〈그림 5-137〉 카드집계표 화면

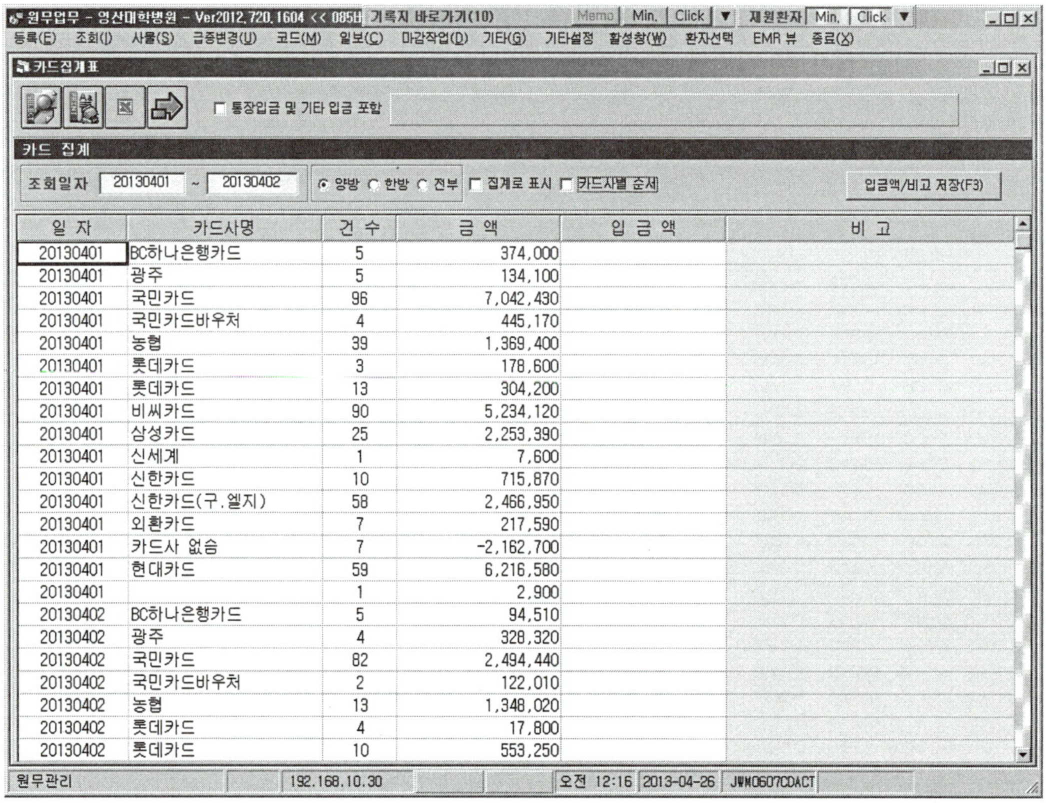

내용설명

① 조회일자를 입력한 후 조회버튼을 클릭하면 지정 기간 동안에 환자들이 사용한 카드사명별로 입금 총액을 나타낸다.

② 지정 기간 동안의 총합계도 나타낸다.

16. 급종별수납대장(마감기준)

일자별 입원 및 외래 환자에 대한 급종별 수납대장이다.

[원무관리] → [마감작업] → [급종별수납집계]

〈그림 5-138〉 급종별수납집계 화면

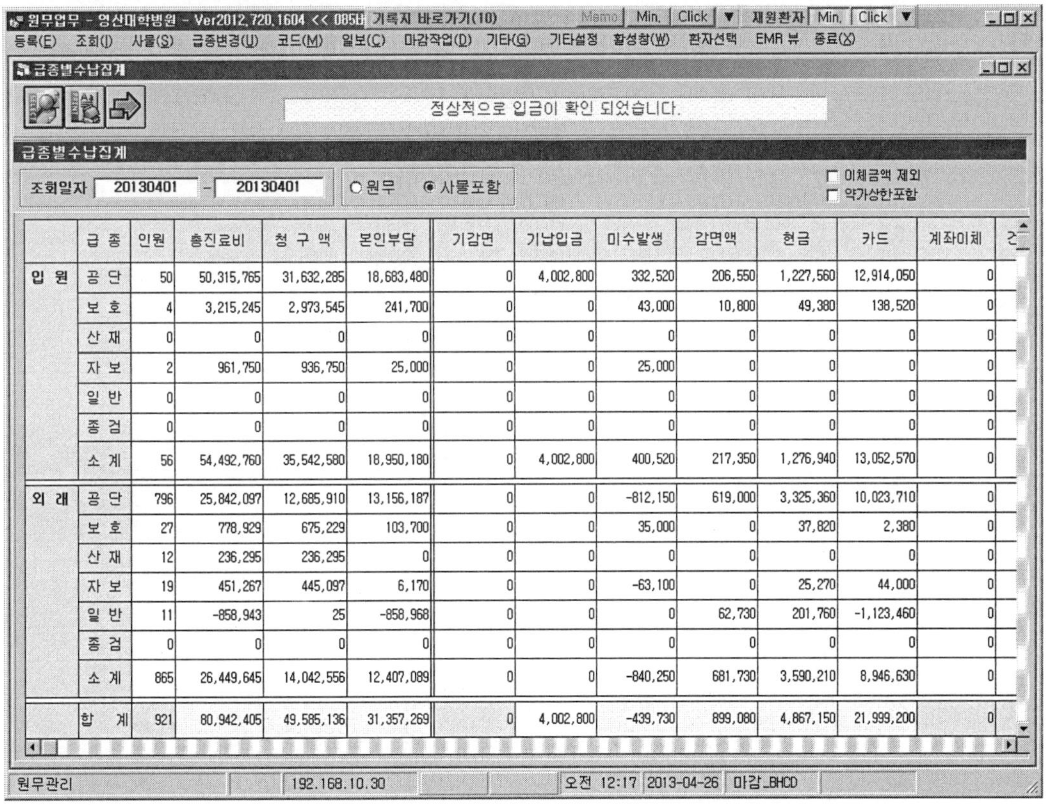

	급 종	인원	총진료비	청 구 액	본인부담	기감면	기납입금	미수발생	감면액	현금	카드	계좌이체
입 원	공 단	50	50,315,765	31,632,285	18,683,480	0	4,002,800	332,520	206,550	1,227,560	12,914,050	0
	보 호	4	3,215,245	2,973,545	241,700	0	0	43,000	10,800	49,380	138,520	0
	산 재	0	0	0	0	0	0	0	0	0	0	0
	자 보	2	961,750	936,750	25,000	0	0	25,000	0	0	0	0
	일 반	0	0	0	0	0	0	0	0	0	0	0
	종 검	0	0	0	0	0	0	0	0	0	0	0
	소 계	56	54,492,760	35,542,580	18,950,180	0	4,002,800	400,520	217,350	1,276,940	13,052,570	0
외 래	공 단	796	25,842,097	12,685,910	13,156,187	0	0	-812,150	619,000	3,325,360	10,023,710	0
	보 호	27	778,929	675,229	103,700	0	0	35,000	0	37,820	2,380	0
	산 재	12	236,295	236,295	0	0	0	0	0	0	0	0
	자 보	19	451,267	445,097	6,170	0	0	-63,100	0	25,270	44,000	0
	일 반	11	-858,943	25	-858,968	0	0	0	62,730	201,760	-1,123,460	0
	종 검	0	0	0	0	0	0	0	0	0	0	0
	소 계	865	26,449,645	14,042,556	12,407,089	0	0	-840,250	681,730	3,590,210	8,946,630	0
	합 계	921	80,942,405	49,585,136	31,357,269	0	4,002,800	-439,730	899,080	4,867,150	21,999,200	0

▣ 내용설명

① 조회일자를 입력 후 조회버튼을 클릭 시 입원/외래 환자들을 급종별로 조회한다.

② 총진료비, 건강보험공단 부담금, 본인부담금, 비급여액 등을 나누어서 조회가 가능하게 해준다.

17. 과별개인별입금내역

과별/개인별 입금표 명세를 조회한다.

[원무관리] → [마감작업] → [계좌이체입금집계]

〈그림 5-139〉 과별 개인별 입금표명세 화면

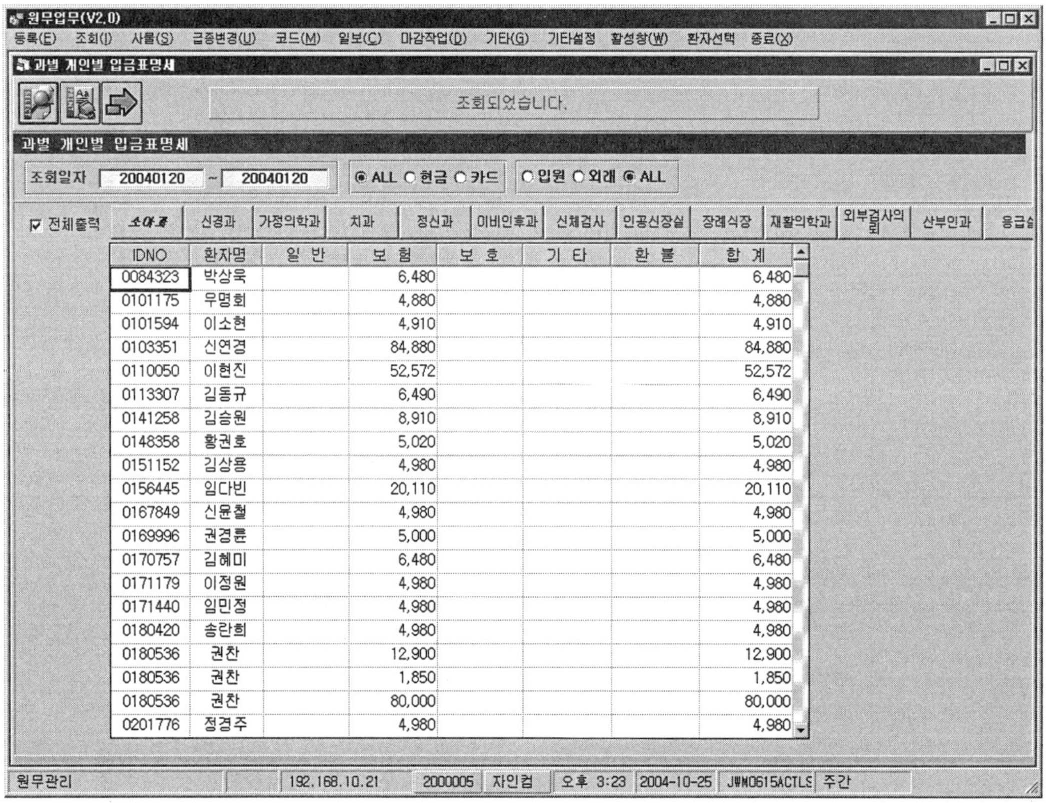

IDNO	환자명	일 반	보 험	보 호	기 타	환 불	합 계
0084323	박상욱		6,480				6,480
0101175	우명희		4,880				4,880
0101594	이소현		4,910				4,910
0103351	신연경		84,880				84,880
0110050	이현진		52,572				52,572
0113307	김동규		6,490				6,490
0141258	김승원		8,910				8,910
0148358	황권호		5,020				5,020
0151152	김상용		4,980				4,980
0156445	임다빈		20,110				20,110
0167849	신윤철		4,980				4,980
0169996	권경륜		5,000				5,000
0170757	김혜미		6,480				6,480
0171179	이정원		4,980				4,980
0171440	임민정		4,980				4,980
0180420	송란희		4,980				4,980
0180536	권찬		12,900				12,900
0180536	권찬		1,850				1,850
0180536	권찬		80,000				80,000
0201776	정경주		4,980				4,980

18. 기간별수납리스트

입퇴원 환자의 기간별 수납리스트를 조회한다.

[원무관리] → [마감작업] → [입퇴원환자 기간별 수납현황]

〈그림 5-140〉 입퇴원환자 기간별 수납현황 화면

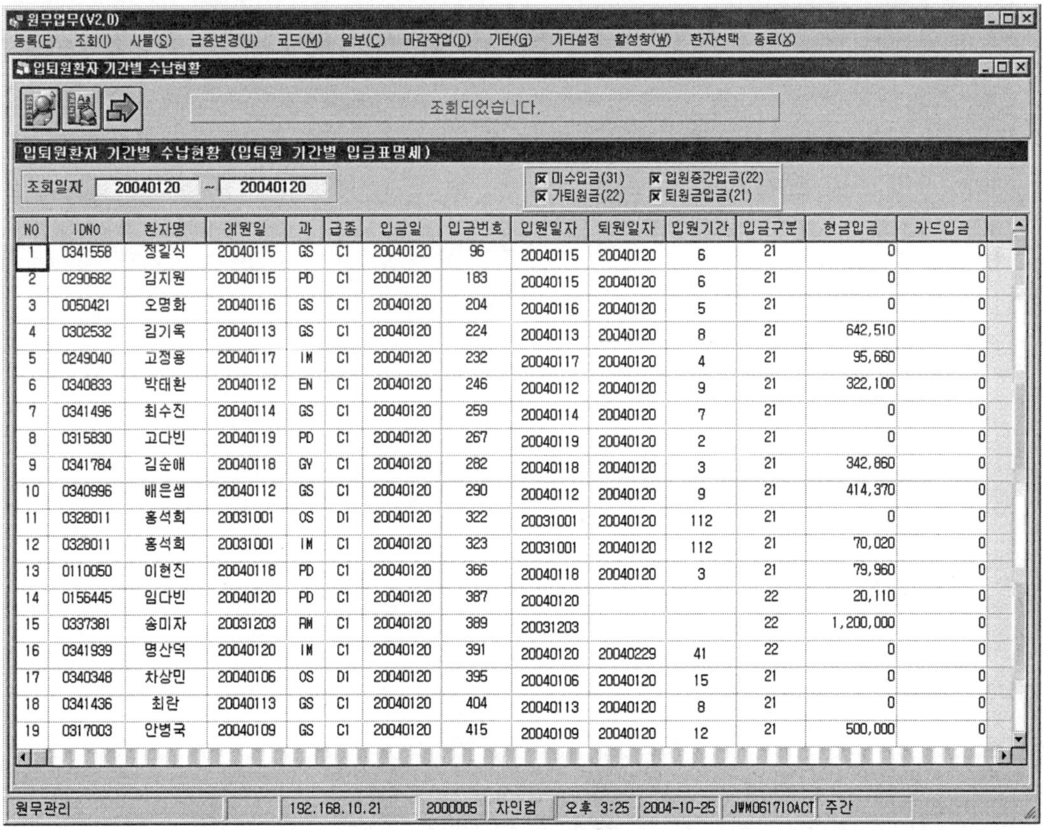

NO	IDNO	환자명	래원일	과	급종	입금일	입금번호	입원일자	퇴원일자	입원기간	입금구분	현금입금	카드입금
1	0341558	정길식	20040115	GS	C1	20040120	96	20040115	20040120	6	21	0	0
2	0290682	김지원	20040115	PD	C1	20040120	183	20040115	20040120	6	21	0	0
3	0050421	오명화	20040116	GS	C1	20040120	204	20040116	20040120	5	21	0	0
4	0302532	김기옥	20040113	GS	C1	20040120	224	20040113	20040120	8	21	642,510	0
5	0249040	고정용	20040117	IM	C1	20040120	232	20040117	20040120	4	21	95,660	0
6	0340833	박태환	20040112	EN	C1	20040120	246	20040112	20040120	9	21	322,100	0
7	0341496	최수진	20040114	GS	C1	20040120	259	20040114	20040120	7	21	0	0
8	0315830	고다빈	20040119	PD	C1	20040120	267	20040119	20040120	2	21	0	0
9	0341784	김순애	20040118	GY	C1	20040120	282	20040118	20040120	3	21	342,860	0
10	0340996	배은샘	20040112	GS	C1	20040120	290	20040112	20040120	9	21	414,370	0
11	0328011	홍석희	20031001	OS	D1	20040120	322	20031001	20040120	112	21	0	0
12	0328011	홍석희	20031001	IM	C1	20040120	323	20031001	20040120	112	21	70,020	0
13	0110050	이현진	20040118	PD	C1	20040120	366	20040118	20040120	3	21	79,960	0
14	0156445	임다빈	20040120	PD	C1	20040120	387	20040120			22	20,110	0
15	0337381	송미자	20031203	RM	C1	20040120	389	20031203			22	1,200,000	0
16	0341939	명산덕	20040120	IM	C1	20040120	391	20040120	20040229	41	22	0	0
17	0340348	차상민	20040106	OS	D1	20040120	395	20040106	20040120	15	21	0	0
18	0341436	최란	20040113	GS	C1	20040120	404	20040113	20040120	8	21	0	0
19	0317003	안병국	20040109	GS	C1	20040120	415	20040109	20040120	12	21	500,000	0

19. 미수입금내역

기간별로 미수입금 내역을 조회한다.

[원무관리] → [마감작업] → [미수입금내역]

〈그림 5-141〉 미수(환불)입금내역 화면

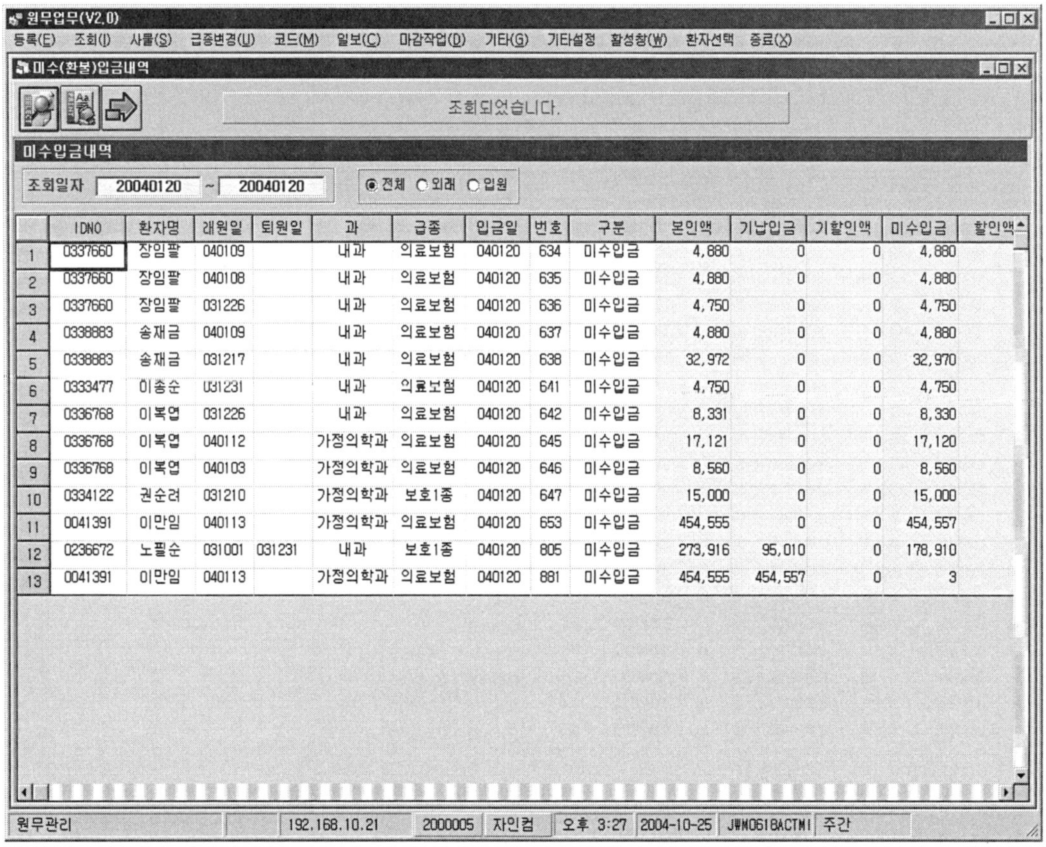

20. 수납일보

원무수입의 집계금액을 조회한다.

[원무관리] → [마감작업] → [수납일보]

〈그림 5-142〉 수납일보 화면

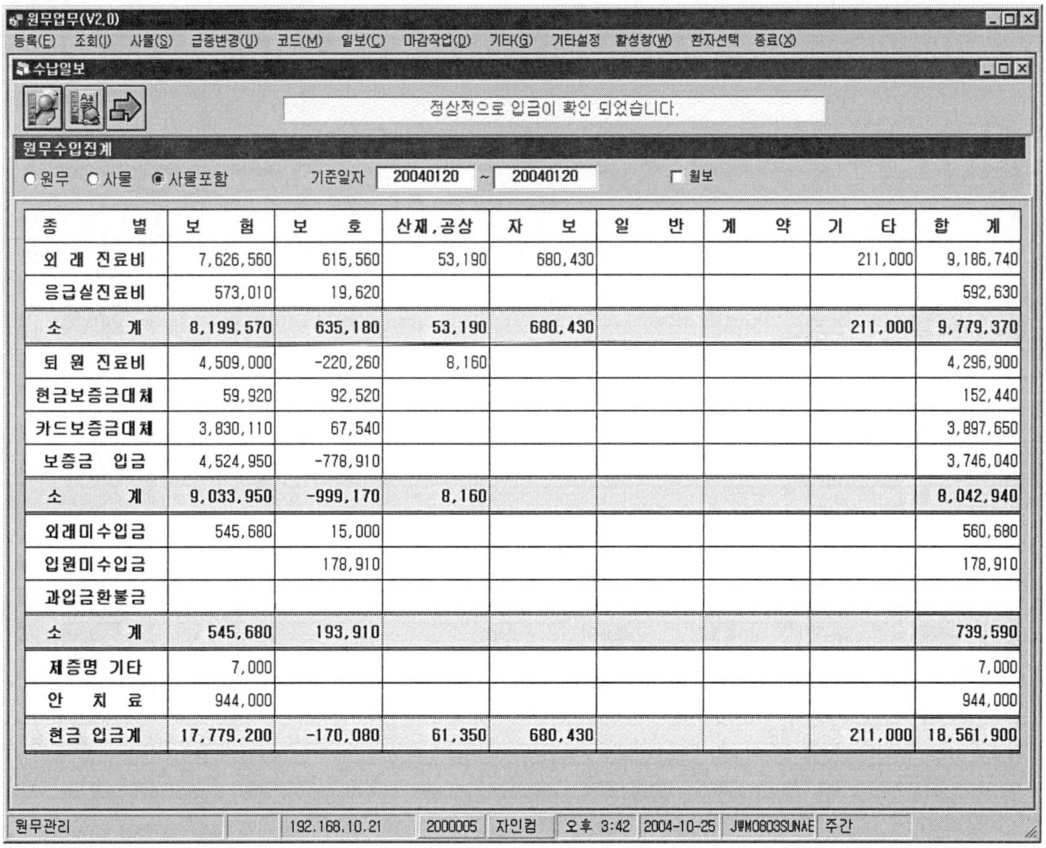

종별	보험	보호	산재,공상	자보	일반	계약	기타	합계
외래 진료비	7,626,560	615,560	53,190	680,430			211,000	9,186,740
응급실진료비	573,010	19,620						592,630
소계	8,199,570	635,180	53,190	680,430			211,000	9,779,370
퇴원 진료비	4,509,000	-220,260	8,160					4,296,900
현금보증금대체	59,920	92,520						152,440
카드보증금대체	3,830,110	67,540						3,897,650
보증금 입금	4,524,950	-778,910						3,746,040
소계	9,033,950	-999,170	8,160					8,042,940
외래미수입금	545,680	15,000						560,680
입원미수입금		178,910						178,910
과입금환불금								
소계	545,680	193,910						739,590
제증명 기타	7,000							7,000
안 치 료	944,000							944,000
현금 입금계	17,779,200	-170,080	61,350	680,430			211,000	18,561,900

21. 외래수입금 총괄표

조회기간 동안의 급종별 수입총괄표를 보여준다.

[원무관리] → [마감작업] → [외래수입총괄표]

〈그림 5-143〉 외래수입금총괄표 화면

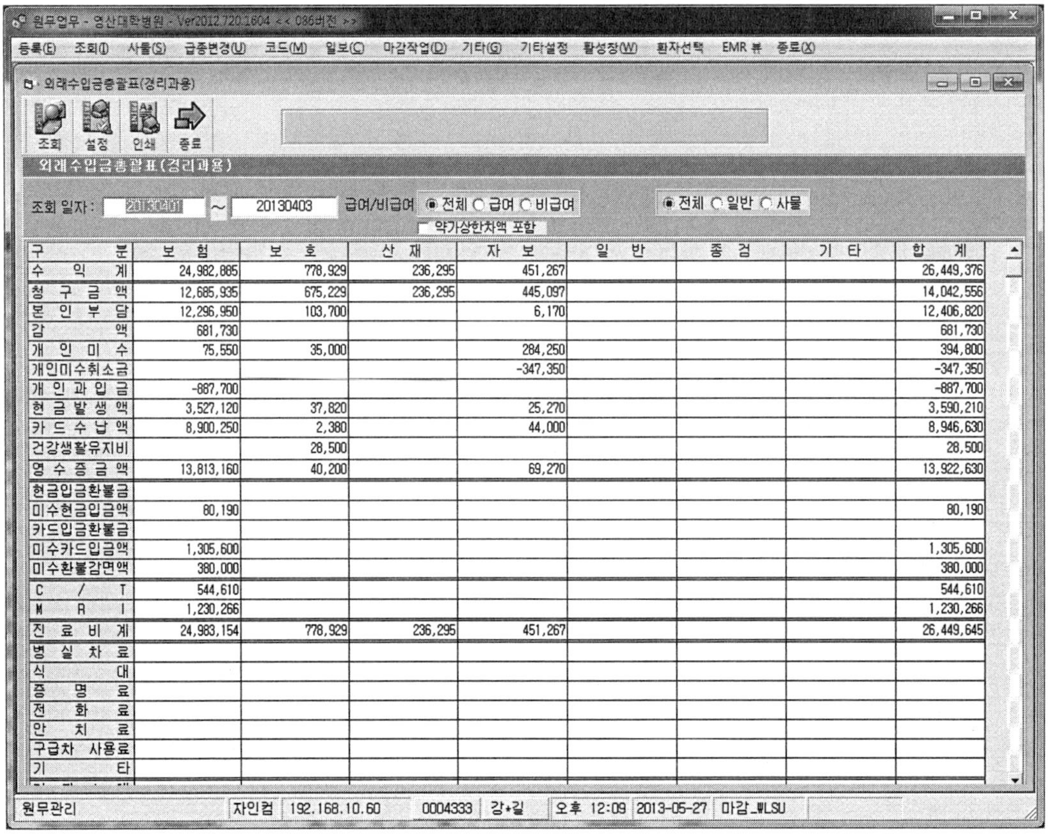

구 분	보 험	보 호	산 재	자 보	일 반	종 검	기 타	합 계
수 익 계	24,982,885	778,929	236,295	451,267				26,449,376
청 구 금 액	12,685,935	675,229	236,295	445,097				14,042,556
본 인 부 담	12,296,950	103,700		6,170				12,406,820
감 액	681,730							681,730
개 인 미 수	75,550	35,000		284,250				394,800
개인미수취소금				-347,350				-347,350
개 인 과 입 금	-887,700							-887,700
현 금 발 생 액	3,527,120	37,820		25,270				3,590,210
카 드 수 납 액	8,900,250	2,380		44,000				8,946,630
건강생활유지비		28,500						28,500
영 수 증 금 액	13,813,160	40,200		69,270				13,922,630
현금입금환불금								
미수현금입금액	80,190							80,190
카드입금환불금								
미수카드입금액	1,305,600							1,305,600
미수환불감면액	380,000							380,000
C / T	544,610							544,610
M R I	1,230,266							1,230,266
진 료 비 계	24,983,154	778,929	236,295	451,267				26,449,645
병 실 차 료								
식 대								
증 명 료								
전 화 료								
안 치 료								
구급차 사용료								
기 타								

22. 외래환자 수입명세

해당기간 동안 외래환자의 환자별 수입현황을 보여준다.

[원무관리] → [마감작업] → [외래환자수입명세]

〈그림 5-144〉 마감기준 외래개인별수입현황 화면

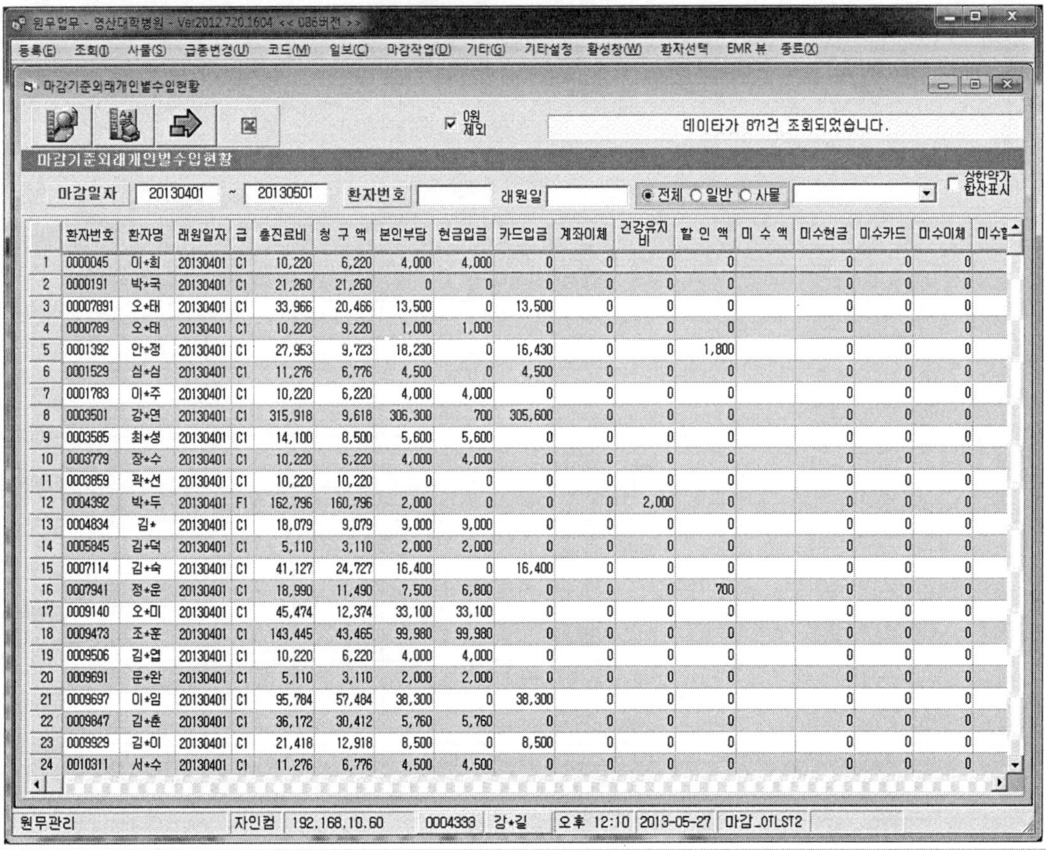

	환자번호	환자명	래원일자	급	총진료비	청 구 액	본인부담	현금입금	카드입금	계좌이체	건강유지비	할 인 액	미 수 액	미수현금	미수카드	미수이체	미수할
1	0000045	이*희	20130401	C1	10,220	6,220	4,000	4,000	0	0	0	0		0	0	0	
2	0000191	박*국	20130401	C1	21,260	21,260	0	0	0	0	0	0		0	0	0	
3	00007891	오*태	20130401	C1	33,966	20,466	13,500	0	13,500	0	0	0		0	0	0	
4	0000789	오*태	20130401	C1	10,220	9,220	1,000	1,000	0	0	0	0		0	0	0	
5	0001392	안*정	20130401	C1	27,953	9,723	18,230	0	16,430	0	0	1,800		0	0	0	
6	0001529	심*심	20130401	C1	11,276	6,776	4,500	0	4,500	0	0	0		0	0	0	
7	0001783	이*주	20130401	C1	10,220	6,220	4,000	4,000	0	0	0	0		0	0	0	
8	0003501	강*연	20130401	C1	315,918	9,618	306,300	700	305,600	0	0	0		0	0	0	
9	0003585	최*성	20130401	C1	14,100	8,500	5,600	5,600	0	0	0	0		0	0	0	
10	0003779	장*수	20130401	C1	10,220	6,220	4,000	4,000	0	0	0	0		0	0	0	
11	0003859	곽*선	20130401	C1	10,220	10,220	0	0	0	0	0	0		0	0	0	
12	0004392	박*두	20130401	F1	162,796	160,796	2,000	0	0	0	2,000	0		0	0	0	
13	0004834	김*	20130401	C1	18,079	9,079	9,000	9,000	0	0	0	0		0	0	0	
14	0005845	김*덕	20130401	C1	5,110	3,110	2,000	2,000	0	0	0	0		0	0	0	
15	0007114	김*숙	20130401	C1	41,127	24,727	16,400	0	16,400	0	0	0		0	0	0	
16	0007941	정*운	20130401	C1	18,990	11,490	7,500	6,800	0	0	0	700		0	0	0	
17	0009140	오*미	20130401	C1	45,474	12,374	33,100	33,100	0	0	0	0		0	0	0	
18	0009473	조*훈	20130401	C1	143,445	43,465	99,980	99,980	0	0	0	0		0	0	0	
19	0009506	김*엽	20130401	C1	10,220	6,220	4,000	4,000	0	0	0	0		0	0	0	
20	0009691	문*완	20130401	C1	5,110	3,110	2,000	2,000	0	0	0	0		0	0	0	
21	0009697	이*임	20130401	C1	95,784	57,484	38,300	0	38,300	0	0	0		0	0	0	
22	0009847	김*춘	20130401	C1	36,172	30,412	5,760	5,760	0	0	0	0		0	0	0	
23	0009929	김*이	20130401	C1	21,418	12,918	8,500	0	8,500	0	0	0		0	0	0	
24	0010311	서*수	20130401	C1	11,276	6,776	4,500	4,500	0	0	0	0		0	0	0	

23. 퇴원수입금 총괄표

조회기간 동안 퇴원환자의 급종별 수입현황을 보여준다.

[원무관리] → [마감작업] → [퇴원수입총괄표]

〈그림 5-145〉 퇴원수입금총괄표 화면

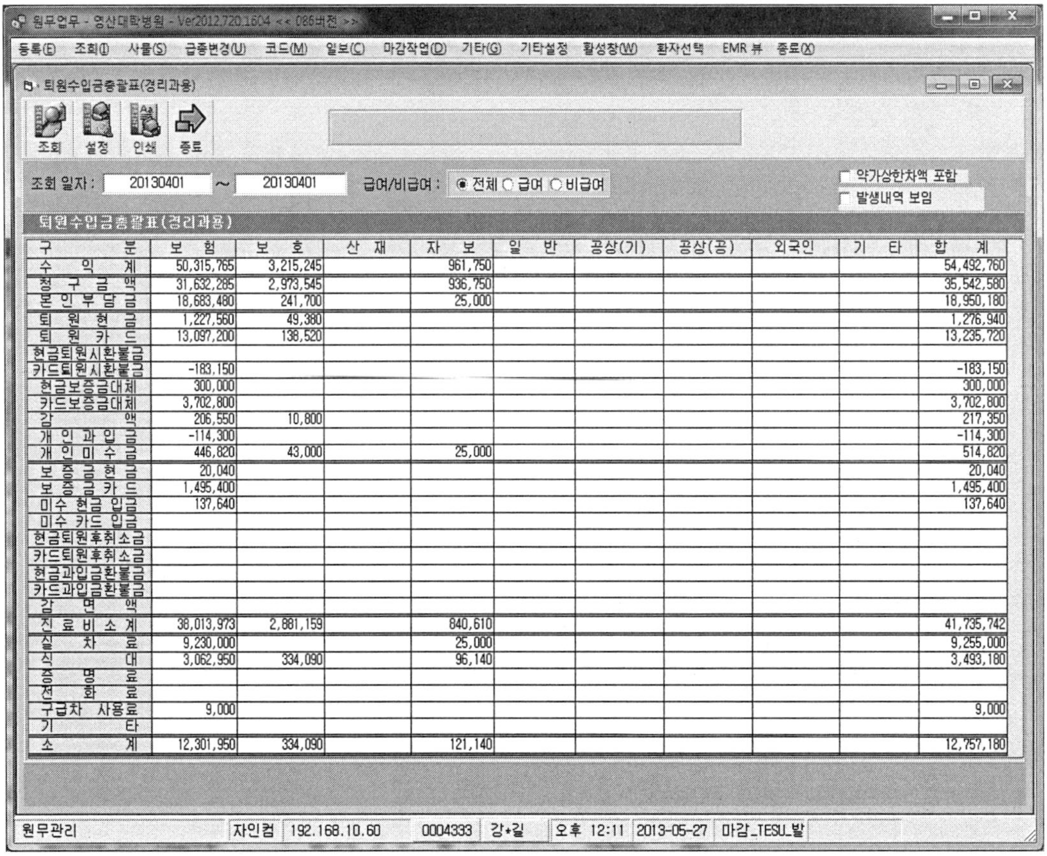

구분	보험	보호	산재	자보	일반	공상(기)	공상(공)	외국인	기타	합계
수익계	50,315,765	3,215,245		961,750						54,492,760
청구금액	31,632,285	2,973,545		936,750						35,542,580
본인부담금	18,683,480	241,700		25,000						18,950,180
퇴원현금	1,227,560	49,380								1,276,940
퇴원카드	13,097,200	138,520								13,235,720
현금퇴원시환불금										
카드퇴원시환불금	-183,150									-183,150
현금보증금대체	300,000									300,000
카드보증금대체	3,702,800									3,702,800
감액	206,550	10,800								217,350
개인과입금	-114,300									-114,300
개인미수금	446,820	43,000		25,000						514,820
보증금현금	20,040									20,040
보증금카드	1,495,400									1,495,400
미수 현금 입금	137,640									137,640
미수 카드 입금										
현금퇴원후취소금										
카드퇴원후취소금										
현금과입금환불금										
카드과입금환불금										
감면액										
진료비소계	38,013,973	2,881,159		840,610						41,735,742
실차료	9,230,000			25,000						9,255,000
식대	3,062,950	334,090		96,140						3,493,180
증명료										
전화료										
구급차 사용료	9,000									9,000
기타										
소계	12,301,950	334,090		121,140						12,757,180

24. 퇴원환자 수입명세

해당기간 동안 퇴원환자의 환자별 수입현황을 보여준다.

[원무관리] → [마감작업] → [퇴원환자수입명세]

〈그림 5-146〉 퇴원환자현황 화면

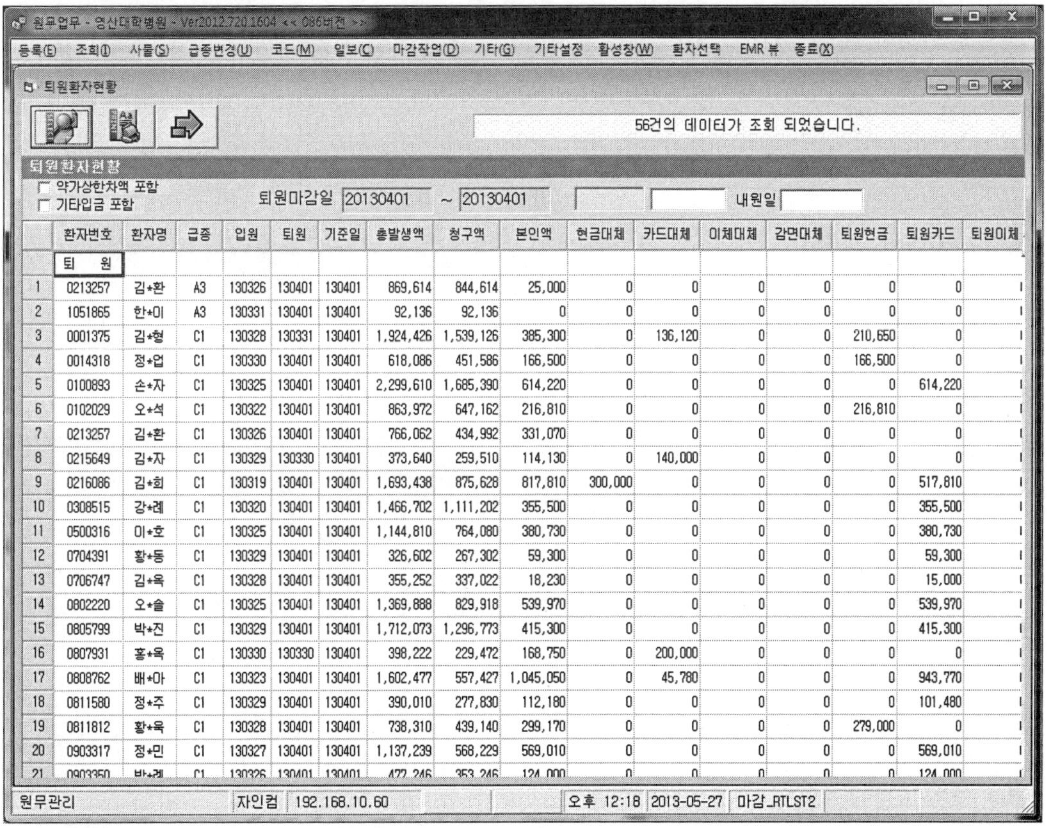

	환자번호	환자명	급종	입원	퇴원	기준일	총발생액	청구액	본인액	현금대체	카드대체	이체대체	감면대체	퇴원현금	퇴원카드
1	0213257	김*환	A3	130326	130401	130401	869,614	844,614	25,000	0	0	0	0	0	0
2	1051865	한*이	A3	130331	130401	130401	92,136	92,136	0	0	0	0	0	0	0
3	0001375	김*형	C1	130328	130331	130401	1,924,426	1,539,126	385,300	0	136,120	0	0	210,650	0
4	0014318	정*업	C1	130330	130401	130401	618,086	451,586	166,500	0	0	0	0	166,500	0
5	0100893	손*자	C1	130325	130401	130401	2,299,610	1,685,390	614,220	0	0	0	0	0	614,220
6	0102029	오*석	C1	130322	130401	130401	863,972	647,162	216,810	0	0	0	0	216,810	0
7	0213257	김*환	C1	130326	130401	130401	766,062	434,992	331,070	0	0	0	0	0	0
8	0215649	김*자	C1	130329	130330	130401	373,640	259,510	114,130	0	140,000	0	0	0	0
9	0216086	김*희	C1	130319	130401	130401	1,693,438	875,628	817,810	300,000	0	0	0	0	517,810
10	0308515	강*례	C1	130320	130401	130401	1,466,702	1,111,202	355,500	0	0	0	0	0	355,500
11	0500316	이*호	C1	130325	130401	130401	1,144,810	764,080	380,730	0	0	0	0	0	380,730
12	0704391	황*동	C1	130329	130401	130401	326,602	267,302	59,300	0	0	0	0	0	59,300
13	0706747	김*옥	C1	130328	130401	130401	355,252	337,022	18,230	0	0	0	0	0	15,000
14	0802220	오*슬	C1	130325	130401	130401	1,369,888	829,918	539,970	0	0	0	0	0	539,970
15	0805799	박*진	C1	130329	130401	130401	1,712,073	1,296,773	415,300	0	0	0	0	0	415,300
16	0807931	홍*옥	C1	130330	130330	130401	398,222	229,472	168,750	0	200,000	0	0	0	0
17	0808762	배*아	C1	130323	130401	130401	1,602,477	557,427	1,045,050	0	45,780	0	0	0	943,770
18	0811580	정*주	C1	130329	130401	130401	390,010	277,830	112,180	0	0	0	0	0	101,480
19	0811812	황*옥	C1	130328	130401	130401	738,310	439,140	299,170	0	0	0	0	279,000	0
20	0903317	정*민	C1	130327	130401	130401	1,137,239	568,229	569,010	0	0	0	0	0	569,010
21	0903350	박*례	C1	130326	130401	130401	477,246	353,246	124,000	0	0	0	0	0	124,000

25. 경리과 미수금 명세서

외래 및 입원 환자들의 미수금 내역을 조회한다.

[원무관리] → [마감작업] → [미수금명세서]

〈그림 5-147〉 미수금명세서(경리과용) 화면

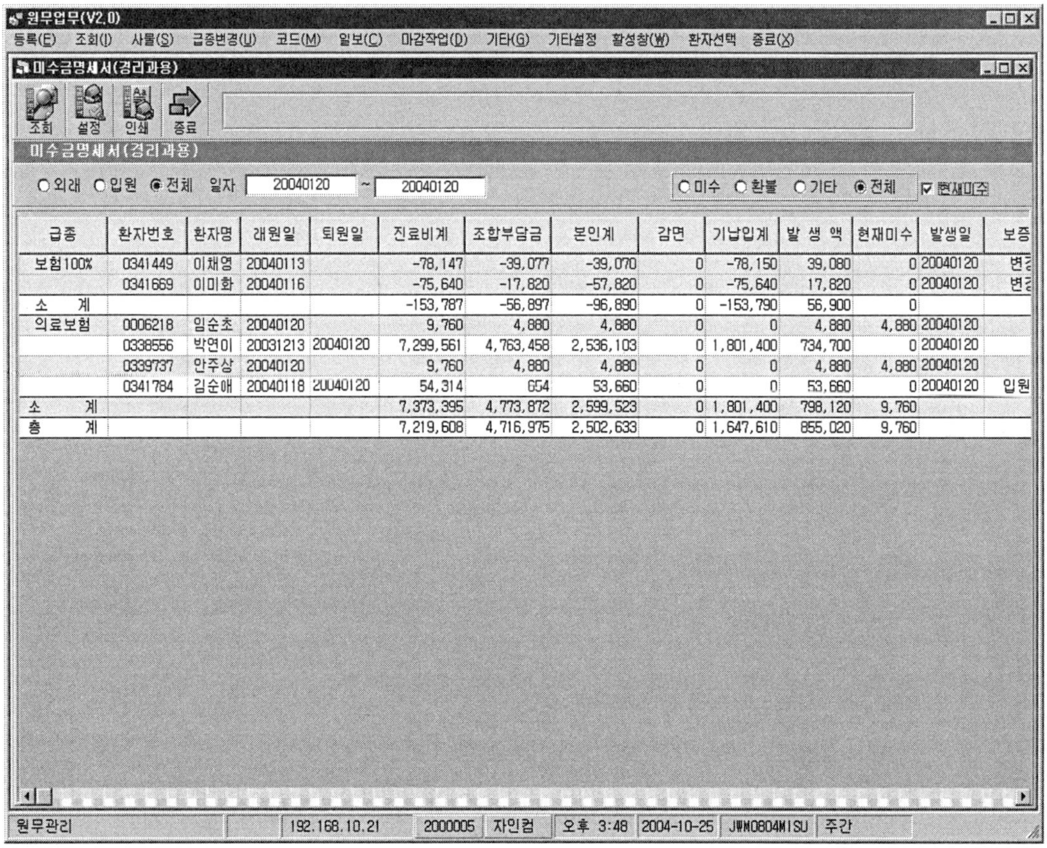

26. 보증금명세서

일자별로 환자들의 보증금 내역을 조회한다.

[원무관리] → [마감작업] → [보증금명세서]

〈그림 5-148〉 보증금명세서 화면

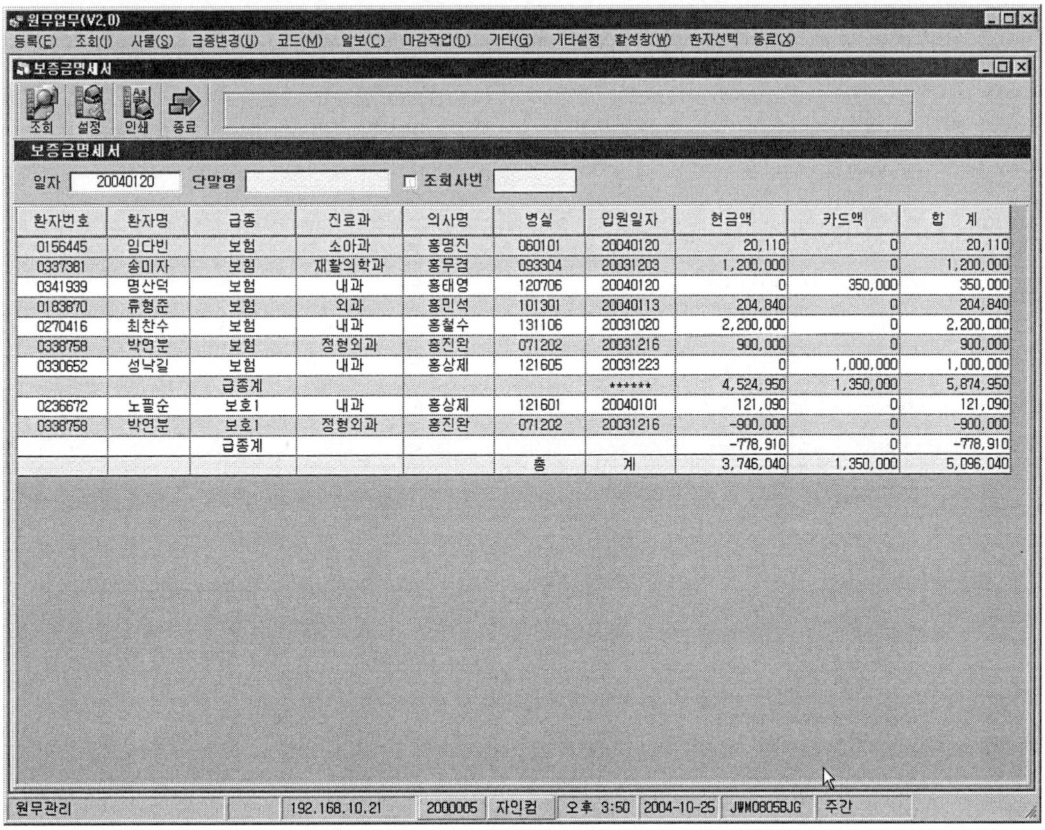

환자번호	환자명	급종	진료과	의사명	병실	입원일자	현금액	카드액	합 계
0156445	임다빈	보험	소아과	홍명진	060101	20040120	20,110	0	20,110
0337381	송미자	보험	재활의학과	홍무겸	093304	20031203	1,200,000	0	1,200,000
0341939	명산덕	보험	내과	홍태영	120706	20040120	0	350,000	350,000
0183870	류형준	보험	외과	홍민석	101301	20040113	204,840	0	204,840
0270416	최찬수	보험	내과	홍철수	131106	20031020	2,200,000	0	2,200,000
0338758	박연분	보험	정형외과	홍진완	071202	20031216	900,000	0	900,000
0330652	성낙길	보험	내과	홍상제	121605	20031223	0	1,000,000	1,000,000
		급종계				******	4,524,950	1,350,000	5,874,950
0236672	노필순	보호1	내과	홍상제	121601	20040101	121,090	0	121,090
0338758	박연분	보호1	정형외과	홍진완	071202	20031216	-900,000	0	-900,000
		급종계					-778,910	0	-778,910
					총	계	3,746,040	1,350,000	5,096,040

27. 미수금입금자 명세서

미수 후 입금자 내역을 일자별로 조회한다.

[원무관리] → [마감작업] → [미수입금자 LIST]

〈그림 5-149〉 미수입금자 LIST 화면

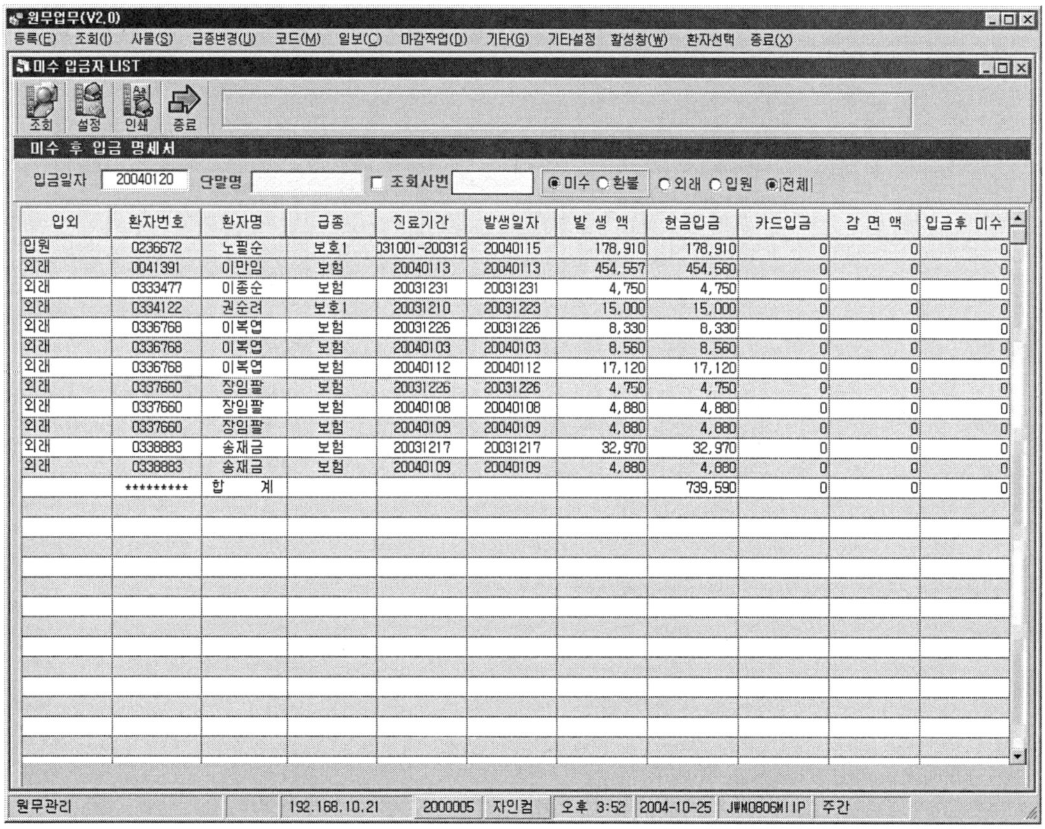

입외	환자번호	환자명	급종	진료기간	발생일자	발 생 액	현금입금	카드입금	감 면 액	입금후 미수
입원	0236672	노필순	보호1	031001-200312	20040115	178,910	178,910	0	0	0
외래	0041391	이만임	보험	20040113	20040113	454,557	454,560	0	0	0
외래	0333477	이종순	보험	20031231	20031231	4,750	4,750	0	0	0
외래	0334122	권순려	보호1	20031210	20031223	15,000	15,000	0	0	0
외래	0336768	이복엽	보험	20031226	20031226	8,330	8,330	0	0	0
외래	0336768	이복엽	보험	20040103	20040103	8,560	8,560	0	0	0
외래	0336768	이복엽	보험	20040112	20040112	17,120	17,120	0	0	0
외래	0337660	장임팔	보험	20031226	20031226	4,750	4,750	0	0	0
외래	0337660	장임팔	보험	20040108	20040108	4,880	4,880	0	0	0
외래	0337660	장임팔	보험	20040109	20040109	4,880	4,880	0	0	0
외래	0338883	송재금	보험	20031217	20031217	32,970	32,970	0	0	0
외래	0338883	송재금	보험	20040109	20040109	4,880	4,880	0	0	0
	*********	합 계					739,590	0	0	0

5.12 통계관리

5.12.1 메뉴화면

〈그림 5-150〉 통계관리(일보) 메뉴화면

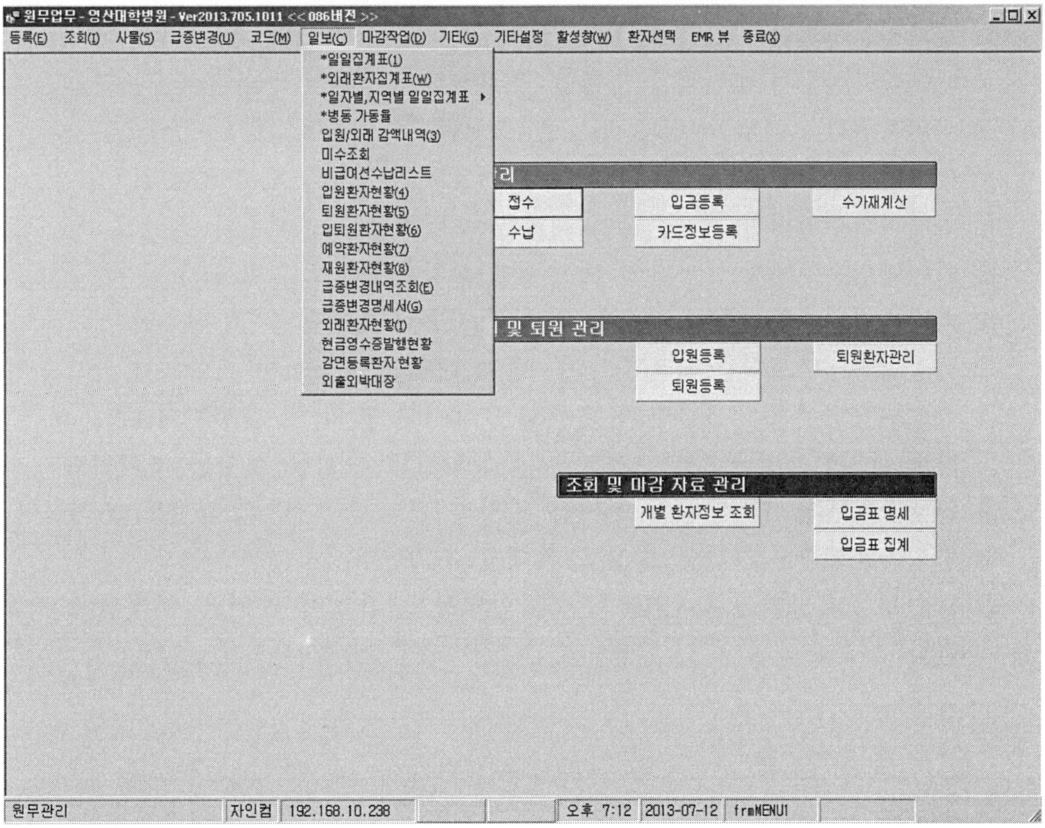

내용설명

① 일일집계표 : 외래/입원/퇴원/재원 환자현황을 일일 집계한다.
② 입원/외래 감액내역 : 기간별 외래/입원 감액내역을 조회한다.
③ 입원환자현황 : 기간별 입원환자 현황을 조회한다.
④ 퇴원환자현황 : 기간별 퇴원환자 현황을 조회한다.
⑤ 입퇴원환자현황 : 기간별 입퇴원환자 현황을 소회안다.
⑥ 예약환자현황 : 예약환자 현황을 조회한다.
⑦ 재원자현황 : 금일 재원자 현황을 조회한다.
⑧ 환자별계정발생현황 : 기간별 환자 계정별 발생현황을 조회한다.
⑨ 외래과별수입현황 : 기간별 외래과별 수입현황을 조회한다.
⑩ 퇴원과별수입현황 : 기간별 퇴원과별 수입현황을 조회한다.
⑪ 외래개인별수입현황 : 기간별 외래 개인별 수입현황을 조회한다.
⑫ 급종변경내역조회 : 기간별 급종 변경 내역을 조회한다.
⑬ 급종변경명세서 : 기간별 급종변경 명세서를 조회 및 출력한다.
⑭ 과별/환자별수입금현황 : 기간별 과별/환자별 수입금 현황을 조회한다.
⑮ 외래환자현황 : 외래환자 현황을 일자별 과별 등 여러 조건별로 조회한다.
⑯ 병실차액현황 : 기간별 병실료 차액을 조회한다.
⑰ 노인병동계정별진료내역조회 : 노인병동의 진료비 내역을 계정별로 조회한다.

5.12.2 업무처리 화면

1. 일일집계표

해당날짜의 진료과별 외래/입원/퇴원/재원 환자현황을 집계한다.

[원무관리] → [일보] → [일일집계표]

〈그림 5-151〉 일일환자현황(집계표) 화면

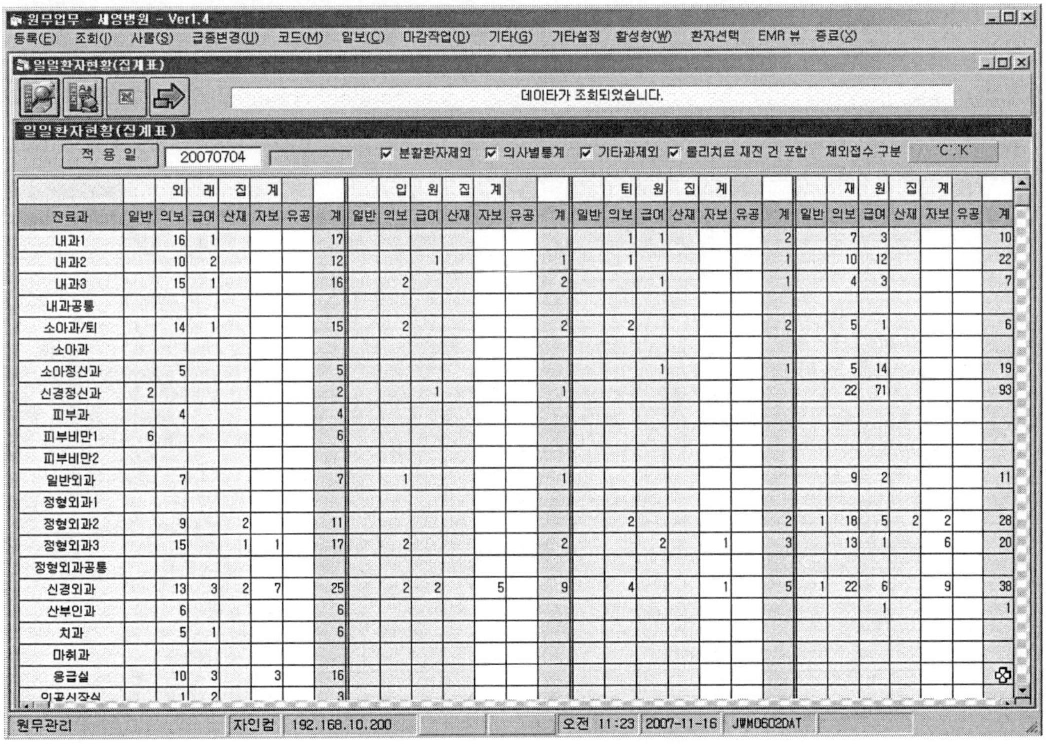

■ 내용설명

① 조회 시 적용일을 선택하여 입력 후 조회버튼을 클릭한다.

② 일자별 입원/외래/퇴원/재원 집계를 보여준다.

③ 진료과는 의사코드관리에서 과약칭명이 들어 있는 것만 나타낸다.

④ 유동적 결과이므로 소급으로 입원이나 외래를 설정할 경우 인원수가 변경된다.

2. 외래환자집계표

해당 날짜별에 따라 진료과별 초진/재진 환자현황을 집계한다.

[원무관리] → [일보] → [외래환자집계표]

〈그림 5-152〉 외래환자현황(집계표) 화면

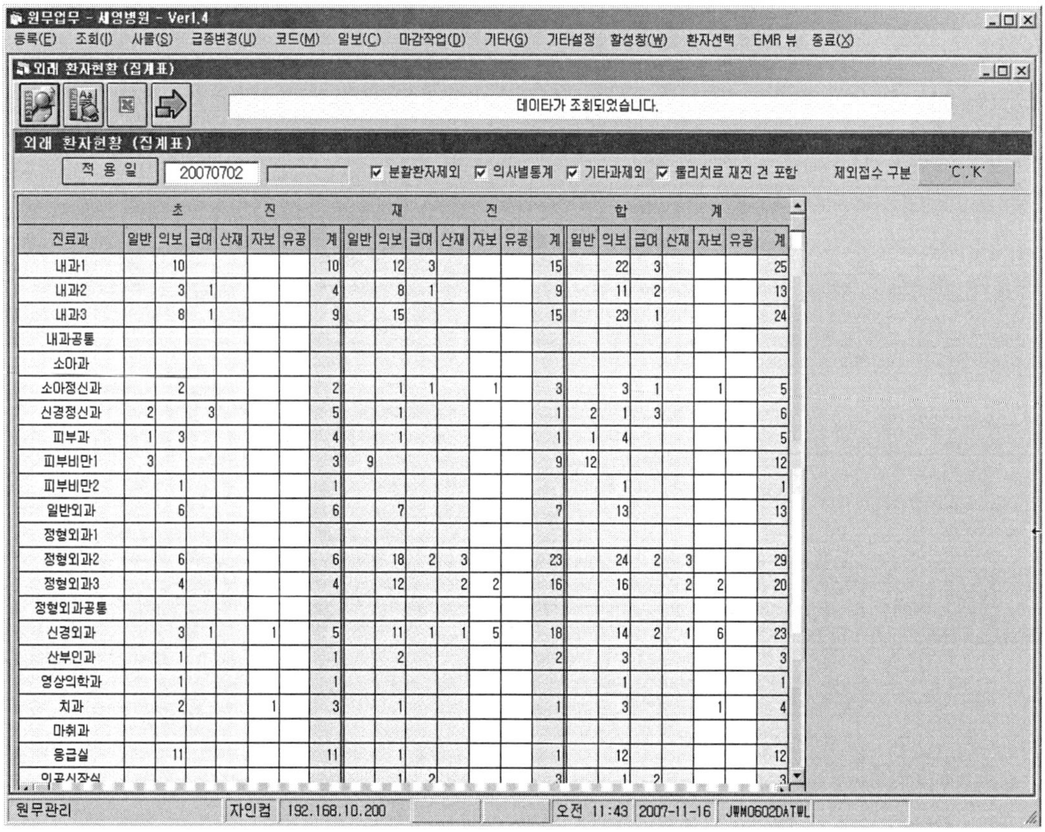

	초진							재진							합계						
진료과	일반	의보	급여	산재	자보	유공	계	일반	의보	급여	산재	자보	유공	계	일반	의보	급여	산재	자보	유공	계
내과1		10					10		12	3				15		22	3				25
내과2		3	1				4		8	1				9		11	2				13
내과3		8	1				9		15					15		23	1				24
내과공통																					
소아과																					
소아정신과		2					2		1	1		1		3		3	1		1		5
신경정신과	2		3				5		1					1	2	1	3				6
피부과	1	3					4		1					1	1	4					5
피부비만1	3						3	9						9	12						12
피부비만2		1					1									1					1
일반외과		6					6		7					7		13					13
정형외과1																					
정형외과2		6					6		18	2	3			23		24	2	3			29
정형외과3		4					4		12		2	2		16		16		2	2		20
정형외과공통																					
신경외과		3	1		1		5		11	1	1	5		18		14	2	1	6		23
산부인과		1					1		2					2		3					3
영상의학과		1					1									1					1
치과		2			1		3		1					1		3			1		4
마취과																					
응급실		11					11		1					1		12					12
이공시장실									1	2				3		1	2				3

내용설명

① 조회 시 적용일을 선택하여 입력 후 조회버튼을 클릭한다.

② 일자별 외래환자(초진, 재진=합산)를 진료과별로 집계한다.

3. 일자별 일일 집계표

해당 기간에 따라 날짜별 외래/입원/퇴원 환자현황을 집계한다.

[원무관리] → [일보] → [일자별,지역별집계표] → [일자별 일일집계표]

〈그림 5-153〉 일일환자현황(일자별 집계표) 화면

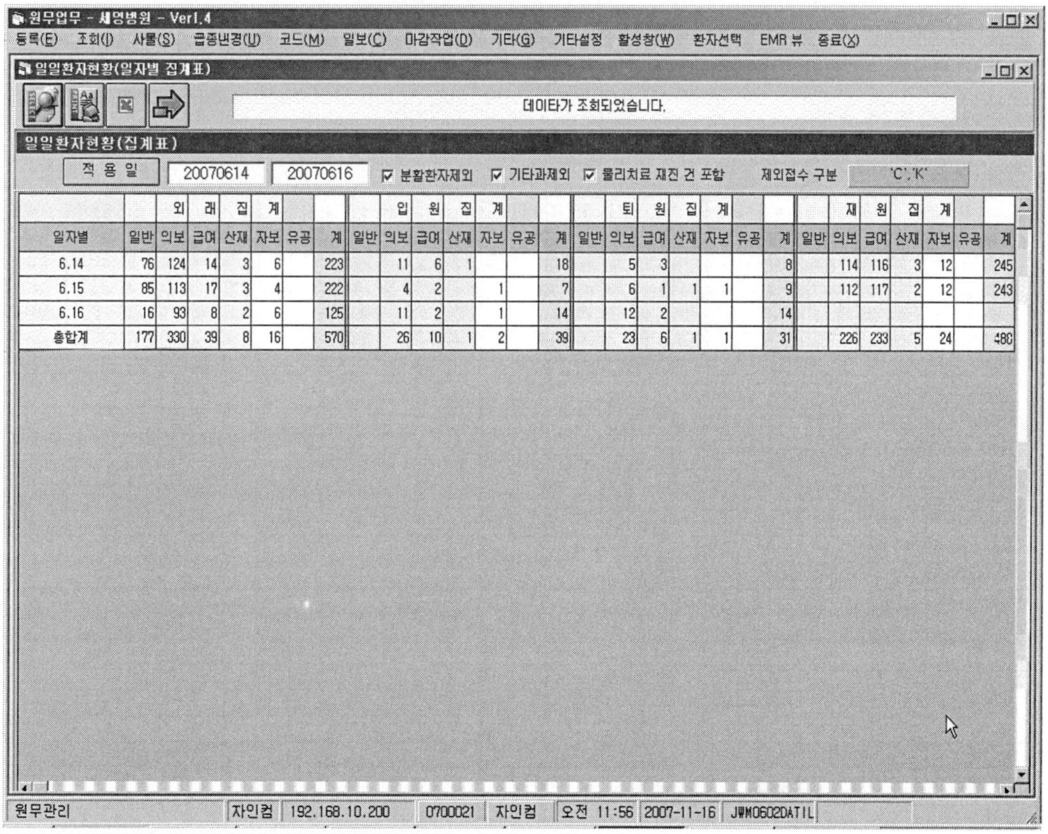

▣ 내용설명

① 조회 시 적용일을 선택한 후 조회버튼을 클릭한다.

② 선택한 기간 동안의 모든 환자를 날짜별로 집계한다.

4. 지역별 일일 집계표

해당 기간에 따라 지역별 외래/입원/퇴원 환자현황을 집계한다.

[원무관리] → [일보] → [일자별,지역별집계표] → [지역별 일일집계표]

〈그림 5-154〉 일일환자현황(지역별 집계표) 화면

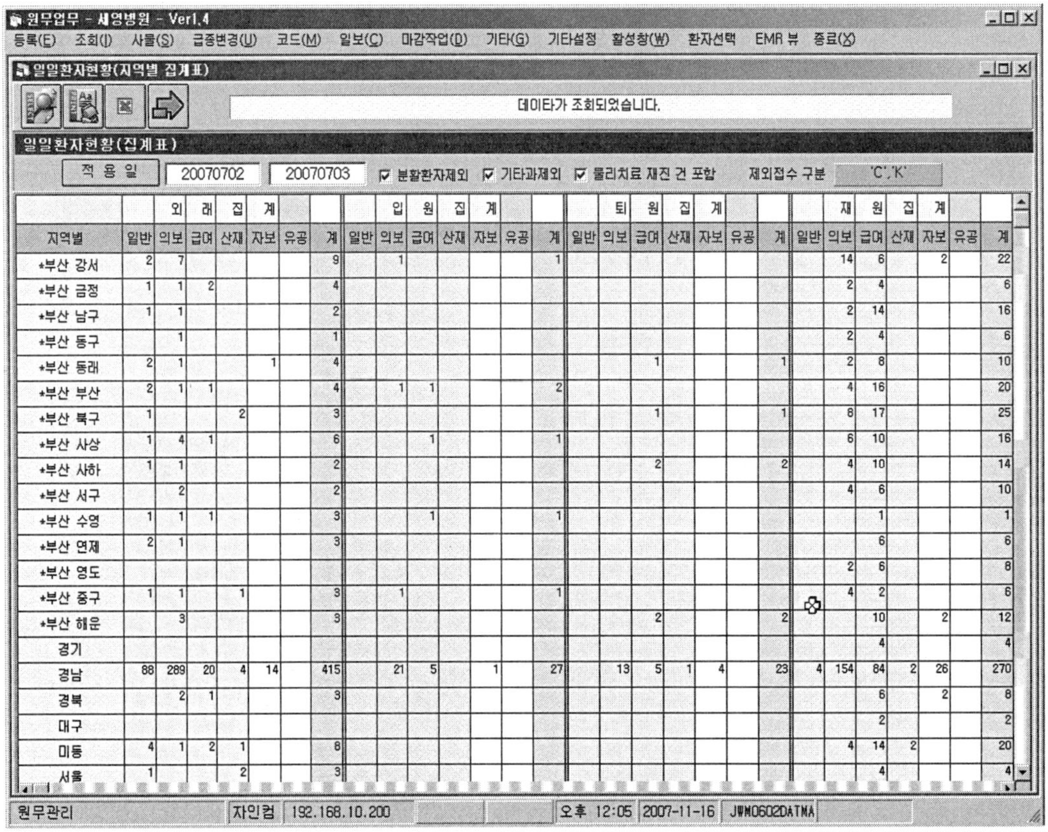

내용설명

① 조회 시 적용일을 선택하여 입력한 후 조회버튼을 클릭한다.

② 선택한 기간 동안의 모든 환자를 지역별로 집계해서 나타낸다.

5. 병동가동률

조회기간 내 병동 재원·공BED·당일입원·당일퇴원 환자에 대한 병동 가동률을 조회한다.

[원무관리] → [일보] → [병상가동률현황]

〈그림 5-155〉 병상가동률 현황 화면

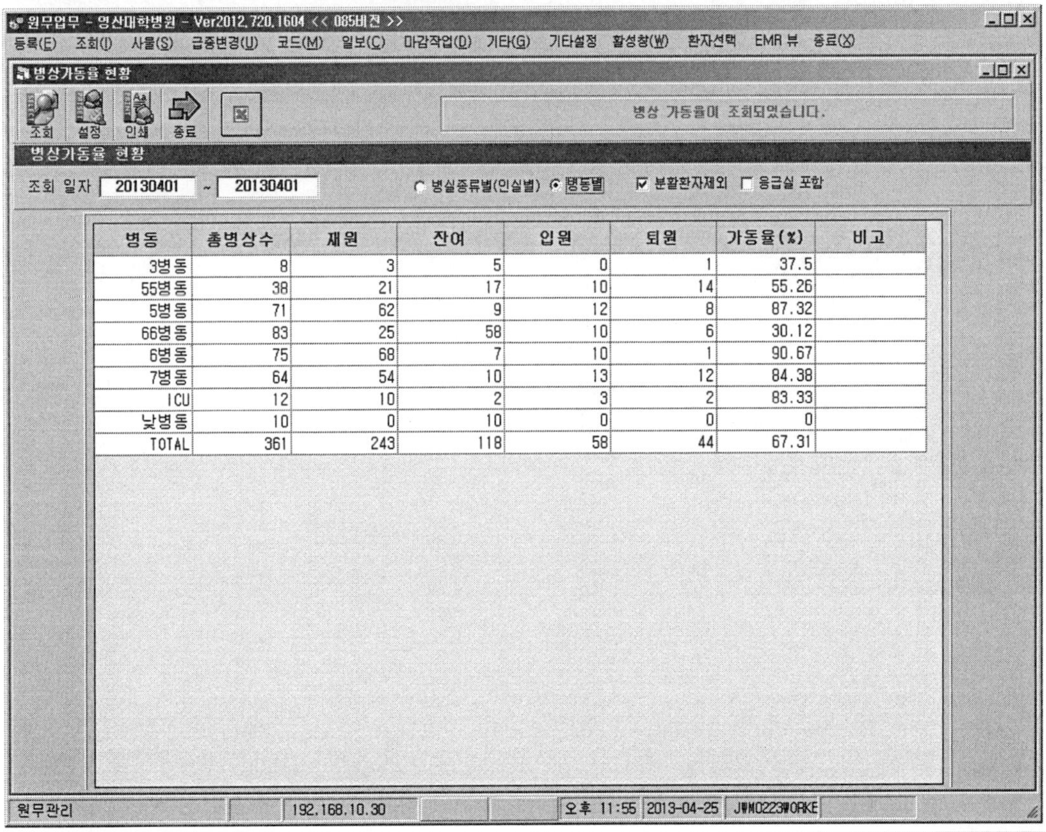

■ 내용설명

① 조회 시 조회기간을 선택하여 입력한 후 [조회] 버튼을 클릭한다.

② 세부적으로 병실종류별 또는 병동별로 조회 가능하다.

6. 입원/외래감면내역

감면기간별 입원/외래환자의 감면 정보를 조회한다.

[원무관리] → [일보] → [입원/외래 감액내역]

〈그림 5-156〉 감면현황조회 화면

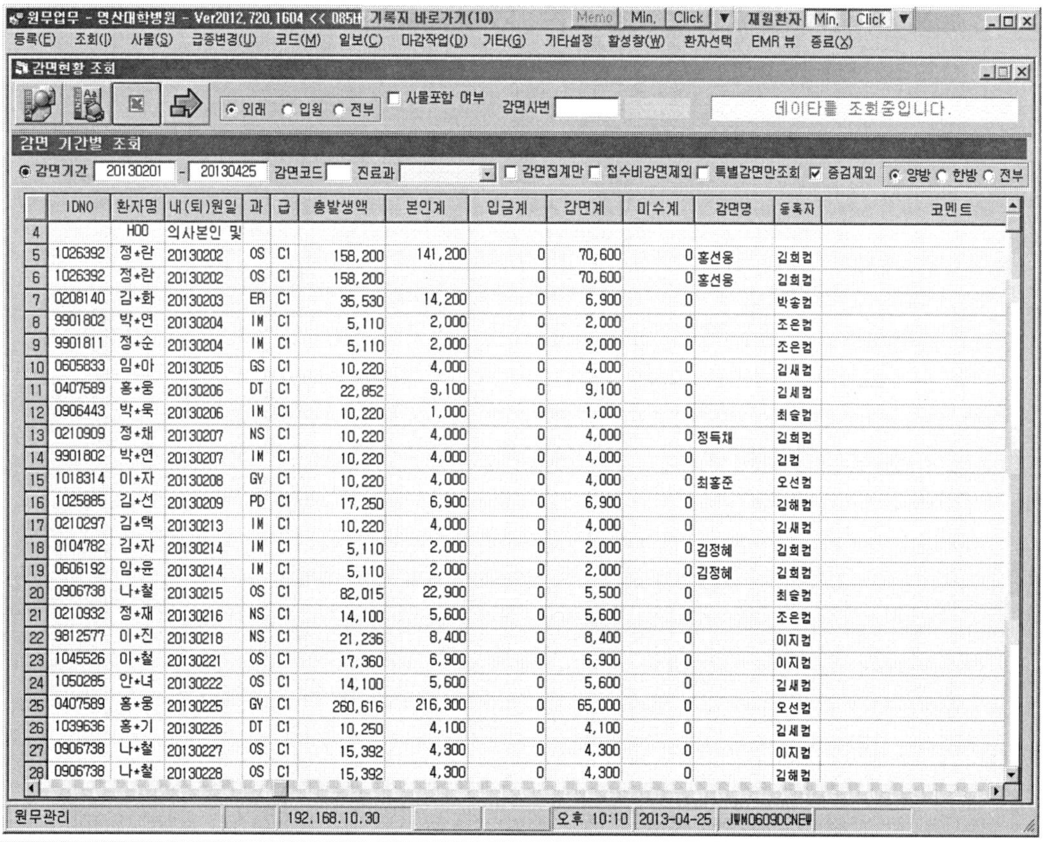

내용설명

① 조회 시 감면기간을 선택하여 입력한 후 SELECT 버튼을 클릭한다.

② 세부적으로 감면코드나 진료과에 따라 조회가능하다.

7. 비급여 선수납 리스트

기간별 비급여 선수납 오더가 발생한 환자 리스트를 조회한다.

[원무관리] → [일보] → [비급여선수납리스트]

〈그림 5-157〉 비급여선수납리스트 화면

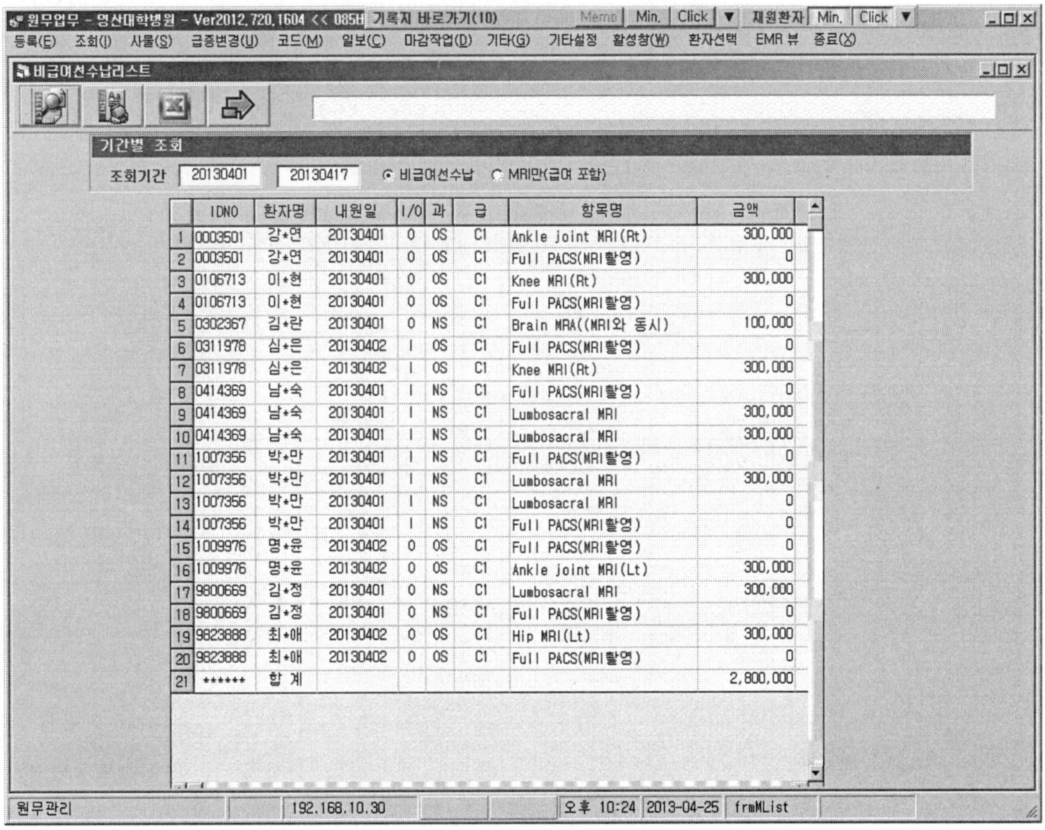

	IDNO	환자명	내원일	I/O	과	급	항목명	금액
1	0003501	강*연	20130401	O	OS	C1	Ankle joint MRI(Rt)	300,000
2	0003501	강*연	20130401	O	OS	C1	Full PACS(MRI촬영)	0
3	0106713	이*현	20130401	O	OS	C1	Knee MRI(Rt)	300,000
4	0106713	이*현	20130401	O	OS	C1	Full PACS(MRI촬영)	0
5	0302367	김*란	20130401	O	NS	C1	Brain MRA((MRI와 동시)	100,000
6	0311978	심*은	20130402	I	OS	C1	Full PACS(MRI촬영)	0
7	0311978	심*은	20130402	I	OS	C1	Knee MRI(Rt)	300,000
8	0414369	남*숙	20130401	I	NS	C1	Full PACS(MRI촬영)	0
9	0414369	남*숙	20130401	I	NS	C1	Lumbosacral MRI	300,000
10	0414369	남*숙	20130401	I	NS	C1	Lumbosacral MRI	300,000
11	1007356	박*만	20130401	I	NS	C1	Full PACS(MRI촬영)	0
12	1007356	박*만	20130401	I	NS	C1	Lumbosacral MRI	300,000
13	1007356	박*만	20130401	I	NS	C1	Lumbosacral MRI	0
14	1007356	박*만	20130401	I	NS	C1	Full PACS(MRI촬영)	0
15	1009976	명*윤	20130402	O	OS	C1	Full PACS(MRI촬영)	0
16	1009976	명*윤	20130402	O	OS	C1	Ankle joint MRI(Lt)	300,000
17	9800669	김*정	20130401	O	NS	C1	Lumbosacral MRI	300,000
18	9800669	김*정	20130401	O	NS	C1	Full PACS(MRI촬영)	0
19	9823888	최*애	20130402	O	OS	C1	Hip MRI(Lt)	300,000
20	9823888	최*애	20130402	O	OS	C1	Full PACS(MRI촬영)	0
21	******	합 계						2,800,000

내용설명

① 조회 시 조회기간을 선택 또는 입력한 후 SELECT 버튼을 클릭한다.

② 조회 리스트에서 진료과와 급종, 오더 내역 및 금액을 볼 수 있다.

③ 비급여 선수납 환자를 조회할 기간을 선택 또는 입력 후 조회한다.

8. 입원 환자현황

기간별 시스템 등록시간 또는 등록일(입원일)로 입원환자를 조회한다.

[원무관리] → [일보] → [입원환자현황]

〈그림 5-158〉 입원환자현황 화면

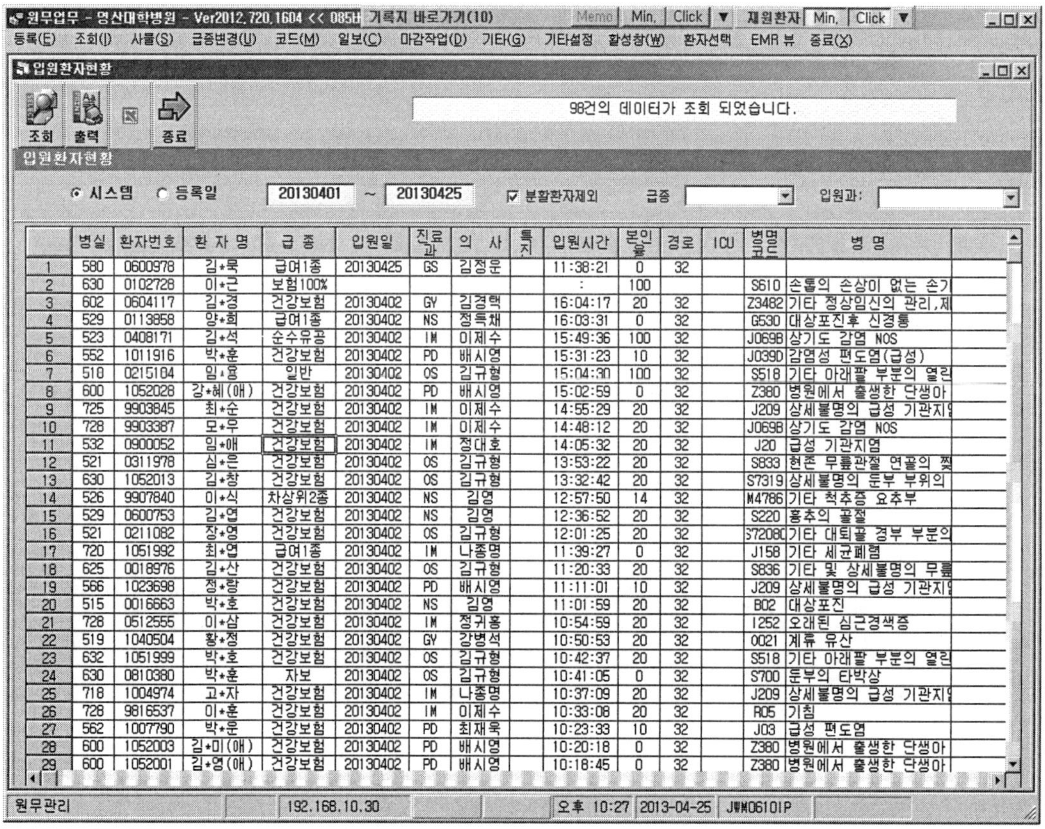

■ 내용설명

① 조회 시 기간을 선택 또는 입력 후 [조회] 버튼을 클릭한다.

② 입원환자의 입원 관련 정보를 나타낸다.

③ 입원환자를 조회할 기간을 선택 및 입력한 후 조회한다.

9. 퇴원 환자현황

퇴원마감일별 퇴원환자 리스트를 조회한다.

[원무관리] → [일보] → [퇴원환자현황]

〈그림 5-159〉 퇴원환자현황 화면

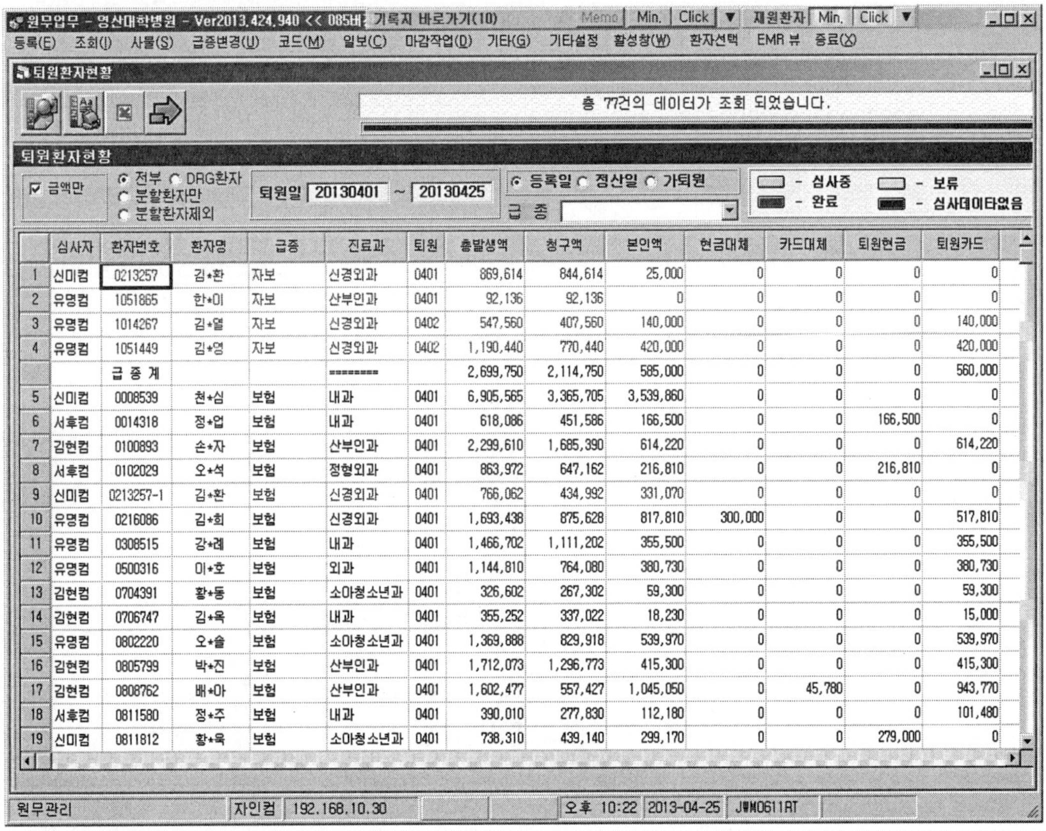

	심사자	환자번호	환자명	급종	진료과	퇴원	총발생액	청구액	본인액	현금대체	카드대체	퇴원현금	퇴원카드
1	신미컴	0213257	김*환	자보	신경외과	0401	869,614	844,614	25,000	0	0	0	0
2	유명컴	1051865	한*이	자보	산부인과	0401	92,136	92,136	0	0	0	0	0
3	유명컴	1014267	김*열	자보	신경외과	0402	547,560	407,560	140,000	0	0	0	140,000
4	유명컴	1051449	김*영	자보	신경외과	0402	1,190,440	770,440	420,000	0	0	0	420,000
		급 종 계			========		2,699,750	2,114,750	585,000	0	0	0	560,000
5	신미컴	0008539	천*심	보험	내과	0401	6,905,565	3,365,705	3,539,860	0	0	0	0
6	서후컴	0014318	정*업	보험	내과	0401	618,086	451,586	166,500	0	0	166,500	0
7	김현컴	0100893	손*자	보험	산부인과	0401	2,299,610	1,685,390	614,220	0	0	0	614,220
8	서후컴	0102029	오*석	보험	정형외과	0401	863,972	647,162	216,810	0	0	216,810	0
9	신미컴	0213257-1	김*환	보험	신경외과	0401	766,062	434,992	331,070	0	0	0	0
10	유명컴	0216086	김*희	보험	신경외과	0401	1,693,438	875,628	817,810	300,000	0	0	517,810
11	유명컴	0308515	강*례	보험	내과	0401	1,466,702	1,111,202	355,500	0	0	0	355,500
12	유명컴	0500316	이*호	보험	외과	0401	1,144,810	764,080	380,730	0	0	0	380,730
13	김현컴	0704391	황*동	보험	소아청소년과	0401	326,602	267,302	59,300	0	0	0	59,300
14	김현컴	0706747	김*옥	보험	내과	0401	355,252	337,022	18,230	0	0	0	15,000
15	유명컴	0802220	오*슬	보험	소아청소년과	0401	1,369,888	829,918	539,970	0	0	0	539,970
16	김현컴	0805799	박*진	보험	산부인과	0401	1,712,073	1,296,773	415,300	0	0	0	415,300
17	김현컴	0808762	배*아	보험	산부인과	0401	1,602,477	557,427	1,045,050	0	45,780	0	943,770
18	서후컴	0811580	정*주	보험	내과	0401	390,010	277,830	112,180	0	0	0	101,480
19	신미컴	0811812	황*욱	보험	소아청소년과	0401	738,310	439,140	299,170	0	0	279,000	0

■ 내용설명

① 조회 시 퇴원기간을 선택 또는 입력 후 SELECT 버튼을 클릭한다.

② DRG환자나 분할환자 분류에 따라 조회가 가능하다.

③ 등록일/정산일/가퇴원 날짜에 따라 조회가 가능하다.

10. 입퇴원 환자현황

기간별 시스템 등록시간 또는 등록일(입원일)로 입원환자와 퇴원환자를 조회한다.

[원무관리] → [일보] → [입퇴원환자현황]

〈그림 5-160〉 입퇴원환자현황 화면

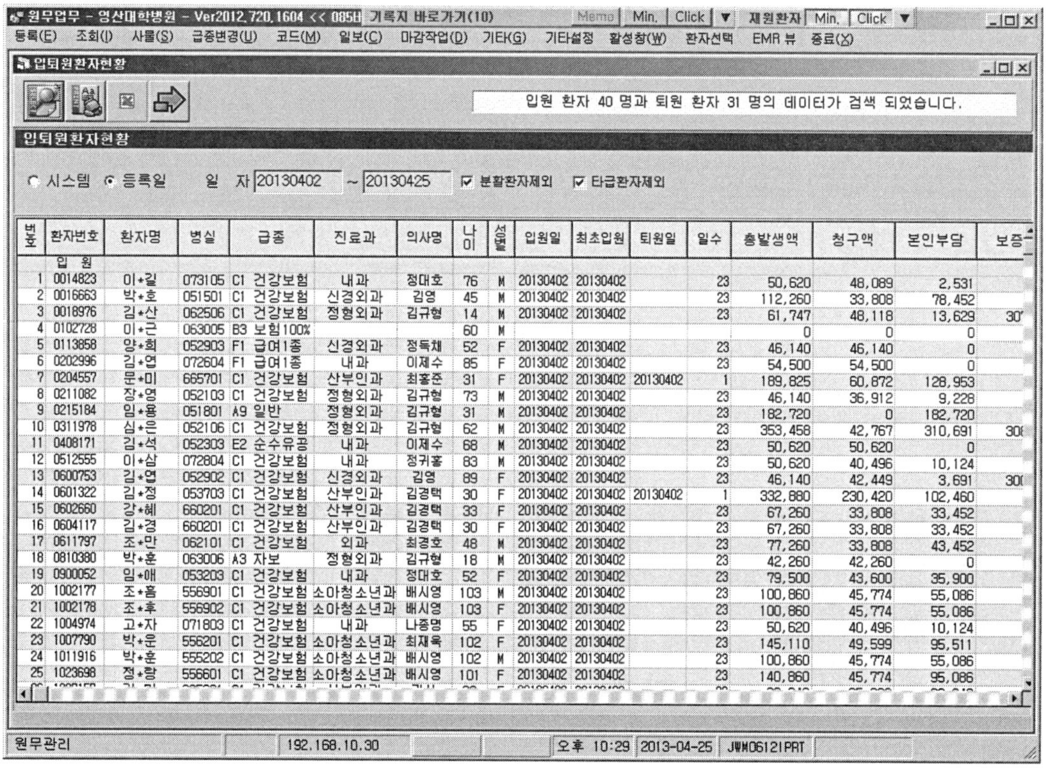

내용설명

① 조회 시 기간을 선택 또는 입력 후 조회버튼을 클릭한다.

② 기한 내의 입원환자가 조회되고 입원환자 아래쪽에 퇴원환자가 조회된다.

③ 전체/입원/퇴원으로 구분하여 조회가 가능하다.

11. 예약환자 현황

예약일자별로 예약된 환자들에 대한 예약정보를 조회한다.

[원무관리] → [일보] → [예약환자 현황]

〈그림 5-161〉 예약환자현황 화면

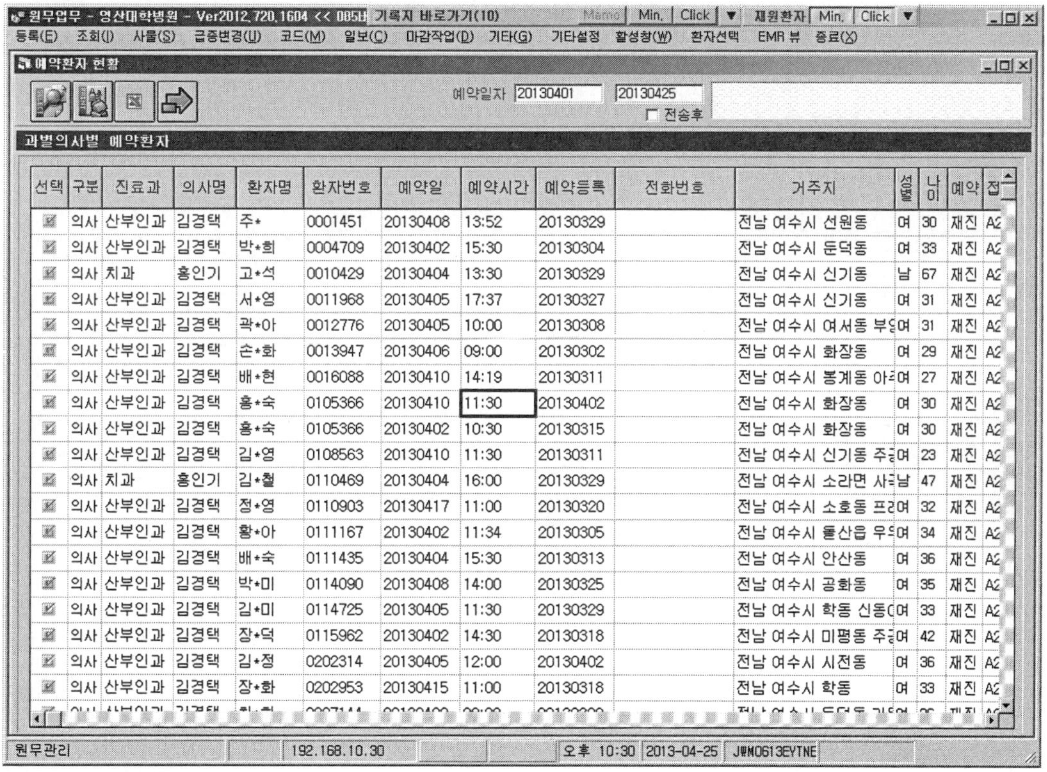

내용설명

① 조회할 경우 기간을 선택 또는 입력 후 조회버튼을 클릭한다.

② 조회된 리스트는 진료과, 예약일, 예약등록일 등이 나타난다.

12. 재원 환자현황

재원환자별로 급종, 병동, 일자 및 재원일수, 진료과 등을 조회한다.

[원무관리] → [일보] → [재원환자현황]

〈그림 5-162〉 재원환자조회 화면

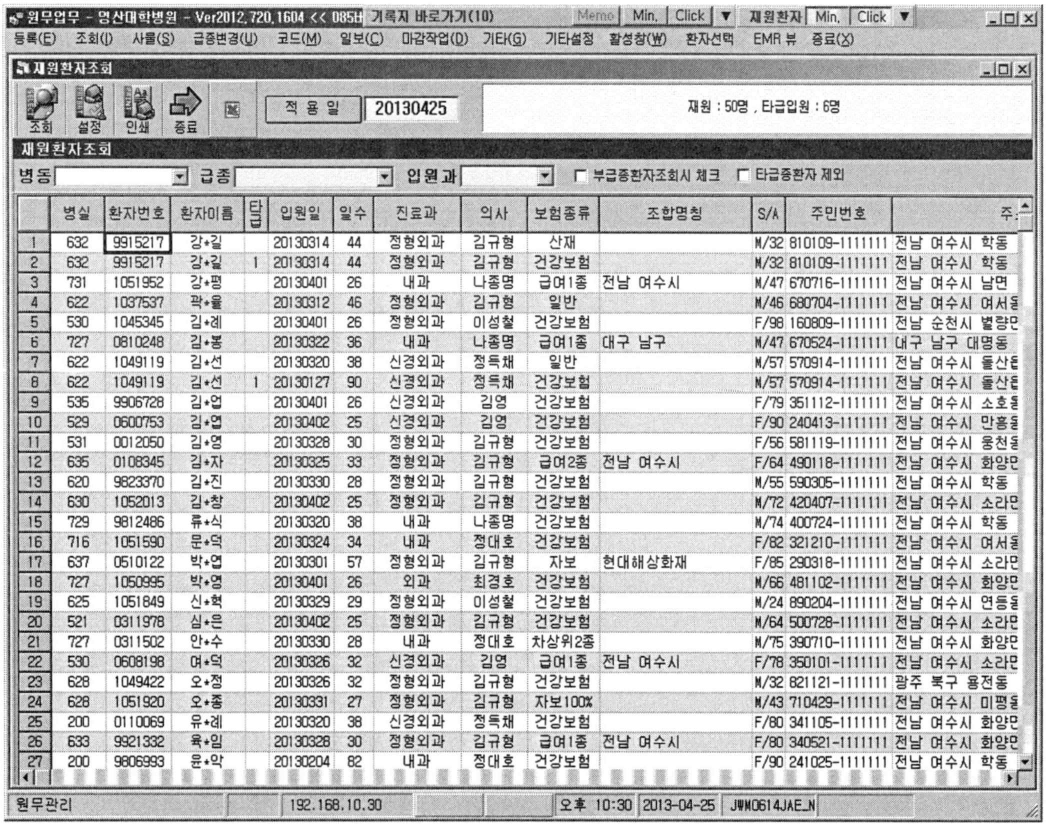

내용설명

① 환자의 급종, 병동, 환자번호 등 조회 정보를 입력 후 조회한다.

② 일자는 오늘 일자로 고정한다.

③ 조회된 리스트에 입원 정보, 진료과 정보, 수납 정보가 표시된다.

13. 급종변경내역 조회

선택한 기간 내 급종이 변경된 환자를 조회한다.

[원무관리] → [일보] → [급종변경내역조회]

〈그림 5-163〉 급종변경내역조회 화면

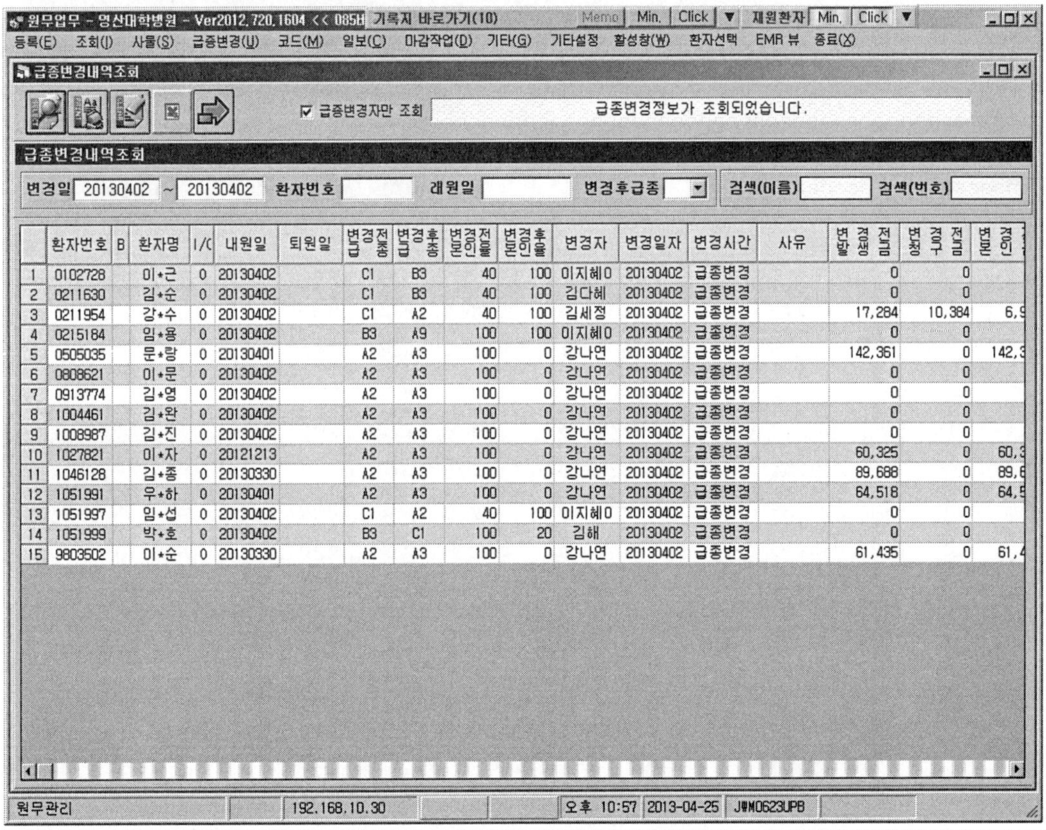

	환자번호	B	환자명	I/O	내원일	퇴원일	변경전 급종	변경후 급종	변경전 본인율	변경후 본인율	변경자	변경일자	변경시간	사유	변경전 발생금	변경전 청구금	변경전 본인금
1	0102728		이*근	0	20130402		C1	B3	40	100	이지혜0	20130402	급종변경		0	0	
2	0211630		김*순	0	20130402		C1	B3	40	100	김다혜	20130402	급종변경		0	0	
3	0211954		강*수	0	20130402		C1	A2	40	100	김세정	20130402	급종변경		17,284	10,384	6,9
4	0215184		임*용	0	20130402		B3	A9	100	100	이지혜0	20130402	급종변경		0	0	
5	0505035		문*랑	0	20130401		A2	A3	100	0	강나연	20130402	급종변경		142,361	0	142,3
6	0808621		이*문	0	20130402		A2	A3	100	0	강나연	20130402	급종변경		0	0	
7	0913774		김*영	0	20130402		A2	A3	100	0	강나연	20130402	급종변경		0	0	
8	1004461		김*완	0	20130402		A2	A3	100	0	강나연	20130402	급종변경		0	0	
9	1008987		김*진	0	20130402		A2	A3	100	0	강나연	20130402	급종변경		0	0	
10	1027821		이*자	0	20121213		A2	A3	100	0	강나연	20130402	급종변경		60,325	0	60,3
11	1046128		김*종	0	20130330		A2	A3	100	0	강나연	20130402	급종변경		89,688	0	89,6
12	1051991		우*하	0	20130401		A2	A3	100	0	강나연	20130402	급종변경		64,518	0	64,5
13	1051997		임*섭	0	20130402		C1	A2	40	100	이지혜0	20130402	급종변경		0	0	
14	1051999		박*호	0	20130402		B3	C1	100	20	김해	20130402	급종변경		0	0	
15	9803502		이*순	0	20130330		A2	A3	100	0	강나연	20130402	급종변경		61,435	0	61,4

▣ 내용설명

① 조회 시 기간을 선택 또는 입력 후 필요에 따라 환자번호, 내원일, 변경 후 급종 등을 입력하고 조회버튼을 클릭한다.

② 변경 전·후 급종, 본인율과 변경 전 발생금, 청구금, 본인금, 입금액, 감면액 등이 표시된다.

14. 급종변경 명세서

급종이 변경된 개별 환자를 조회한다.

[원무관리] → [일보] → [급종변경명세서]

〈그림 5-164〉 급종변경내역조회 화면

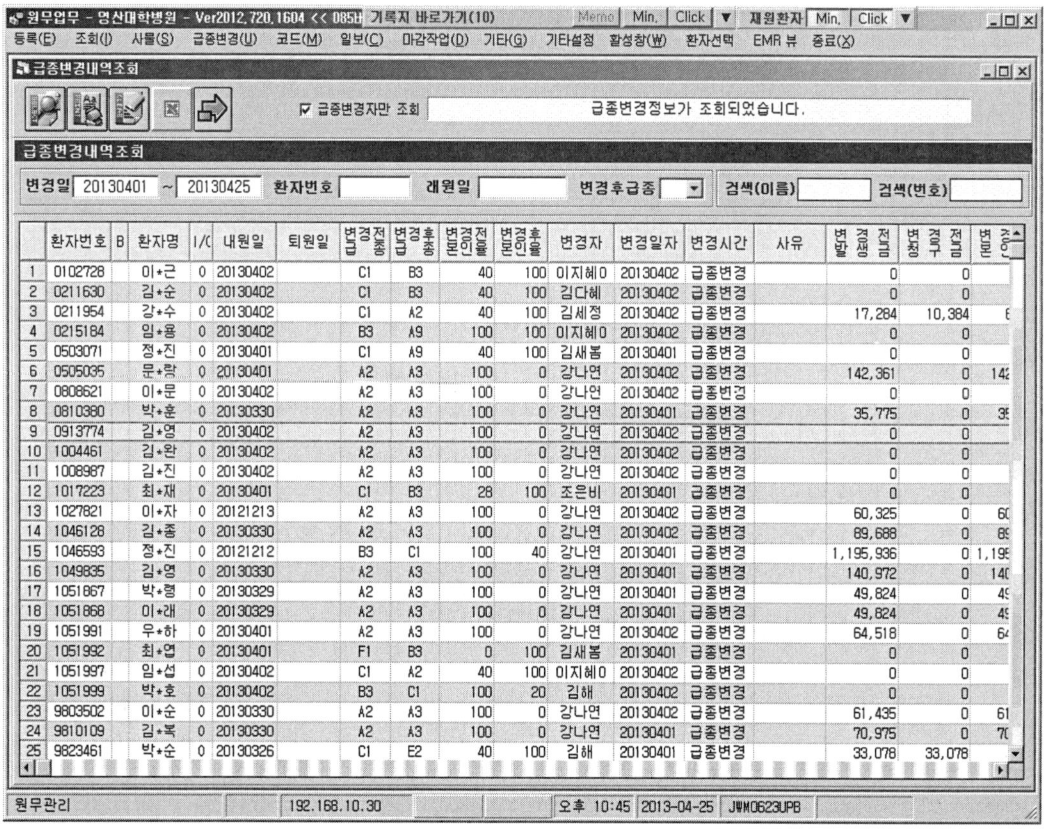
원무업무 - 영산대학병원 - Ver2012.720.1604
등록(E) 조회(I) 사물(S) 급종변경(U) 코드(M) 일보(C) 마감작업(D) 기타(G) 기타설정 활성창(W) 환자선택 EMR 뷰 종료(X)
급종변경내역조회
급종변경자만 조회
급종변경정보가 조회되었습니다.
급종변경내역조회
변경일 20130401 ~ 20130425 환자번호 래원일 변경후급종 검색(이름) 검색(번호)
환자번호 B 환자명 I/C 내원일 퇴원일 변경전급종 변경후급종 변경전본인율 변경후본인율 변경자 변경일자 변경시간 사유
1 0102728 이*근 0 20130402 C1 B3 40 100 이지혜0 20130402 급종변경 0 0
2 0211630 김*순 0 20130402 C1 B3 40 100 김다혜 20130402 급종변경 0 0
3 0211954 강*수 0 20130402 C1 A2 40 100 김세정 20130402 급종변경 17,284 10,384
4 0215184 임*용 0 20130402 B3 A9 100 100 이지혜0 20130402 급종변경 0 0
5 0503071 정*진 0 20130401 C1 A9 40 100 김새봄 20130401 급종변경 0 0
6 0505035 문*랑 0 20130401 A2 A3 100 0 강나연 20130402 급종변경 142,361 0
7 0808621 이*문 0 20130402 A2 A3 100 0 강나연 20130402 급종변경 0 0
8 0810380 박*훈 0 20130330 A2 A3 100 0 강나연 20130401 급종변경 35,775 0
9 0913774 김*영 0 20130402 A2 A3 100 0 강나연 20130402 급종변경 0 0
10 1004461 김*완 0 20130402 A2 A3 100 0 강나연 20130402 급종변경 0 0
11 1008987 김*진 0 20130402 A2 A3 100 0 강나연 20130402 급종변경 0 0
12 1017223 최*재 0 20130401 C1 B3 28 100 조은비 20130401 급종변경 0 0
13 1027821 이*자 0 20121213 A2 A3 100 0 강나연 20130402 급종변경 60,325 0
14 1046128 김*종 0 20130330 A2 A3 100 0 강나연 20130402 급종변경 89,688 0
15 1046593 정*진 0 20121212 B3 C1 100 40 강나연 20130401 급종변경 1,195,936 0
16 1049835 김*영 0 20130330 A2 A3 100 0 강나연 20130401 급종변경 140,972 0
17 1051867 박*령 0 20130329 A2 A3 100 0 강나연 20130401 급종변경 49,824 0
18 1051868 이*래 0 20130329 A2 A3 100 0 강나연 20130401 급종변경 49,824 0
19 1051991 우*하 0 20130401 A2 A3 100 0 강나연 20130402 급종변경 64,518 0
20 1051992 최*엽 0 20130401 F1 B3 0 100 김새봄 20130401 급종변경 0 0
21 1051997 임*섭 0 20130402 C1 A2 40 100 이지혜0 20130402 급종변경 0 0
22 1051999 박*호 0 20130402 B3 C1 100 20 김해 20130402 급종변경 0 0
23 9803502 이*순 0 20130330 A2 A3 100 0 강나연 20130402 급종변경 61,435 0
24 9810109 김*복 0 20130330 A2 A3 100 0 강나연 20130401 급종변경 70,975 0
25 9823461 박*순 0 20130326 C1 E2 40 100 김해 20130401 급종변경 33,078 33,078
원무관리 192.168.10.30 오후 10:45 2013-04-25

내용설명

① 조회 시 환자번호를 입력하고 변경일자를 선택한 후 조회 버튼을 클릭한다.

② 급종이 변경된 환자의 수가에 따른 금액 변동을 표시한다.

15. 외래환자현황

내원일자별, 진료과 및 담당의사별로 외래환자를 조회한다.

[원무관리] → [일보] → [외래환자현황]

〈그림 5-165〉 외래환자현황 화면

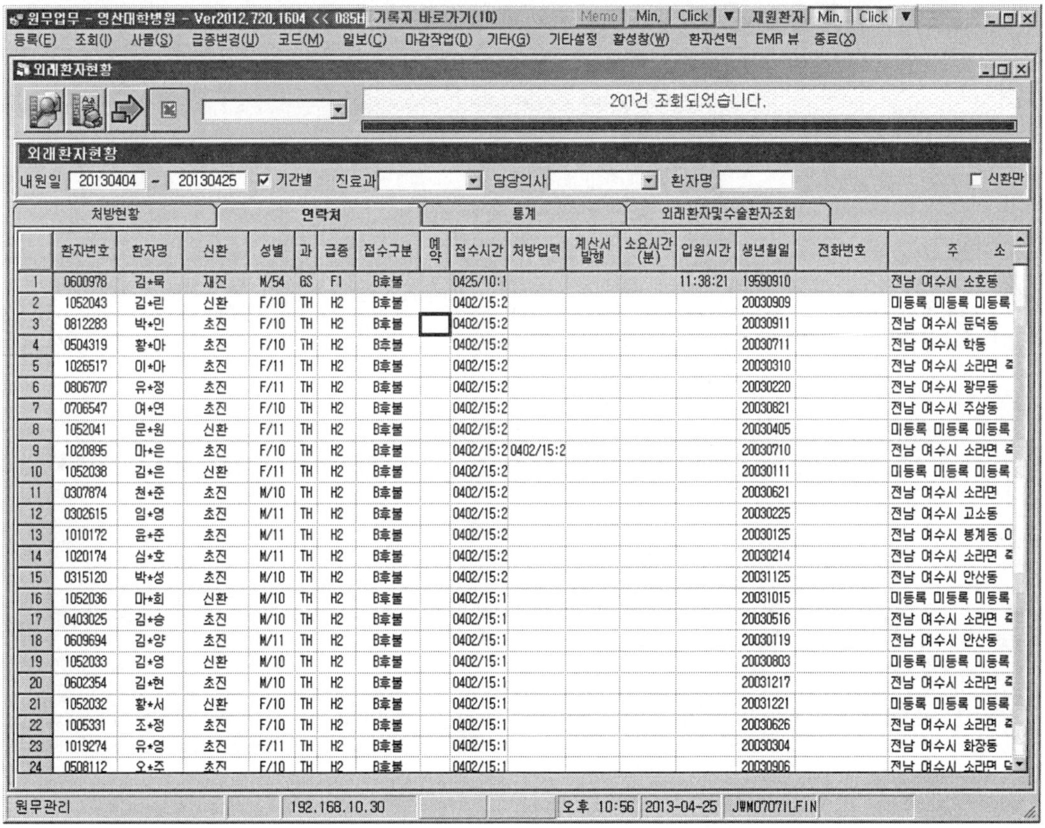

내용설명

① 조회 시 날짜를 선택 또는 입력하고 진료과를 선택한 후 [조회] 버튼을 클릭한다.

② 접수구분, 진료과, 담당의사, 환자명별 처방 현황 및 연락처 등을 표시한다.

16. 감면등록환자현황

선택한 기간 내 감면등록 환자들의 감면내역을 조회한다.

[원무관리] → [일보] → [감면등록환자 현황]

〈그림 5-166〉 감면등록환자 현황 화면

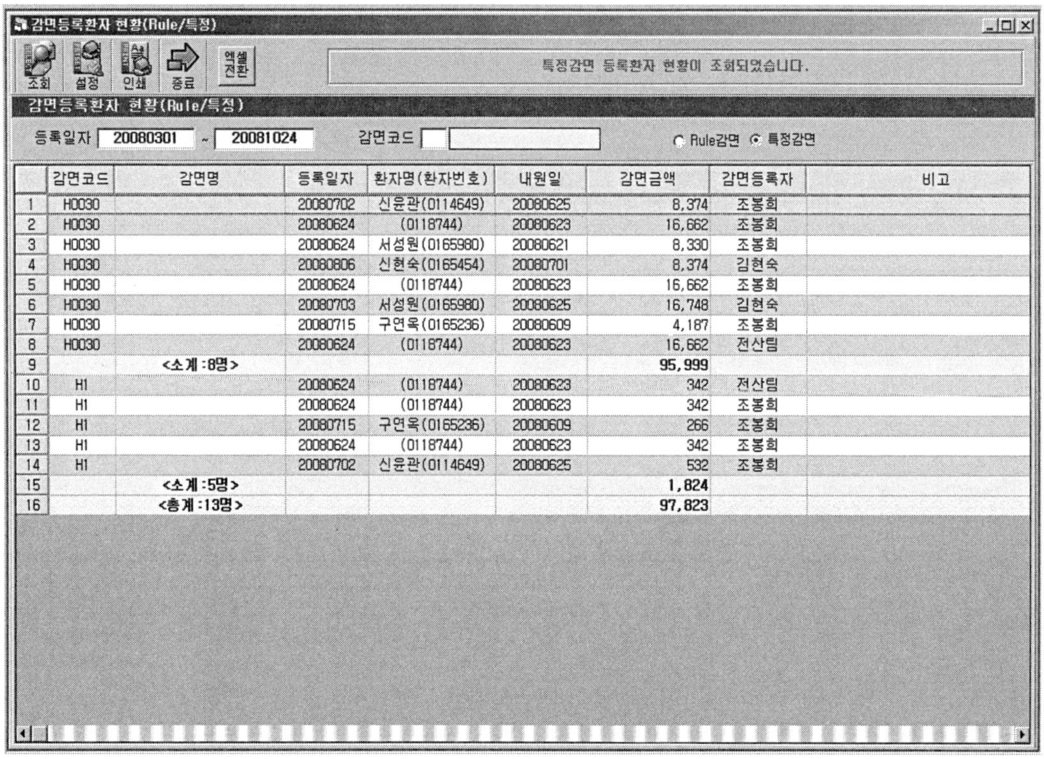

	감면코드	감면명	등록일자	환자명(환자번호)	내원일	감면금액	감면등록자	비고
1	H0030		20080702	신윤관(0114649)	20080625	8,374	조봉희	
2	H0030		20080624	(0118744)	20080623	16,662	조봉희	
3	H0030		20080624	서성원(0165980)	20080621	8,330	조봉희	
4	H0030		20080806	신현숙(0165454)	20080701	8,374	김현숙	
5	H0030		20080624	(0118744)	20080623	16,662	조봉희	
6	H0030		20080703	서성원(0165980)	20080625	16,748	김현숙	
7	H0030		20080715	구연옥(0165236)	20080609	4,187	조봉희	
8	H0030		20080624	(0118744)	20080623	16,662	전산팀	
9		<소계:8명>				95,999		
10	H1		20080624	(0118744)	20080623	342	전산팀	
11	H1		20080624	(0118744)	20080623	342	조봉희	
12	H1		20080715	구연옥(0165236)	20080609	266	조봉희	
13	H1		20080624	(0118744)	20080623	342	조봉희	
14	H1		20080702	신윤관(0114649)	20080625	532	조봉희	
15		<소계:5명>				1,824		
16		<총계:13명>				97,823		

⊞ 내용설명

① 조회 시 기간을 선택 및 입력하고 조회한다.

② 감면코드와 감면된 날짜, 감면금액이 표시된다.

③ 추가로 특정 감면코드를 조회하려면 감면코드를 추가로 입력한 후 조회한다.

17. 진료과별 발생현황

조회기간 동안 진료과별 진료비 발생내역을 조회한다.

[원무관리] → [마감작업] → [진료과별발생현황]

〈그림 5-167〉 진료과별발생현황 화면

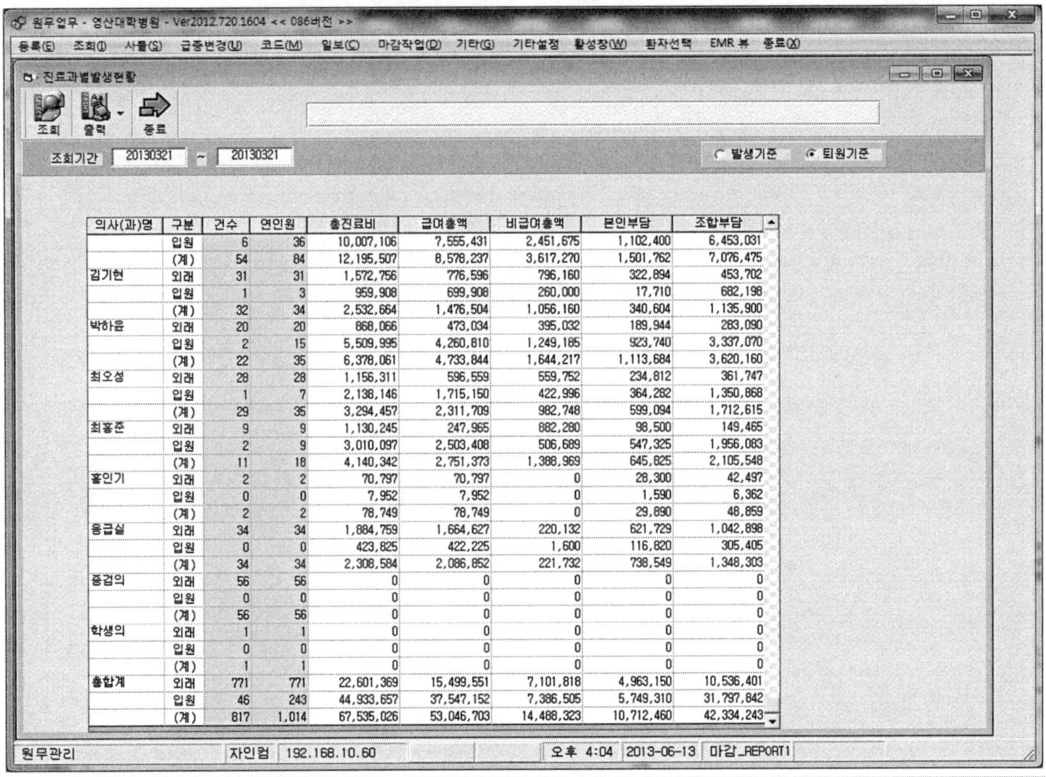

의사(과)명	구분	건수	연인원	총진료비	급여총액	비급여총액	본인부담	조합부담
	입원	6	36	10,007,106	7,555,431	2,451,675	1,102,400	6,453,031
	(계)	54	84	12,195,507	8,578,237	3,617,270	1,501,762	7,076,475
김기현	외래	31	31	1,572,756	776,596	796,160	322,894	453,702
	입원	1	3	959,908	699,908	260,000	17,710	682,198
	(계)	32	34	2,532,664	1,476,504	1,056,160	340,604	1,135,900
박하윤	외래	20	20	868,066	473,034	395,032	189,944	283,090
	입원	2	15	5,509,995	4,260,810	1,249,185	923,740	3,337,070
	(계)	22	35	6,378,061	4,733,844	1,644,217	1,113,684	3,620,160
최오성	외래	28	28	1,156,311	596,559	559,752	234,812	361,747
	입원	1	7	2,138,146	1,715,150	422,996	364,282	1,350,868
	(계)	29	35	3,294,457	2,311,709	982,748	599,094	1,712,615
최홍준	외래	9	9	1,130,245	247,965	882,280	98,500	149,465
	입원	2	9	3,010,097	2,503,408	506,689	547,325	1,956,083
	(계)	11	18	4,140,342	2,751,373	1,388,969	645,825	2,105,548
홍인기	외래	2	2	70,797	70,797	0	28,300	42,497
	입원	0	0	7,952	7,952	0	1,590	6,362
	(계)	2	2	78,749	78,749	0	29,890	48,859
응급실	외래	34	34	1,884,759	1,664,627	220,132	621,729	1,042,898
	입원	0	0	423,825	422,225	1,600	116,820	305,405
	(계)	34	34	2,308,584	2,086,852	221,732	738,549	1,348,303
종검의	외래	56	56	0	0	0	0	0
	입원	0	0	0	0	0	0	0
	(계)	56	56	0	0	0	0	0
학생의	외래	1	1	0	0	0	0	0
	입원	0	0	0	0	0	0	0
	(계)	1	1	0	0	0	0	0
총합계	외래	771	771	22,601,369	15,499,551	7,101,818	4,963,150	10,536,401
	입원	46	243	44,933,657	37,547,152	7,386,505	5,749,310	31,797,842
	(계)	817	1,014	67,535,026	53,046,703	14,488,323	10,712,460	42,334,243

▣ 내용설명

① 조회기간을 선택 후 조회한다.

② 의사별 환자인원수와 금액을 확인할 수 있다.

③ 조회기준은 발생기준, 퇴원기준으로 나누어진다.

- 발생기준 : 조회기간내 발생한 오더를 기준으로 조회
- 퇴원기준 : 조회기간내 퇴원환자를 기준으로 조회

18. 협력업체/의뢰병원 수입현황

해당기간의 협력업제/의뢰병원의 수입현황을 조회한다.

[원무관리] → [기타] → [협력업체/의뢰병원 수입현황]

〈그림 5-168〉 협력업체/의뢰병원 수입현황 화면

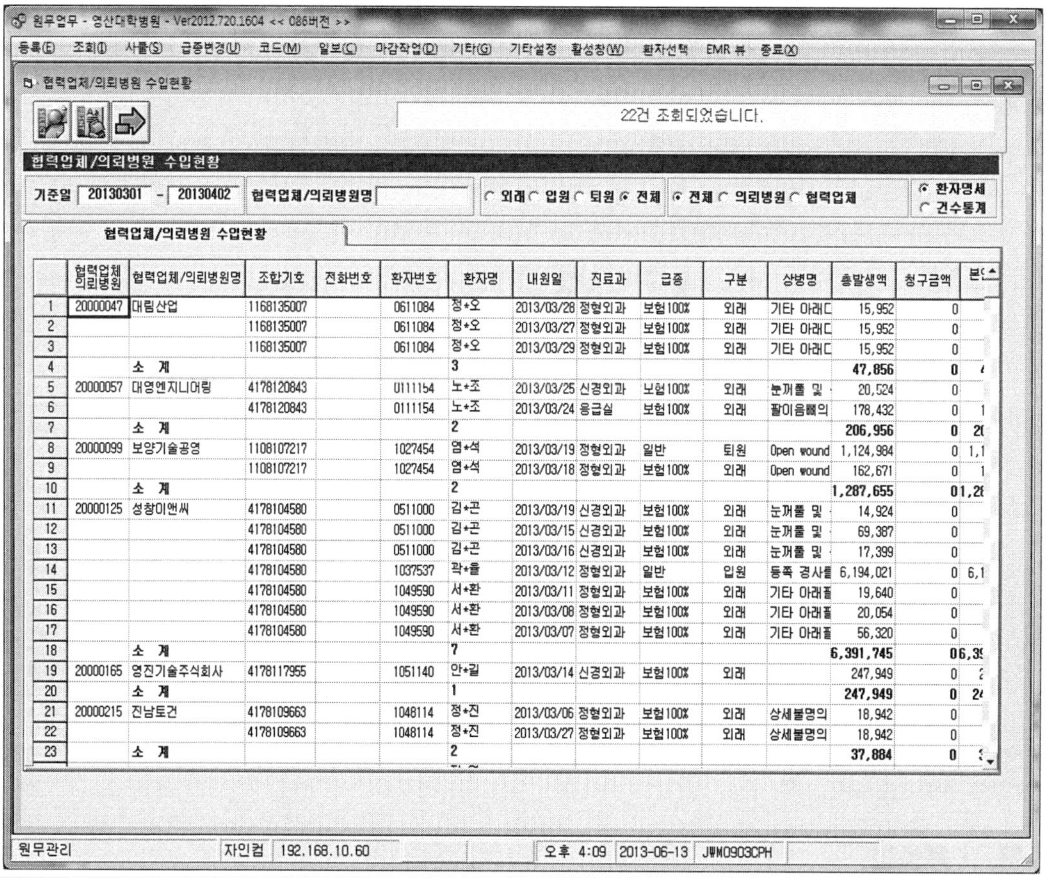

내용설명

① 조회기간을 선택 후 조회한다.

② 해당기간의 협력업체/의뢰병원의 수입현황을 확인할 수 있다.

5.13 의료보장관리

5.13.1 산업재해보상보험

1. 산재접수

급종이 산재환자인 경우 접수등록하는 화면이다.

[원무관리] → [등록] → [환자접수등록]

〈그림 5-169〉 환자접수등록 화면

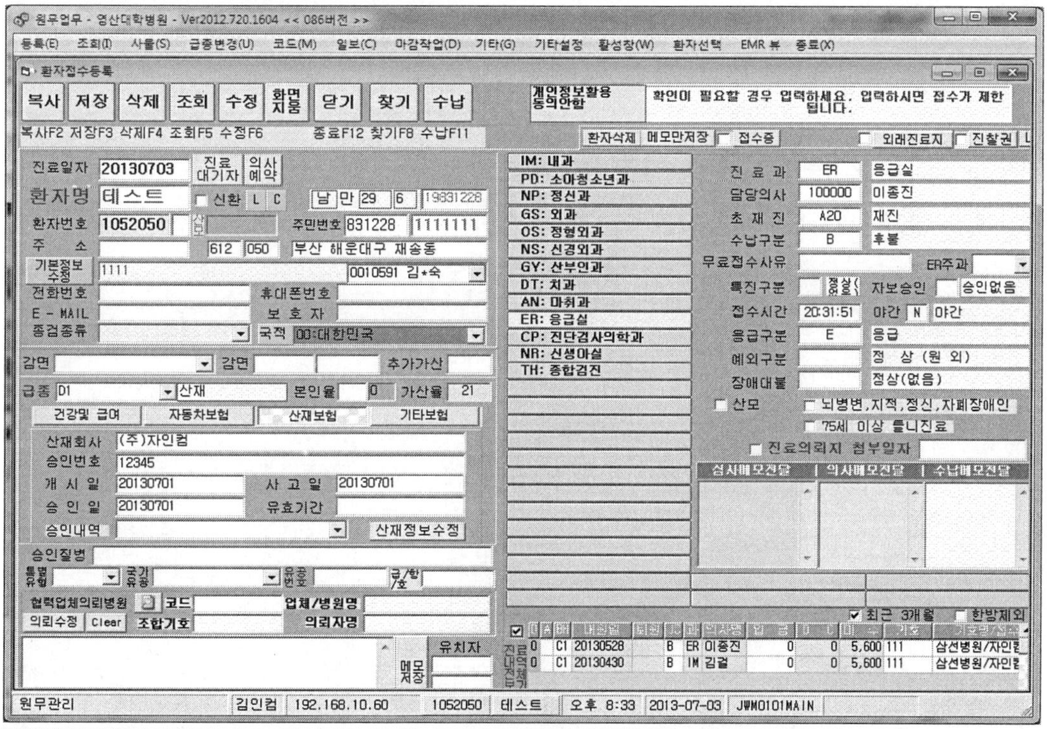

내용설명

① 산재인 경우 환자접수등록 화면에서 급종(D1)이 산재로 표시되게 하고, [산재보험] 버튼을 클릭하여 유효기간의 자료를 화면에 표시한다.

② 다음 진료예약이 산재기간 중인지 확인 후 저장(F3)한다.

③ 산재기간을 초과하여 예약이 내려왔을 경우 산재 담당자에게 문의한다.

2. 산재환자정보 변경

① 환자접수등록 화면에서 정보를 수정한다.

② 심사업무에서 환자정보수정 시 원무업무의 접수등록 화면에 나타난다.

5.13.2 자동차보험

1. 자동차보험 외래접수 및 관리

1) 자동차보험 외래접수

자동차보험의 피보험자가 자동차의 운행으로 인한 사고로 말미암아 의료기관에서 진료를 받고자 할 경우 접수등록하는 업무이다.

[원무관리] → [등록] → [환자접수등록]

〈그림 5-170〉 환자접수등록 화면

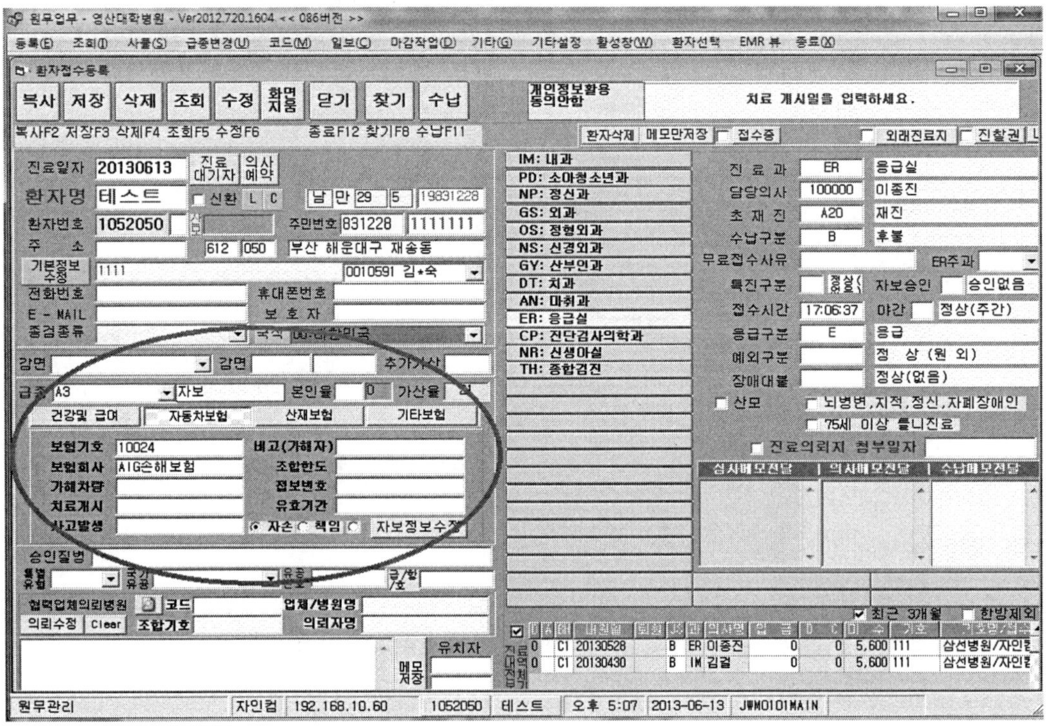

■ 내용설명

① 자동차보험인 경우 환자접수등록 화면에서 급종은 자보(A3), 보험기호는 보험사기호, 가해차량, 사고접수번호 등을 입력한다.

② 자보환자 중 급종 선택의 비고란에는 자손 및 책임보험의 보증 가능한 총한도금액을 표시한 후 수납메모란에 한도 체크한 금액을 수시로 표시한다.

③ 자보환자 중 특진접수 시 다음 내용을 각각 입력한다.

- 담당의사 : 의사명-S(특진의사)
- 특진구분 : 특진적용(S), 자보승인(B)

④ 자보접수 시 보험사 조회는 보험기호란에서 [F1] 키를 누르면 보험사 조회가 가능하다.

2) 환자정보 변경

① 환자접수등록 화면에서 정보를 수정한다.

② 심사업무에서 환자정보수정 시 원무업무의 접수등록 화면에 나타난다.

③ 자동차보험 환자의 보험내용의 변경이나 해당 보험사의 치료종결통보 에 따른 환자정보 변경 시 사용한다.

- 진료일자 : 변경되는 일자
- 급종 : 자보100
- 비고 : 치료종결 통보일 등을 기입한다.

3) 외래환자 명세서

[심사관리] → [조회] → [자보환자 명세]

〈그림 5-171〉 자보환자 명세서 화면

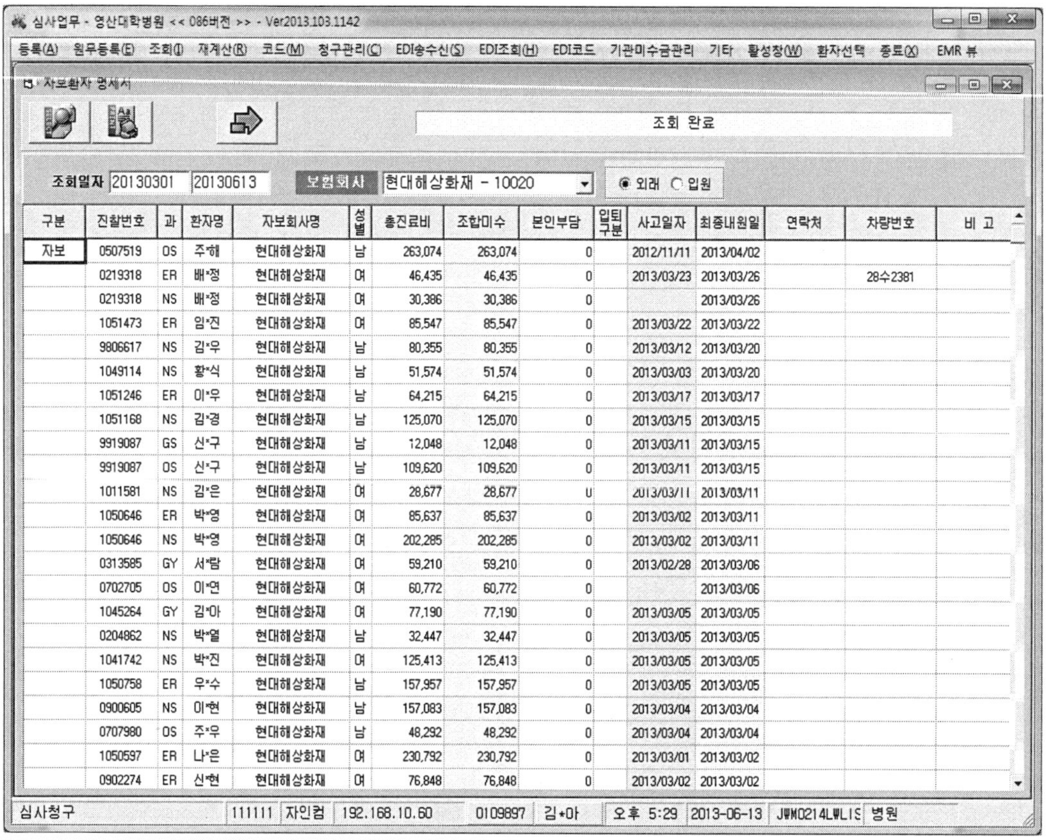

내용설명

① 조회일자 기간을 설정하여 보험회사를 선택한 후 A3(자보) 및 A2(자보 100%)로 해당기간 동안의 외래 접수된 환자 조회가 가능하다. 보험사를 지정하지 않으면 보험사 전체가 조회된다.

② 매일 전일 자보 외래환자 전체를 대상으로 조회하여 차량번호 및 접수번호를 조회한 후 수정하고, 책임 및 자손환자의 한도금액을 관리한다.

2. 입원환자관리

1) 재원자 교통 LIST

[심사관리] → [조회] → [재원자 교통LIST]

〈그림 5-172〉 재원자 교통LIST 화면

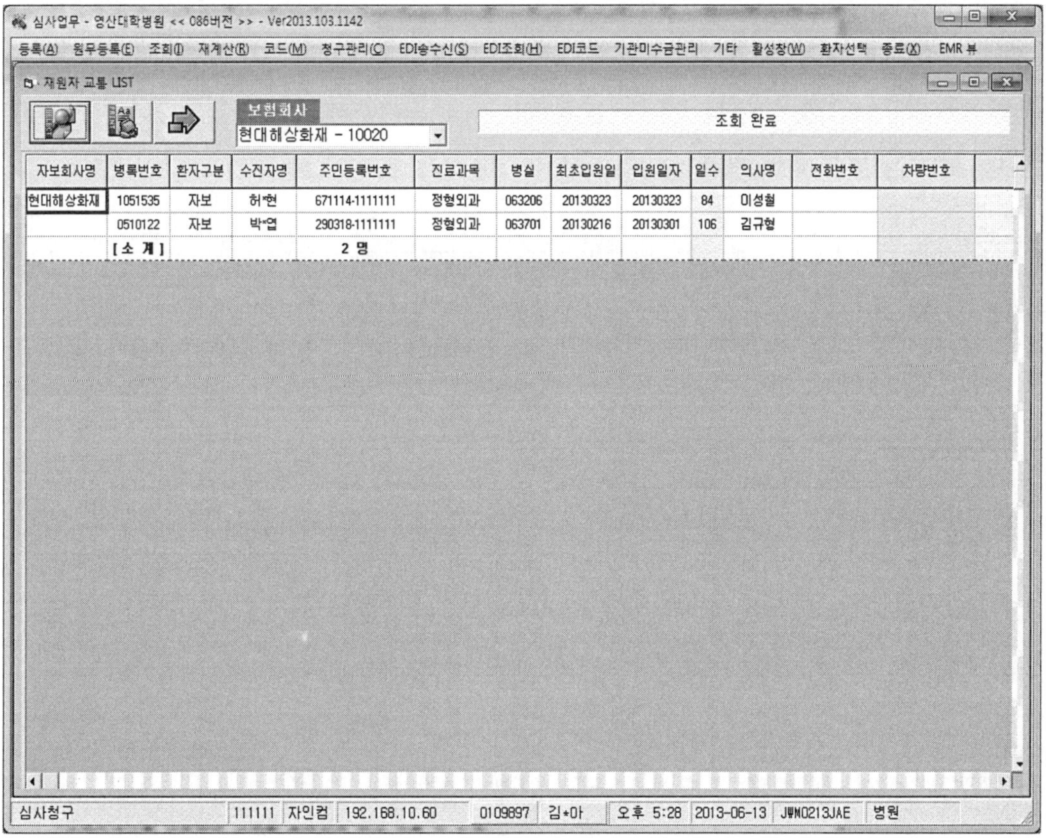

■ 내용설명

① 매일 업무시작 전에 조회 및 출력하여 자보환자의 현황을 파악한다.

② 자손 및 책임보험 환자는 수시로 중간계산을 조회하여 남은 한도금액을 파악한다.

3. 미수 및 입금관리

1) 입금등록

해당 차수, 보험회사를 조회하여 해당 환자의 입금금액을 입금일자 확인 후 입력하고 미완료를 완료로 고친 후 저장한다. 추가 입금이 있거나 입금이 완료되지 않을 경우 미완료 상태에서 저장한다.

[심사관리] → [청구관리] → [입금등록]

〈그림 5-173〉 입금등록 화면

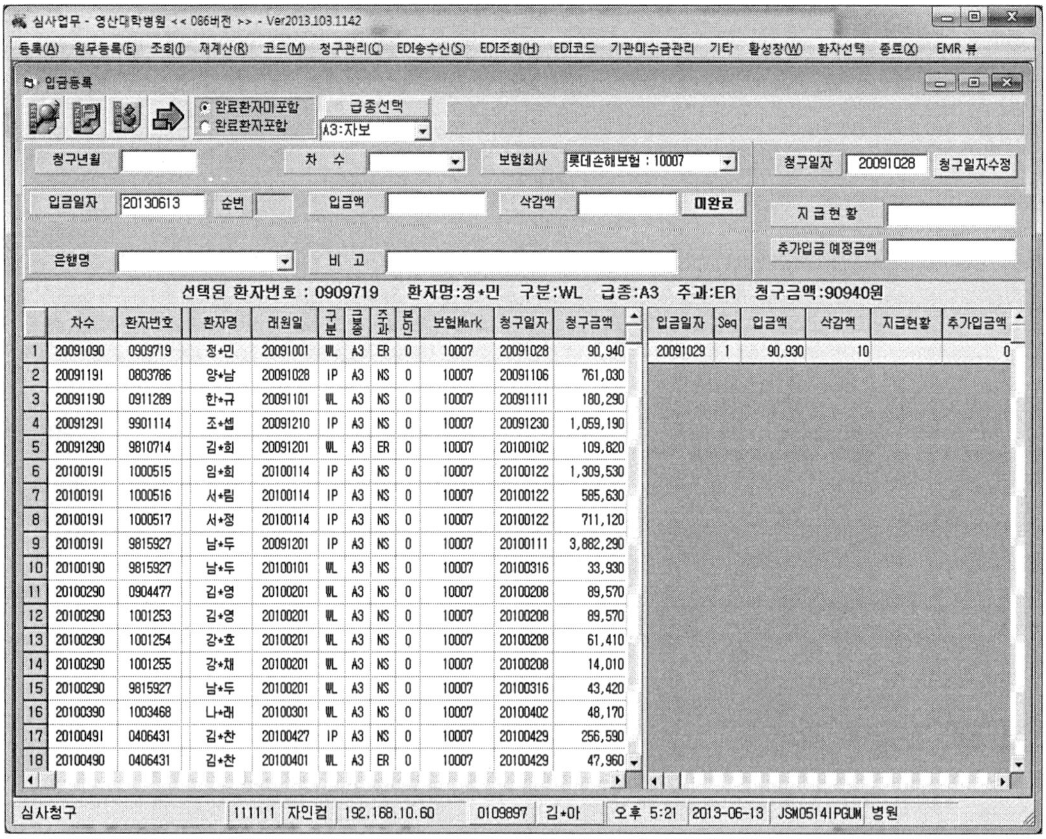

2) 진료비 입금 보고서

입금년월 및 해당 보험사별로 조회하고 출력하여 매달 관리한다.

[심사관리] → [청구관리] → [자보 진료비 입금 보고서]

〈그림 5-174〉 자보,공상,산재보험 진료비입금보고서 화면

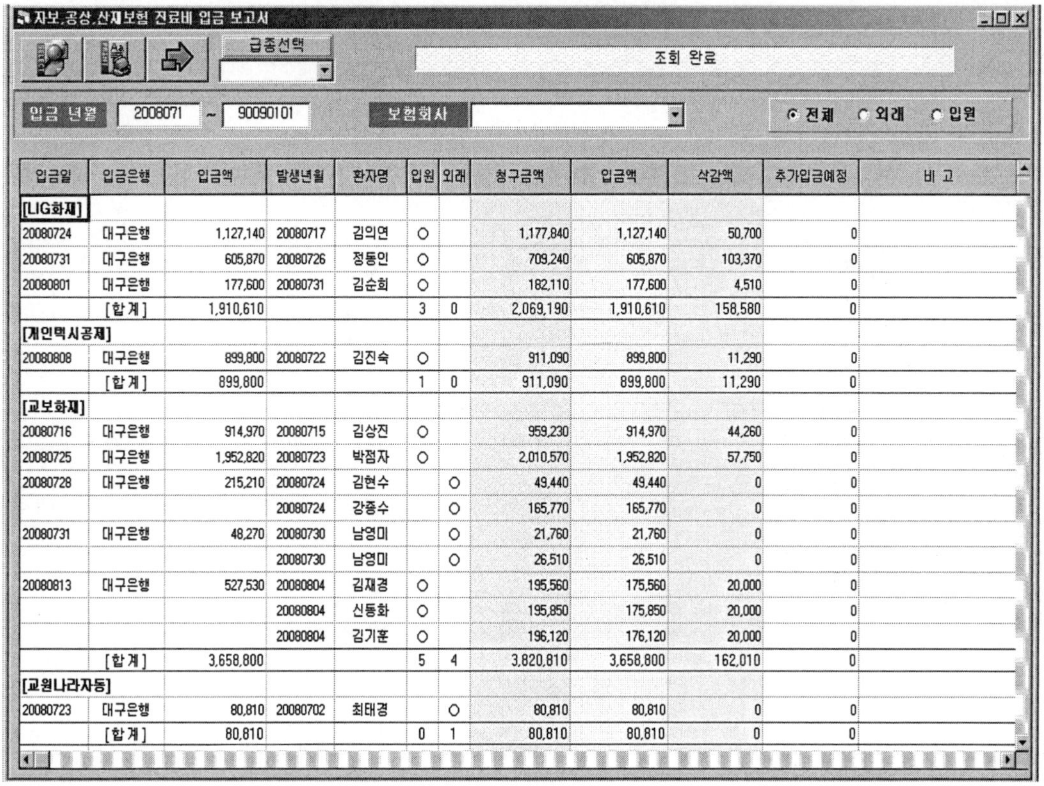

3) 보험사별 미수환자 리스트

각 보험사별로 청구된 미수금의 현황을 파악할 수 있다.

[심사관리] → [청구관리] → [자보미수환자리스트]

〈그림 5-175〉 자보보험사별 미수리스트 화면

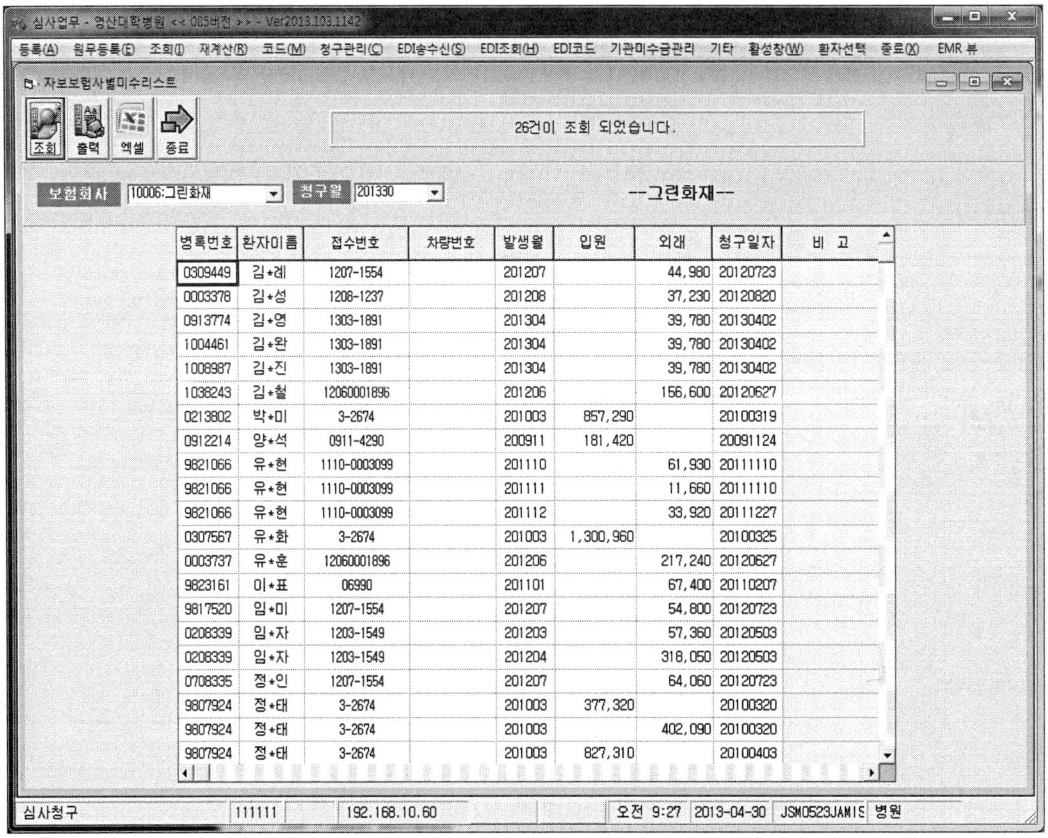

병록번호	환자이름	접수번호	차량번호	발생월	입원	외래	청구일자	비 고
0309449	김*례	1207-1554		201207		44,980	20120723	
0003378	김*성	1208-1237		201208		37,230	20120820	
0913774	김*영	1303-1891		201304		39,780	20130402	
1004461	김*완	1303-1891		201304		39,780	20130402	
1008987	김*진	1303-1891		201304		39,780	20130402	
1038243	김*철	12060001896		201206		156,600	20120627	
0213802	박*미	3-2674		201003	857,290		20100319	
0912214	양*석	0911-4290		200911	181,420		20091124	
9821066	유*현	1110-0003099		201110		61,930	20111110	
9821066	유*현	1110-0003099		201111		11,660	20111110	
9821066	유*현	1110-0003099		201112		33,920	20111227	
0307567	유*화	3-2674		201003	1,300,960		20100325	
0003737	유*훈	12060001896		201206		217,240	20120627	
9823161	이*표	06990		201101		67,400	20110207	
9817520	임*미	1207-1554		201207		54,800	20120723	
0208339	임*자	1203-1549		201203		57,360	20120503	
0208339	임*자	1203-1549		201204		318,050	20120503	
0708335	정*인	1207-1554		201207		64,060	20120723	
9807924	정*태	3-2674		201003	377,320		20100320	
9807924	정*태	3-2674		201003		402,090	20100320	
9807924	정*태	3-2674		201003	827,310		20100403	

5.14 기타원무업무

5.14.1 메뉴화면

〈그림 5-176〉 기타원무업무 메뉴화면

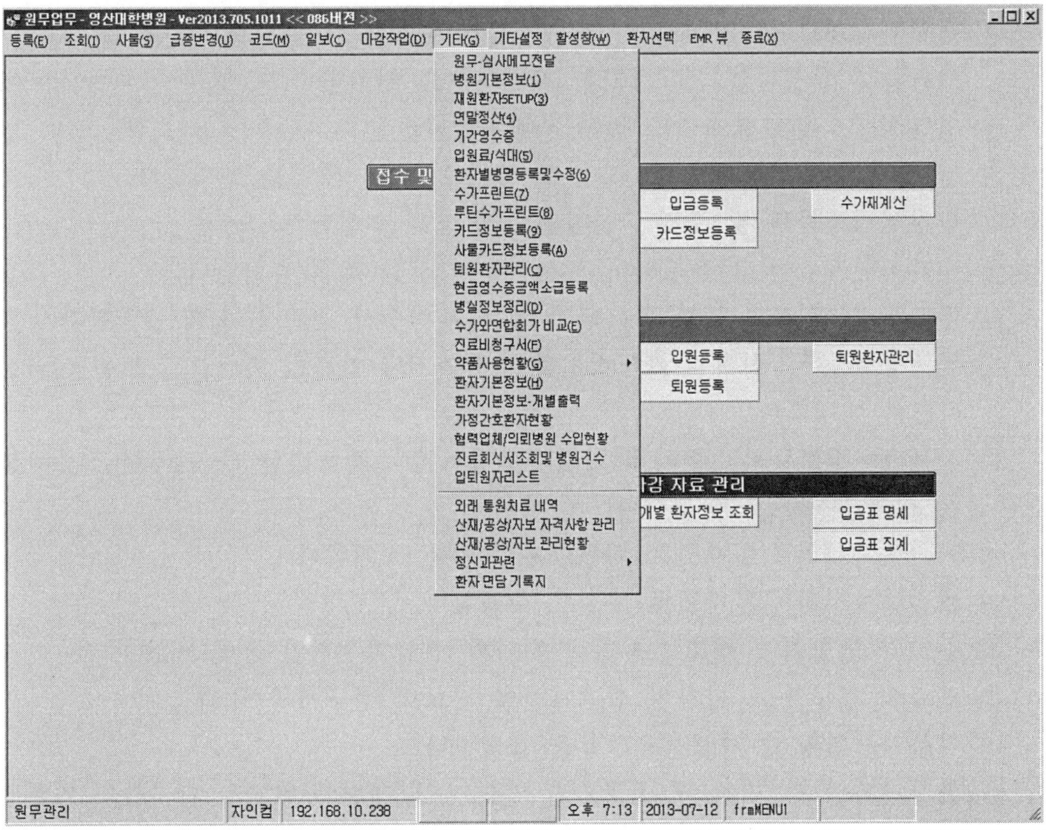

내용설명

① 원무-심사 메모전달 : 원무/심사 로그인시 필요한 메모를 전달하며, 원무-심사 메모를 전체 메모창에 입력한다.
② 병원기본정보 : 병원 기본정보를 입력 및 조회한다.
③ 미수금등록 : 환자번호의 내원일별로 발생한 미수금을 등록한다.
④ 재원환자SETUP : 입원 중인 재원환자의 정보를 다음 날로 수동으로 넘기며, 재원환자 설정작업으로 정확한 재원현황을 관리한다.
⑤ 연말정산 : 일자별로 연말정산을 관리한다.
⑥ 입원료/식대 : 환자별 입원일별로 입원료, 식대 내역을 조회한다.
⑦ 환자별병명등록 및 수정 : 환자별로 병명을 수정한다.
⑧ 수가프린트 : 현재 등록되어 있는 수가정보를 조회/출력한다.
⑨ 루틴수가프린트 : 현재 등록되어 있는 루틴수가 정보를 조회/출력한다.
⑩ 카드정보등록 : 환자의 카드정보를 수정하거나 카드를 현금으로 또는 현금을 카드로 변경한다.
⑪ 사물카드정보등록 : 환자의 사물카드정보를 수정하거나 카드를 현금으로 또는 현금을 카드로 변경한다.
⑫ 퇴원환자관리 : 일자별로 퇴원환자 현황을 조회한다.
⑬ 병실정보정리 : 환자별로 병실을 수정한다.
⑭ 수가와 연합회가 비교 : 등록된 수가와 연합회수가와 금액 비교한다.
⑮ 진료비 청구서 : 환자의 접수기간별 진료비 청구서를 출력한다.
⑯ 약품사용현황 : 약품사용현황을 출력한다.
⑰ 환자기본정보 : 기간 내 진료과별 입원/외래/재원/퇴원별로 환자들의 기본정보를 조회/출력한다.
⑱ 입퇴원환자현황 : 일자별 입/퇴원 환자를 조회한다.
⑲ 외래통원치료내역 : 외래 환자 통원치료 내역을 보여준다.
⑳ 산재/공상/자보 관리현황 : 산재, 자보, 공상환자 접수대장 및 자격사항을 관리한다.

5.14.2 업무처리 화면

1. 원무-심사메모전달

원무/심사 로그인시 필요한 메모를 전달하는 기능이다.

[원무관리] → [기타] → [원무심사메모전달]

〈그림 5-177〉 원무-심사메모전달 화면

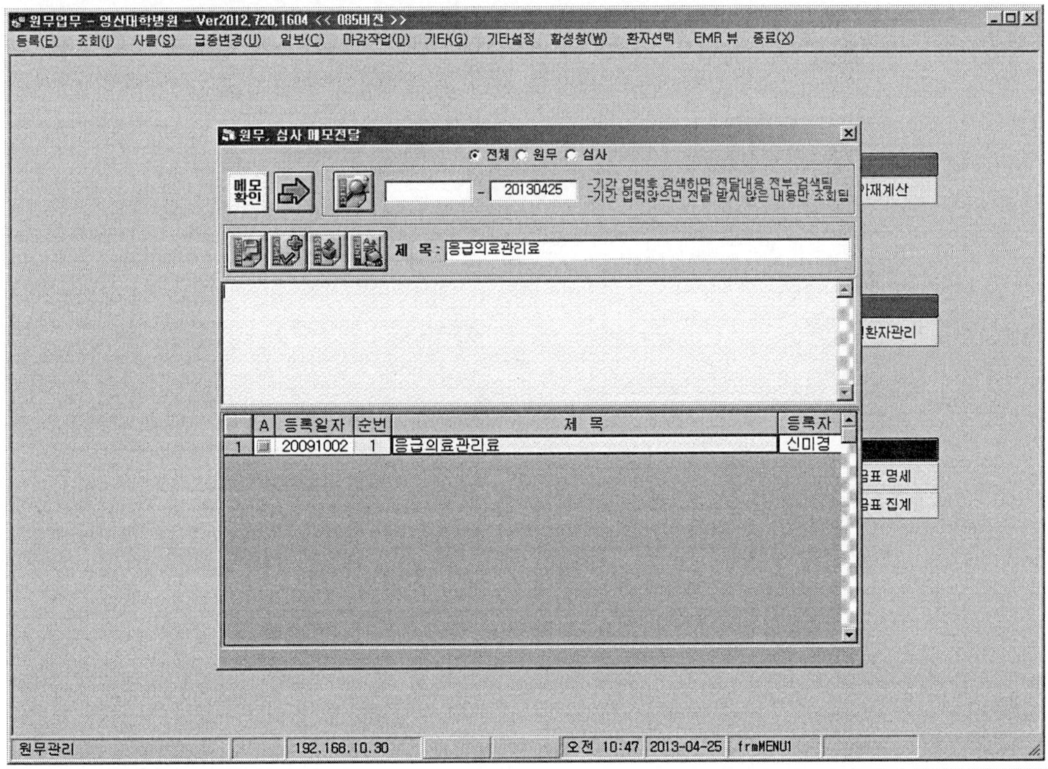

내용설명

① 제목과 내용을 입력한 후 [INSERT] 버튼을 클릭하면 메모가 저장된다.

② 조회할 날짜를 선택 또는 입력하고 [SELECT] 버튼을 클릭하면 메모가 조회된다.

③ [UPDATE], [DELETE] 버튼으로 메모의 수정/삭제가 가능하다.

2. 병원기본정보

병원의 기본정보를 입력/조회한다.

[원무관리] → [기타] → [병원기본정보]

〈그림 5-178〉 병원기본정보 화면

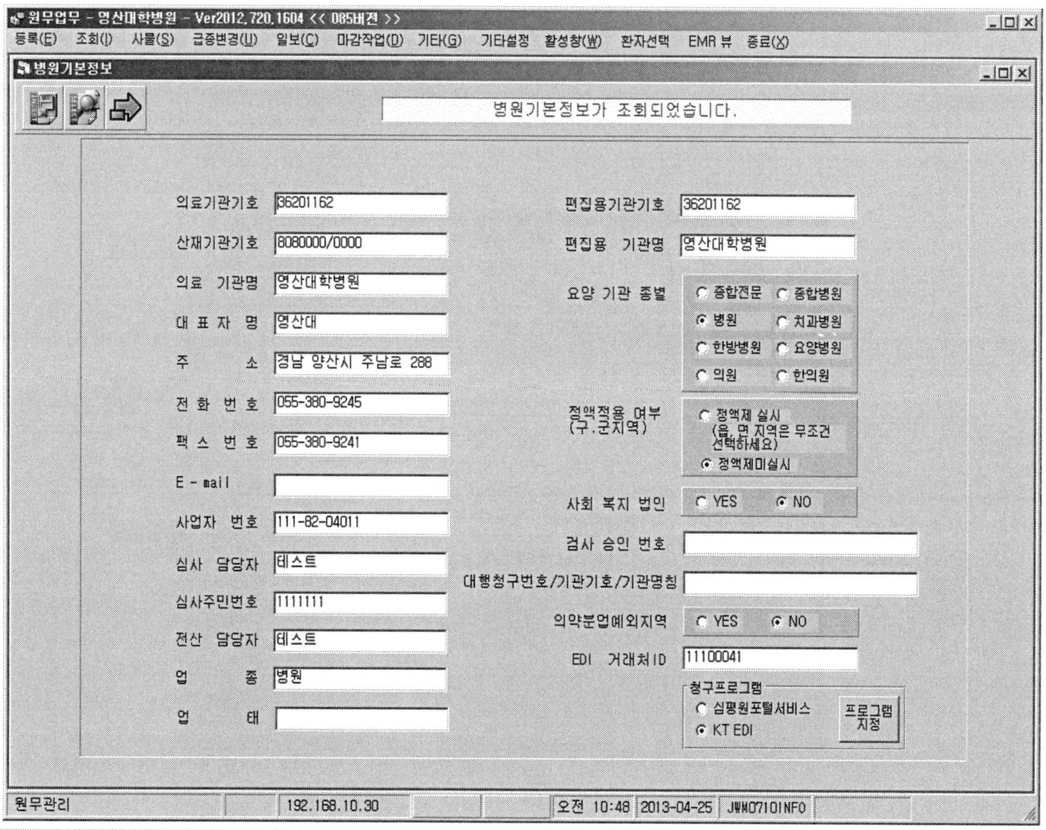

■ 내용설명

① 입력 시 의료기관기호, 산재기관기호, 대표자, 사업자번호, 심사담당자의 주민번호는 필수사항이다.

3. 진료비청구서

환자의 접수기간별 진료비 청구서를 출력한다.

[원무관리] → [기타] → [진료비청구서]

〈그림 5-179〉 진료비청구서 화면

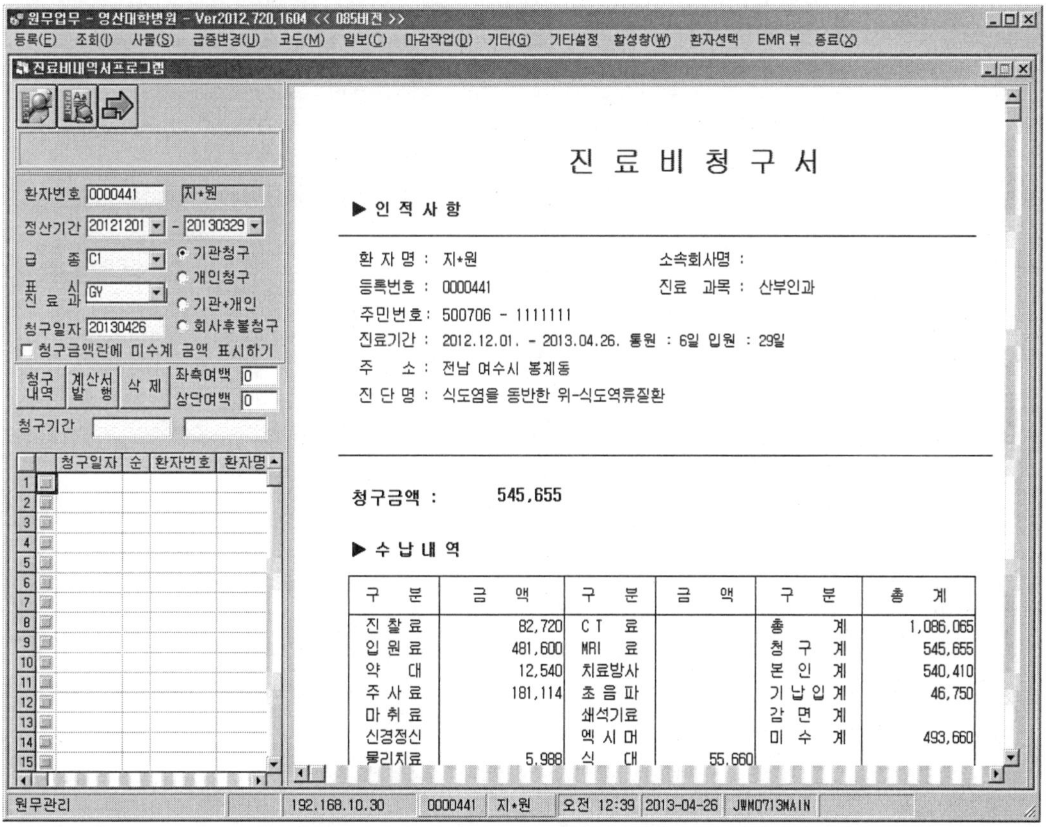

내용설명

① 청구서를 조회 시, 환자번호를 입력 후, 환자가 검색되면 정산기간을 선택하여 SELECT 버튼을 클릭한다.

② 정산기간과 급종, 표시 진료과는 그 환자에 정보에 따라 선택목록이 바뀌게 된다.

4. 환자기본정보

기간 내 진료과별 입원·외래·재원·퇴원별로 환자들의 기본정보를 조회 및 출력한다.

[원무관리] → [기타] → [환자기본정보]

〈그림 5-180〉 환자정보관리 화면

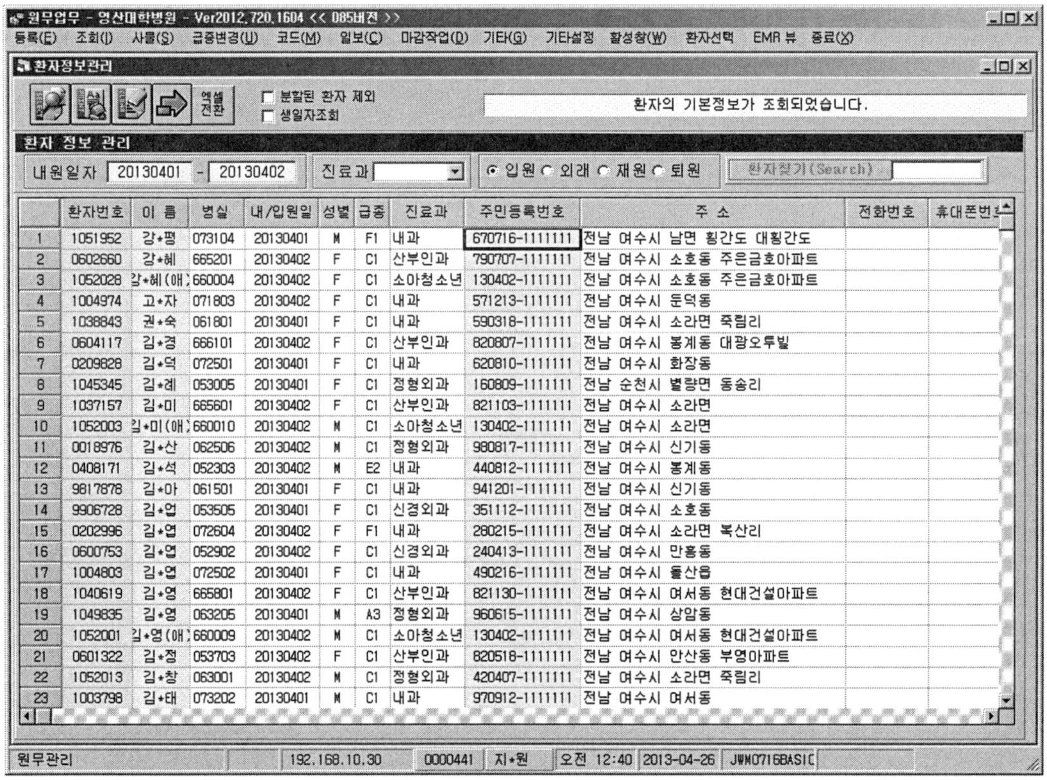
원무업무 - 영산대학병원 - Ver2012.720.1604 << 085버전 >>
등록(E) 조회(I) 사물(S) 급종변경(U) 코드(M) 일보(C) 마감작업(D) 기타(G) 기타설정 활성창(W) 환자선택 EMR 뷰 종료(X)
환자정보관리
엑셀 전환
분할된 환자 제외
생일자조회
환자의 기본정보가 조회되었습니다.
환자 정보 관리
내원일자 20130401 - 20130402
진료과
입원 외래 재원 퇴원
환자찾기(Search)
환자번호 이 름 병실 내/입원일 성별 급종 진료과 주민등록번호 주 소 전화번호 휴대폰번호
1 1051952 강*평 073104 20130401 M F1 내과 670716-1111111 전남 여수시 남면 횡간도 대횡간도
2 0602660 강*혜 665201 20130402 F C1 산부인과 790707-1111111 전남 여수시 소호동 주은금호아파트
3 1052028 강*혜(애 660004 20130402 F C1 소아청소년 130402-1111111 전남 여수시 소호동 주은금호아파트
4 1004974 고*자 071803 20130402 F C1 내과 571213-1111111 전남 여수시 둔덕동
5 1038843 권*숙 061801 20130401 F C1 내과 590318-1111111 전남 여수시 소라면 죽림리
6 0604117 김*경 666101 20130402 F C1 산부인과 820807-1111111 전남 여수시 봉계동 대광오투빌
7 0209828 김*덕 072501 20130401 F C1 내과 620810-1111111 전남 여수시 화장동
8 1045345 김*례 053005 20130401 F C1 정형외과 160809-1111111 전남 순천시 별량면 동송리
9 1037157 김*미 665601 20130402 F C1 산부인과 821103-1111111 전남 여수시 소라면
10 1052003 김*미(애 660010 20130402 M C1 소아청소년 130402-1111111 전남 여수시 소라면
11 0018976 김*산 062506 20130402 M C1 정형외과 980817-1111111 전남 여수시 신기동
12 0408171 김*석 052303 20130402 M E2 내과 440812-1111111 전남 여수시 봉계동
13 9817878 김*아 061501 20130401 F C1 내과 941201-1111111 전남 여수시 신기동
14 9906728 김*업 053505 20130401 F C1 신경외과 351112-1111111 전남 여수시 소호동
15 0202996 김*엽 072604 20130402 F F1 내과 280215-1111111 전남 여수시 소라면 복산리
16 0600753 김*엽 052902 20130402 F C1 신경외과 240413-1111111 전남 여수시 만흥동
17 1004803 김*엽 072502 20130401 F C1 내과 490216-1111111 전남 여수시 돌산읍
18 1040619 김*영 665801 20130402 F C1 산부인과 821130-1111111 전남 여수시 여서동 현대건설아파트
19 1049835 김*영 063205 20130401 M A3 정형외과 960615-1111111 전남 여수시 상암동
20 1052001 김*영(애 660009 20130402 M C1 소아청소년 130402-1111111 전남 여수시 여서동 현대건설아파트
21 0601322 김*정 053703 20130402 F C1 산부인과 820518-1111111 전남 여수시 안산동 부영아파트
22 1052013 김*창 063001 20130402 M C1 정형외과 420407-1111111 전남 여수시 소라면 죽림리
23 1003798 김*태 073202 20130401 M C1 내과 970912-1111111 전남 여수시 여서동
원무관리 192.168.10.30 0000441 지*원 오전 12:40 2013-04-26 JWM0716BASIC

내용설명

① 조회 시, 조회할 기간을 선택 또는 입력하고 진료과와 환자의 구분을 선택한 후 SELECT 버튼을 클릭한다.

② 조회한 환자 목록 중 검색하려는 환자가 있을 시, 환자찾기 입력칸에 환자명을 입력한 후 [Enter] 키를 누르면 그 환자가 맨 윗줄에 표시된다.

5. 입/퇴원자 리스트

일자별 입/퇴원 환자를 조회한다.

[원무관리] → [기타] → [입퇴원자현황]

〈그림 5-181〉 입/퇴원자리스트 화면

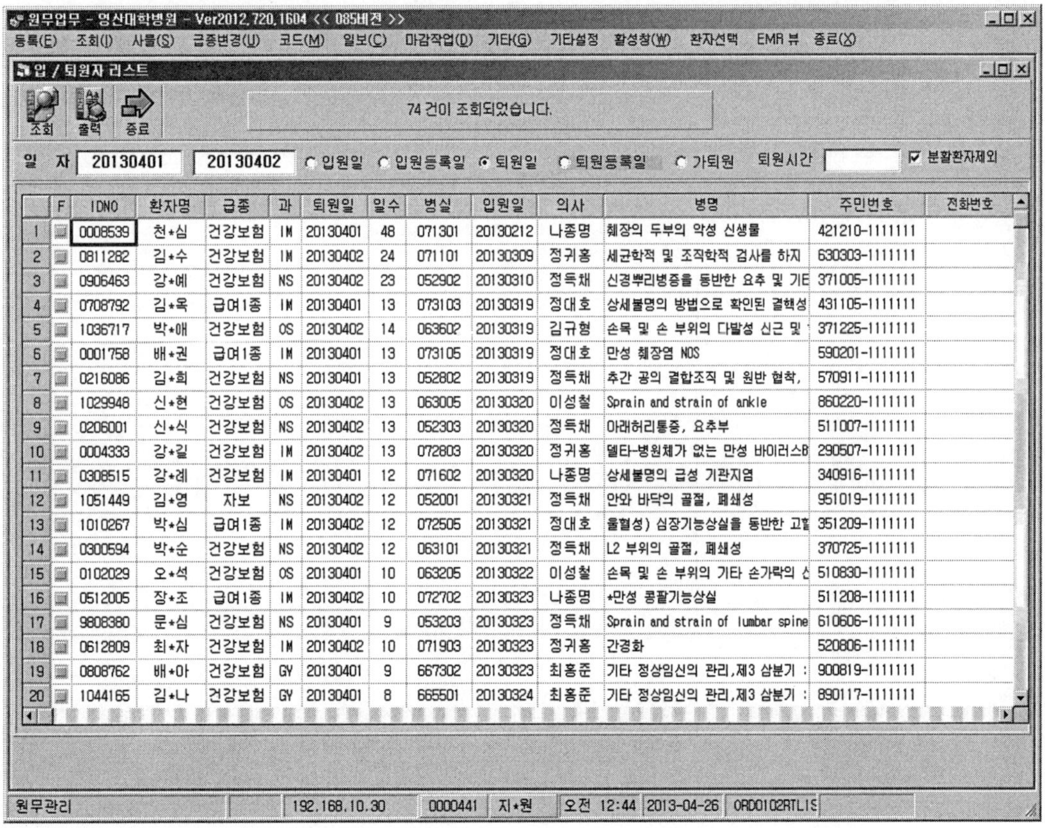

	F	IDNO	환자명	급종	과	퇴원일	일수	병실	입원일	의사	병명	주민번호	전화번호
1		0008539	천*심	건강보험	IM	20130401	48	071301	20130212	나종명	췌장의 두부의 악성 신생물	421210-1111111	
2		0811282	김*수	건강보험	IM	20130402	24	071101	20130309	정귀홍	세균학적 및 조직학적 검사를 하지	630303-1111111	
3		0906463	강*예	건강보험	NS	20130402	23	052902	20130310	정득채	신경뿌리병증을 동반한 요추 및 기E	371005-1111111	
4		0708792	김*옥	급여1종	IM	20130401	13	073103	20130319	정대호	상세불명의 방법으로 확인된 결핵성	431105-1111111	
5		1036717	박*애	건강보험	OS	20130402	14	063602	20130319	김규형	손목 및 손 부위의 다발성 신근 및	371225-1111111	
6		0001758	배*권	급여1종	IM	20130401	13	073105	20130319	정대호	만성 췌장염 NOS	590201-1111111	
7		0216086	김*희	건강보험	NS	20130401	13	052802	20130319	정득채	추간 공의 결합조직 및 원반 협착,	570911-1111111	
8		1029948	신*현	건강보험	OS	20130402	13	063005	20130320	이성철	Sprain and strain of ankle	860220-1111111	
9		0206001	신*식	건강보험	NS	20130402	13	052303	20130320	정득채	아래허리통증, 요추부	511007-1111111	
10		0004333	강*길	건강보험	IM	20130402	13	072803	20130320	정귀홍	델타-병원체가 없는 만성 바이러스B	290507-1111111	
11		0308515	강*례	건강보험	IM	20130401	12	071602	20130320	나종명	상세불명의 급성 기관지염	340916-1111111	
12		1051449	김*영	자보	NS	20130402	12	052001	20130321	정득채	안와 바닥의 골절, 폐쇄성	951019-1111111	
13		1010267	박*심	급여1종	IM	20130402	12	072505	20130321	정대호	울혈성) 심장기능상실을 동반한 고혈	351209-1111111	
14		0300594	박*순	건강보험	NS	20130402	12	063101	20130321	정득채	L2 부위의 골절, 폐쇄성	370725-1111111	
15		0102029	오*석	건강보험	OS	20130401	10	063205	20130322	이성철	손목 및 손 부위의 기타 손가락의 신	510830-1111111	
16		0512005	장*조	급여1종	IM	20130402	10	072702	20130323	나종명	*만성 콩팥기능상실	511208-1111111	
17		9808380	문*심	건강보험	NS	20130401	9	053203	20130323	정득채	Sprain and strain of lumbar spine	610606-1111111	
18		0612809	최*자	건강보험	IM	20130402	10	071903	20130323	정귀홍	간경화	520806-1111111	
19		0808762	배*아	건강보험	GY	20130401	9	667302	20130323	최홍준	기타 정상임신의 관리,제3 삼분기 :	900819-1111111	
20		1044165	김*나	건강보험	GY	20130401	8	665501	20130324	최홍준	기타 정상임신의 관리,제3 삼분기 :	890117-1111111	

■ 내용설명

① 조회할 경우 조회할 날짜를 선택 또는 입력하고 [조회] 버튼을 클릭한다.

② 선택한 날짜에 따라 입원일/입원등록일, 퇴원일, 퇴원등록일, 가퇴원별로 조회가 가능하다.

6. 외래 통원치료 내역

외래 환자의 통원치료 내역을 조회한다.

[원무관리] → [기타] → [외래 통원치료 내역]

〈그림 5-182〉 외래 통원치료 내역조회 화면

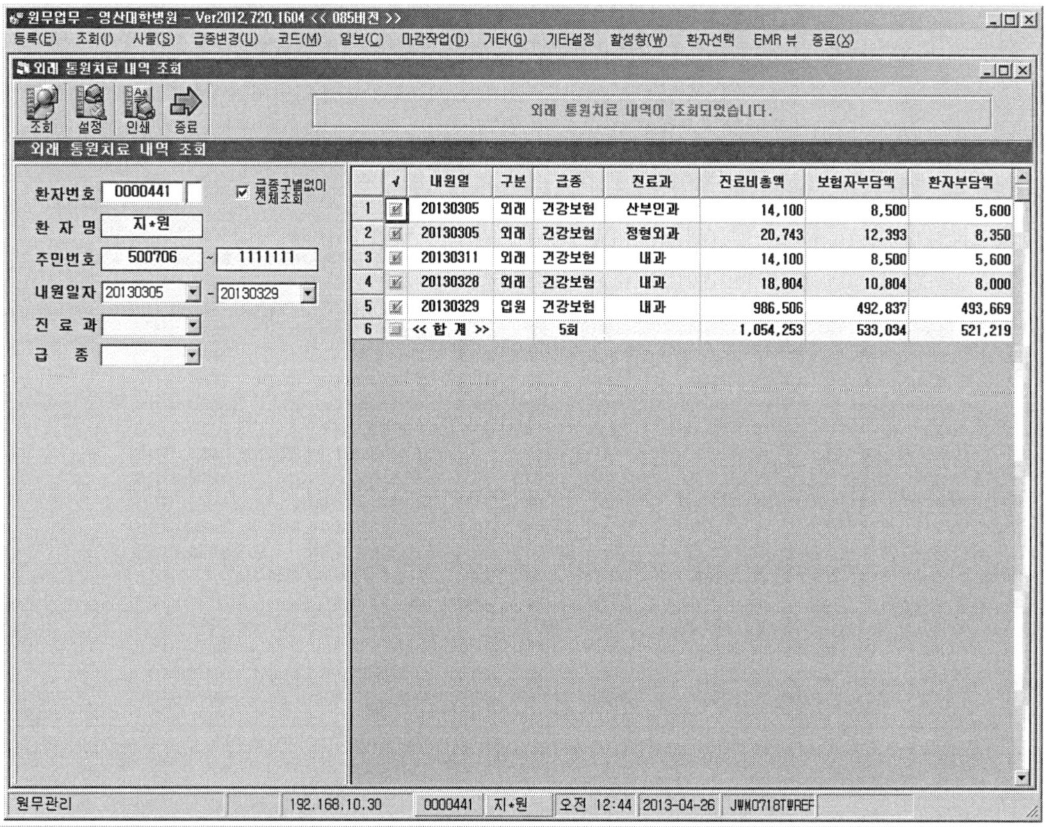

내용설명

① 환자번호를 입력 후 SELECT 버튼을 클릭 시 환자의 외래 통원치료 내역을 조회한다.

② 일정 기간을 지정할 수 있으며 진료과에 따라 조회 가능하다.

7. 산재/공상/자보 관리대장

산재, 자보, 공상환자 접수대장 및 자격사항을 관리한다.

[원무관리] → [기타] → [산재/공상/자보 관리대장]

〈그림 5-183〉 산재/공상/자보 관리대장 화면

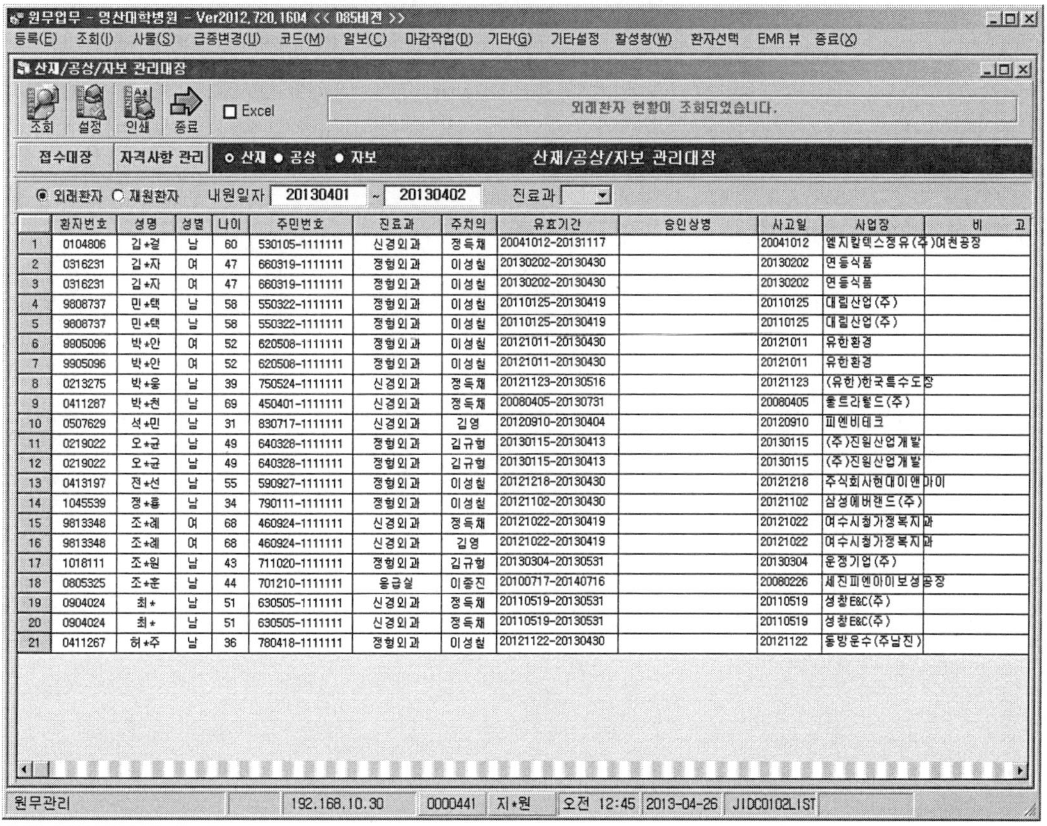

	환자번호	성명	성별	나이	주민번호	진료과	주치의	유효기간	승인상병	사고일	사업장	비 고
1	0104806	김*걸	남	60	530105-1111111	신경외과	정득채	20041012-20131117		20041012	엘지칼텍스정유(주)여천공장	
2	0316231	김*자	여	47	660319-1111111	정형외과	이성철	20130202-20130430		20130202	연등식품	
3	0316231	김*자	여	47	660319-1111111	정형외과	이성철	20130202-20130430		20130202	연등식품	
4	9808737	민*택	남	58	550322-1111111	정형외과	이성철	20110125-20130419		20110125	대림산업(주)	
5	9808737	민*택	남	58	550322-1111111	정형외과	이성철	20110125-20130419		20110125	대림산업(주)	
6	9905096	박*안	여	52	620508-1111111	정형외과	이성철	20121011-20130430		20121011	유한환경	
7	9905096	박*안	여	52	620508-1111111	정형외과	이성철	20121011-20130430		20121011	유한환경	
8	0213275	박*웅	남	39	750524-1111111	신경외과	정득채	20121123-20130516		20121123	(유한)한국특수도장	
9	0411287	박*천	남	69	450401-1111111	신경외과	정득채	20080405-20130731		20080405	울트라월드(주)	
10	0507629	석*민	남	31	830717-1111111	신경외과	김영	20120910-20130404		20120910	피엔비테크	
11	0219022	오*균	남	49	640328-1111111	정형외과	김규형	20130115-20130413		20130115	(주)진원산업개발	
12	0219022	오*균	남	49	640328-1111111	정형외과	김규형	20130115-20130413		20130115	(주)진원산업개발	
13	0413197	전*선	남	55	590927-1111111	정형외과	이성철	20121218-20130430		20121218	주식회사현대이엔아이	
14	1045539	정*흉	남	34	790111-1111111	정형외과	이성철	20121102-20130430		20121102	삼성에버랜드(주)	
15	9813348	조*례	여	68	460924-1111111	신경외과	정득채	20121022-20130419		20121022	여수시청가정복지과	
16	9813348	조*례	여	68	460924-1111111	신경외과	김영	20121022-20130419		20121022	여수시청가정복지과	
17	1018111	조*원	남	43	711020-1111111	정형외과	김규형	20130304-20130531		20130304	운정기업(주)	
18	0805325	조*훈	남	44	701210-1111111	응급실	이종진	20100717-20140716		20080226	세진피엔아이보성공장	
19	0904024	최*	남	51	630505-1111111	신경외과	정득채	20110519-20130531		20110519	성창E&C(주)	
20	0904024	최*	남	51	630505-1111111	신경외과	정득채	20110519-20130531		20110519	성창E&C(주)	
21	0411267	허*주	남	36	780418-1111111	정형외과	이성철	20121122-20130430		20121122	동방운수(주남진)	

내용설명

① 조회 일자를 입력 후 SELECT 버튼을 클릭 시 해당기간 동안 내원환자 중 산재, 공상, 자보 환자를 조회할 수 있다.

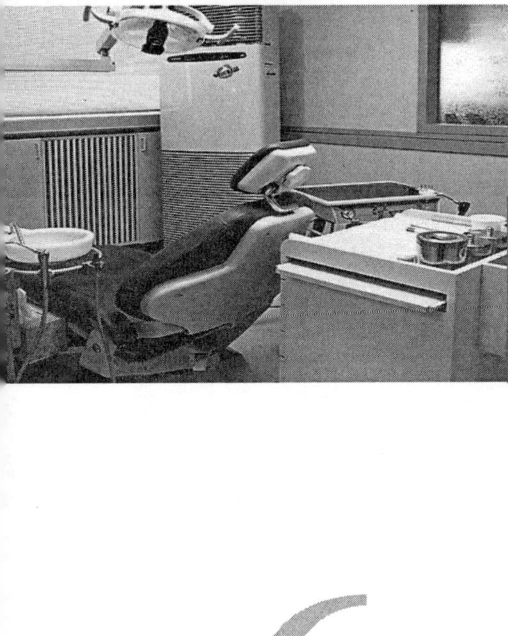

제6장

진료실

6.1 진료실 주요업무
6.2 메뉴화면
6.3 업무처리 화면

6.1 진료실 주요업무

6.1.1 진료실 업무흐름

〈그림 6-1〉 진료실 업무흐름도

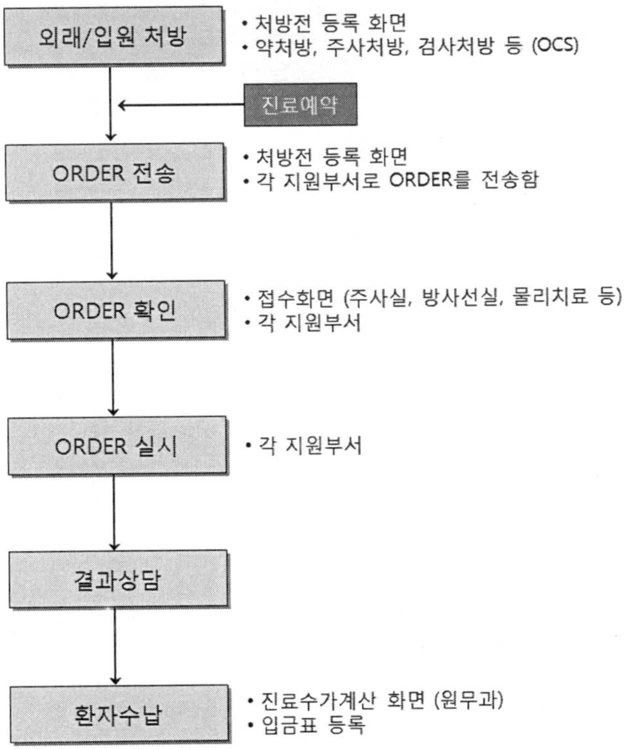

6.2 메뉴화면

아래의 메뉴화면에서 외래처방을 선택하고 실행시킨다.

〈그림 6-2〉 진료실선택 메뉴화면

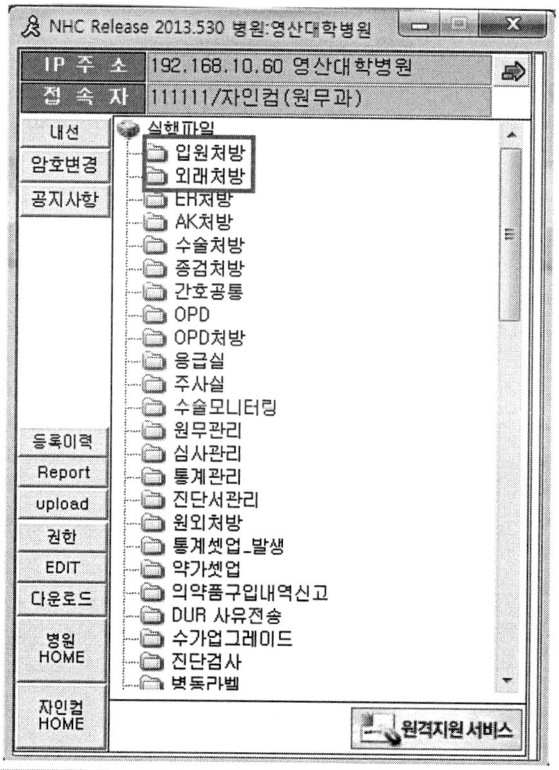

6.3 업무처리 화면

6.3.1 외래/입원 처방

1. 처방전 등록

〈그림 6-3〉 처방전 등록 화면

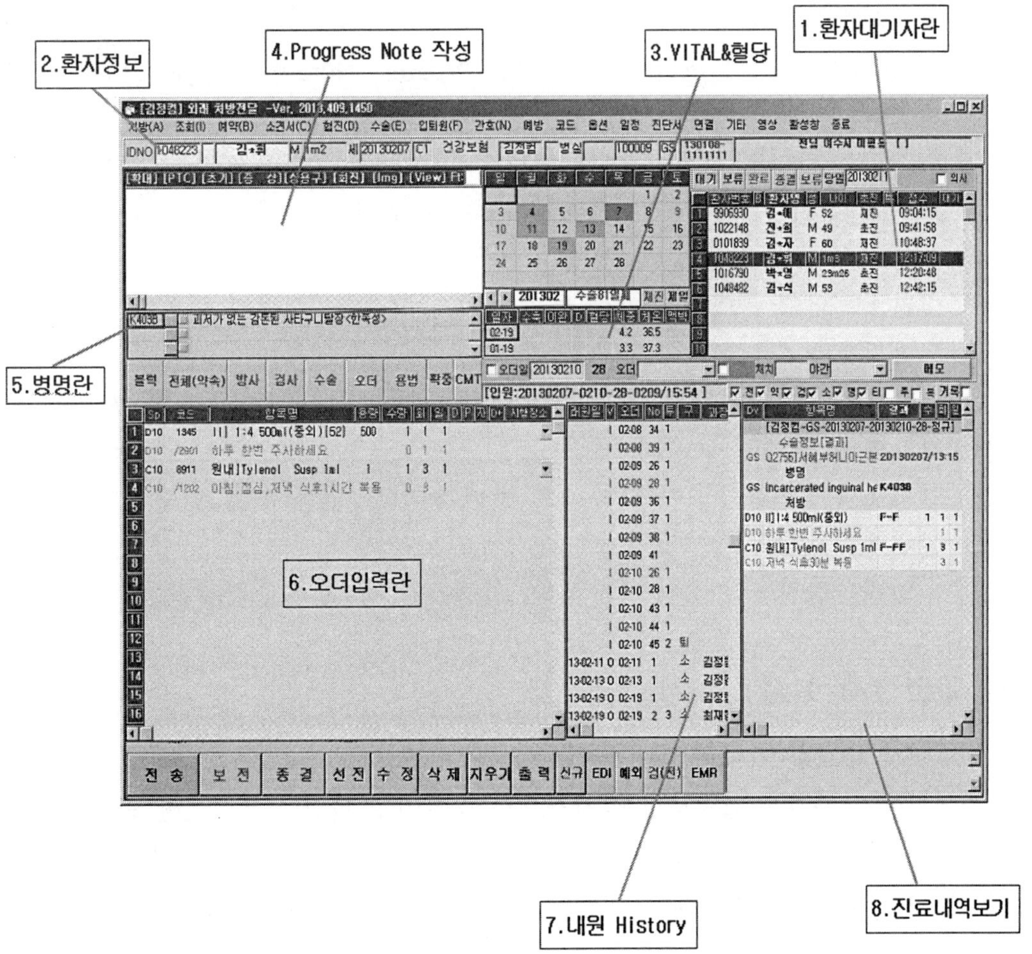

1) 화면설명

① 환자대기자란 : 우측상단에 로그인된 의사별로 당일 접수된 환자가 조회된다. 입원은 의사별 재원환자 리스트에서 조회한다.

② 환자정보 : 환자대기자 명단에서 환자를 선택하면 상단 환자의 간단한 정보가 조회된다.

③ Vital & 혈당 : 선택된 환자의 Vital Sign, 혈당 등 체크한 내용을 일자별로 입력, 조회한다.

④ Progress Note : 선택된 환자에 대한 Progress Note를 작성하며 일자별로 관리된다.

⑤ 병명란 : 선택된 환자에 대한 병명을 입력하며 일자별로 관리된다.

⑥ 오더 입력란 : 약, 주사, 검사, 방사선등 오더를 추가, 수정, 취소 및 편집한다.

⑦ 내원 history : 선택된 환자에 대해 오더가 저장될 때마다 내원일을 기준으로 오더일자와 오더번호가 생성된다.

⑧ 진료내역보기 : 선택된 환자에 대해 저장된 오더를 오더번호별, 오더일자별, 기간별로 조회할 수 있다.

⑨ 달력조회 : 기본달력이 나타나고 오더가 있는 날은 색깔로 구분된다.

- 외래 – 하늘색
- 입원 – 입원초일 오더 : 파란색, 입원기간 중 오더 : 분홍색

2) 화면상세 설명

(1) 환자대기자란(부분화면1)

원무과에서 환자를 접수하면 실시간으로 명단이 조회된다(로그인한 의사별 조회).

환자번호, 환자명, 성별, 나이, 초/재진 구분, 접수시간, 보험종류(또는 대기시간) 등이 조회된다. 항목별로 Title을 클릭하면 정렬된다(오름차순, 내림차순).

〈그림 6-4〉 환자대기란 부분화면

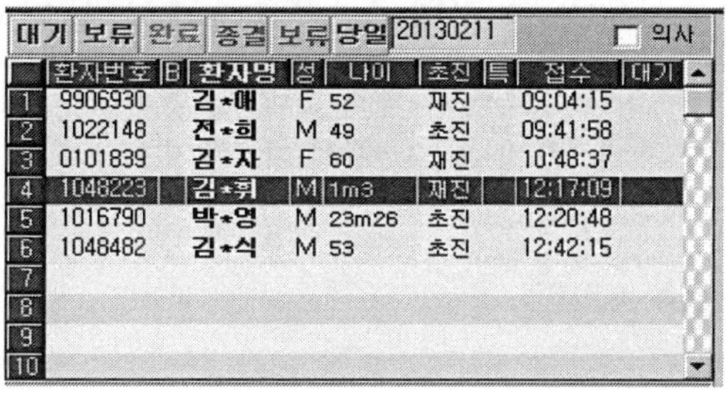
대기 보류 완료 종결 보류 당일 20130211 의사
환자번호 B 환자명 성 나이 초진 특 접수 대기
1 9906930 김*애 F 52 재진 09:04:15
2 1022148 전*희 M 49 초진 09:41:58
3 0101839 김*자 F 60 재진 10:48:37
4 1048223 김*휘 M 1m3 재진 12:17:09
5 1016790 박*영 M 23m26 초진 12:20:48
6 1048482 김*식 M 53 초진 12:42:15
7
8
9
10

항목설명

① 환자번호 : 접수된 환자번호가 표시된다.

② B(타급종 구분) : 당일 2가지 이상의 보험종류로 진료를 받는 경우 B란에 숫자(1~9)가 표시된다.

③ 환자명 : 환자번호에 따른 환자명이 표시된다.

④ 성별 : 환자의 성별(M : 남, F : 여)이 표시된다.

⑤ 나이 : 환자의 나이가 표시된다. 6세미만은 년, 개월수까지 표시된다.

⑥ 초진 : 접수여부에 따라 초진 또는 재진으로 표시된다.

⑦ 특진 : 특진 여부에 따라 'S'가 표시된다.

⑧ 접수 : 당일 접수된 시간이 표시된다.

⑨ 대기 : 당일 접수 후 대기한 시간이 표시된다.

⑩ 보험종류 : 메뉴 → 옵션 → 환자선택관련Option → '환자대기자리스트에 급종보기'를 선택하면 보험종류가 표시된다.

버튼설명

대기 ① 당일 접수된 대기환자 조회

보류 ② 당일 보류된 환자만 조회(청색글씨)

완료 ③ 당일 진료가 종결되어 완료된 환자만 조회

보류 ④ 당일 접수환자를 보류 환자로 이동(붉은색 글씨)

종결 ⑤ 당일 접수환자를 완료 환자로 이동

당일 ⑥ 당일 접수환자 조회

(2) 환자정보(부분화면2)

선택된 환자의 기본정보가 조회되며, 원무과에서 입력된 환자번호, 환자명, 성별, 나이, 내원일, 보험정보, 진료의사명, 병실, 주소가 조회된다.

① 환자대기자 명단에서 환자를 선택하면 환자의 기본정보가 조회된다.

〈그림 6-5〉 환자대기란 부분화면

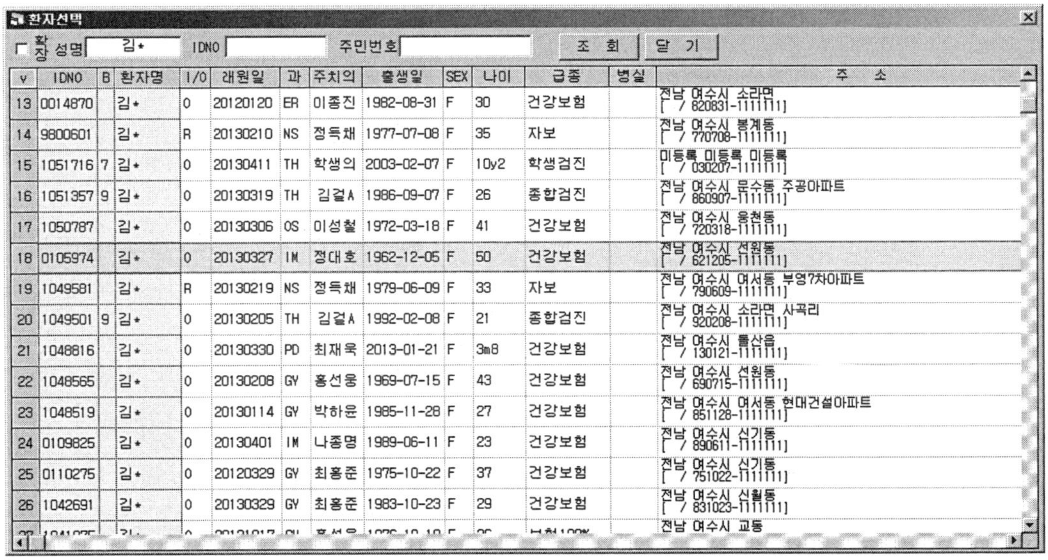

② 환자대기자 명단에 없는 환자를 개별로 선택할 경우

환자정보의 IDNO 글자를 클릭하면 <그림 6-5>의 창이 나타나고 환자명 또는 환자번호로 환자를 검색한 후 선택(더블 클릭)하면 처방화면에서 환자의 진료기록을 조회할 수 있다.

(3) Vital Sign & 혈당(부분화면3)

환자에 대해 일자별로 Vital Sign Check 결과를 조회, 입력하여 관리한다.

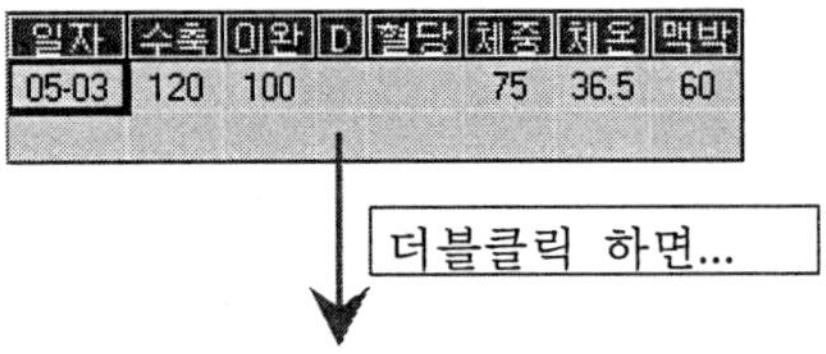

일자별 입력된 Vital Sign & 혈당이 조회된다.

위의 창을 더블 클릭하면 <그림 6−6>과 같이 개별 환자에 대한 Vital Sign 및 혈당결과를 입력 또는 History를 조회할 수 있다.

〈그림 6-6〉 Vital Sign & 혈당 화면

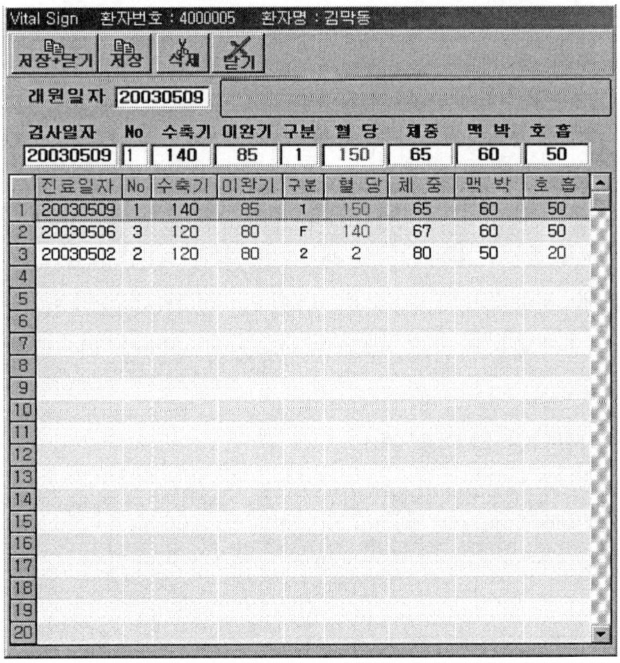

여기서, 결과수치의 색깔은 3가지로 구분되며, 정상(검은색) / High(붉은색) / Low(파란색)으로 각각 나타낸다.

■ 항목설명

① 내원일자 : 외래는 당일 접수일이 자동으로 입력되고, 입원은 입원일이 자동 입력된다.

② 검사일자 : 외래는 당일 내원일이 자동으로 입력되고, 입원은 오더일(시스템일, 오늘날짜)이 자동 입력된다.

③ No. : 검사일자별로 저장하면 자동으로 번호가 생성된다.

④ 수축기/이완기 : 수축기, 이완기 Check 결과를 수치로 입력한다.

⑤ 구분 : 혈당 측정한 시간을 입력한다.
⑥ 혈당 : 혈당의 측정결과를 수치로 입력한다.
⑦ 체중/맥박/호흡 : 체중, 맥박, 호흡의 측정결과를 수치로 입력한다.

■ 버튼설명

① [저장] : 필요한 항목을 입력한 후 [저장] 버튼을 누르면 저장된 한 라인이 생성된다.
② [저장+닫기] : 내용을 저장함과 동시에 화면이 닫힌다.
③ [수정] : 수정 시는 이미 저장된 내용을 선택(더블 클릭)하면 각 입력항목에 display 되고 수정 후 [저장] 버튼을 누르면 수정된다.
④ [삭제] : 삭제 시는 이미 저장된 내용을 선택(더블클릭)하면 각 입력항목에 display 되고 [삭제] 버튼을 누르면 내용이 취소된다.

(4) PROGRESS NOTE(부분화면4)

환자에 대한 PROGRESS NOTE를 입력한다. 오더일자별로 저장되며 내용을 입력 후 별도의 [저장] 버튼 없이 커서를 이동하면 저장된다.

■ PROGRESS NOTE 간단입력

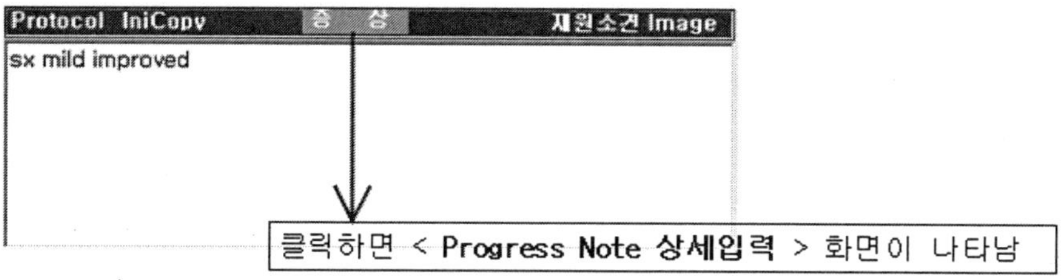

① 입력란에 바로 입력한다.
텍스트 란에 일반 문서를 작성하듯이 입력한다.
ⓐ **Protocol** 글자를 클릭하면 소견 프로토콜을 등록, 복사할 수 있는 <그림 6-7>과 같은 창이 나타난다. Progress Note 상세입력 화면의 'Protocol 만들기'와 서로 공유된다.

〈그림 6-7〉 임상소견 protocol 화면

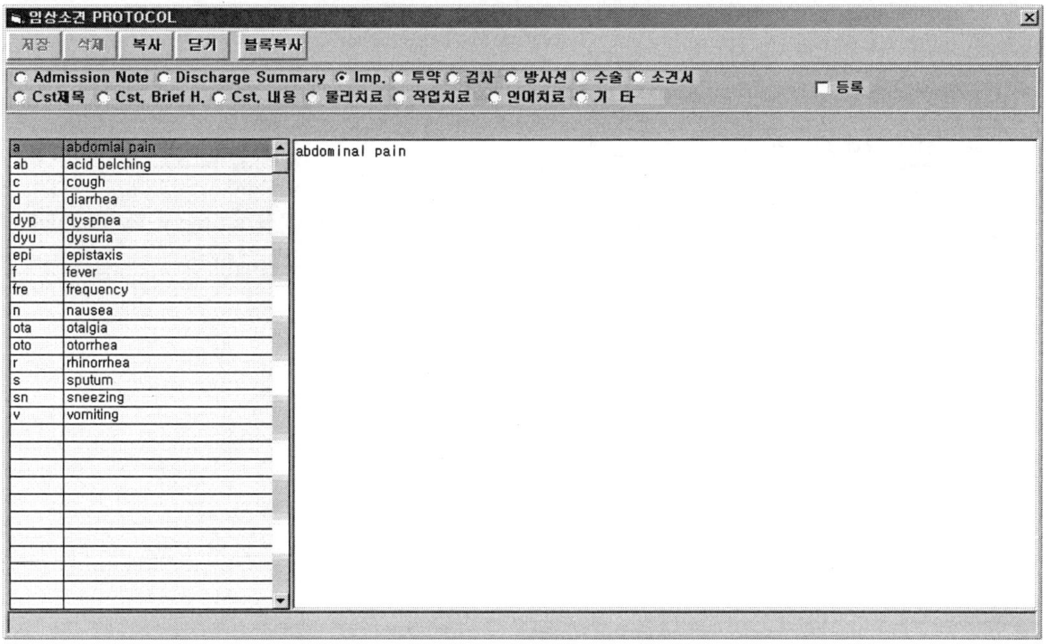

- [ ] 등록을 클릭하고 Code(숫자/문자)와 제목에 간단한 내용을 입력하고 Text란에 내용을 입력한 후 저장한다.
- [☑ 등록]을 다시 클릭하면 저장된 Code와 제목이 나타나고, 선택(클릭)하면 내용이 조회되고 "복사"버튼을 누르면 소견란에 복사된다.
- 소견뿐 아니라 Admission Note, Discharge Summary, 검사, 방사선, 수술 등 각 항목별 프로토콜을 만들고 복사해서 사용할 수 있다.

ⓑ Image 글자를 클릭하면 소견을 이미지로 저장 할 수 있는 창이 나타난다. 이미지가 저장되어 있으면 Image 글자의 색깔이 붉은색으로 표시되고 없는 경우는 흰색 Image으로 표시된다.

('Progress 상세입력화면'에서 IMAGE 편집기 – IMAGE로 소견관리 참조)

PROGRESS NOTE 상세입력 : Text EMR

경과/주증상및병력/이학적소견으로 구분하여 저장하고 프로토콜을 작성하여 복사하여 사용할 수 있다.

〈그림 6-8〉 PROGRESS NOTE 상세입력 화면

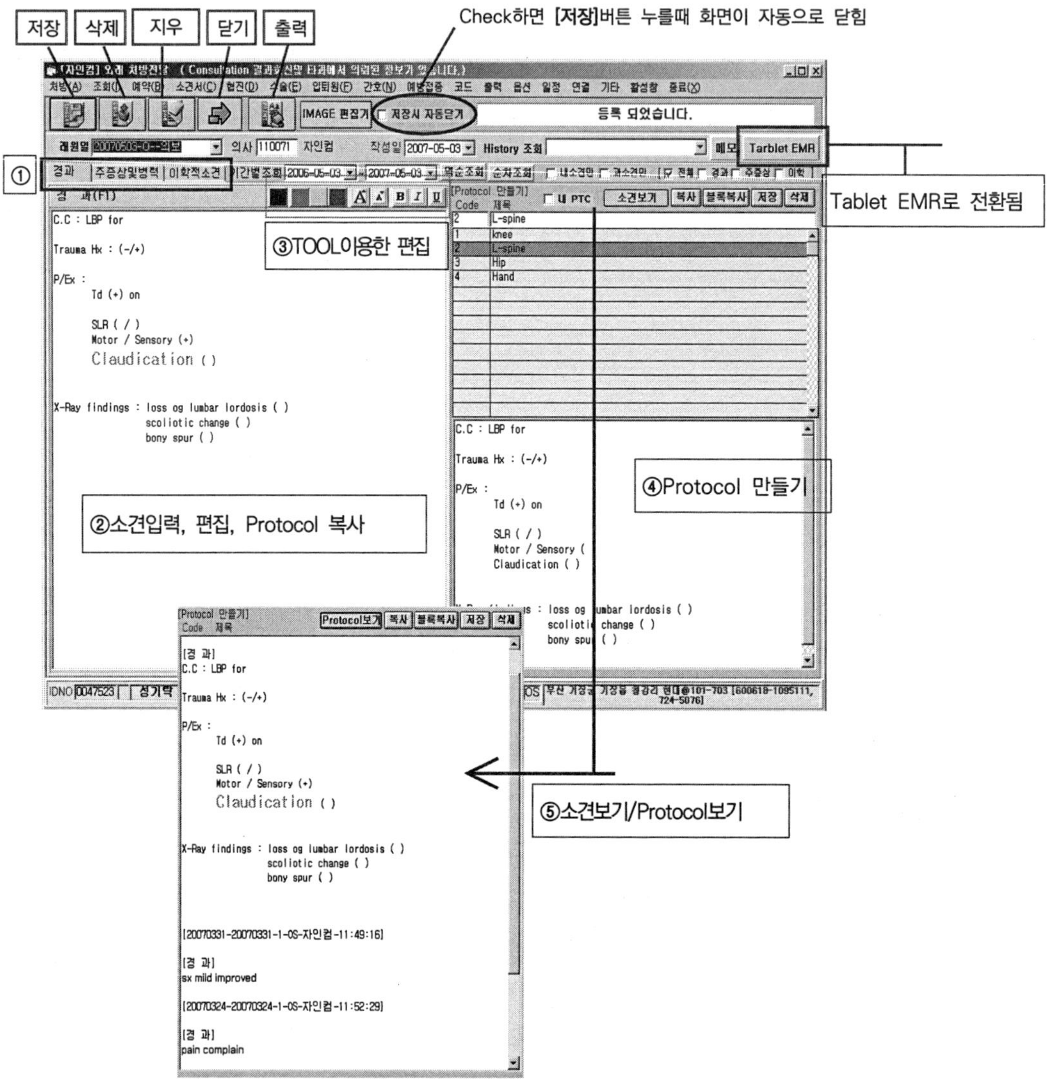

① 경과/주증상및병력/이학적소견 : 항목별로 소견을 상세하게 작성할 수 있고, Protocol도 항목별로 만들 수 있다.
  경과기록은 'PROGRESS NOTE 간단입력'과 서로 호환된다.

② 소견입력, 편집, Protocol 복사 : Text란에 일반문서 작성하듯이 소견내용을

입력하거나 편집 Tool을 이용하여 편집할 수 있다.

오른쪽에 작성된 소견 Protocol를 전체복사, 부분복사로 소견내용을 작성할 수 있다.

③ Tool 이용한 편집 : 입력된 소견내용을 블럭을 지정하여 '칼라변경, 글자크게/작게, 진하게, 기울이기, 밑줄긋기'로 편집할 수 있다.

④ Protocol 만들기 : 경과/주증상및병력/이학적소견 각 항목별 Protocol을 만들 수 있다.

Code와 제목을 입력하고 아래 빈Text란에 내용을 입력한 후 [저장] 버튼을 누른다.

⑤ 소견보기/ Protocol보기 : [소견보기] 버튼을 클릭하면 일자별, 항목별(경과/주증상/이학적소견)로 저장된 소견이 조회된다.

[Protocol보기] 버튼을 클릭하면 'Protocol만들기' 화면으로 전환된다.

Tablet EMR 소견 관리

Tarblet EMR 버튼을 누르면 Tablet을 이용하여 소견을 작성할 수 있다.

〈그림 6-9〉 Tablet EMR 소견관리 화면

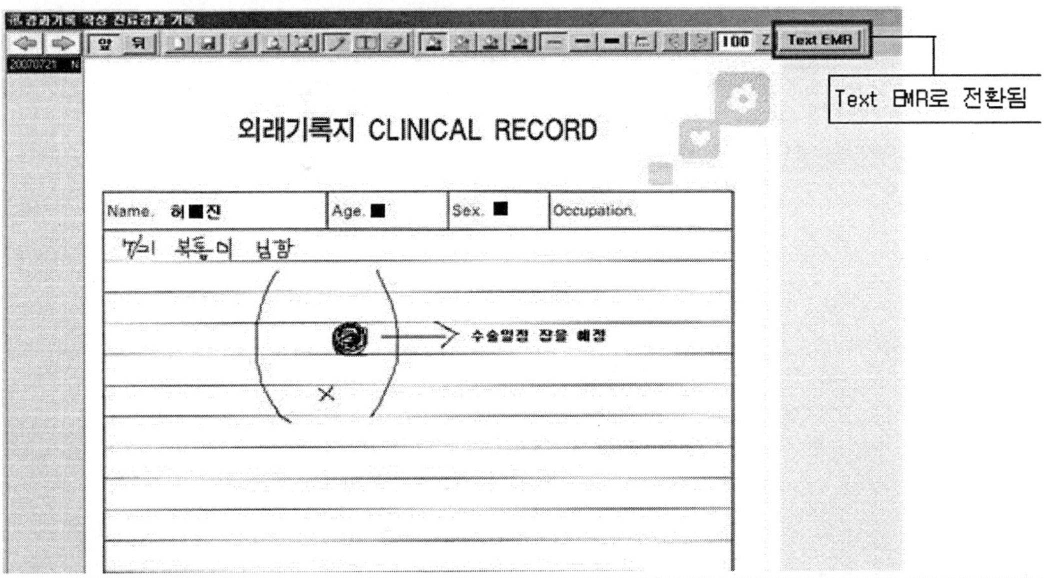

<그림 6-9>에서 Pen Mouse 및 Tablet 모니터를 이용하여 기존 종이차트에 기록하듯이 작성한다.

Text EMR 버튼을 누르면 Text Progress Note 상세입력 화면으로 전환된다.

IMAGE로 소견관리를 할 경우 IMAGE 편집기 버튼을 누르면 소견을 이미지로 관리한다.

〈그림 6-10〉 이미지 소견관리 화면

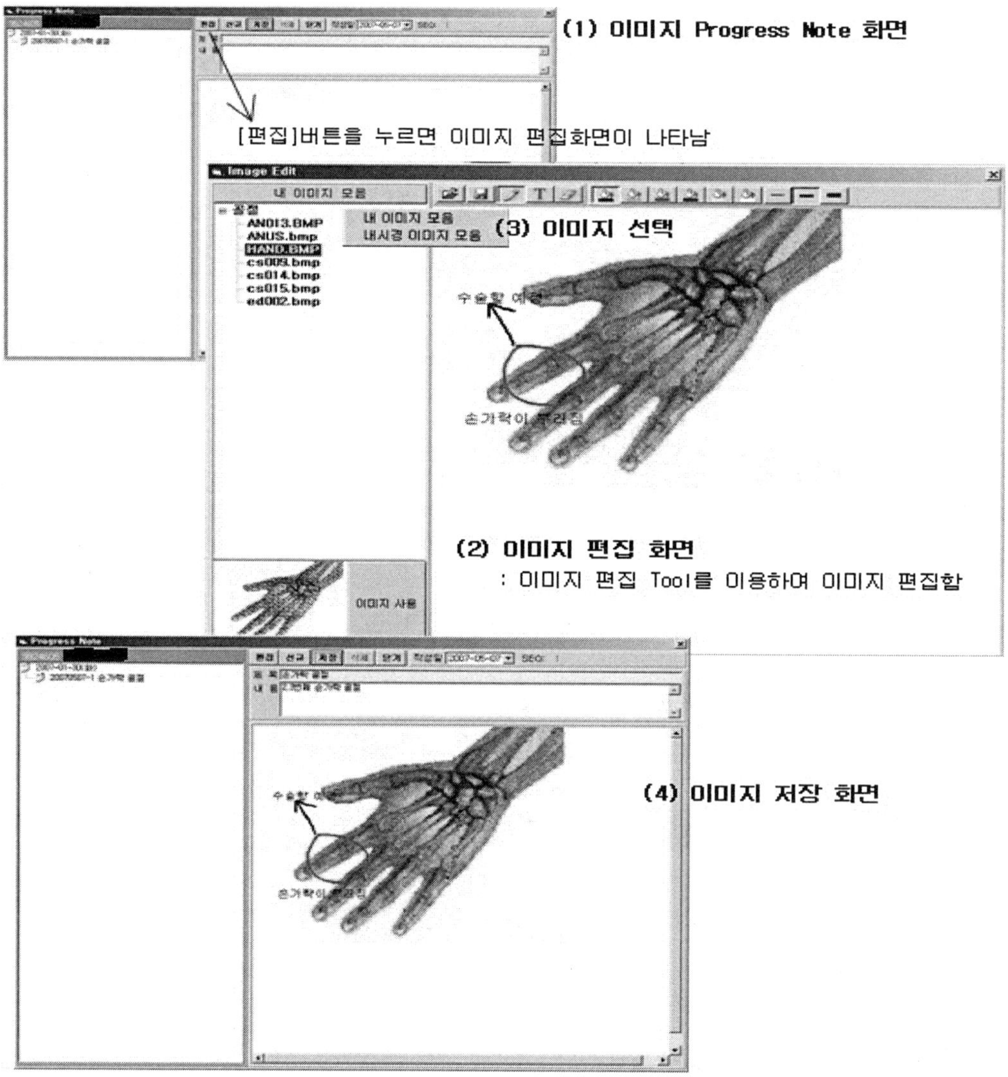

(1) 이미지 Progress Note 화면

이미지 소견을 일자별로 저장, 조회, 삭제할 수 있다.

(2) 이미지 편집 화면

① 의사별로 모아둔 이미지를 선택(클릭)하면 오른쪽에 이미지가 나타난다.

② 선택된 이미지를 편집 Tool을 이용해서 편집한다.
편집 중에 다른 이미지를 선택("이미지사용")하면 이미지 대체 메세지창이 나타난다.

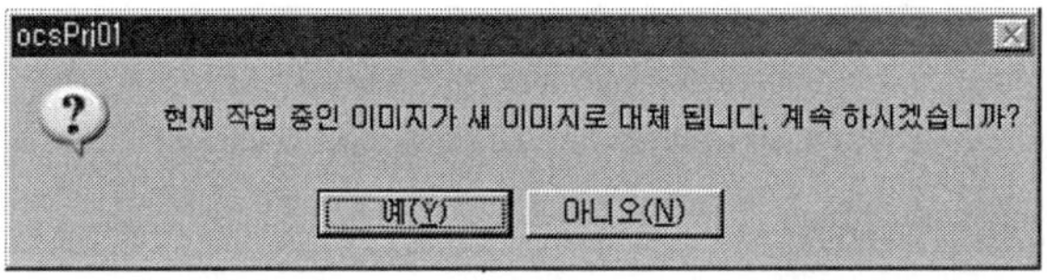
ocsPrj01
현재 작업 중인 이미지가 새 이미지로 대체 됩니다. 계속 하시겠습니까?
예(Y)
아니오(N)

'예'를 선택하면 편집중인 이미지는 지워지고 새로이 이미지를 편집할 수 있다.

(3) 이미지 선택

'내이미지모음'을 클릭하면 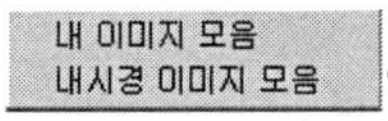

이 나타난다.

- 내이미지 모음 : 의사별로 "내이미지 모음집 만들기"에서 저장된 이미지가 그룹별로 나타난다.
- 내시경이미지모음 : 내시경을 한 후 캡처된 이미지가 나타난다.

(4) 이미지 저장 화면

이미지 편집화면에서 저장 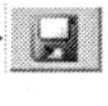 버튼을 누르면 저장 화면이 나타나고 제목과 내용을 입력한 후 [저장] 버튼을 클릭하면 왼쪽에 history가 생성된다.

왼쪽의 일자별 History를 선택(클릭)하면 이미지 소견이 조회되고 수정할 경우 다시 [편집] 버튼을 눌러 이미지를 수정한 후 저장한다.

(5) 병명란(부분화면5)

환자별 해당 병명을 입력한다.

외래는 내원일자별로 저장되고, 입원은 입원일자별로 저장된다.

별도의 저장버튼 없이 병명을 입력하면 바로 저장된다.

병명코드로 바로 입력하거나 더블 클릭하면 '병명 HELP'을 이용하여 입력할 수 있다.

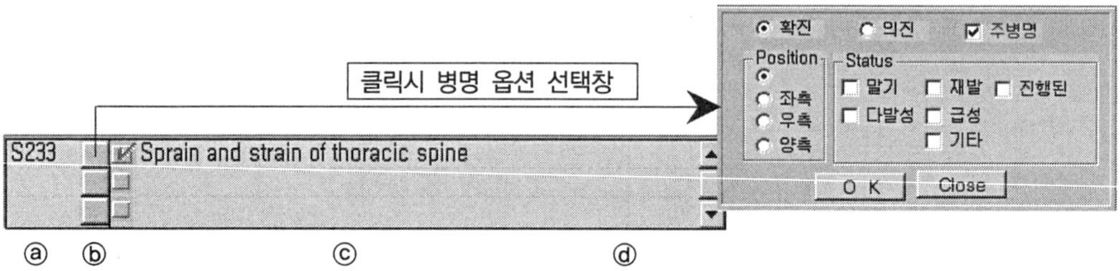

① ⓐ란 : 병명코드란으로 코드(KCD코드)를 바로 입력한다.

② ⓑ란 : 버튼을 누르면 각 병명코드에 대해 상세내용을 추가할 수 있다.

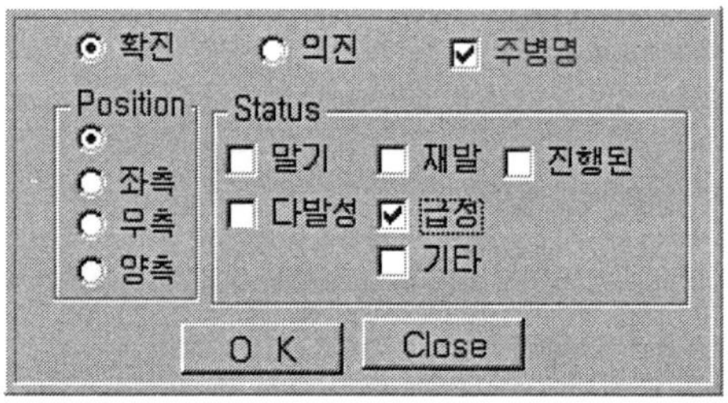

주병명을 check하면 해당 병명이 맨 첫라인에 조회되고 ☑가 표시된다.

Position 또는 Status를 선택하면 병명 앞에 세부내용이 삽입된다.

예 '의진', '급성' check → ☑(R/O)[급성]급성 충수염

③ ⓒ란 : ⓐ에서 입력한 병명코드에 대한 병명이 display 된다.

병명이 삽입된 후 병명을 편집할 수 있다. 더블 클릭하면 커서가 삽입된다.

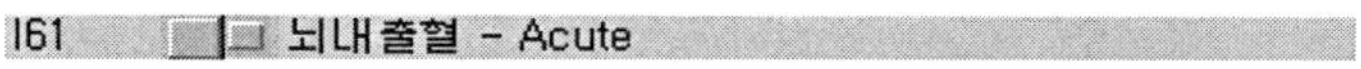

삽입된 병명에 편집(추가 또는 수정)하면 그대로 저장된다.

④ ⓓ란 : 삽입된 병명을 삭제하고자 할 때 각 해당 병명을 더블 클릭하면 삭제 확인창이 나타나고, '예'를 클릭하면 병명이 삭제된다.

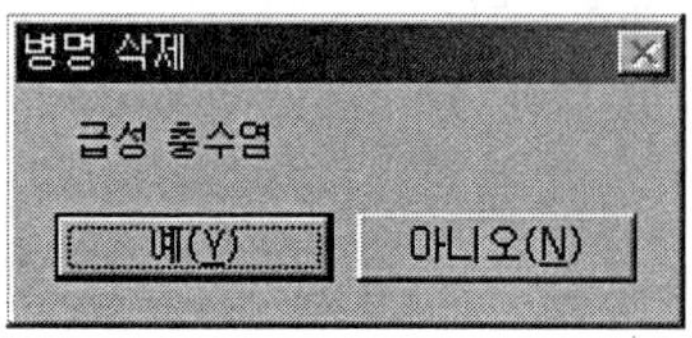

⑤ 병명코드란에서 마우스 우측버튼을 누르면 아래와 같은 옵션창이 나타난다.

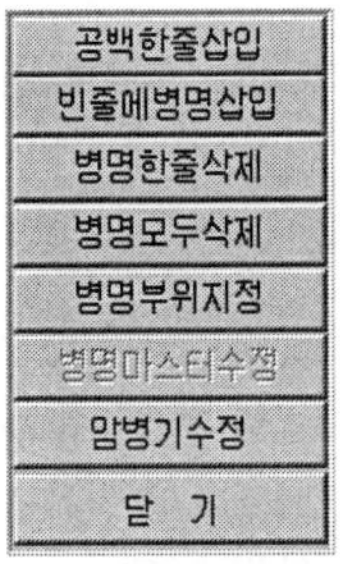

- 공백한줄삽입 : 병명을 입력할 수 있도록 한라인씩 추가로 생성된다.
- 빈줄에병명삽입 : '병명Help창'이 바로 나타난다.
- 병명한줄삭제 : 선택된 병명을 줄단위로 한줄씩 삭제한다.
- 병명모두삭제 : 선택된 병명 전부를 삭제한다.
- 병명부위지정 : 선택된 병명의 세부입력 옵션창이 나타난다.
- 암병기수정 : 암에 관련된 병명인 경우 암 stage를 선택할 수 있다.

■ 병명 Help 관리

병명란의 ⓐ란을 더블 클릭하거나 ⓒ란을 클릭하면 '병명HELP창'이 나타나고 선택 입력할 수 있다.

〈그림 6-11〉 병명코드선택 HELP 화면

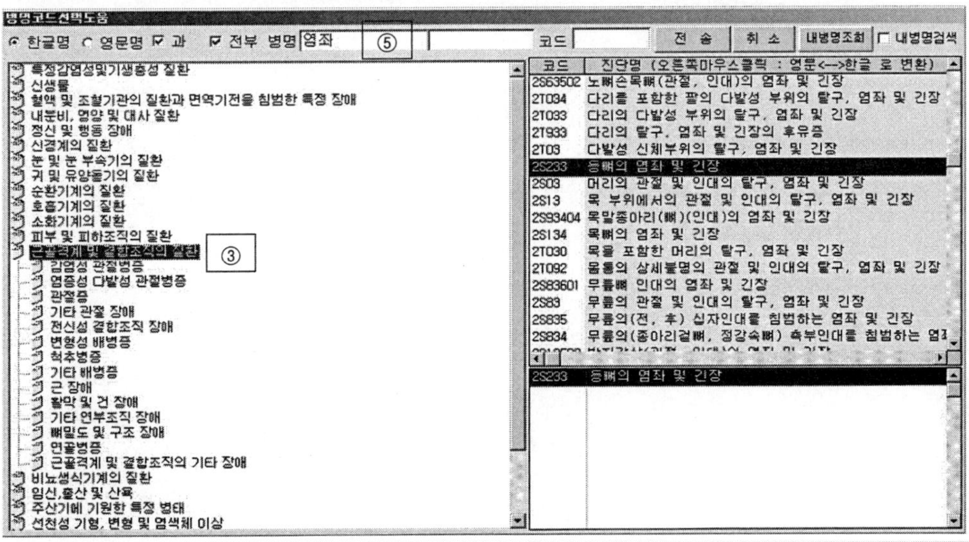

① 병명 선택적으로 조회 가능

병명 분류를 '한글명'과 '영문명'으로 선택 조회할 수 있다.

'전부'는 병명전체가 조회되고 '전부' check를 없애면 과별, 개별로 등록된 병명이 조회된다.

'과'(Default 선택) check를 없애면 '의사'별로 모아둔 병명목록이 조회된다.

(과별, 의사별 병명목록은 '내병명코드집만들기', '내병명목록만들기' 참조)

② [내병명조회] 버튼을 클릭하면 의사별로 모아둔 병명을 조회할 수 있다.

③ 대분류로 분류된 병명을 계속 더블 클릭하면 중분류, 소분류별로 조회된다. 오른쪽 상단에 세분류 코드가 조회되면 이를 다시 더블 클릭하면 오른쪽 하단에 추가된다. 여러 개를 한꺼번에 선택하는 것도 가능하다.

④ [전송] 버튼을 누르면 병명란에 삽입된다.

⑤ 검색조건란에 내용 입력하여 조회한 후 병명을 선택한다.

예 충수염, 고혈압, 골절, 염좌

(6) 오더입력란(부분화면6)

약/주사, 검사, 방사선, 물리치료, 처치, 혈액, CAST, 마취, 수술, 기타 등의 오더를 선택, 저장, 수정, 삭제할 수 있다.

〈그림 6-12〉 오더입력 화면

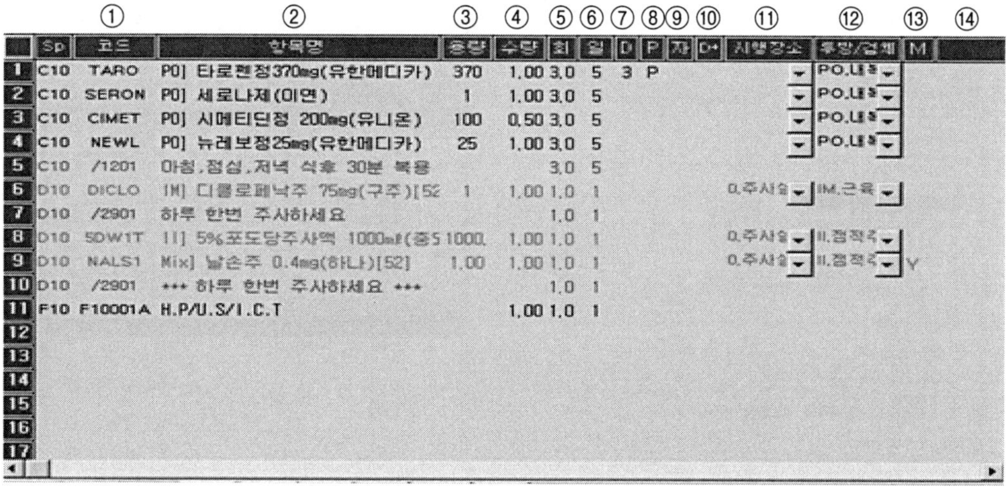

항목설명

① 코드 : 선택한 오더항목의 약가코드, 수가코드이다.

② 항목명 : 선택한 오더의 항목명이다.

③ 용량 : 약, 주사 오더의 수량에 대한 용량, 용량 조정 시 수량이 자동 계산된다.

④ 수량 : 약, 주사 오더의 1회당 사용되는 양, 수량 조정 시 용량이 자동 계산된다.

⑤ 회 : 각 오더의 회수의 경우 약오더는 QD, BID, TID, QID 등 용법을 선택한다. 기타 오더는 기본 1회 기준이다.

⑥ 일 : 각 오더의 일수이다. 약, 주사의 오더는 용법의 일수를 변경하면 적용받는 용법의 약 일수 모두가 변경된다.

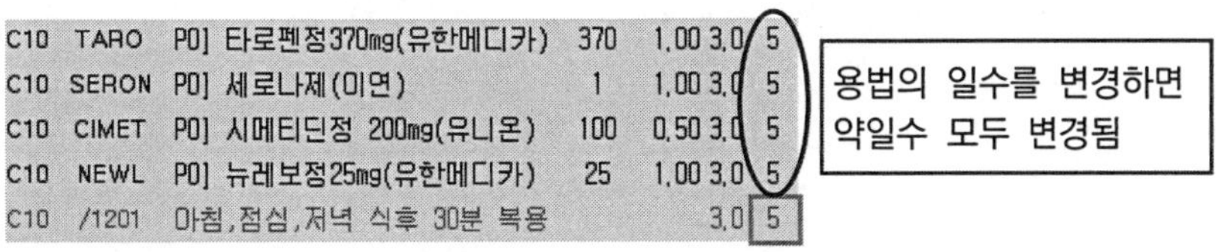

⑦ D : divide 적용 시 회수를 숫자로 입력한다.

⑧ P : Powder 적용 시 'P'를 입력한다. 클릭하면 'P'가 셋팅되고 한번 더 클릭하면 지워진다.

⑨ 자 : 비급여 적용의 경우 마우스 우측 버튼을 누르면 비급여를 선택할수 있는 창이 나타난다.

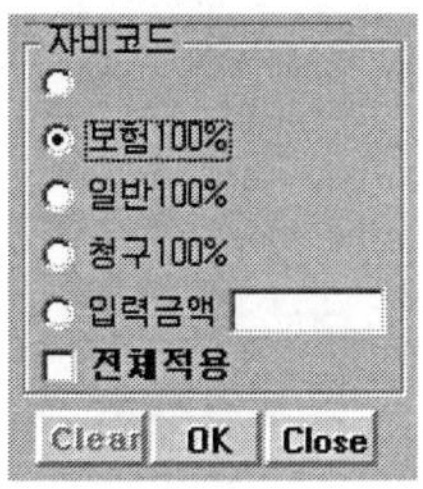

- 보험100%: 보험수가의 100%가 적용됨
- 일반100%: 일반수가의 100%가 적용됨
- 청구100%: 보훈청구시 적용
- 입력금액: 입력하는 금액대로 적용됨

⑩ D+ : 오더구분 적용을 오더 항목 개별로 적용하고자 할 때 입력한다.
'P' : PRN 오더, 'S' : STAT오더, 'C' : 사물오더, 'I' : 입원오더

⑪ 시행장소 : 오더가 전송되는 지원부서의 장소이다.

⑫ 투방검체 : 약오더별 투여방법 및 검사오더 검체종류가 조회되고 변경할 수 있다.

⑬ M : 수액제와 주사제를 Mix할 경우 Mix하는 약오더에 'Y'가 설정된다.
Mix를 취소할 경우에는 '투방검체'의 점적주사를 다른 주사방법으로 변경하

면 되고, Mix 할 경우에는 '투방검체'에서 점적주사로 선택하면 'Y' 설정된다.

⑭ Comment : 오더항목별로 각 지원부서에 전달할 코멘트를 입력할 수 있다.

■ 버튼설명

〈그림 6-13〉 오더입력 버튼 화면

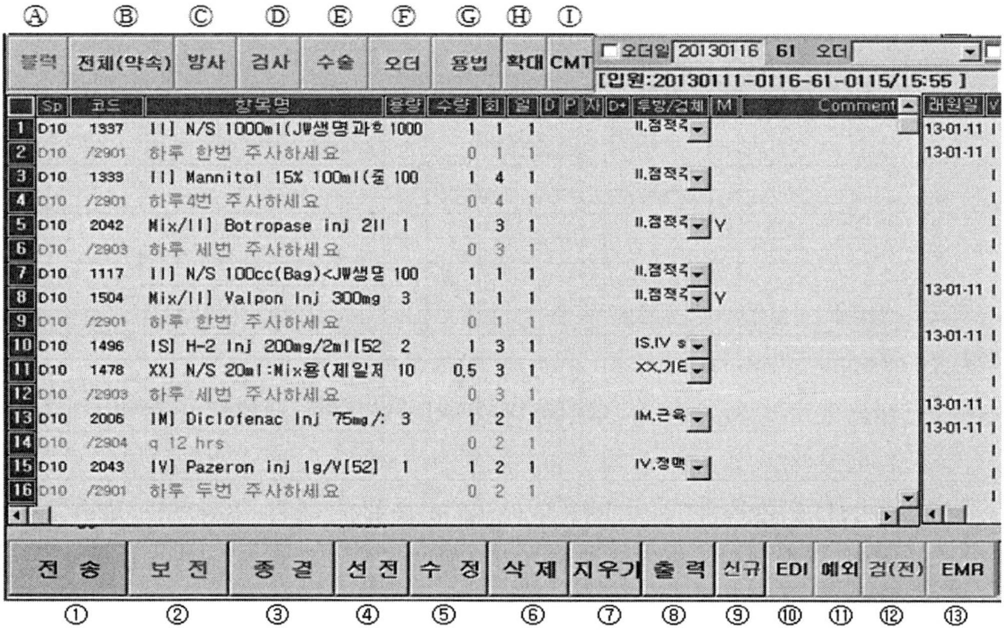

Ⓐ 블록 : 부분 Clear(전송하기 전) 및 부분 삭제(전송 후) 처리할 수 있다. 오더입력화면에서 번호를 블럭 지정한 후 버튼을 누르면 Clear 또는 삭제된다. 블럭을 지정하면 버튼이 활성화 된다.

Ⓑ 약속 : 약속처방 HELP창, 내약속, 과별, 병원공통으로 구분하여 활용한다.

Ⓒ 방사 : 방사선 처방 SLIP 창. 의사별 선택한 방사선 SLIP만 조회된다.

Ⓓ 검사 : 검사 처방 SLIP 창. 의사별 선택한 검사 SLIP만 조회된다.

Ⓔ 수술 : 수술 처방 SLIP 창이다.

Ⓕ 오더 : 간호지시오더 HELP창. 지시오더를 선택, 수정 할 수 있다.

Ⓖ 용법 : 약. 주사의 용법을 기본 용법으로 지정 할 수 있다.

Ⓗ 확대 : 오더화면의 크기를 조절. 버튼을 클릭할때마다 [확대], [확중], [축소] 버튼으로 바뀌면서 화면의 크기가 조절된다.

Ⓘ 수술 : 수술 처방 SLIP 창이다.

Ⓙ CMT: Comment 프로토콜. 프로토콜을 저장하고 복사할 수 있다.
다음의 화면은 오더항목별로 코멘트를 저장하고 복사한다.

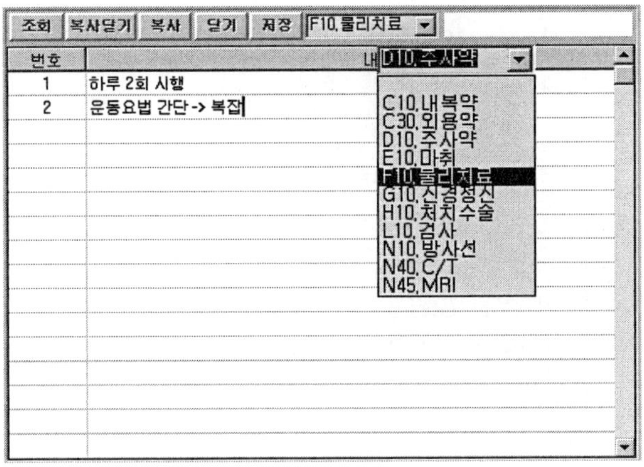

① 전송 : 처방내용을 저장하며, 각 지원부서로 전달된다.

② 보전 : [전송]+[보류(대기자란)] 합쳐진 기능이다.

③ 종결 : [전송]+[종결(대기자란)] 합쳐진 기능이다.

④ 선전 : 선검전송으로 검사, 방사선등을 후수납, 선검사 적용할 경우 사용한다.

⑤ 수정 : 저장된 오더를 수정한다.

⑥ 삭제 : 저장된 오더를 삭제한다. 오더NO 전체가 삭제되고 부분삭제는 해당 번호를 더블 클릭한다.

⑦ 지우기: 오더화면의 내용을 지운다.

⑧ 출력 : 저장된 처방을 출력하거나, 마약처방을 재출력할 수 있다. 오더NO별로 출력된다.

⑨ 신규 : 저장된 오더를 새로운 오더로 낼 경우 버튼을 누르면 오더NO가 없어진다.

⑩ EDI : 보험코드를 표시한다.

⑪ 예외 : 외래의 원외처방을 원내처방으로, 입원의 원내처방을 원외처방으로 낼 경우 사용된다.

⑫ 검(전) : 각종 검사결과 전체를 조회할 수 있음. 검사, 방사선, 내시경, EKG 등

⑬ EMR : 전자차트. 환자별 기록을 모두 조회한다(진료기록, 간호기록, 기타).

(7) 내원 HISTORY(부분화면7)

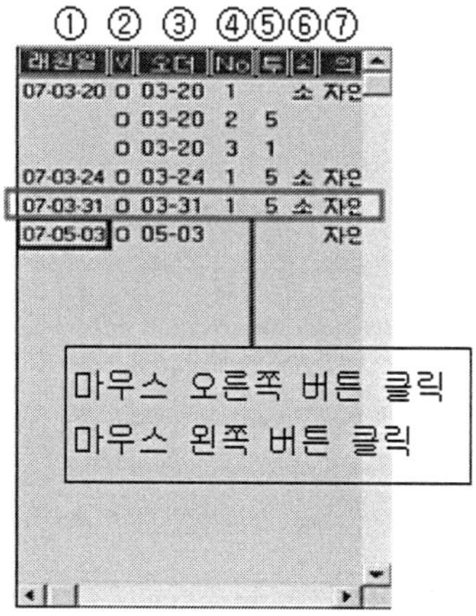

환자별 내원정보 history가 조회된다. 내원history란에서 수정할 오더의 라인을 더블 클릭하면 처방입력란에 오더가 조회된다. 해당 오더NO별로 마우스 오른쪽 버튼을 누르면 처방이 Repeat된다. 해당 오더NO별로 마우스 왼쪽 버튼을 클릭하면 오른쪽에 진료내역이 조회된다.

■ 항목설명

① 내원일 : 당일 접수된 일자 또는 입원일자가 표시된다.

② V : 외래(O) 또는 입원(I)을 구분하여 표시한다.

③ 오더 : 오더일이 표시되는데 기본적으로 시스템일(현재일자)이 표시된다.

④ No. : 오더일별로 오더가 전송(저장)될 때마다 자동 생성된다.

⑤ 투 : 투약일수가 표시된다. 당일 투약일수 중 제일 큰일수가 표시되고, 투약일이 없는 경우는 Zero 또는 빈칸으로 표시된다.

⑥ 소 : 해당 일에 소견이 있는 경우 '소'로 표시된다.

⑦ 의사 : 오더를 내린 의사를 표시한다.

(8) 진료내역보기(부분화면8)

환자별로 내원일자, 오더일, 오더번호별 발생된 오더내역이 조회된다.

〈그림 6-14〉 진료내역조회 화면

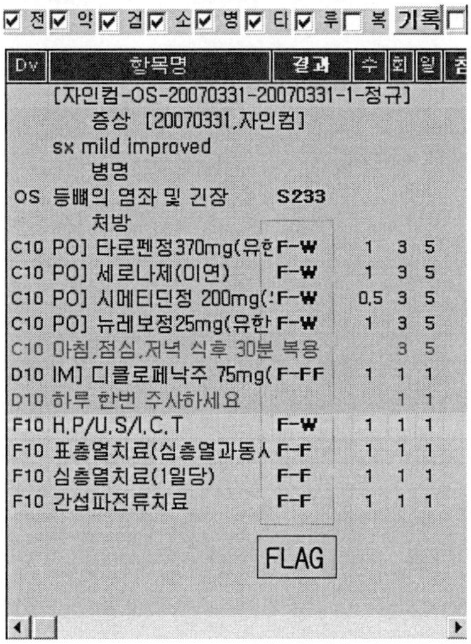

① 저장된 처방내역 조회

- 오더의, 진료과, 오더일, 오더NO, 오더구분
- 증상(소견)
- 병명
- 처방내용

② 진료내역보기 옵션 check : 조회되는 항목들을 선택 할 수 있는 옵션이다.

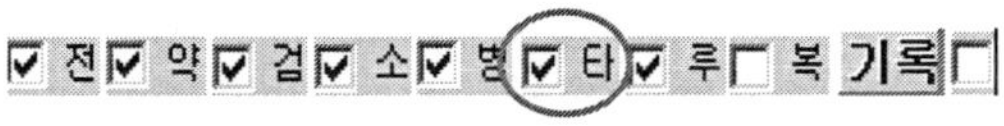

- 전 : 전체보기
- 약 : 약오더 보기
- 검 : 검사보기
- 소 : 소견보기

- 방 : 방사선오더 보기
- 타 : 타과 진료분 보기
  check하면 타과 진료기록이 모두 조회된다.
- 루 : 루틴수가들의 하위항목들 보기

③ 진료기록 전체 보기 : 기록□을 check하면 환자의 모든 진료내역이 조회된다.

FLAG 설명

W – W (원무수납여부 – 지원부서)
① ②

① 원무수납여부 FLAG

- W (Wait) : 원무 미수납
- F (Finish) : 원무 수납완료
- FN : 선검사 오더(외래환자 후불 선검사 시 적용),
  외래환자 입원오더(IP오더)낼 경우
- A : 입원환자 간호 PICKUP 받기 전 상태
- PR : PRN 오더 표시

② 지원부서 FLAG

- W (Wait) : 지원부서 미접수
- F (Finish) : 지원부서 검사완료(결과등록), 물리치료실 접수완료, 간호관리 약오더 PICK UP
- R : 방사선 판독 대기 상태(촬영 완료)
- B : 방사선, 내시경, 특수검사 지원부서 접수완료 / 임상병리검사 라벨출력
- C : 임상병리검사 검체 수거 완료
- FF : 간호관리 약 PICKUP 완료 후 약국 마감

(9) 메모관리

메모 버튼을 클릭하면 환자별로 간단한 메모를 관리할 수 있다.

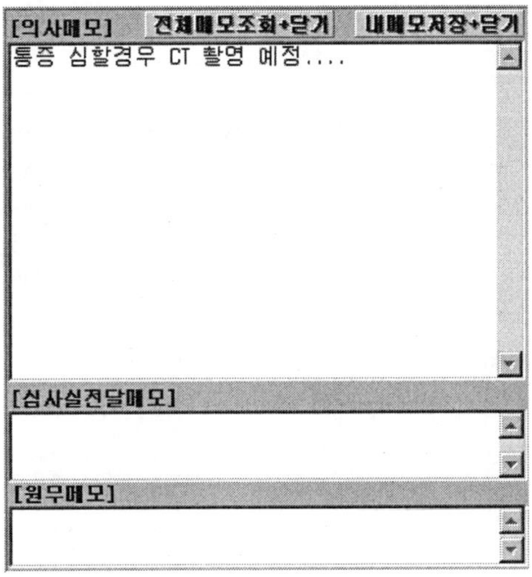

① 의사메모 : 의사 오더의 메모 입력란이다.

② 원무메모 : 원무과에서 입력된 메모가 조회되고 원무과로 메모를 전달하기도 한다.

③ 심사실메모 : 심사실에서 입력된 메모가 조회되고 심사실로 메모를 전달하기도 한다.

④ 메모를 입력 후 '내메모저장＋닫기' 버튼을 누르거나 커서를 이동하면 바로 저장된다.

⑤ 다음에 환자가 내원한 경우 대기자란에서 환자를 선택하면 메모가 자동으로 조회된다.

3) 오더내는 방법

(1) 약속처방 활용

내약속만들기'에서 작성된 약속처방을 활용한다. 오더내는 방법중에 간단하고 쉽게 사용할 수 있는 방법이다.

〈그림 6-15〉 약속처방 화면

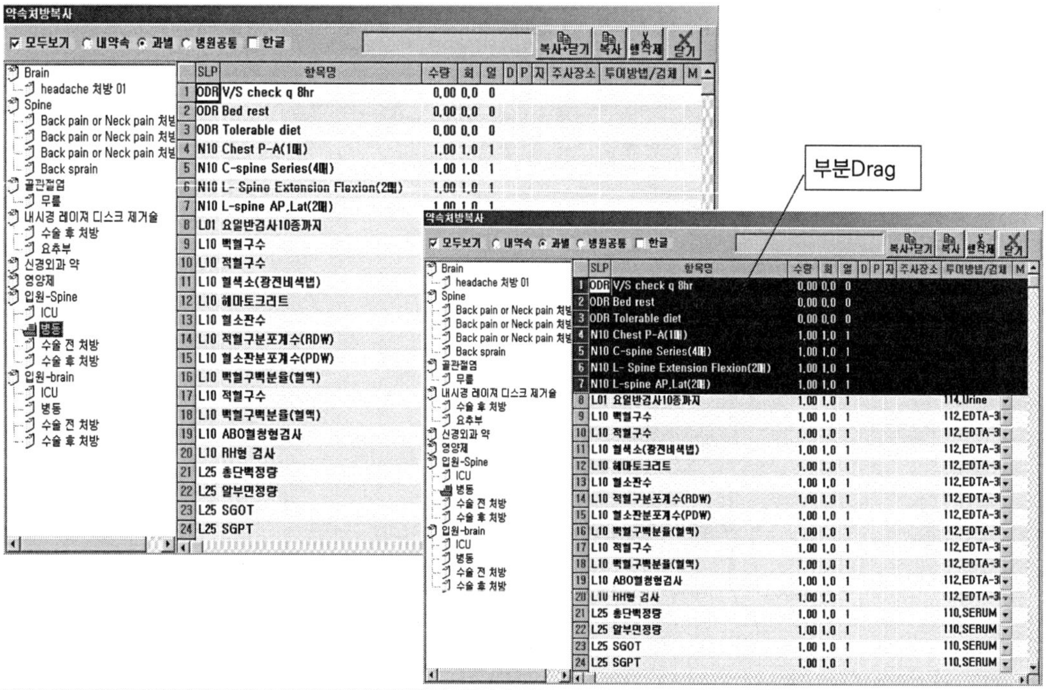

① 약속처방은 내약속, 과별, 병원공통으로 분류된다.
'내약속'은 의사 개인별로만 약속처방을 활용할 수 있다.
'과별'은 같은 과에 소속된 의사 모두가 공유할 수 있다.
'병원공통'은 OCS 프로그램을 사용하는 모두가 공유할 수 있다.

② 왼쪽에는 이미 만들어진 약속처방의 상위폴더가 조회되고 해당 항목을 더블클릭하면 하위폴더가 나타나고 선택(클릭)하면 오른쪽 화면에 나타난다.
'모두보기'를 check하면 왼쪽의 하위폴더가 모두 나타난다.

③ [복사+닫기]를 누르면 오더등록화면에 선택된 약속처방의 내용전체가 오더화면에 복사되면서 약속처방 화면이 자동으로 닫힌다.

④ [복사]를 누르면 처방등록 화면에 선택된 약속처방의 내용전체가 복사되고 약속처방화면은 그대로 남아있고 또다른 약속처방 항목을 선택할 수 있다.

⑤ 부분복사1 : 오른쪽에 선택된 약속처방의 항목명란(오더 명칭위에)을 한번 클릭하면 그것만 오더입력란에 복사할 수 있다.

⑥ 부분복사2 : 오른쪽에 선택된 약속처방의 항목명란의 블럭으로 지정(번호위를 drag)하면 선택된 항목만 오더입력란에 복사할 수 있다.

⑦ 행삭제 : 오른쪽에 선택된 약속처방 중에 불필요한 항목(블럭 지정된 항목-번호위를 Drag)은 화면에서 지운다. 그리고 나머지 처방을 전체 복사할 수 있다.

(2) REPEAT 처방 활용

구환자인경우 앞에 발생된 오더를 오더일별, 오더번호별로 복사해서 오더를 낼 수 있다.

〈그림 6-16〉 REPEAT 처방 화면

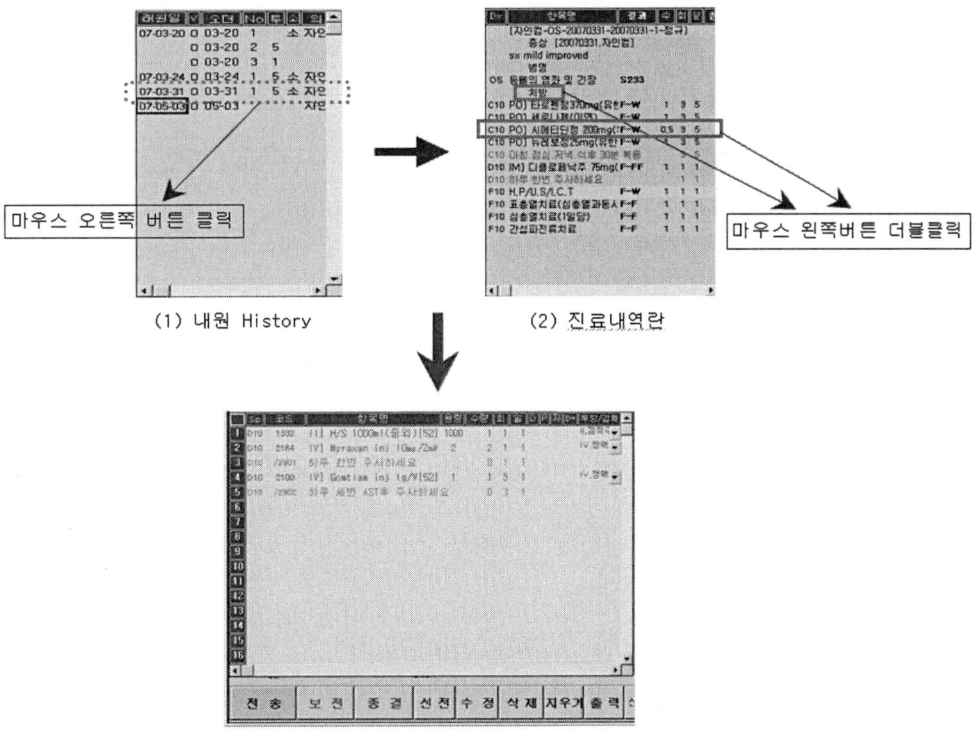

① 내원 history : 선택한 오더일에 대한 오더번호별로 마우스 오른쪽 버튼을 누르면 선택된 처방 전체가 오더입력란에 복사된다. 다른 오더번호를 선택 복사하면 앞에 복사된 처방은 지워지고 복사된다.

② 진료내역란

ⓐ '처방' 글자를 더블 클릭하면 약/주사, 물리치료, 일반처치 항목만 복사된다. 만약 개별 항목을 Repeat하고자 할 경우는 각 수가항목(항목명 위에)을 더블 클릭하면 복사된다.

ⓑ '처방' 글자를 선택하여 마우스 오른쪽 버튼을 누르면 같은 오더일별에 해당되는 전체 오더가 복사된다.

ⓒ 처방외에 '증상' 또는 '병명' 글자를 더블 클릭하면 소견입력란과 병명란에 각각 복사되고, 개별로 복사할 경우 해당 항목만 더블 클릭하면 된다.

(3) 각 SLIP별 처방 활용

약/주사, 방사선, 검사, 물리치료, 처치, 수술 등 오더를 개별적으로 선택할 수 있다. 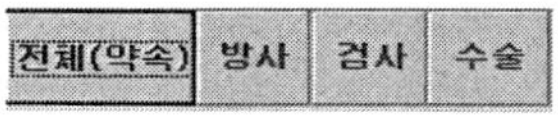

버튼을 클릭하면 해당되는 SLIP화면이 나타난다.

의사별로 필요한 SLIP을 선택할 수 있다.

2. 의사처방

1) 처방전달(약처방)

의사가 입원환자 진료 후 약처방을 입력하고 전달하는 화면이다.

[입원처방] → [입원처방전달] → [전체] 버튼

〈그림 6-17〉 처방전달(약처방) 화면

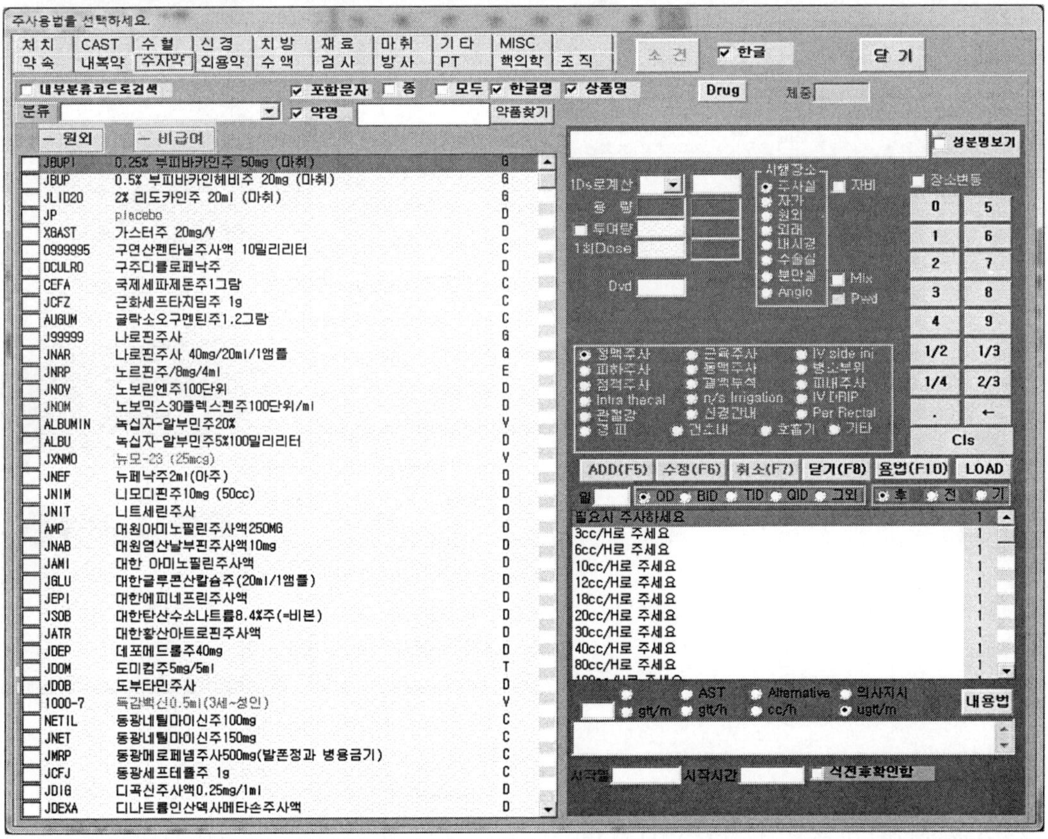

2) 처방전달(검사지시)

의사가 입원환자 진료 후 검사내용을 입력하고 전달하는 화면이다.

[입원처방] → [입원처방전달] → [검사] 버튼

〈그림 6-18〉 처방전달(임상검사) 화면

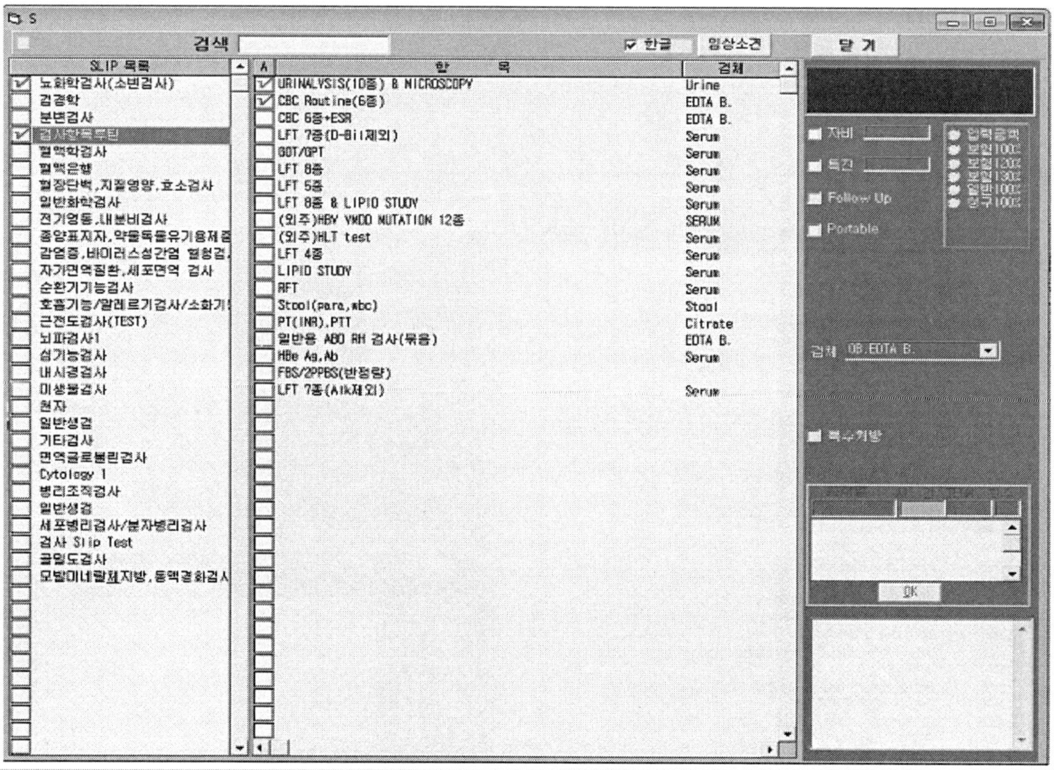

내용설명

① 화면의 왼쪽부분 [SLIP 목록]에서 해당하는 검사항목을 클릭한다.

② 선택한 검사항목의 세부 항목들이 조회가 되고 해당하는 세부 검사항목을 클릭하고 빠져나와([닫기]), [전송] 버튼 클릭하면 오더가 전송된다.

③ [검색] 창에서 검사항목의 명칭을 검색하면 해당 검사항목이 조회된다.

3) 처방전달(방사선검사)

의사가 입원환자 진료 후 방사선 검사내용을 입력하고 전달하는 화면이다.

[입원처방] → [입원처방전달] → [방사] 버튼

〈그림 6-19〉 처방전달(방사선검사) 화면

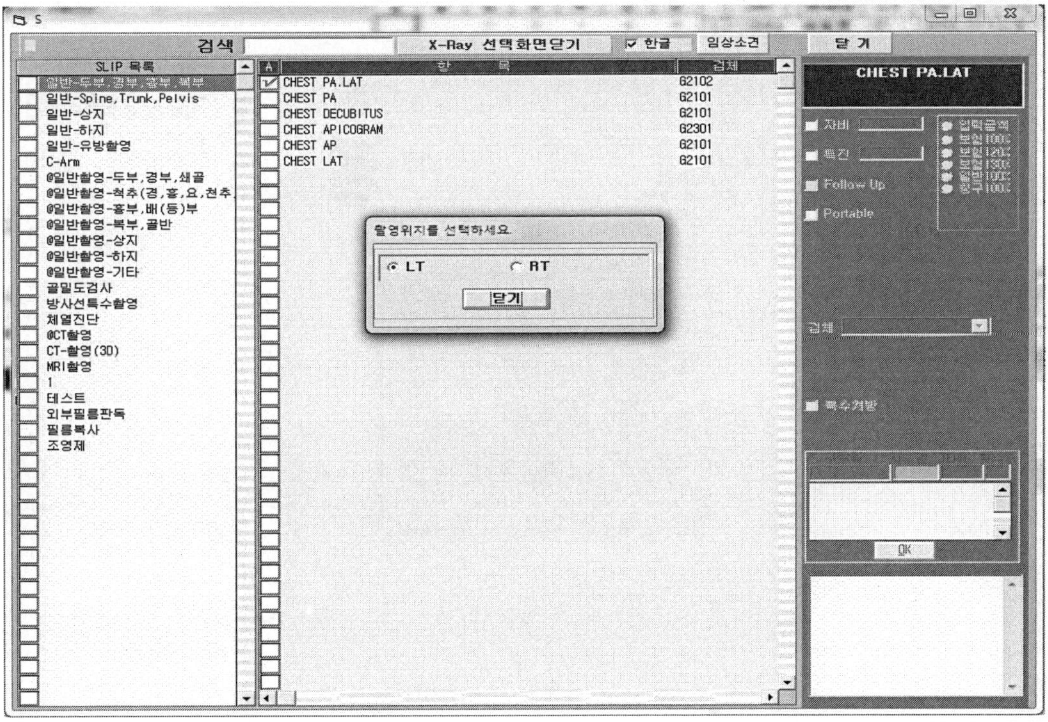

내용설명

① 촬영부위 및 방법이 나오는 목록에서 해당하는 촬영부위 및 방법을 클릭한다.

② 자세한 부위가 나오면 해당하는 부위를 선택(클릭)한다.

③ 오른쪽(RT)인지 왼쪽(LT)인지 선택하고[닫기], [전송] 버튼을 클릭하면 오더가 전송된다.

4) 처방전달(물리치료)

의사가 입원환자 진료 후 물리치료 내용을 입력하고 전달하는 화면이다.

[입원처방] → [입원처방전달] → [재활] 버튼

〈그림 6-20〉 처방전달(물리치료) 화면

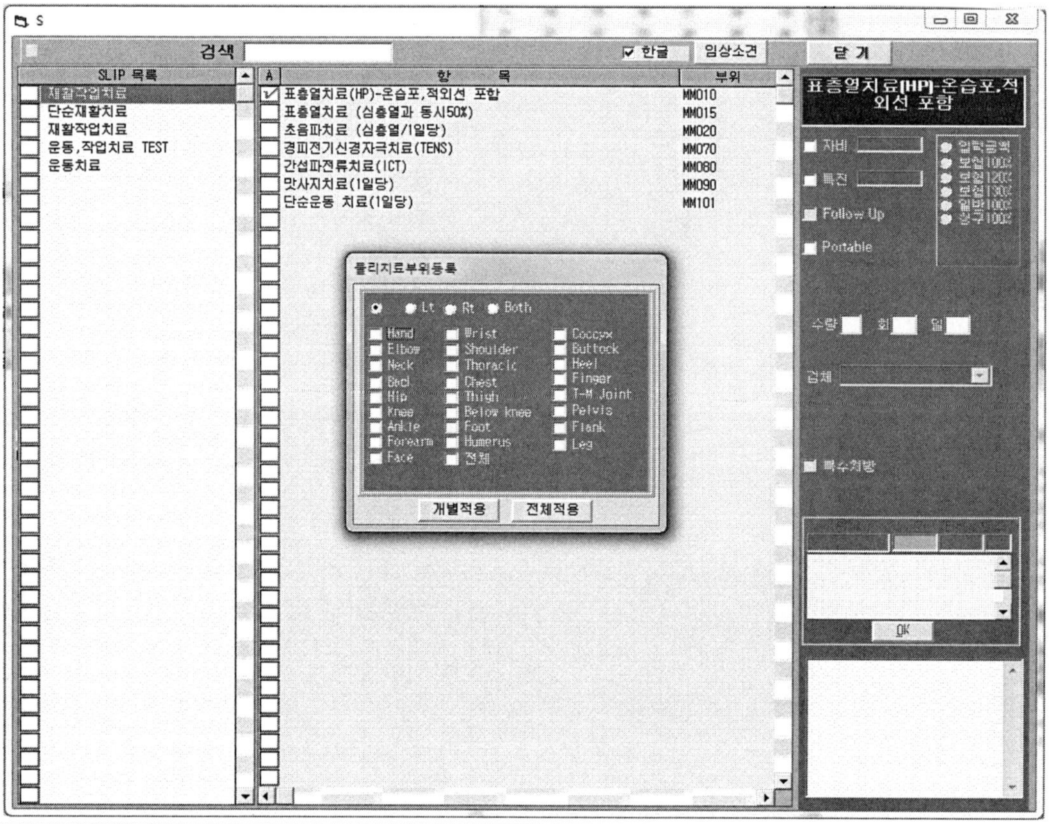

◘ 내용설명

① 물리치료 항목들이 나오는 목록(SLIP 목록)에서 해당 물리치료 항목을 선택(클릭)한다.

② 물리치료 방법이 나오게 되며 물리치료 방법을 선택한다.

③ 명확한 부위 선택을 하고 [개별적용]과 [전체적용]중 하나를 클릭하고 [닫기]), [전송] 버튼을 클릭하면 오더가 전송된다.

6.3.2 진료예약

1. 외래예약

환자별 예약을 등록, 취소 관리한다.

[외래처방] → [예약] → [외래예약]

〈그림 6-21〉 외래예약 화면

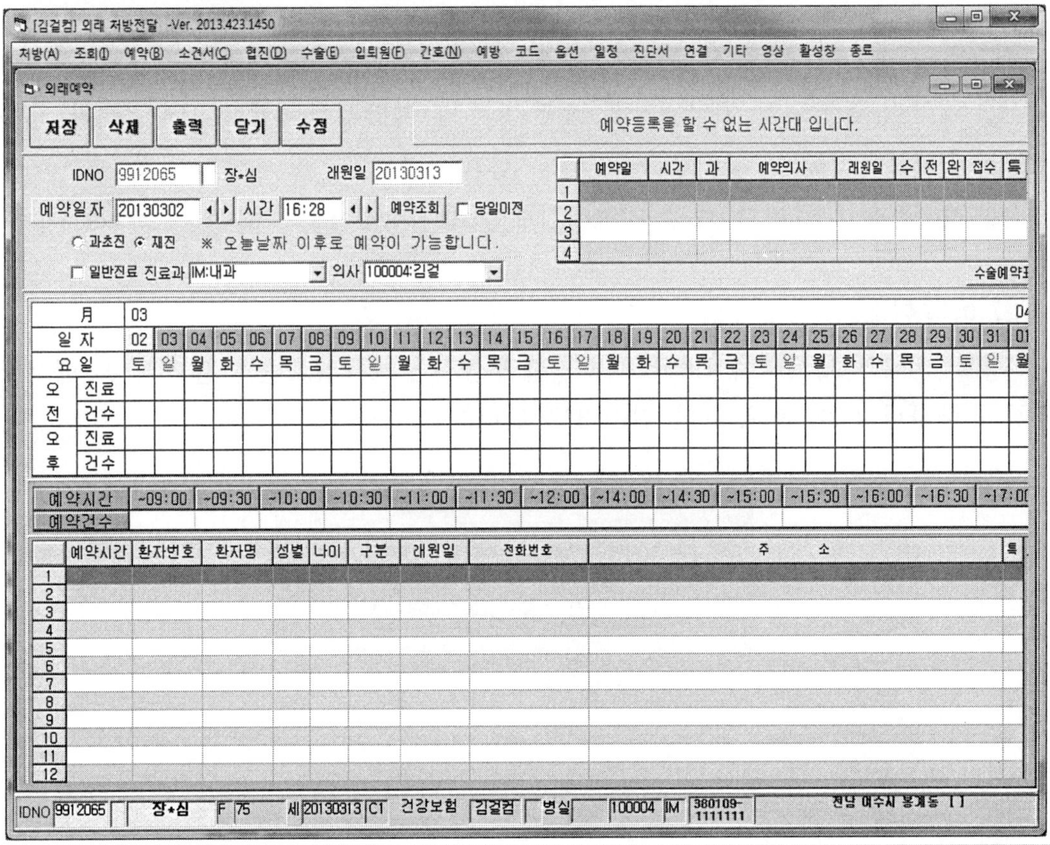

(1) 예약등록

① 예약일자를 선택(클릭하면 노란색으로 표시) 하고, 예약시간대를 선택(클릭하면 노란색으로 표시)한 후 [저장] 버튼을 누르면 예약등록 처리되면서 예약리스트에 조회된다. 등록되면 위의 오른쪽 상단에 개인별예약 history가 생성된다.

② 예약일자를 선택할 때는 진료스케줄이 T인 경우만 선택가능하다.

③ 예약시간은 T로 지정된 시간대(오전/오후)에만 시간선택이 가능하다.

④ 예약시간 선택은 30분 간격으로 선택하고 그 외 시간은 예약시간에서 수정하면 된다.

⑤ 예약이 등록되면 예약일자의 오전/오후별 예약시간대별로 예약건수가 표시된다.

⑥ 예약조회를 누르거나 해당 예약시간대를 클릭하면 예약리스트가 조회된다.

(2) 예약취소

등록된 예약정보를 예약history에서 선택 후 삭제를 누르면 다음과 같은 메시지창이 나타나고 '예'를 누르면 취소처리 된다.

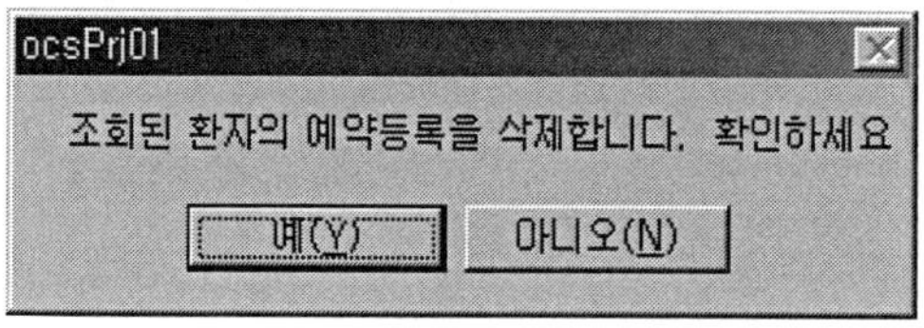
ocsPrj01
조회된 환자의 예약등록을 삭제합니다. 확인하세요
예(Y)
아니오(N)

2. 입원예약

외래환자가 입원할 경우 입원예약을 등록한다.

[외래처방] → [예약] → [입원예약]

〈그림 6-22〉 입원예약 화면

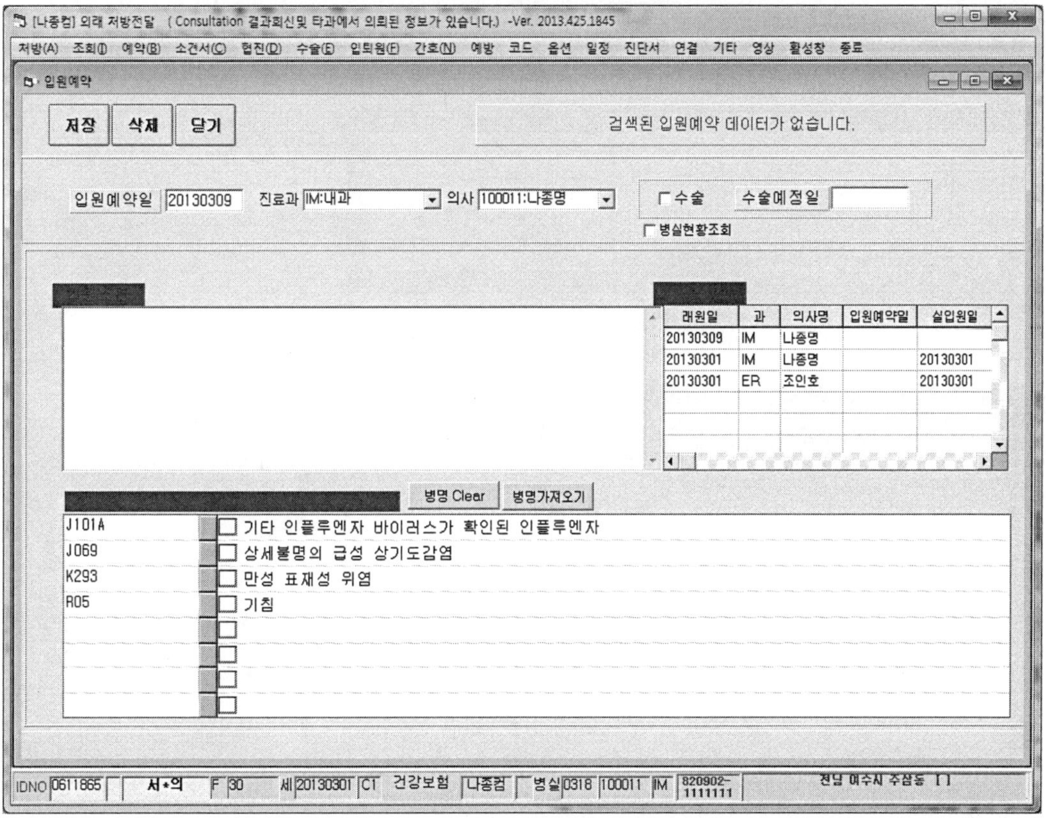

내용설명

① 입원예약일(당일 자동세팅, 변경 시 더블 클릭하면 달력 조회) 진료과, 의사 확인 후 저장한다.

② 입원소견을 입력하고, 입원시병명은 처방등록에 저장된 병명이 조회된다.

③ 원무과 입/퇴원계로 전송된다.

6.3.3 오더전송

입원 중인 환자의 오더를 전송한다.

[입원처방] → [옵션] → [환자선택] → [입원환자]

〈그림 6-23〉 입원 처방전달 화면

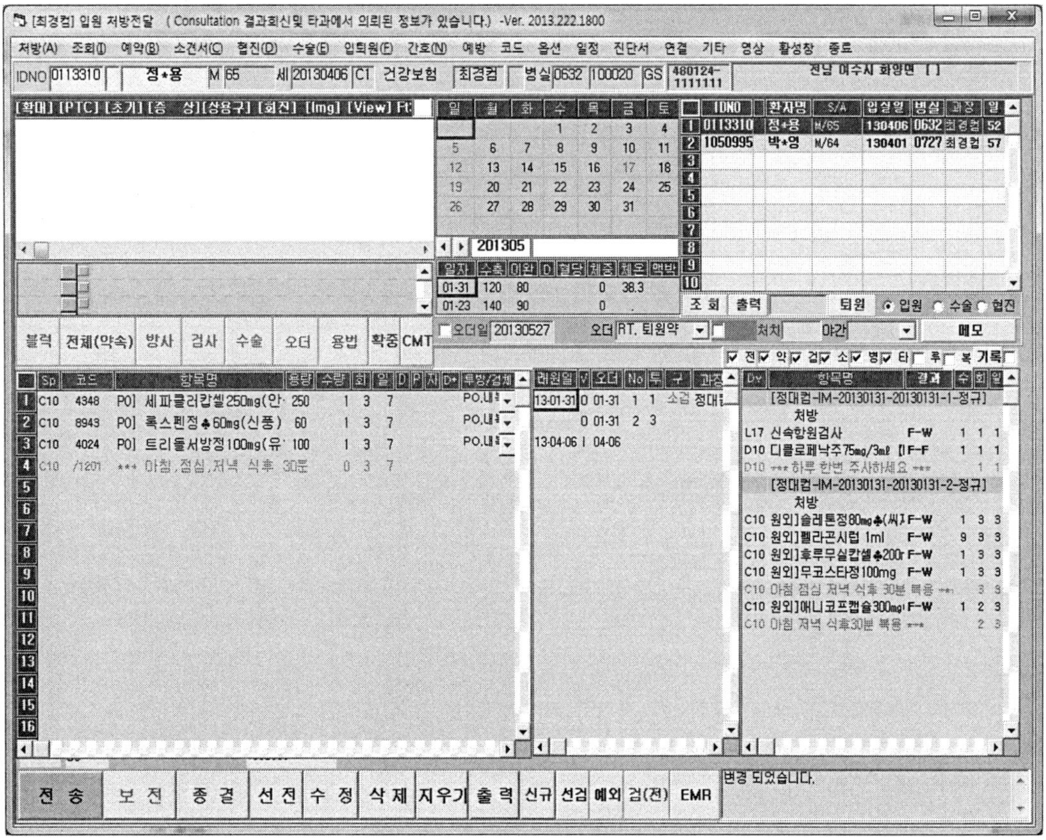

6.3.4 오더 확인/시행

1. 오더확인

외래환자일 경우 각 지원부서에서 오더를 접수하고 시행한다. 입원환자일 경우 병동 프로그램(오더접수화면)에서 전송된 오더를 확인한다.

[간호공통] → [공통업무] → [오더접수]

〈그림 6-24〉 오더접수 화면

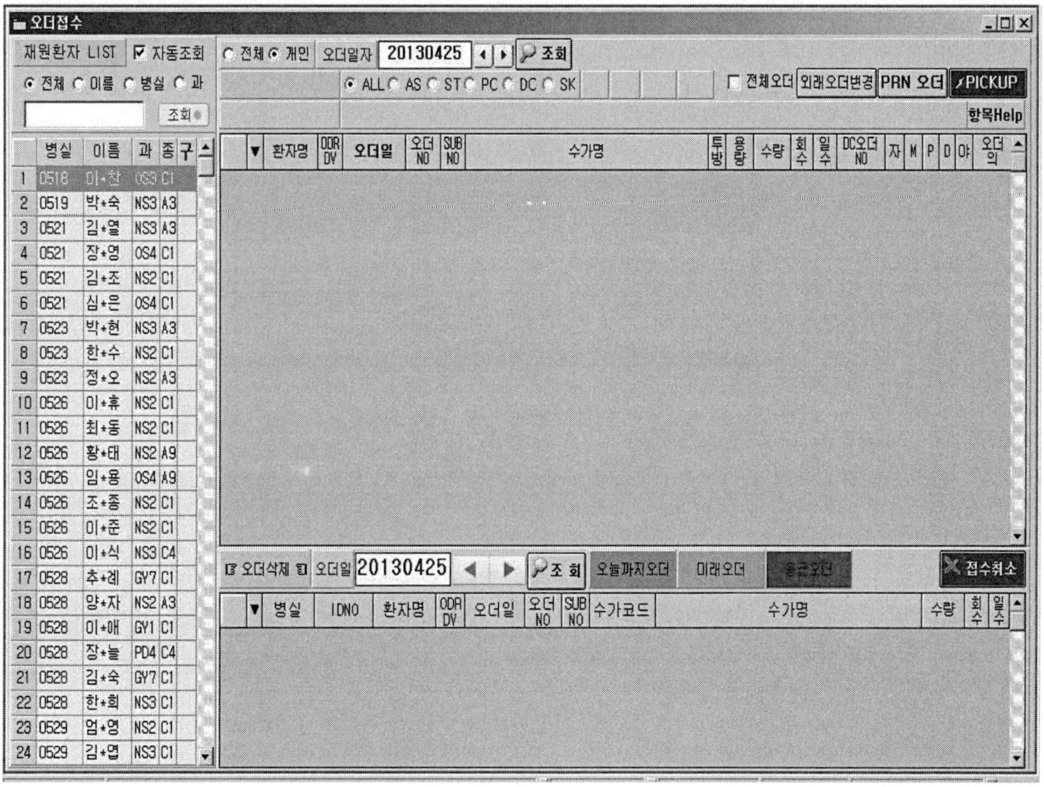

2. 오더시행(Acting)

의사의 오더를 확인한 후 시행하는 화면이다(병동프로그램 ACTING 화면).

[간호공통] → [공통업무] → [ACTING]

〈그림 6-25〉 오더시행 화면

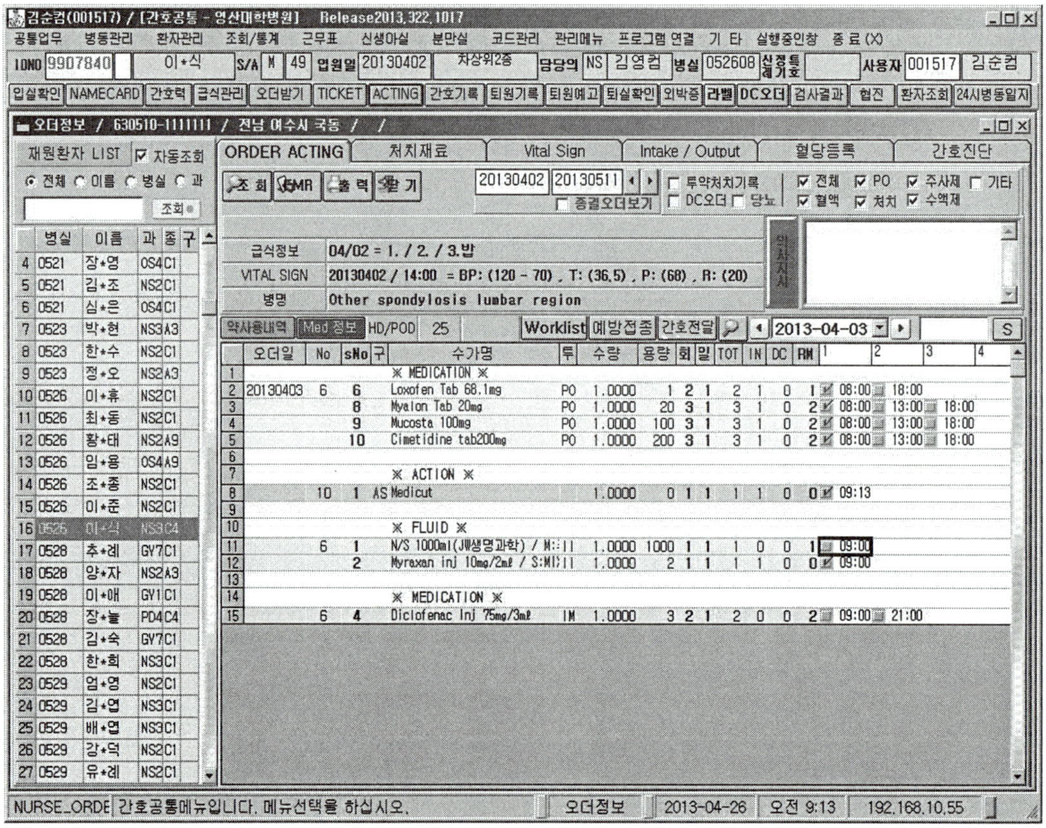

6.3.5 환자 수납

진료수가계산 화면에서 수납처리를 한다(원무과).

[원무관리] → [등록] → [진료수가계산]

〈그림 6-26〉 진료수가계산 화면

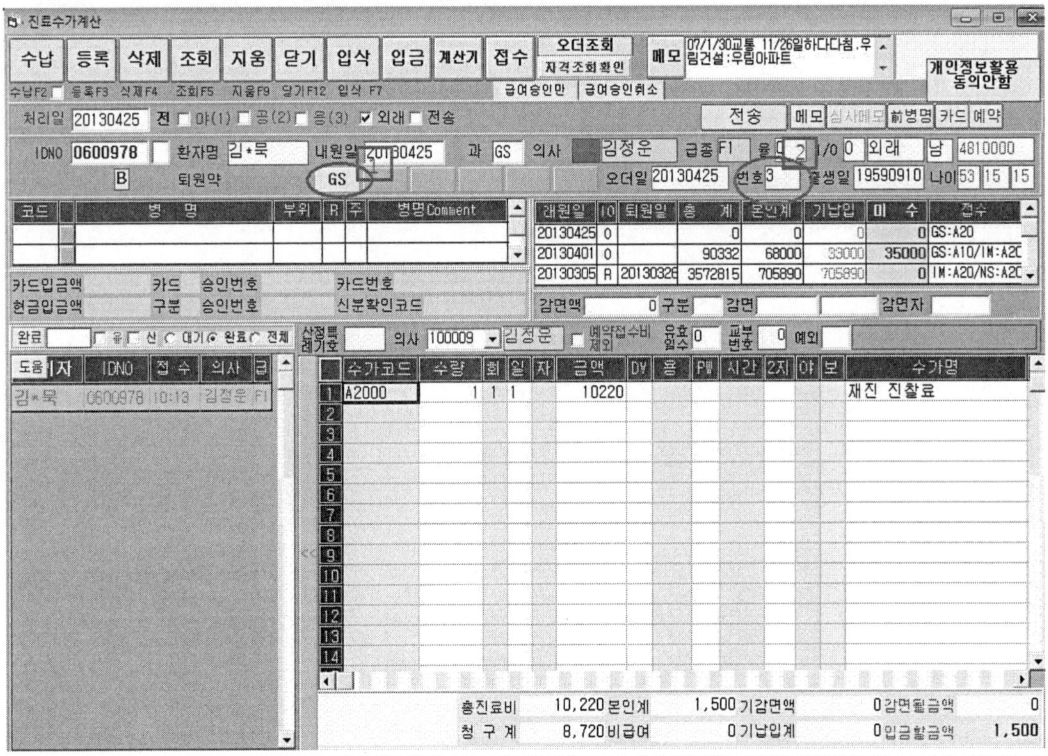

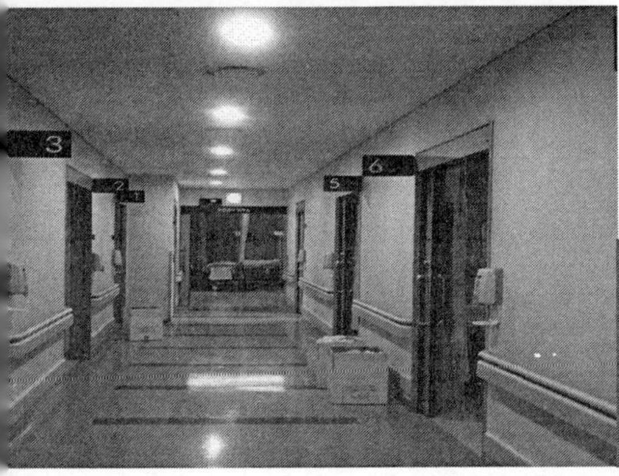

제 7 장

병 동

7.1 병동 주요업무

7.2 메뉴화면

7.3 업무처리 화면

7.1 병동 주요업무

7.1.1 병동 업무흐름

〈그림 7-1〉 병동 업무흐름도

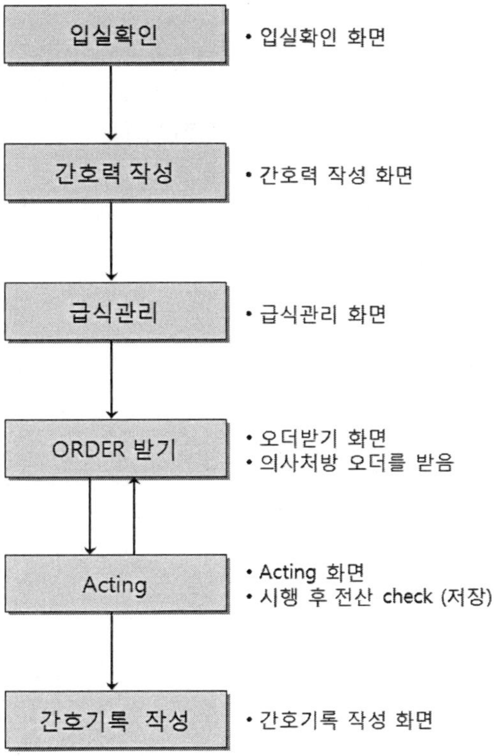

7.2 메뉴화면

7.2.1 단위업무 메뉴화면

아래의 메뉴화면에서 간호공통을 선택하고 실행시킨다.

〈그림 7-2〉 간호공통선택 메뉴화면

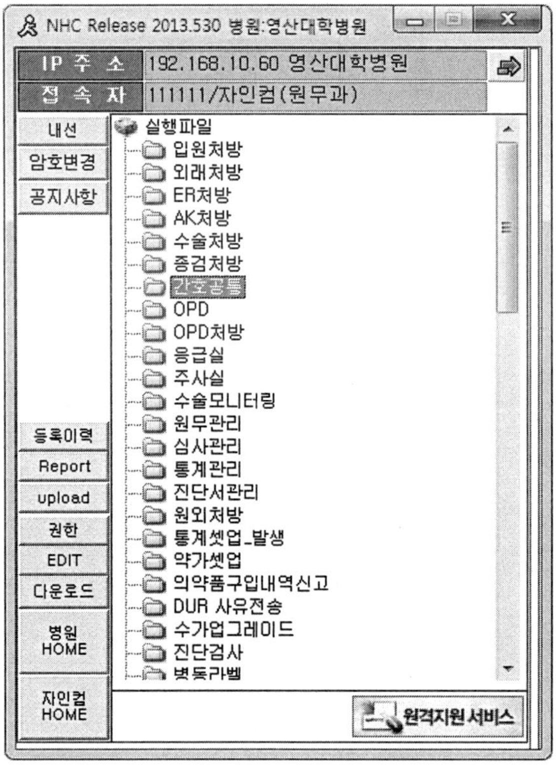

7.2.2 간호공통 메뉴화면

〈그림 7-3〉 간호공통 메뉴화면

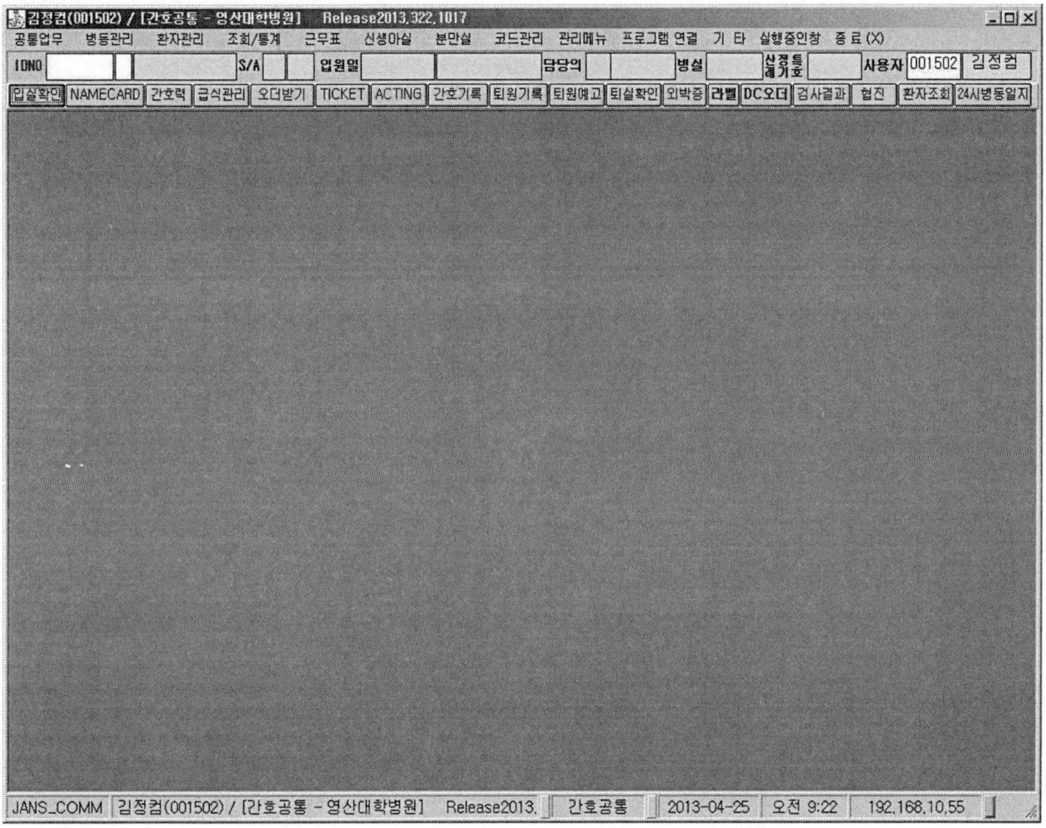

내용설명

① 공통업무 : 병동별 현황판, OCS 오더접수, ACTING 화면으로 구성되며 간호업무의 대부분이 이뤄지는 메뉴이다.

② 병동관리 : 각종 과별 간호력과 KARDEX를 관리하며 간호기록지 및 퇴원기록지를 기록, 병동별 일괄작업을 처리하고 TICKET 및 병동 네임카드를 출력한다.

③ 환자관리 : 환자가 입실했을 때 병실이 비었는지 확인하고 퇴실했을 때 병실관리를 하며, 타병동 전과 및 전실작업, 급식신청, 퇴원예고, 라벨출력을 신

청한다.

④ 조회/통계 : 각종 오더 내용과 통계내용을 조회하고 환자의 기초정보를 조회할 수 있다.

⑤ 신생아실 : 신생아실 각종 기록지를 관리하고 출생대장, 입원대장, 통계를 관리한다.

⑥ 분만실 : 분만실 각종 기록지를 관리하고 분만대장, 소 수술대장, 통계를 관리한다.

⑦ 코드관리 : 간호공통 업무에서 사용되는 기초코드를 관리한다.
각종 SLIP을 생성하고 용법시간관리 처치 코드 등을 관리한다.

⑧ 기타

- 전달사항 : 프로그램 수정사항이나 전달사항이 있을 때 전산실에서 입력한 내용을 확인할 수 있다.
- Update : 간호공통에서 사용되는 각종 리포트 파일을 다운로드 받을 수 있다.
- 인증서관리 : 간호공통 업무의 인증절차를 도와주는 메뉴이다.

7.3 업무처리 화면

7.3.1 병상배정(원무과)

1. 병상확인

입원등록 화면(<그림 7-4>)의 '병동 공BED 현황'(우측 상단의 부분화면)에서 빈 병상을 확인할 수 있다.

2. 퇴원예정병상 확인

입원등록 화면에서 퇴원예정병상(우측 중앙의 부분화면)을 확인할 수 있다.

3. 병상배정

입원등록 화면에서 환자조회, 병상확인 및 병상배정 후 입원등록을 할 수 있다.

4. 입원약정서 출력

입원등록 화면에서 [입퇴원요약서출력] 버튼(우측 하단)을 클릭하면 입원약정서를 출력할 수 있다(<그림 5-45> 참조).

7.3.2 입원등록(원무과)

[원무관리] → [등록] → [입원등록]

〈그림 7-4〉 입원등록 화면

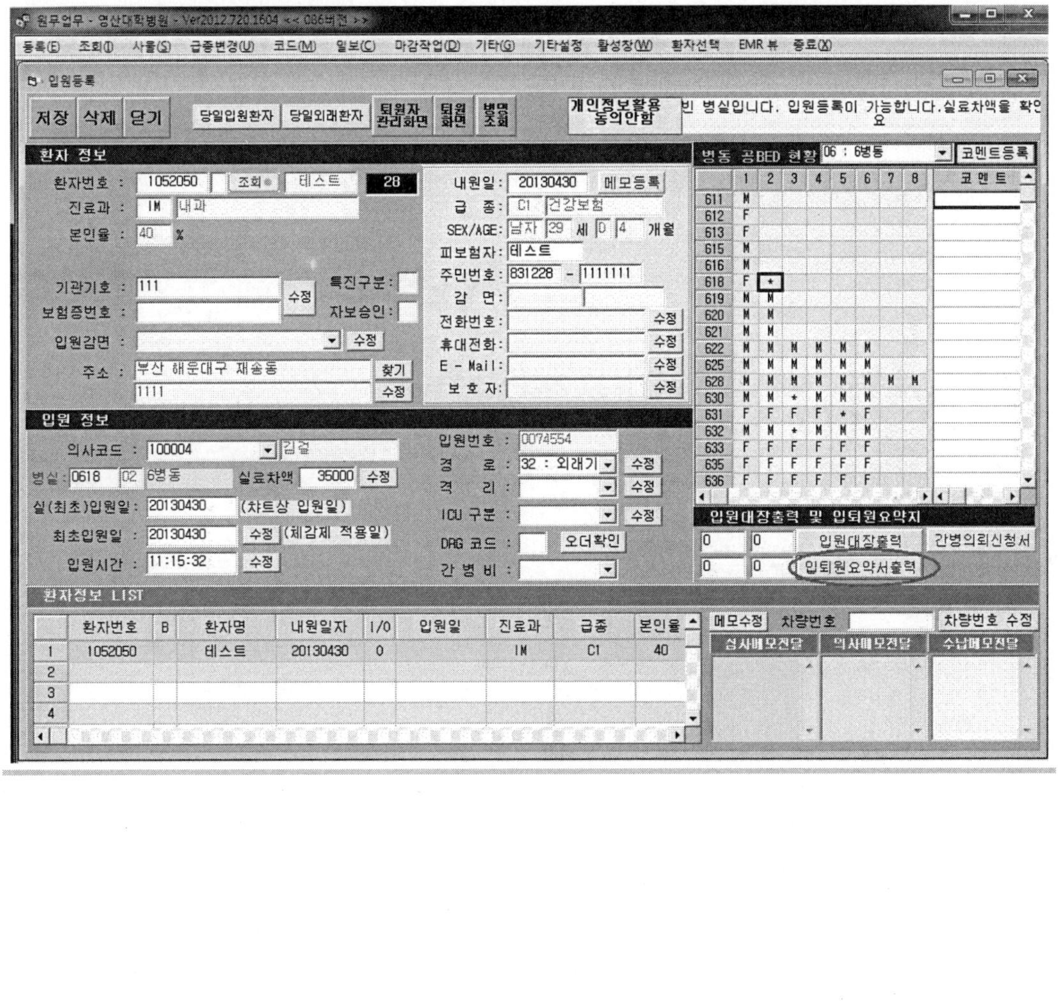

7.3.3 입실확인(입원확인)

원무과에서 입원등록이 되면 환자가 간호공통의 입원확인 리스트에 조회된다. 환자가 병동에 오기 전에 병실의 상황에 따라 입원확인 상태를 거쳐서 재원자가 된다.

[간호공통] → [공통업무] → [입실확인]

〈그림 7-5〉 입실확인 화면

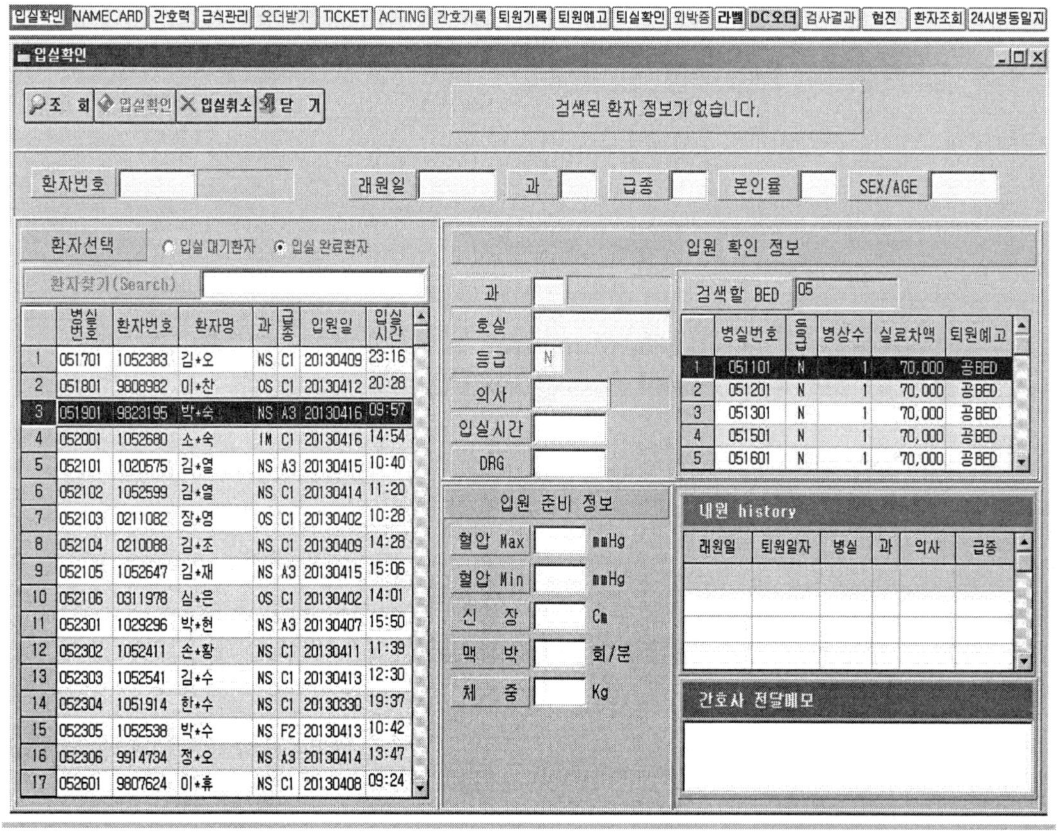

내용설명

① 환자리스트 상단의 환자선택에서 [입원확인 등록할 환자]에 환자가 조회되면 입원 확인이 미완료된 상태이며, 해당 환자를 선택하고 정보 조작 후 [저장]하면 재원자로 등록된다.

② [입원확인 등록 환자]에 조회되는 사람들은 현재 재원자를 나타낸다.

③ 처음 입원등록이 됐을 때 원무과에서 선택된 BED가 가용 중이거나 실제로 환자가 퇴실을 하지 않은 상태에서는 입원확인을 할 수 없기에 해당란에서 같은 병실이지만 새로운 BED를 선택하고 입원확인을 등록하면 원무과에서 선택한 BED를 무시하고 저장된다.

예 원무과에서 120201로 입원등록을 했지만 120202로 전산등록을 할 수 있다.

④ 입원확인을 취소할 경우 : 재원자[입원확인 등록환자]에서 취소할 재원자를 선택한 후 [삭제]를 하면 [입원확인 등록할 환자]로 환자리스트가 넘어가면서 원무과에서 입원등록을 취소할 수 있다.

7.3.4 간호력 작성

환자의 기초 간호 정보를 관리하는 화면이다. 입원경위, 주증상, 과거 병력 및 현재 병력 등을 참고로 환자 관리의 기초 자료가 된다.

[간호공통] → [공통업무] → [간호력]

〈그림 7-6〉 간호력 작성 화면

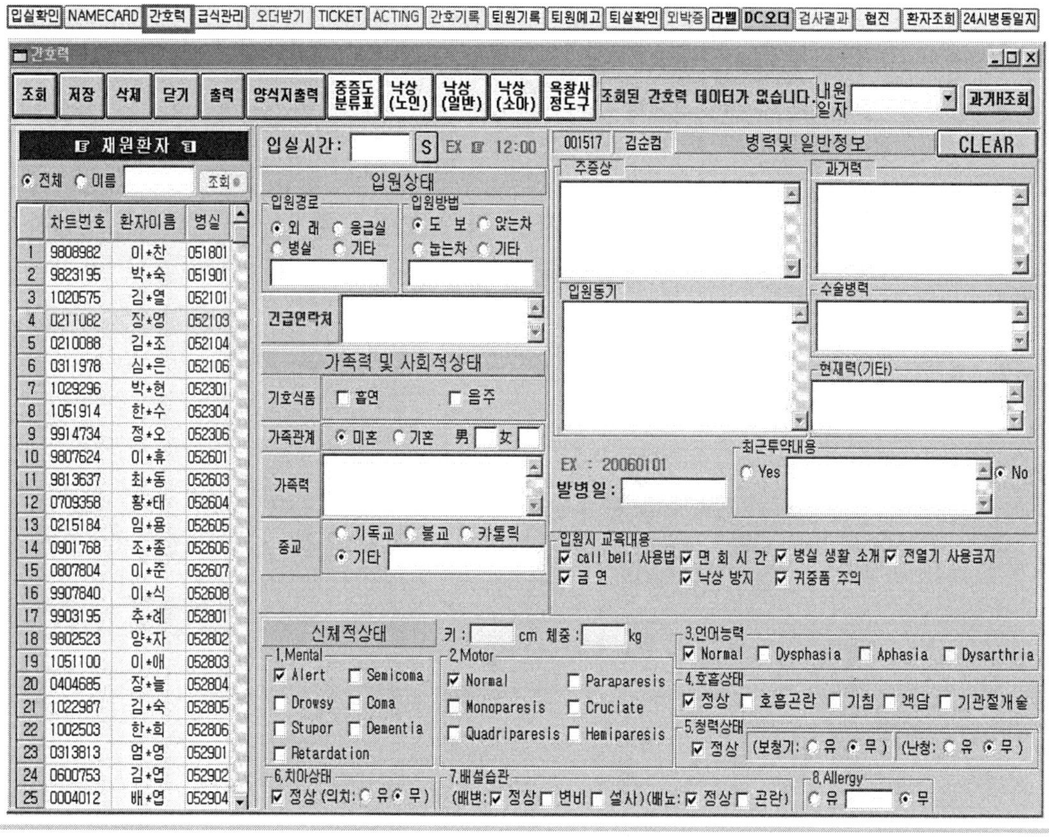

내용설명

① 왼쪽 환자리스트에서 환자를 선택 후 [병태 및 병력], [정신사회적상태], [신체적 상태1], [신체적 상태2], [신체적 상태3], [입원교육] 등의 정보를 필요한 것만 입력 후 등록하고 EMR 등에서 차트관리를 한다.

② V/S 정보는 자동으로 V/S 테이블로 자동 입력이 되기 때문에 입실 시간에 V/S은 별도로 입력하지 않아도 된다.

7.3.5 급식관리

1. 식사 처방전

환자가 입원 등록되는 시점부터 급식관리를 하며, 일단위로 변화되는 급식정보가 영양실로 바로 제공되고 관리권한은 영양실에서 가지게 된다.

[간호공통] → [공통업무] → [급식관리]

〈그림 7-7〉 식사 처방전 화면

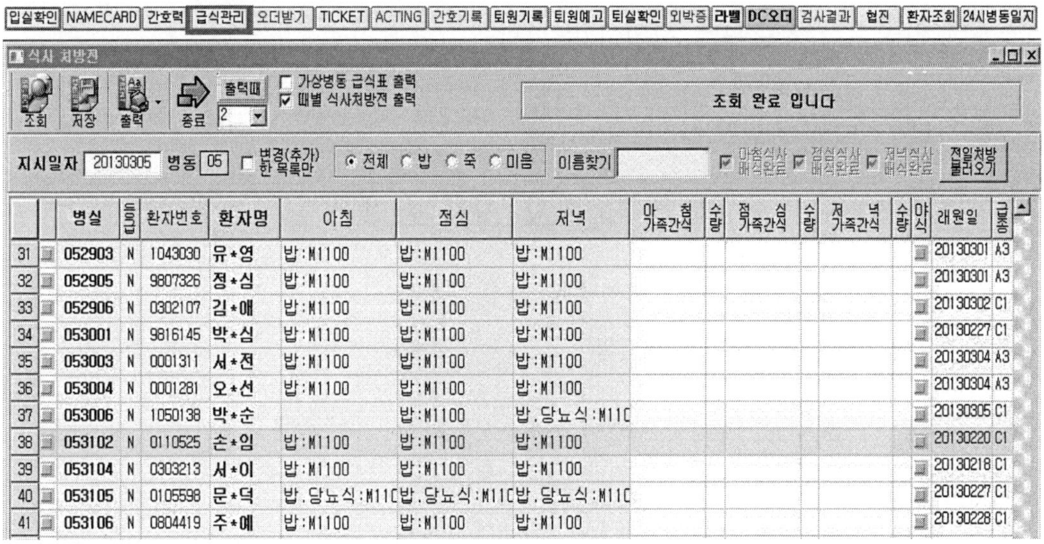

■ 내용설명

① 아침, 점심, 저녁 끼니를 선택해서 영양실에 바른 급식정보를 알려주는 화면이다.

② 각 식사 때마다 더블 클릭하면 식이를 선택할 수 있는 화면이 나타난다.

③ 상단의 [전체][밥][죽][미음] 중 하나를 선택하면 선택된 내용의 코드만 나타난다.

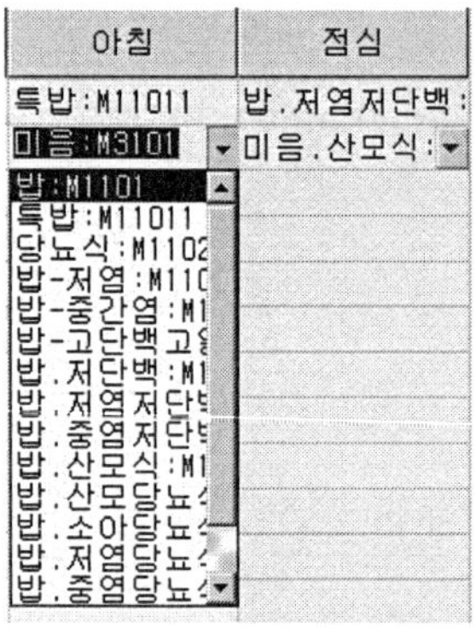

2. 환자 식사 처방전

출력 시 나타나는 내용으로 각 환자리스트와 출력 때의 급식정보 그리고 식이 종류별 카운터가 출력되게 되어 있습니다.

〈그림 7-8〉 환자식사처방전 출력양식

환자 식사 처방전

병 동 : 05　　지시일자 : 20130315　　식사때 : 점심

병실	환자명	식사명	가족식	칼로리	코 멘 트
053004	박*경	밥			
053005	이*덕	밥			
053006	황*혜	밥			
053101	이*엽	밥			
053102	김*례	밥			
053103	최*덕	밥			
053104	김*연	밥			313호
053106	김*예	밥			
053201	김*미	밥			

7.3.6 오더받기

1. 오더접수

의사의 처방지시를 받아, 약국, 검사실, 방사선, 기타 특수검사실로 오더를 전송하기 위한 첫 번째 작업화면이다. OCS에서 오더가 전송된 후 간호공통에서 오더받기를 시행하지 않을 경우 오더는 지원부서로 전송되지 않는다.

[간호공통] → [공통업무] → [오더받기]

〈그림 7-9〉 오더접수 화면

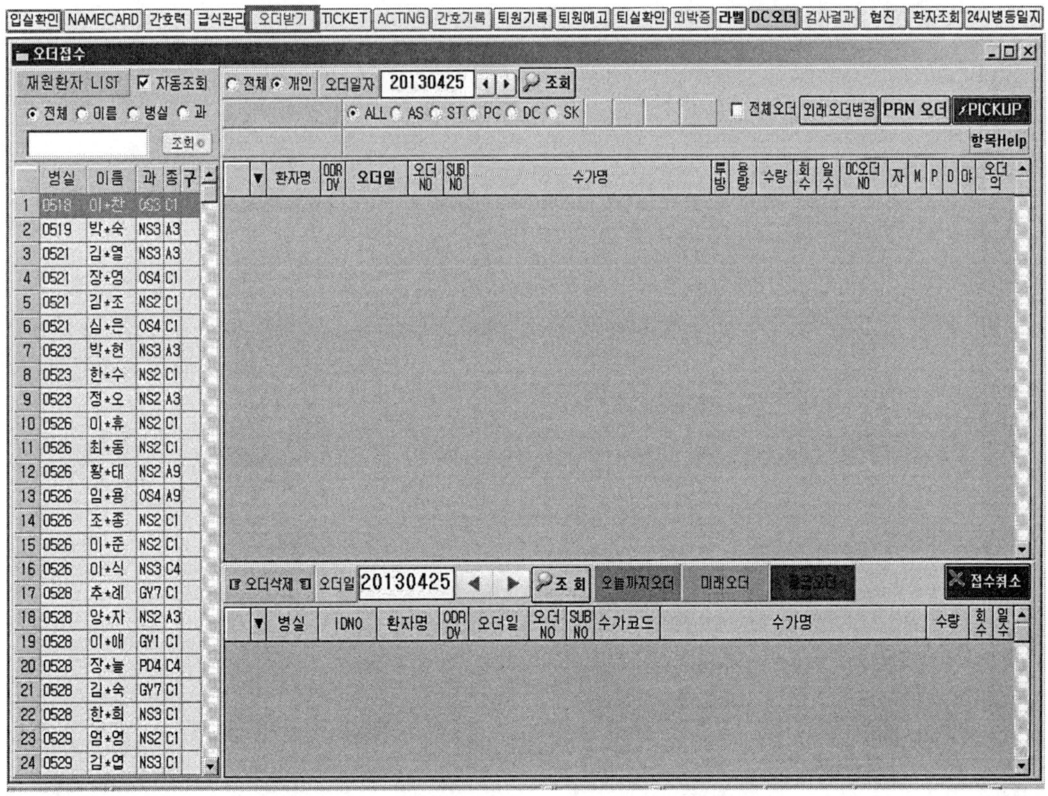

내용설명

① 재원환자리스트 : 오더 받을 환자리스트는 색깔이 변해서 구분되어 있고 환자를 선택하고 있을 때는 색깔이 변하지 않는다.

② 병실, 환자이름, 과로 구분된다.

- 과 : 환자의 입원과를 나타낸다.
- 구

  A : 당일 입원한 환자

  D : 당일 퇴원할 환자

③ 상단에 전체/이름/병실/과 등으로 특정 환자를 공란에 입력하고 [Enter] 키를 누르면 해당 내용을 찾을 수 있다.

2. 오더픽업

환자에 대한 오더를 확인하고 오더픽업을 한다.

〈그림 7-10〉 오더픽업 화면

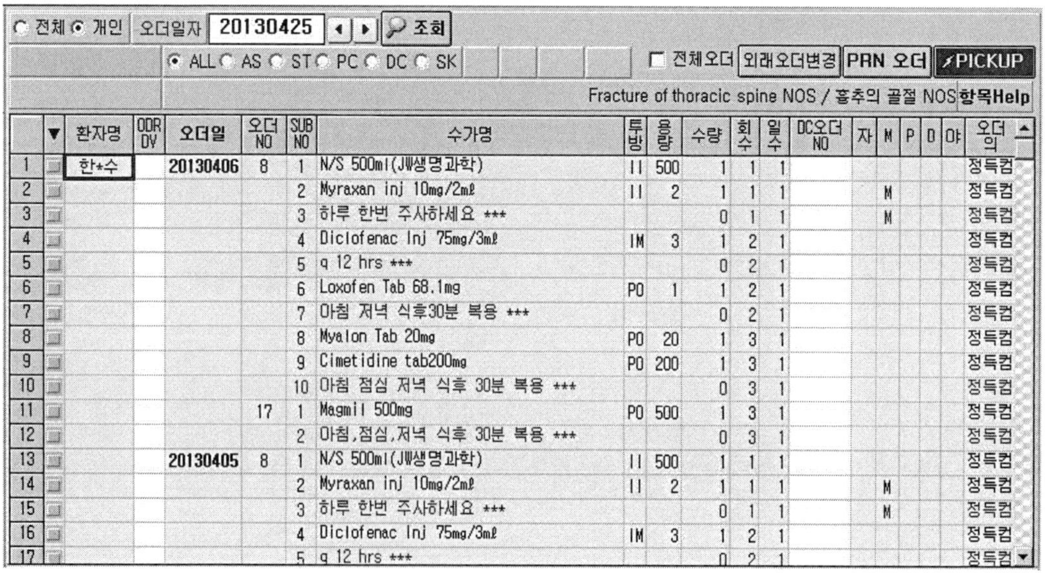

7.3.7 ACTING

오더 접수 화면에서 오더를 픽업받으면 해당 오더를 시행 후 기록을 남길 때 사용하는 화면이다. 투약, 주사, 수액, 검사, 방사, 혈액, 혈당, 처치재료 등 모든 오더 내용을 표시하고 해당 오더에 대해서 SIGN을 남길 때 사용된다.

[간호공통] → [공통업무] → [ACTING]

〈그림 7-11〉 ACTING 화면

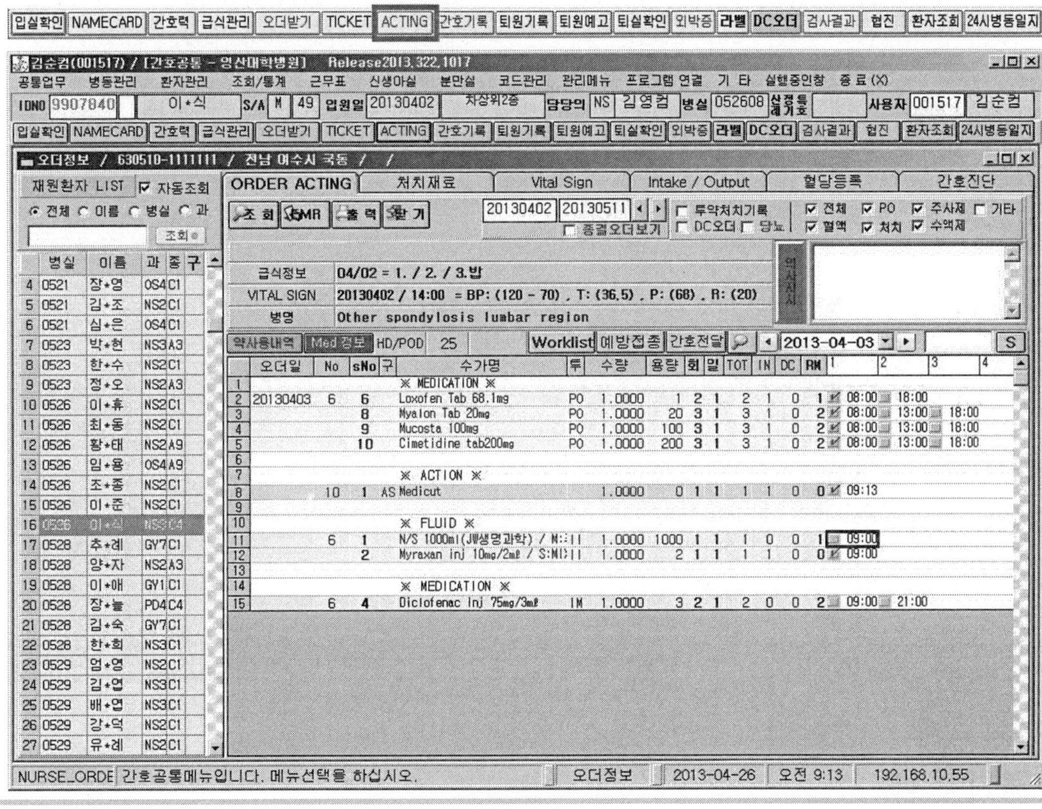

내용설명

간호공통의 대부분의 업무를 포함하고 있으며 오더 접수 한 약, 주사, 검사에 대한 확인, 추가 처치재료입력, 혈당등록, I/O 등록, V/S 입력, 병명, 식이, 의사지시 내용 등 전반적인 간호업무가 이루어진다.

7.3.8 간호기록 작성

병동환자에게 일어나는 전반적인 간호기록에 대해서 기본 프로토콜을 이용 , 간호 NOTE를 하게 된다.

[간호공통] → [공통업무] → [간호기록]

〈그림 7-12〉 간호기록 화면

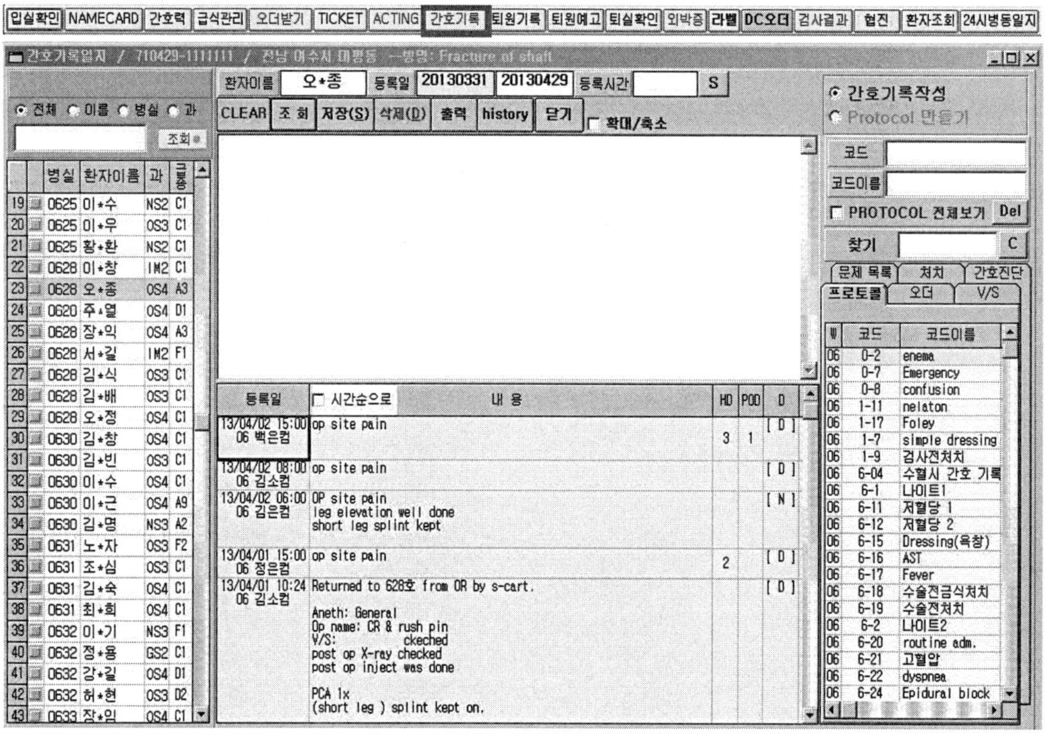

내용설명

① 환자리스트, 기록내용보기, 기록 작성, 프로토콜로 나눠져 있다.

② [간호기록 작성] : 만들어져 있는 프로토콜을 사용해서 해당 간호기록을 작성할 때 모드이다.

③ [Protocol 만들기] : 아래의 코드를 만들 때 사용되는 모드이다.
[코드] : 병동마다 각자의 중복되지 않는 코드를 만들어 사용하면 된다.

예 C−10 , C_10 , C10 등.

[코드이름] : 해당 프로토콜의 대표이름을 입력합니다.
적당한 길이로 코드이름을 잡으시고 [찾기]에서 찾거나 직접 내용을 확인할 때 사용되므로 적당한 내용을 대표하는 이름으로 만들면 된다.

7.3.9 중간계산서 작성

입원환자에 대해 발생되는 진료비를 출력하며, 주로 입원 시 중간계산서 용도로 많이 사용된다(원무과).

[원무관리] → [등록] → [중간계산서발행]

〈그림 7-13〉 중간 및 퇴원청구서 발행 화면

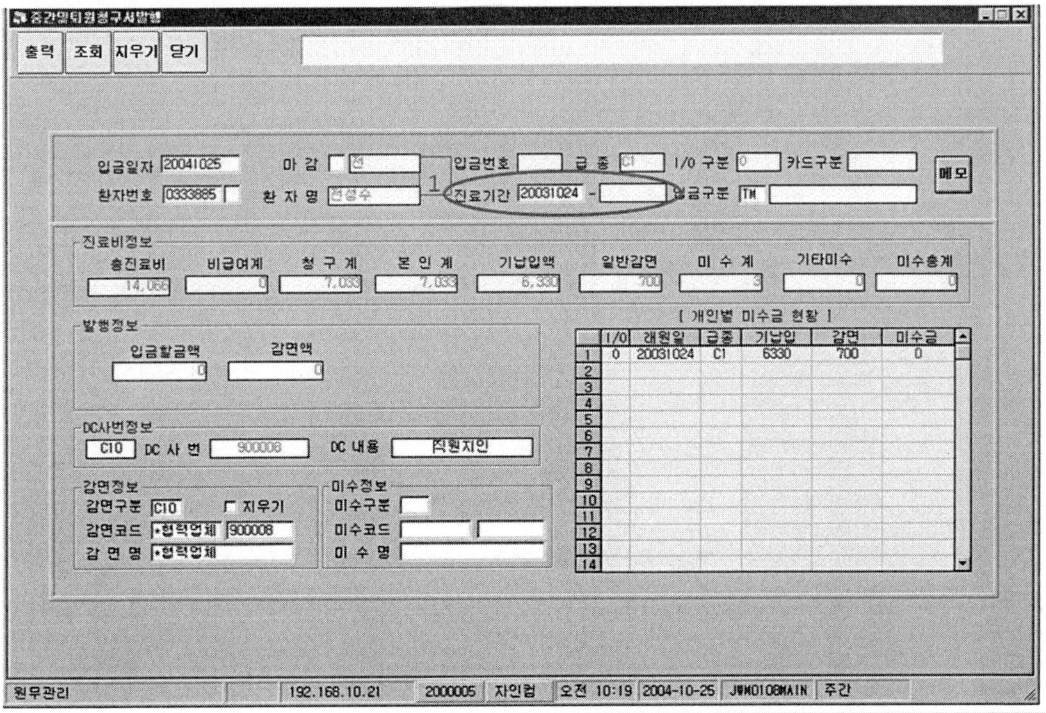

7.3.10 전과전실 업무

1. 전과전실 등록

재원자의 진료과를 변경 하거나 전실을 하실 경우 사용되는 화면이다.

[간호공통] → [환자관리] → [전과전실]

〈그림 7-14〉 전과전실(간호공통) 화면

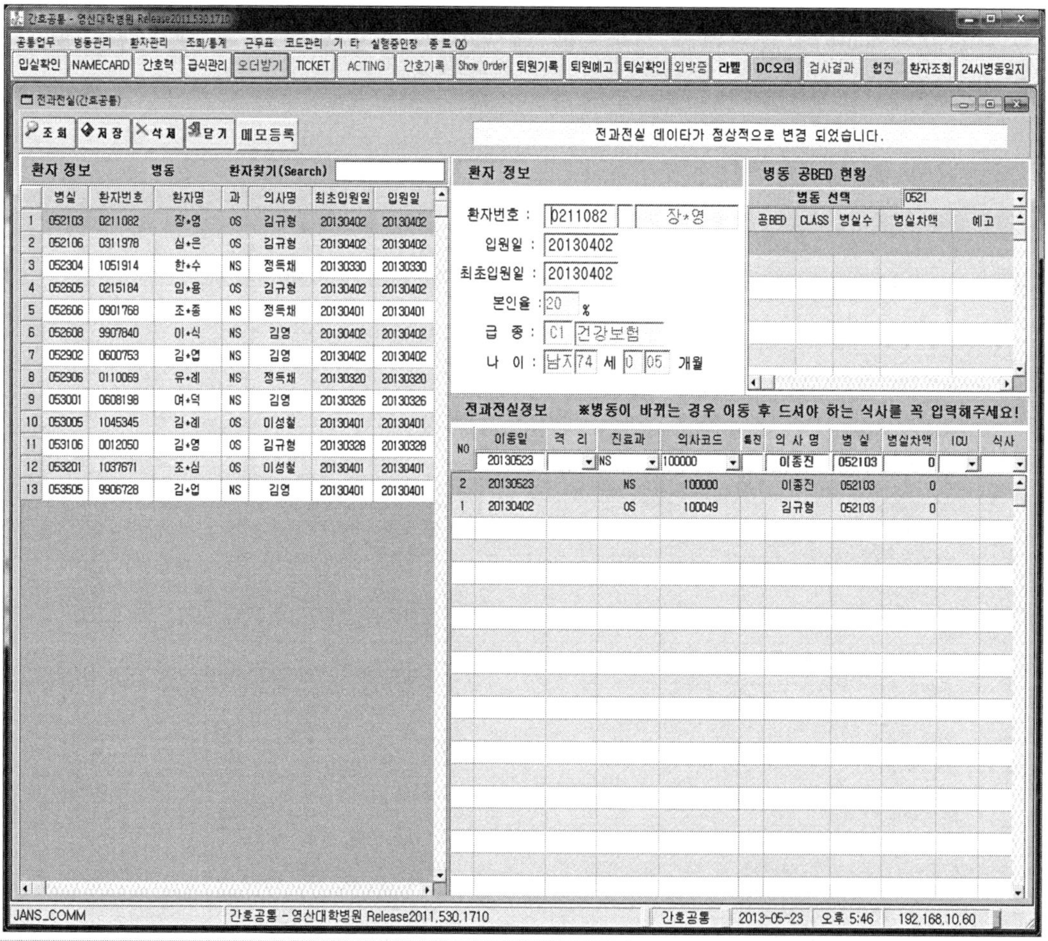

내용설명

원무과에서도 동일한 기능의 프로그램을 사용하고 병동에서 직접 TRANS 시킬 때 사용한다.

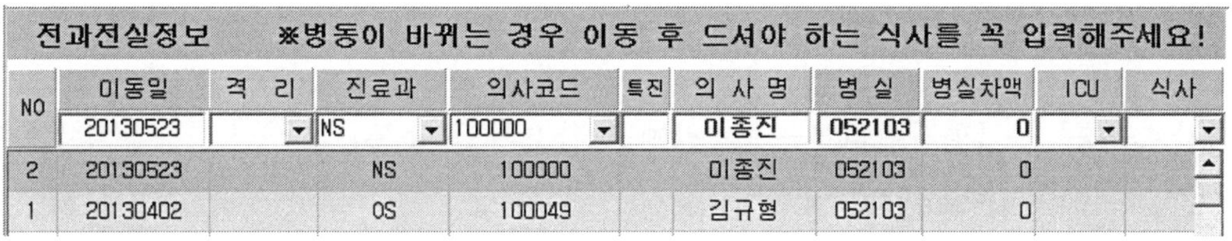

작업순서

① 전실만 할 경우 : 환자리스트에서 환자를 선택 후 병동 공BED 현황에서 TRANS 하실 병동을 선택 후 병동 중 공BED를 선택하고 선택된 내용이 아래 화면 [병실]에 맞게 나왔는지 확인 후 [저장]하면 된다.

② 전과를 할 경우 : 하단의 [진료과]에서 과를 선택하고 [의사코드] 에서 의사를 선택 후 [저장]하면 전과가 이루어진다.

7.3.11 퇴원등록

1. 퇴원예정일 등록

환자가 퇴원할 시점이 되었을 때 심사과에 환자가 퇴원 한다는 정보를 미리 알려줄 수 있는 기능이다.

[간호공통] → [환자관리] → [퇴원예고/간호확인 등록]

〈그림 7-15〉 퇴원예고 화면

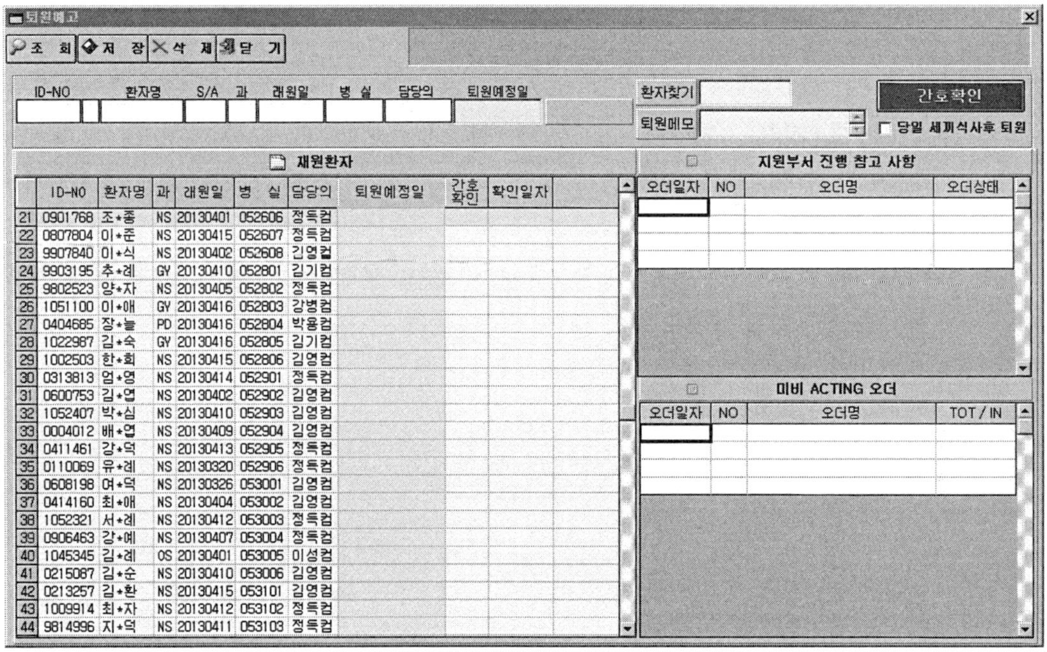

항목설명

① 퇴원예정일을 더블 클릭 시 나타나는 달력에서 퇴원 예정 일자를 미리 지정하고 등록하면 된다.

② 진료과장이 RT [퇴원오더]를 내어 주실 때는 자동으로 퇴원예정일이 퇴원 약이 난 날짜로 입력되도록 되어 있다.

③ [등록] 시 완료확인란에 [간호확인]이란 글자가 들어가면서 환자가 실제 퇴

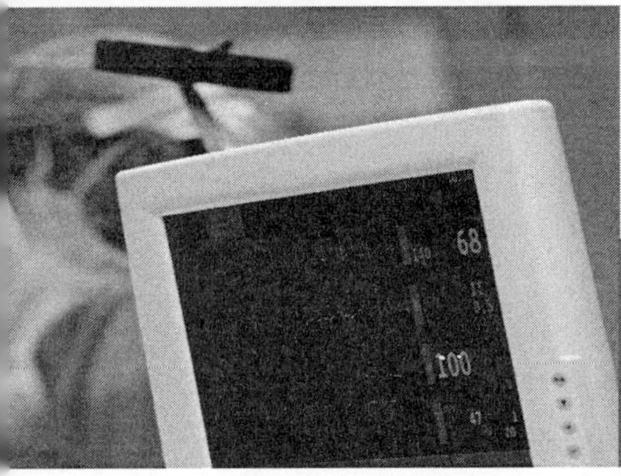

제 8 장 응급실

원하는데 이상이 없다는 확인을 남기게 된다.

④ [식사확인안함] : 환자가 퇴원 시 식사코드에 [퇴원코드]를 넣어주는데 퇴원코드가 부득이하게 안 들어가는 경우의 환자는 여기를 체크하고 [간호확인]하면 식사코드는 체크하지 않는다.

⑤ [미결과오더] : 검사, 방사, 기타검사 중 결과가 등록이 안 된 상태의 내용을 보여준다. 퇴원시점에 DC 처리해야 하는 경우의 검사는 여기서 확인하고 먼저 DC처리 작업을 선행한 후 [간호확인]을 한다.

2. 퇴원등록

[원무관리] → [등록] → [퇴원등록]

〈그림 7-16〉 퇴원등록 화면

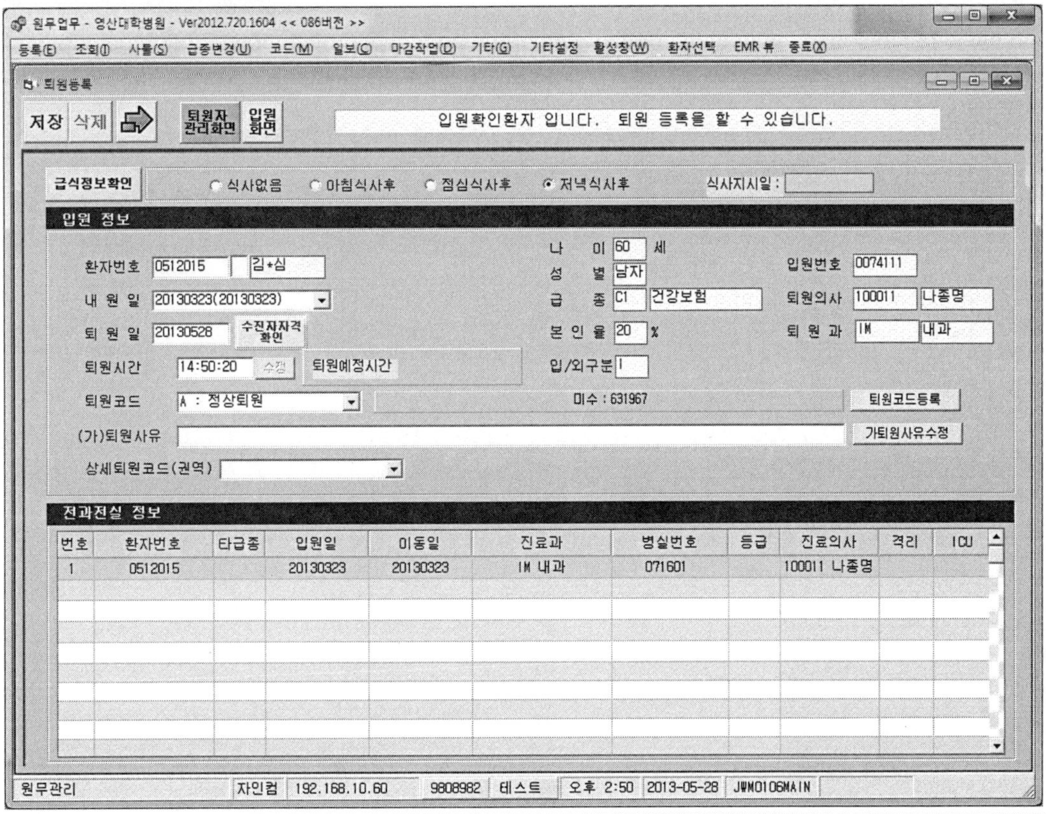

7.3.12 가퇴원등록

[원무관리] → [등록] → [가퇴원정리]

〈그림 7-17〉 가퇴원정리 화면

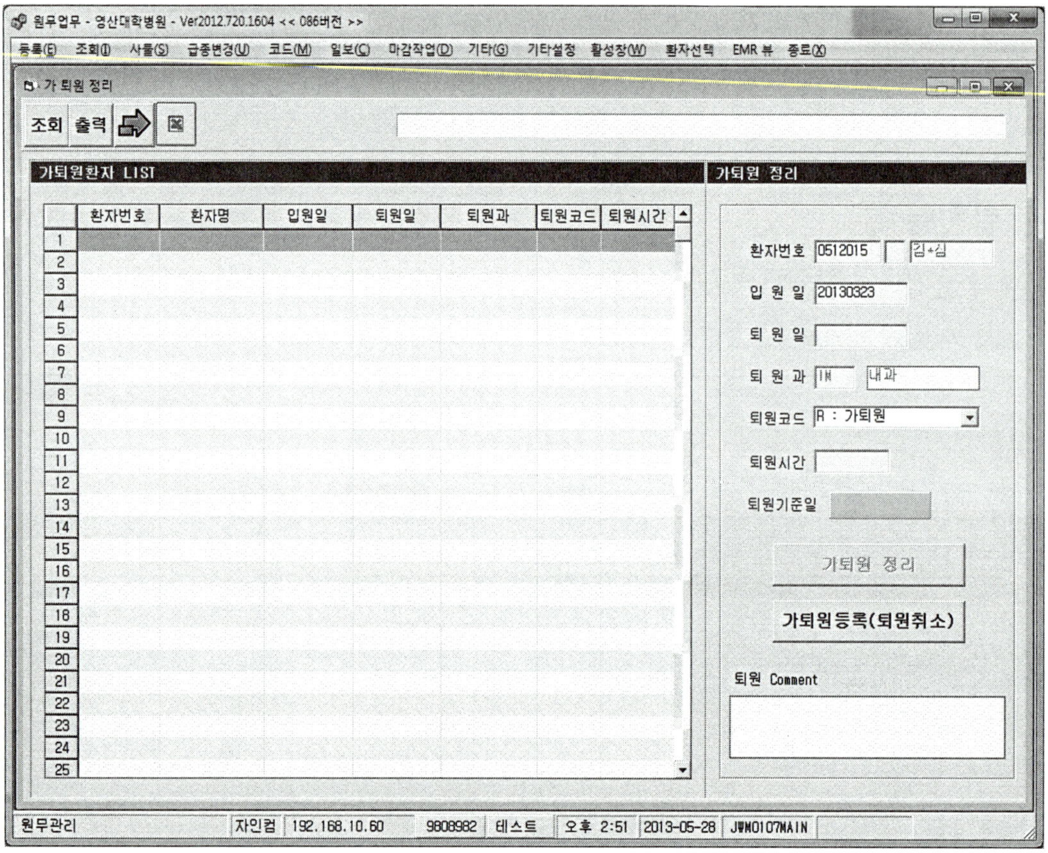

8.1 응급실 주요업무

8.1.1 응급의료의 개요

응급의료란 응급환자의 발생부터 생명의 위험에서 회복되거나 심신상의 중대한 위해가 제거되기까지의 과정에서 응급환자를 위하여 행하여지는 상담, 구조, 이송 및 응급처치 진료를 말한다.

「응급의료에 관한 법률」에서 정의하는 응급환자란 "질병, 분만, 각종 사고 및 재해로 인한 부상이나 기타 응급상태에서 즉시 필요한 응급조치를 아니하면 생명을 보존할 수 없거나 심신상 중대한 위해가 초래될 것으로 판단되는 환자"를 말한다.

응급처치는 응급의료 행위의 하나로서 응급환자에게 행하여지는 기도의 확보, 심장박동의 회복, 기타 생명의 위험이나 증상의 현저한 악화를 방지하기 위하여 긴급히 필요로 하는 처치를 말한다.

응급실 원무관리는 응급환자 내원시 환자파악을 시작으로 진료접수에서 응급실 퇴실 또는 입원수속까지 환자관리를 담당하며, 응급실 수익관리 및 구급차운행 등 전반적인 응급원무에 관련된 내용이다.

8.1.2 응급실관리 업무

응급실 원무는 응급환자 내원 시 환자파악을 시작으로 진료접수에서 응급실 퇴실 또는 입원수속까지의 환자관리를 말하며, 응급실 수익 및 구급차 운행관리를 담당한다. 응급실 원무부서는 응급실을 방문하는 환자의 접수, 관리 및 진료비 계산, 입퇴원 수속 뿐만 아니라 야간이나 공휴일에는 주간에 발생되는 원무행정과 관련된 모든 업무를 동시에 수행해야 한다. 따라서 주간에 발생되는 원무업무에 대한 전반적인 지식을 필요로 한다.

응급실 근무 중 발생한 모든 사항은 다음날 주간 근무자에게 인계하도록 한다. 단, 진료비를 수납한 금액은 수납집계표와 함께 보관하도록 하고 기본준비금(전도자금)은 당직자끼리 서로 인수·인계하도록 한다. 업무 인계 시에는 환자수, 진료비 및 영수증뿐만 아니라 환자의 특성 및 개별적인 사항도 인수자가 충분한 정보를 가질 수 있도록 인계하여야 한다. 다만, 야간 근무 중 발생되는 문제점들은 야간 원무담당자가 모두 해결하기에는 어려움이 있으므로 주간 담당자에게 인계하여 해결하도록 한다.

응급실 원무업무의 세부적인 내용은 다음과 같다.

① 응급환자의 접수 및 처방전 입력, 진료비 계산
② 행려환자, 무연고자, 사고 및 무의식 환자의 분류 인계
③ 입퇴원 수속
④ 당일 입원 또는 퇴원 취소
⑤ 입원환자의 전실이나 전과 관리
⑥ 제증명서 발급관리
⑦ 구급차 이용에 관한 업무
⑧ 기타 원무과에서 의뢰 또는 위임된 업무

1. 응급실 접수업무

응급실 내원환자는 진료접수와 관계없이 의학적 판단에 따라 즉시 치료에 들어갈 수 있도록 하고, 보호자로 하여금 진료접수를 하도록 한다.

상병원인, 보험수급자격, 계약관계 등을 명확히 하여 적용할 수가기준을 유형별로 전산에 입력하며, 응급실 내원환자에 대해 증상과 경위를 명확하게 하여 유형을 구분한 후 접수한다.

응급실 내원환자들의 유형을 보면 대개 다음과 같다.

① 사고로 인한 외상환자(교통사고, 화상, 산업재해 등)
② 외상은 없으나 즉각적인 진단이나 치료가 요구되는 환자
③ 중독환자(자살목적의 약물 복용, 연탄가스 중독 등)
④ 혼수상태의 환자(뇌출혈 등 출혈, 간성혼수나 당뇨에 의한 혼수상태의 환자)
⑤ 급성 충수염이나 복막염 등 환자

(1) 상병원인 파악

상병원인, 사고원인, 내원경위를 파악해야 하며, 상병원인에 따라 적용할 수가가 다르고 진료비 부담 주체의 결정과 진료방향에도 영향을 줄 수 있으므로 환자 및 동행자로부터 정확한 내용을 확인해야 한다. 자동차 사고는 교통사고 조사과정에서 가해자와 피해자가 서로 바뀌는 경우가 있으므로 처리에 신중을 기해야 한다.

간혹, 건강보험 급여제한이 되는 경우나 가해자와 합의 후 건강보험 적용을 목적으로 최초 내원 시 상병원인에 대한 진술을 번복하는 경우가 있으므로 기록을 반드시 남기도록 한다. 나중에 상해진단서 발급이나 급여제한여부 통보서의 기초자료로 이용되므로 가능한 한 진술자의 인적사항까지 기록해 두는 것이 좋다.

(2) 무연고자 관리

보호자가 파악되지 않은 상태에서 노상이나 사고현장에서 후송되어 온 무연고환자(행려환자)는 환자 인적사항 파악은 물론 진료비 수납에 문제가 있으므로 동행자나 이송자의 인적사항이나 차량번호를 파악하여 둔다. 경찰이나 119구급대가 이송한 경우에는 '응급행려환자 진료의뢰서'를 받아 두고 무연고자로 확인되어 진료비 수납이 어려운 경우에는 관할 시·군·구청에 의료급여 대상자 지정을 요청하여 진료비를 회수하도록 한다.

(3) 보호자 없는 무의식 환자관리

보호자가 없는 무의식환자 내원 시 이송자 또는 간호서, 직원 등 여러 사람이 환자의 인적사항을 파악하기 위해 소지품을 정리하며, 분실사고를 대비해 소지품 목록을 작성하여 기록을 남겨두고 신분증이 있을 때는 즉시 보호자에게 연락을 취한다.

(4) 환자유형별 처리방법

① 상해환자

좌상(타박상), 창상(피부나 점막 손상), 자상, 골절, 화상, 전기상 등 상해환자가 접수 시 건강보험 급여가 적용되지 않음을 설명해 준다. 환자가 건강보험 처리를 원할 경우에는 선급여 처리 후 공단에 '급여제한여부조회서'를 보낸다.

② 약물중독(DI : drug intoxication)

자살목적으로 음독, 약물과다 복용인 경우에는 보험급여가 적용되지 않음을 설명해 주고, 보호자가 거짓된 행위로 건강보험급여를 받으려고 의심되는 때에는 '급여제한여부조회서'를 건강보험관리공단에 보낸다.

③ 교통사고환자 접수

1차적으로 접수한 보호자에게 교통사고 여부를 확인하고 보험가입 여부, 차량번호, 피보험자를 확인하고 6하 원칙에 맞게 사고경위를 확인한다. 교통사고로 인한 진료이므로 건강보험 적용이 불가능하며, 자동차보험 수가로 적용시키게 됨을 설명한다. 직불로 처리를 할지 보증서로 처리할지를 확인하고, 지불보증팩스 안내문을 전달하고 보험사에 재확인을 통해 정확하게 처리한다.

④ 산재환자

산업재해로 인한 진료이므로 요양신청서 및 전원신청서가 본원에 미접수 시 건강보험으로 처리·적용한다.

⑤ 응급실 도착 전 사망(DOA : dead on arrival)

병원 도착 전 사망자를 말하며, 응급실로 접수하여 담당의사가 사망을 확인한다. 보호자의 의사에 따라 귀가 또는 영안실로 연락하여 시체를 영안실로 옮기며 사체검안서를 발급한다.

⑥ 응급실 도착 후 사망

응급실에서 진료 중 환자가 사망하였을 경우의사는 사망선언을 하고 보호자에게 사망사실을 알리며, 사망진단서 작성 후 영안실에 연락하여 사체를 영안실로 보낸다. 그리고 사망진단서를 발급한다.

⑦ 진단서, 차트복사로 접수하는 환자

접수 시 위임장, 가족관계증명서, 신분증을 확인 후 접수하며 응급실로 내원하여 응급실 진료를 받은 경우 응급실 접수 후 발급이 가능하다. 의무기록실에서는 업무시간 외에 환자가 내원하였을 경우, 발급 가능한 사항에 대해 설명한다.

2. 요양급여비용 계산

(1) 처방전 입력

응급실에서 발생되는 처방전의 입력 및 영수증 발행은 외래의 경우와 비슷하고 응급의료관리료가 추가된다. 환자가 6시간 이상 응급실에 머무르는 경우에는 입원으로 간주하여 입원료를 산정할 수 있다. 이 경우 환자는 입원부담률에 의해 계산되므로 환자의 본인부담 진료비는 줄어들게 된다.

병실부족으로 6시간 이상 응급실에 계속적으로 대기하는 경우에는 입원으로 등록한 후 발생되는 각종 처방전을 수시로 입력하여 진료비를 계산하도록 하고, 귀가 시에는 가계산 퇴원으로 처리할 수 있도록 한다. 응급처치료는 응급환자에게 응급처치를 시행할 경우 심야와 관계없이 50%를 가산하고, 의료기관 종별 가산율을 산정한다.

(2) 본인부담 진료비 수납

응급진료 후 귀가하는 경우에는 일단 수납을 하도록 한다. 환자의 의료보장유형 구분이 어려운 경우나 불확실한 경우에는 의료보장 적용이 가능하다고 확정하여 통보하는 것보다 주간 근무자에게 인계하고 정확한 사항을 확인할 수 있도록 조치해야 한다. 6시간 이상 진료한 환자의 경우에는 낮병동 입원자로 분류하여 건강보험의 경우 20%만 본인이 부담하므로 가계산에 의해 퇴원 조치하고 다음 방문 시 정산하도록 한다.

(3) 진료비 계산 시 유의사항

응급실 원무부서에서는 처방전 입력이 미숙하여 진료비 계산이 누락되는 경우가 발생할 수 있다. 응급진료의 성격상 진료에 중점을 두게 되므로 진료 후 처방전 미발행에 따른 진료비 계산이 누락되는 경우가 빈번히 발생할 수 있다. 또 검사나 방사선 촬영 등의 누락보다는 의사나 간호사의 처치행위와 치료재료 등이 누락되는 경우가 많다. 응급실에서는 진료비 누락을 방지하기 위해 기록이 간편한 폐쇄식 처방전을 많이 사용하고 있다.

(4) 응급진로 후 귀가 시

응급진료 후 귀가하는 경우에는 약의 투여방법이나 주의할 점을 충분히 설명하고 다음 방문이 필요한 경우에는 다음 진료예약을 하고 안내한다.

(5) 자진퇴원 시

환자진료 중 소생가능성이 없는 임종 전 퇴원(hopeless discharge) 시에는 직접 보호자의 '자진퇴원서약서'를 받아 퇴실확인증이나 퇴원 후 발생될 수 있는 여러 가지 문제의 책임소재에 대하여 병원이나 담당의사의 책임이 없음을 설명해 둔다.

이때 외상에 의한 경우나 약물중독 등 외인사인 경우에는 퇴원 후 빠른 시간 내에 사망진단서를 발급하여 관할 경찰서에 신고하고, 검사지휘서를 받은 후 입관이나 매장이나 화장을 할 수 있도록 한다.

3. 응급실 업무흐름

〈그림 8-1〉 응급실 업무흐름도

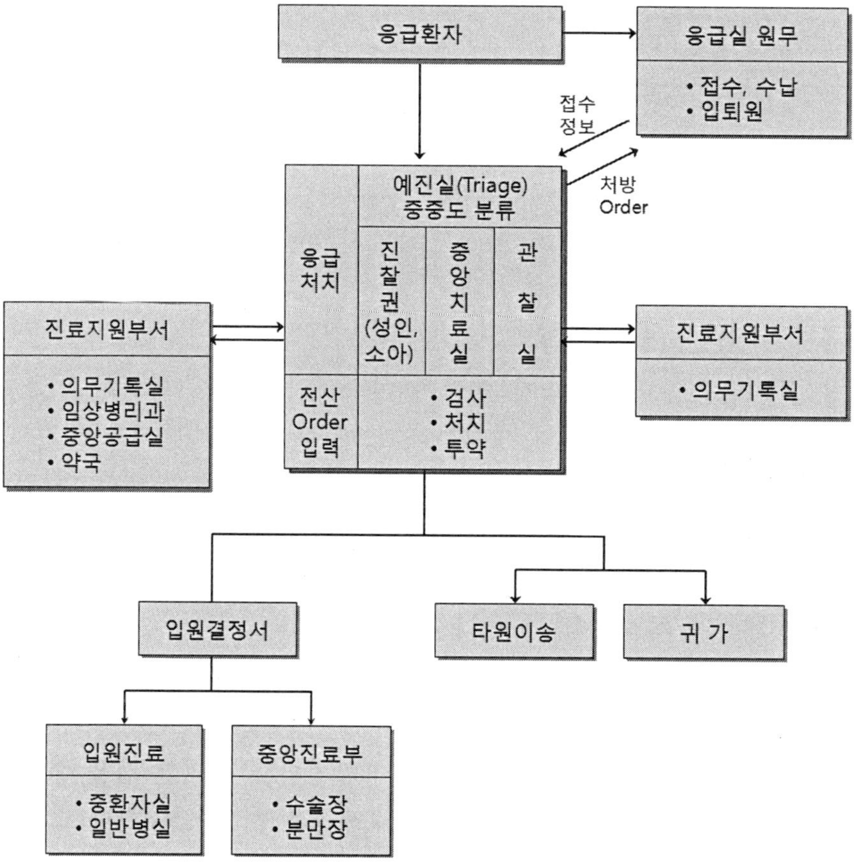

8.2 메뉴화면

8.2.1 단위업무 메뉴화면

아래의 메뉴화면에서 응급실을 선택하고 실행시킨다.

〈그림 8-2〉 응급실선택 메뉴화면

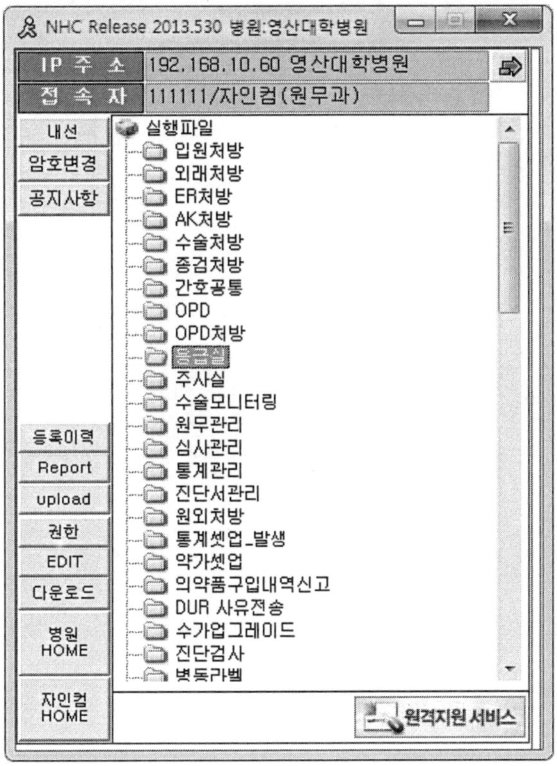

8.2.2 응급실 메뉴화면

〈그림 8-3〉 응급실 메뉴화면

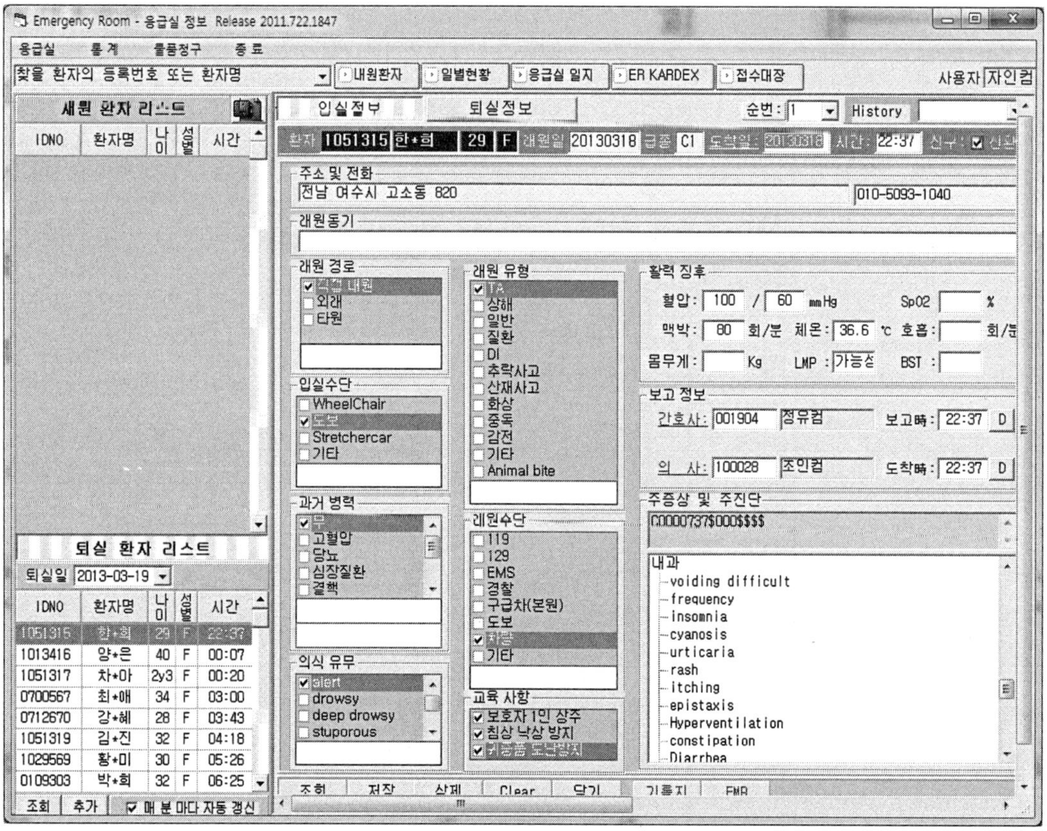

내용설명

① 재원환자 리스트 : 현재 응급실의 재원 환자 현황을 표시한다.

② 대기환자 리스트 : 내원일의 응급실 입실 대기자 현황을 표시한다(원무과 접수시 ER과 접수자).

③ 퇴실환자 리스트 : 퇴실일별 응급실 퇴실 환자 현황을 표시한다.

④ 대기환자 리스트 : 버튼을 클릭하면 퇴실환자 리스트 현황으로 전환이 가능하다.

8.3 업무처리 화면

8.3.1 응급실 접수

응급환자가 응급실을 방문하였을 경우 접수등록하는 화면이다.

[원무관리] → [등록] → [환자접수등록]

〈그림 8-4〉 환자접수등록 화면

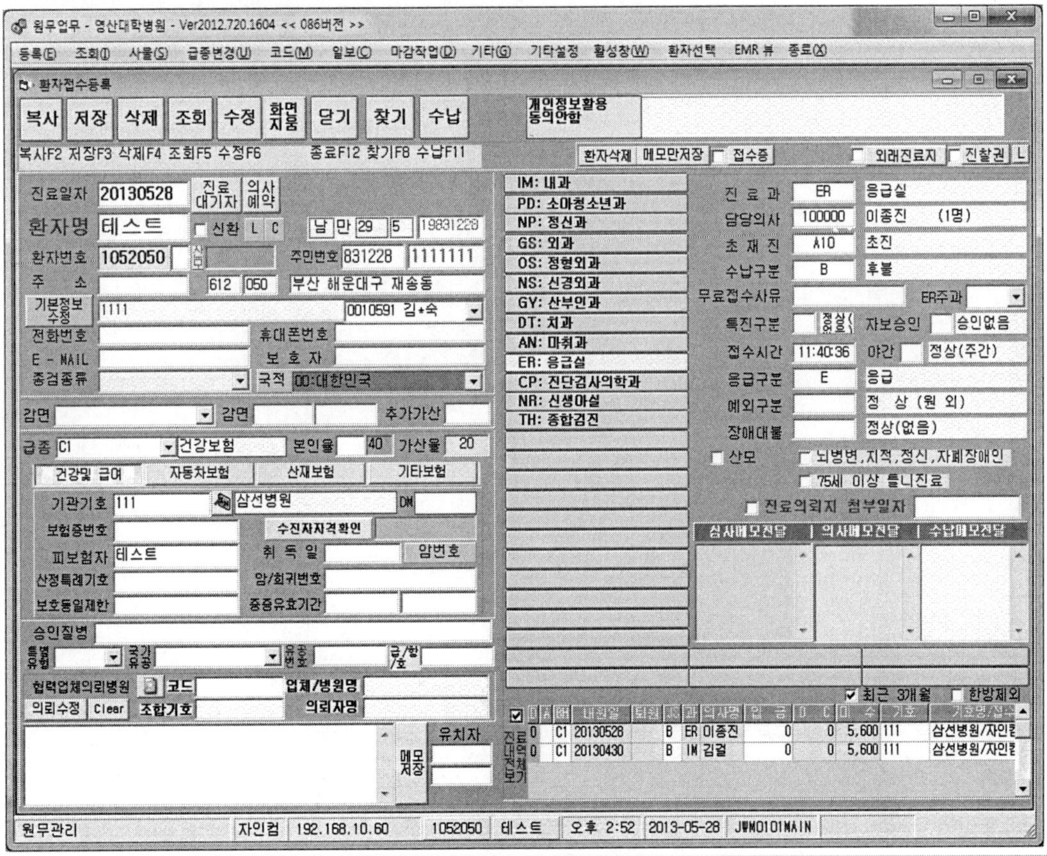

8.3.2 처방입력

응급실의 응급환자에 대한 처방을 입력하고 전달하는 화면이다.

[입원처방]

〈그림 8-5〉 입원 처방전달 화면

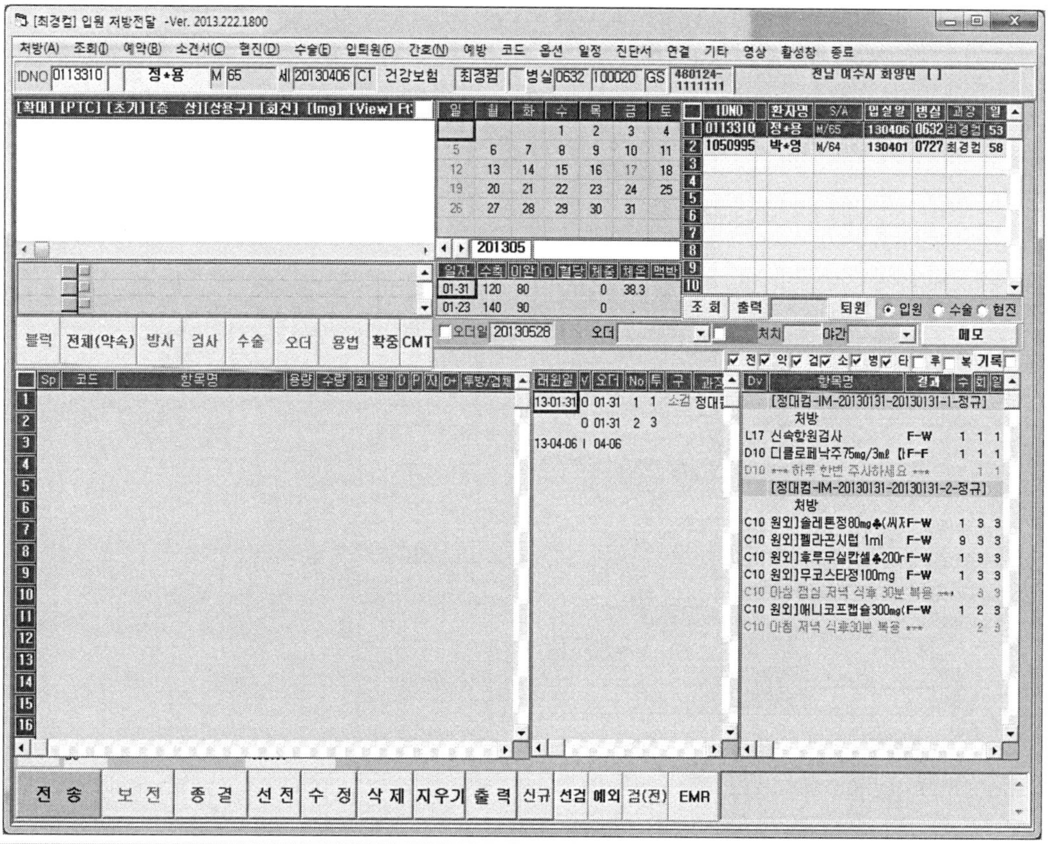

8.3.3 진료비 계산

응급실 환자에 대한 진료 후 진료수가를 계산하는 화면이다.

[원무관리] → [등록] → [진료수가계산]

〈그림 8-6〉 진료수가계산 화면

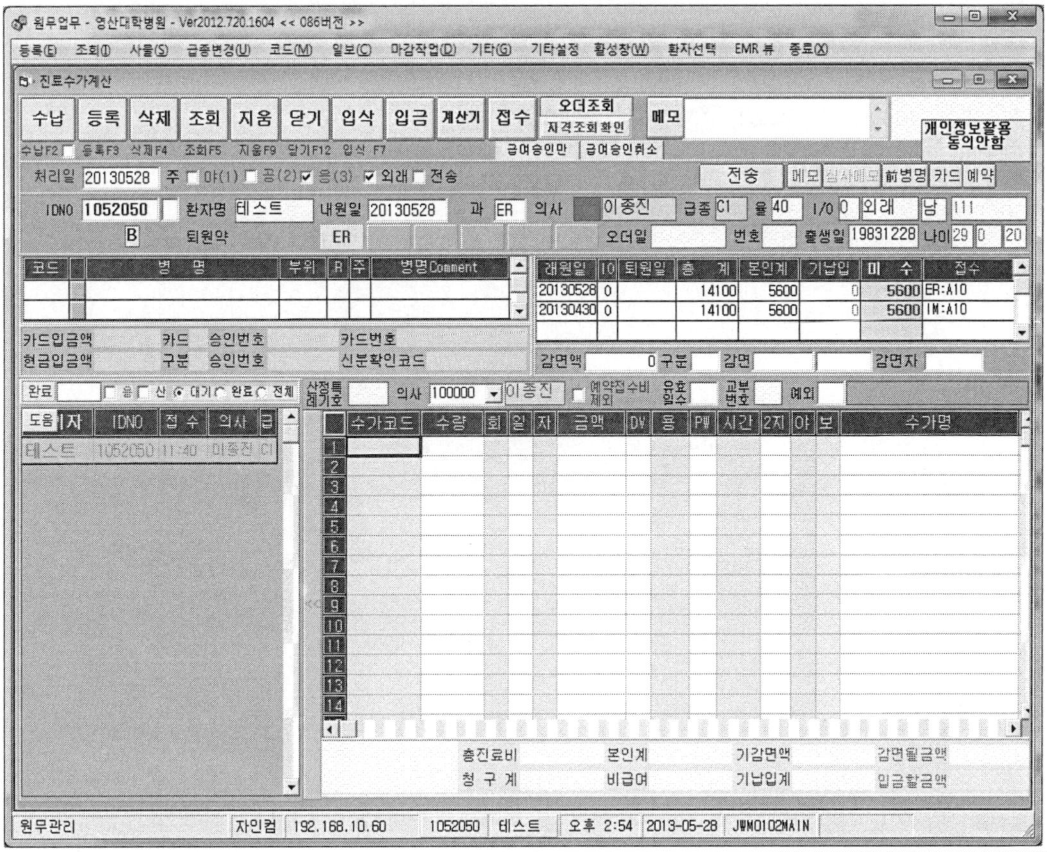

8.3.4 수납

응급실 환자에 대한 진료비를 수납하기 위한 화면이다.

[원무관리] → [등록] → [입금표등록]

〈그림 8-7〉 입금표등록 화면

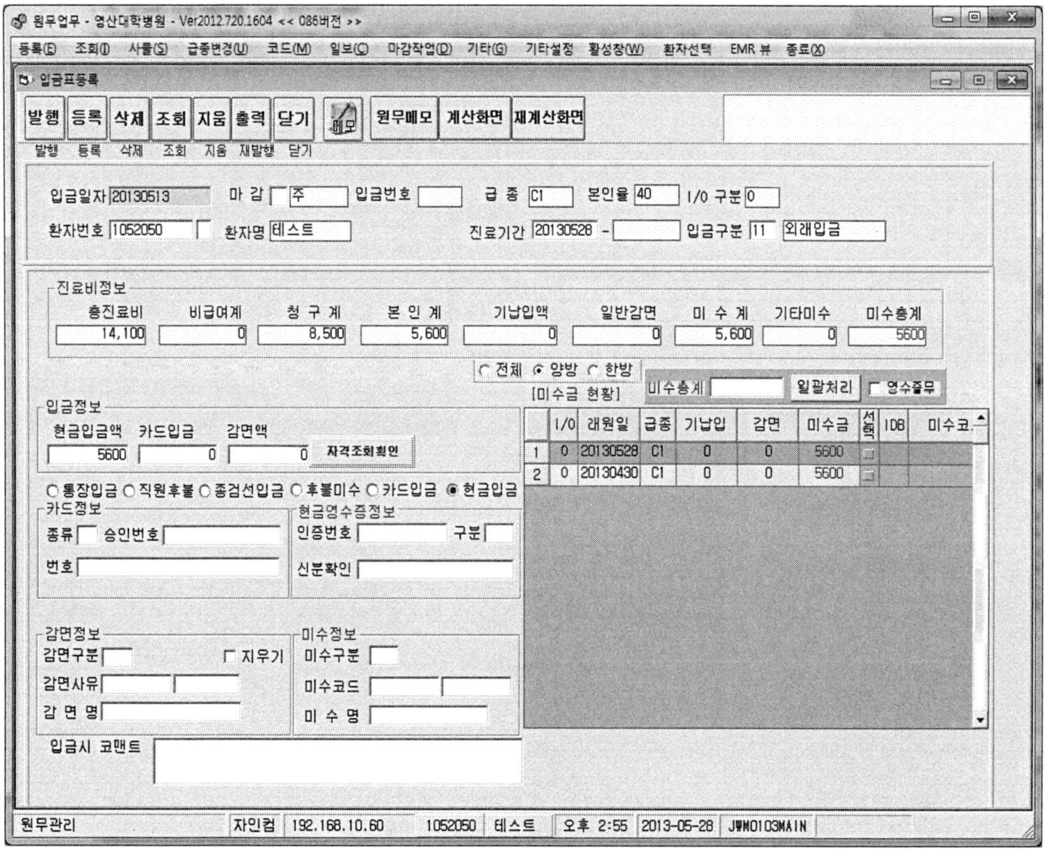

8.3.5 입퇴원관리

1. 입원등록

[원무관리] → [등록] → [입원등록]

〈그림 8-8〉 입원등록 화면

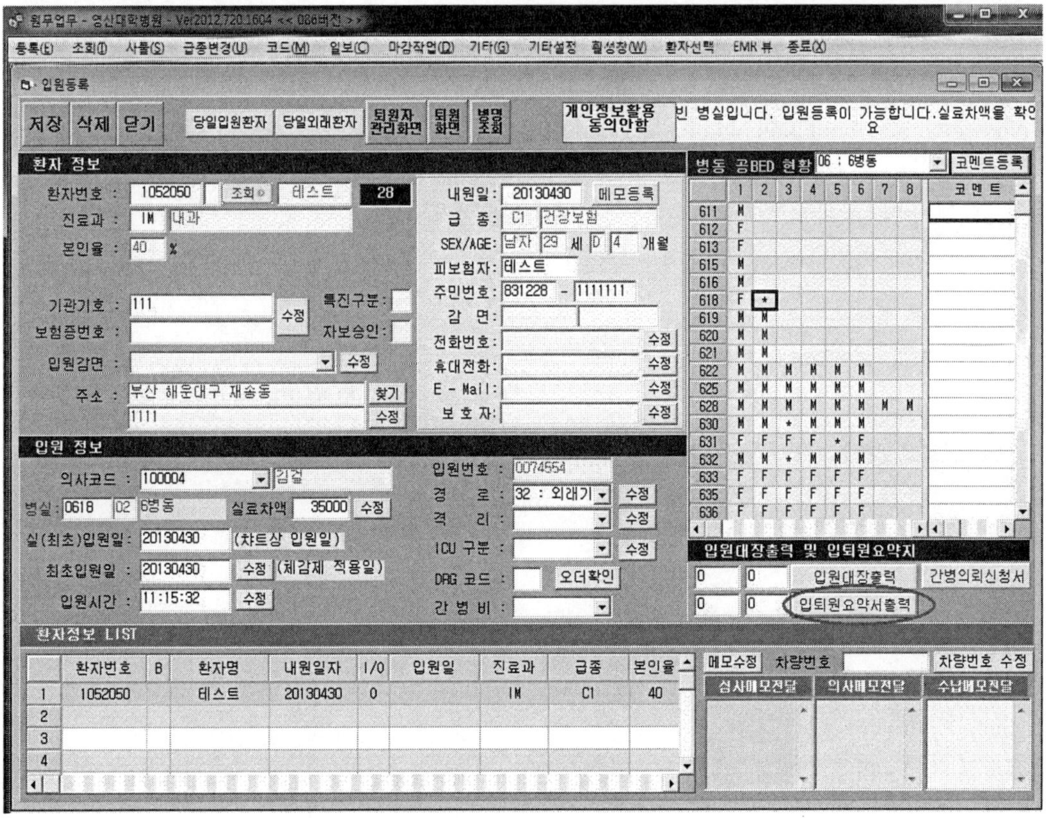

2. 퇴실등록

[원무관리] → [등록] → [퇴원등록]

〈그림 8-9〉 퇴원등록 화면

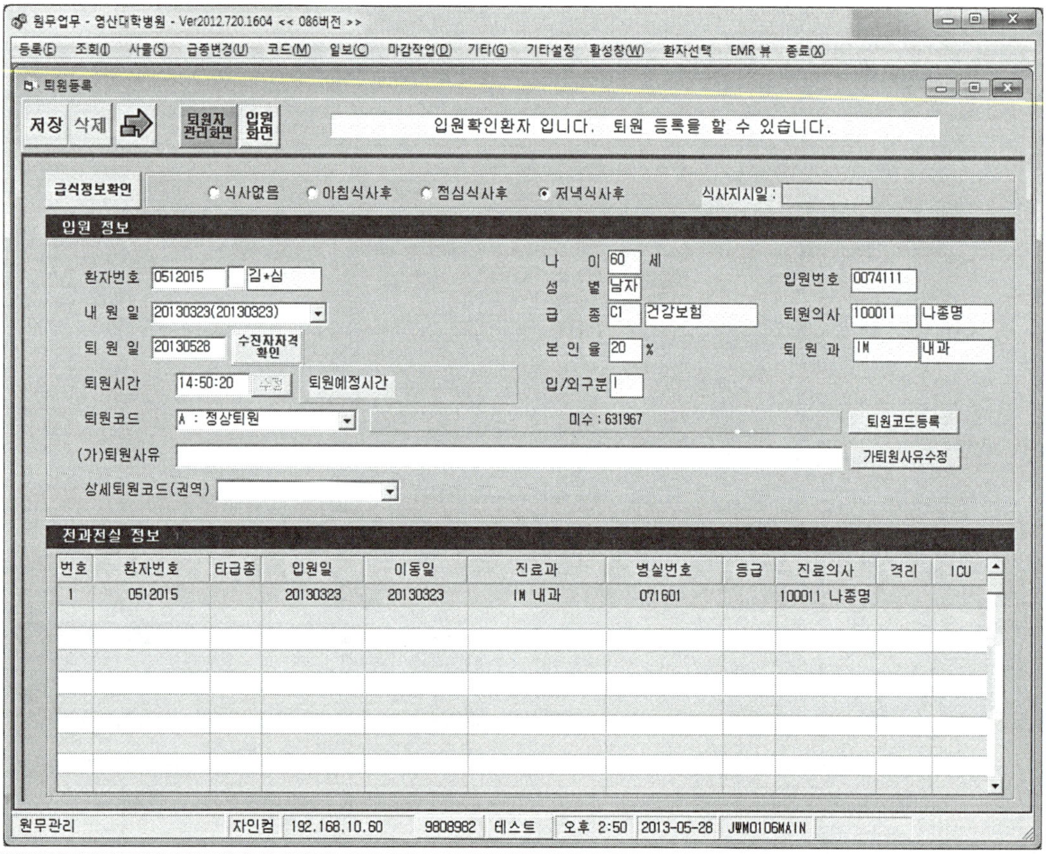

8.3.6 제증명서 발급

1. 진료의뢰서 작성

[진단서관리] → [일반진단서] → [진료의뢰서]

〈그림 8-10〉 진료의뢰서 작성 화면

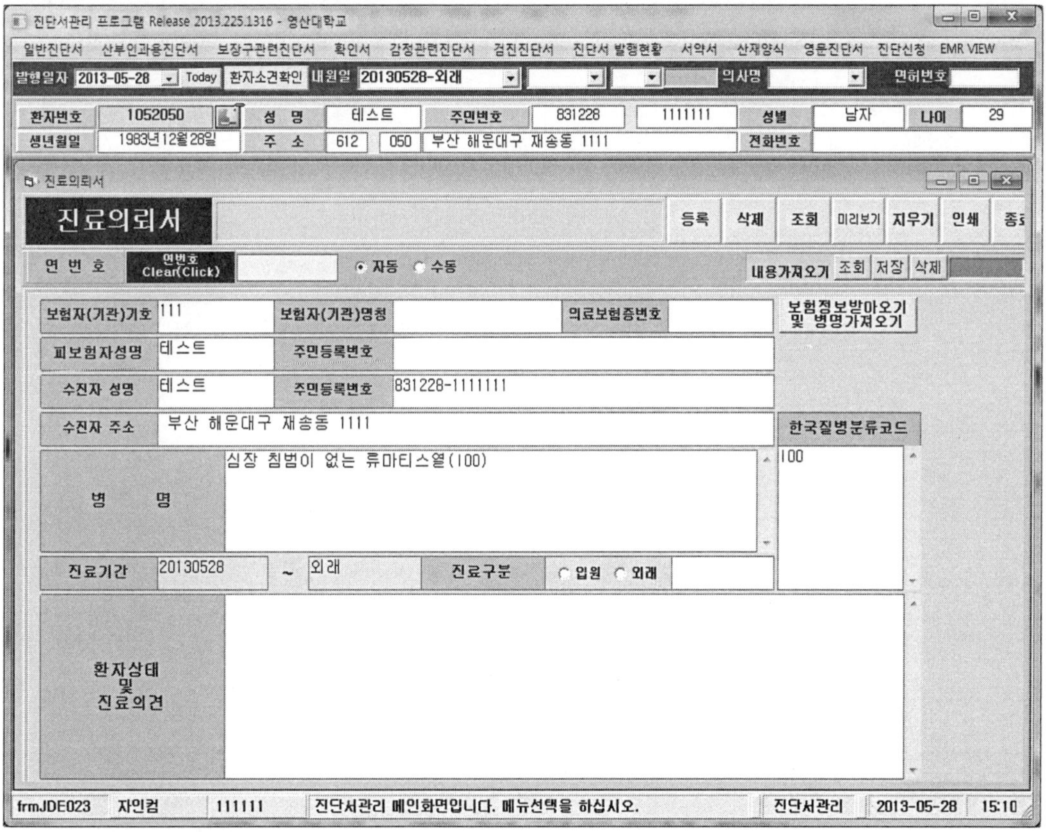

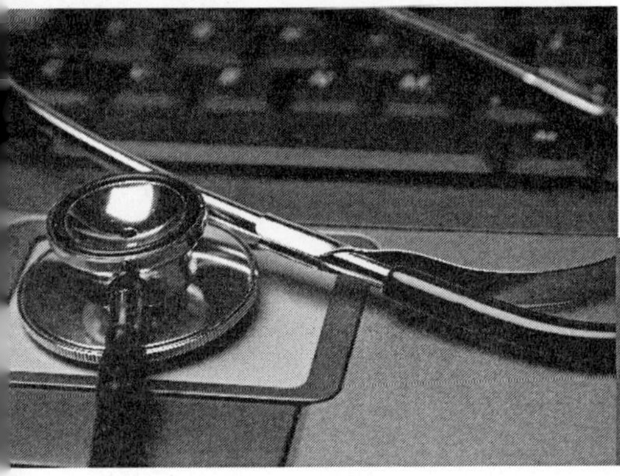

제9장 의무기록실

9.1 의무기록실 주요업무

9.1.1 의무기록의 개요

1. 의무기록의 개념

의무기록이란 환자의 질병 및 상해의 진단과 관계되는 모든 사항과 환자에 대해 시행한 각종 검사, 치료 및 결과에 관한 것들을 기록한 문서로서 환자의 현 상태, 진단 및 치료결과를 입증할 수 있는 기록이다. 과거에는 의무기록이라야 의사가 작성하는 것 밖에 없었으므로 그것이 의무기록의 전부였으나, 현재는 다양한 직종의 인력이 작성한 기록이 포함되며 차트(chart)라는 용어로 통용되고 있다.

최근에 의무기록사의 역할과 그 범위는 「의료법 시행규칙」 제18조에서 정한 진료에 관한 기록이며 그 진료기록의 형태가 전산기록으로 사용·활용되고 있는 경우 전자의무기록(EMR : electronic medical record)이라 한다(김영훈 외, 2012).

2. 의무기록의 법률적 의미

(1) 의무기록 기재의 의무

의무기록의 법률적인 용어로는 진료기록부 등 진료에 관한 기록으로 명시되어 있다. 「의료법」 제22조(진료기록부 등) 1항에 “의료인은 각각 진료기록부, 조산기록부, 또는 간호기록부를 배치하여 그 의료행위에 관한 사항과 소견을 상세히 기록하고 서명하여야 한다.”라고 명시되어 있다.

이 법의 목적은 환자와의 계약에 입각한 진료과정을 의사로 하여금 기재하게 하여 진료의 적정을 기하는 데 있기 때문에 환자에게 있어서는 의사의 진료행위의 적부를 판단하는 일종의 증명문서가 되는 동시에 이의 기재사항은 법률적인 요청에 의해 작성된 문서라 할 수 있다. 진료에 관한 기록에는 환자명부, 진료기록부, 처방전, 수술기록, 검사소견기록, 방사선사진 및 소견서, 간호기록부, 조산기록부, 진단서 등 부본, 적출물 소각, 보존 및 재활용에 관한 기록부 등이 포함되어 있다.

진료기록부는 진료가 시작된 때부터 끝날 때까지의 진료에 관한 사항과 소견을 누락되지 않도록 기재해야 할 문서이며, 현행 「의료법」은 기재시기에 대해서 명문으로 규정한 것은 없으나, 시행규칙 제14조에 진료 일, 시, 분의 기재를 요구하고 있는 것으로 미루어 볼 때 진료 직후에 기록하는 것이 좋다. 국문이나 외국어 중 어느 것으로 할 것인가에 대해서도 현행법상 제한 규정은 없으나 「의료법 시행규칙」 제14조 각 호의 구분에 따라 한글과 한자로 적어야 한다. 다만, 질환명, 검사명, 약제명 등 의학용어는 외국어로 적을 수 있다.

그러나 의사가 환자 또는 그 가족에게 증상, 예후 등에 대한 설명을 하고 이에 따른 동의 또는 승낙 받는 것 등은 국문으로 기재하는 것이 편리하고 의료과오 소송에서도 입증이 용이할 것이다.

진료기록부에는 다음과 같은 내용이 기재된다.

① 진료를 받은 자의 주소·성명·주민등록번호·병력 및 가족력

② 주된 증상·진단결과·진료경과 및 예견

③ 치료내용(주사·투약·처치 등)

④ 진료 일시분

(2) 의무기록 보존의 의무

① 진료기록부 등(「의료법」 제22조)

의료인이나 의료기관 개설자는 진료기록부 등(전자의무기록 포함)을 보건복지부령으로 정하는 바에 따라 보존하여야 한다.

② 전자의무기록(「의료법」 제23조)

누구든지 정당한 사유없이 전자의무기록에 저장된 개인정보를 탐지하거나 누출·변조 또는 훼손하여서는 아니 된다.

③ 보존기간

보존기간은 진료 종료일로부터 계산하며, 만일 의료기관이 폐업한 때에는 기록을 보건소장에게 이관하여야 한다(「의료법 시행규칙」 제18조 제4항).

환자명부 : 5년, 진료기록부 : 10년, 처방전 : 2년, 수술기록 : 10년, 간호기록부 : 5년, 진단서 등 부본 : 3년 등이다.

(3) 환자정보 비밀유지의 의무

① 비밀누설의 금지(「의료법」 제19조)

의료인은 이 법이나 다른 법령에 특별히 규정한 경우 외에는 의료·조산 또

는 간호를 하면서 알게 된 다른 사람의 비밀을 누설하거나 발표하지 못한다.

② 의료지도원(「의료법」 제69조)
의료지도원 및 그 밖의 공무원은 직무를 통하여 알게 된 의료기관, 의료인, 환자의 비밀을 누설하지 못한다.

9.1.2 의무기록서식과 내용

의무기록은 외래환자기록, 퇴원환자기록, 응급환자기록 등이 있으며 그 내용은 크게 행정자료와 임상자료로 구분할 수 있다.

① 행정자료
- 환자의 인적사항, 진료비지불관련 사항, 각종 동의서, 서약서 등

② 임상자료
- 의사 기록 : 병력 및 신체검진기록, 경과기록, 의사지시기록, 수술기록 등
- 간호사 기록 : 간호기록, 투약기록, TPR(temperature, pulse, respiration) 등
- 의료전문인 기록 : 임상병리검사지, 방사선기록지, 물리치료기록지, 사회사업기록지, 식이요법기록 등 진료지원 서식

의무기록에 포함되어야 할 기본적인 서식의 종류는 다음과 같다.

(1) 입퇴원 기록지(admission & discharge record)

흔히 맨 앞에 철하여 'face sheet'라고 한다. 윗부분에는 입원수속 당시 원무과에서 인적사항이 기재되며, 그 내용은 이름, 진찰등록번호, 성별, 연령, 주민등록번호, 주소, 전화번호, 직업, 연고자 인적사항, 입·퇴원일, 입원과, 병실 등이 포함된다.

아랫부분에는 퇴원시점에서 작성되는 것으로 최종진단명, 치료결과, 퇴원형태, 부검시행여부, 추후 진료계획, 퇴원과, 주치의사 서명 등이 포함된다.

(2) 퇴원 요약지(discharge summary)

퇴원요약지는 입원기간 동안 질병의 경과, 검사, 치료 및 결과에 대한 내용을 한눈에 볼 수 있게 요약해 놓은 기록으로 주호소(CC : chief complaint), 임상검사,

방사선검사, 특수검사, 최종진단명, 치료내용과 효과, 치료계획, 퇴원약 처방, 기록자 서명 등이 포함된다.

(3) 병력 기록지(hx : history)

환자를 제일 처음으로 접한 인턴이 기록하는 것이 통례이며, 담당 전공의나 주치의사가 검토한 후 확인서명을 해야 한나. 주호소, 현재 질병상태, 과거병력, 개인력, 가족력, 신체 각계조사(review of system) 등의 내용이 포함된다.

(4) 신체검진 기록지(PE : physical examination)

병력을 조사한 후 신체 각 부분을 시진, 청진, 타진, 촉진을 통해 자세히 조사하는 과정으로 보통 인턴이 기록하고 담당 전공의나 주치의가 확인 서명한다.

(5) 경과 기록지(progress note)

입원기간 동안 진료에 참여한 모든 의사와 그 밖의 치료자들이 각자가 직접 기록하고 서명하는 것으로 진료발생 순서대로 연속적으로 기록한다.

입원기록(admission note)으로 시작하여 입원기간 중 연속적으로 기록한다. 전과 시에는 전과기록(transfer in note, transfer out note), 수술 시에는 수술기록(operation record), 퇴원 시에는 최종경과기록(final progress note), 사망 시에는 종료기록(expire note)을 작성한다.

(6) 의사지시 기록서(doctor's orders, physician's orders)

주치의는 환자의 진단과 치료에 필요한 검사, 처치, 투약 등을 전공의아 간호사에게 지시하게 되는데, 이를 반드시 기록으로 남기고 날짜와 지시자 서명을 기재해야 한다.

퇴원지시(discharge order)는 퇴원 전에 반드시 있어야 하는데, 사망환자, 자의퇴원 및 탈원의 경우에는 퇴원지시가 없으며, 자의퇴원인 경우는 '자퇴서약서'가 첨부되어야 한다.

(7) 협의진단 기록지(consultation record)

주치의가 본인 전문분야가 아닌 영역에 문제가 발생되었거나 의심이 갈 때 보다 정확한 진단과 치료를 위하여 그 분야의 전문의에게 의뢰하게 된다. 이때 협의진단 기록지 윗부분에는 주치의가 의뢰하는 내용을 기재·서명하고, 아랫부분에는 협의진단의(consultant)의 의견을 기재·서명한다.

(8) 마취 기록지(anesthesia record)

부분마취가 아닌 전신마취를 한 환자는 마취 전·후 신체조사 기록지, 마취 기록지가 있어야 하며 마취과 전문의가 기록하고 서명한다.

(9) 수술 기록지(operation record)

수술을 실시한 경우에는 수술동의서, 마취 전·후 신체조사 기록지, 수술 기록지, 회복실 기록지가 있어야 하며, 수술 시 조직을 절제한 경우에는 조직검사 복서가 있어야 한다. 수술을 받은 모든 환자는 별도의 수술 기록지가 있어야 한다. 수술을 담당하였던 의사가 작성해야 하는데, 수술에 관한 중요한 사항들이 누락됨이 없이 자세히 기록되어야 하므로 수술 직후 48시간 이내 기재하거나 녹음하는 것이 바람직하다.

수술 기록지에는 수술팀(surgeon, assistant, nurse), 수술 전 진단명, 수술 후 진단명, 수술명, 수술 시 발견된 사항, 수술절차, 수술 후 환자의 상태, 수술의사 서명 등의 내용이 포함되어야 한다.

(10) 조직검사 보고서(pathology report)

이것은 수술 시 또는 검사 시에 적출된 조직을 검사하여 병리의사(pathologist)가 기재하고 서명한다. 병리의사는 육안적 검사, 현미경적 검사를 실시하고 병리학적 진단명을 내리게 된다. 부검(autopsy, necropsy)을 실시하는 경우에 병리의사가 해부학적 진단명을 내린다. 병리학적 진단명과 해부학적 진단명은 최종 진단명과 일치하는 것이 바람직하다.

(11) 임상병리검사 보고서(laboratory report)

임상병리검사 지시는 주치의가 오더지에 기록하고 임상병리과에서 병리전문의사의 감독 하에 임상병리사가 검사를 실시하여 보고서를 작성·서명한다. 최근 병원전산화의 도입으로 OCS(처방전달시스템)에 의하여 병동에서 전산으로 검사지시를 입력하면, 검사실에서 검사를 실시하여 검사결과를 전산으로 입력함으로써 병동에서 컴퓨터 모니터를 통하여 검사결과를 조회하게 된다.

(12) 간호처치 자료(nursing data)

의무기록에 간호사들이 기록하는 기록으로 간호 기록지(nurse note), 그래프 기록지(graphic record), 투약 기록지(medication record), 중환자실(ICU : incentive care unit), 순환기계 중환자실(CCU : coronary care unit), 회복실 기록지(recovery room record) 등을 기록한다.

(13) 수혈 기록지(transfusion record)

수혈은 법적문제 발생의 여지가 있으므로 정확한 수혈 기록지를 작성·보관하여야 한다. 환자와 공여자의 혈액형, 교합성 검사, 공여자 확인번호, 수혈시작·종료시간, 수혈량, 부작용 유무, 수혈의사 서명이 포함되어야 한다.

9.1.3 의무기록실 업무

의무기록실은 병원 내에서 환자와 관련되어 발생되는 정보를 누락하지 않고 신속하게 수집하여 다양한 이용목적에 맞게 진료기록의 내용을 분석하며, 효율적으로 관리하여 필요시 신속하게 검색하는 기능을 수행해야 한다.

종이기록의 환경인 병원의 경우 대출관리, 진료통계, 질병분류, 미비기록관리, 암등록, 자료검색 및 지원 등의 업무를 담당하고 있고, 전자의무기록의 환경인 병원의 경우에는 서식관리, 용어관리, 권한관리, 열람관리, 정보보호관리, 미비기록관리, 암등록, 자료의 질관리, 데이터 검색 및 지원 등의 업무를 수행하고 있다.

의무기록관리 업무의 전산화는 종합적인 의료정보체계의 확립을 위하여 선행되어 필수적으로 구축되어야 할 분야이다. 대체로 환자등록 업무, 대출관리 업무, 진료통계 업무, 암등록, 미비기록 관리, 데이터 검색 등은 기본적으로 전산화 되어야 할 내용들이다.

의무기록실의 중요업무는 다음과 같다.

① 의무기록의 질관리 : 양적분석, 질적분석, 통계적 분석

② 진료환자 통계 : 외래·입퇴원 진료, 진료과별, 수술 마취별 통계, 질환별, 성별, 연령별, 지역별, 기타 환자진료에 대한 제반 통계

③ 색인 : 환자색인, 질환, 수술별 색인

④ 연구용 조사자료 : 약, 검사 등 수거코드로 의사들의 연구용 자료 색출

⑤ 병력지 열람, 대출, 반납, 보관관리

⑥ 암환자 등록 및 제반 정보관리

⑦ 질병분류 : 본분류, 신생물의 형태학적 분류

1. 외래 의무기록관리

(1) 신환환자

① 환자가 원무과에 진료신청을 하면 원무과의 접수창구에서 환자의 인적사항을 전산으로 입력하여 접수등록을 한다. 신환의 경우에는 환자의 인적사항이 기재된 외래차트를 생성한다. 환자 ID의 바코드(bar code)를 출력하여 차트홀더에 부착한다.

② 진료예약자는 하루 전에 예약자 명단을 출력시켜 차트를 생성한다.

③ 진료과별 대출, 반납업무는 바코드를 스캐닝(scanning)하여 출납 및 반납관리 한다.

(2) 구환환자

① 예약자와 당일 신청자의 대출의뢰서를 출력하여 1매(보관용)는 가이드(guide)에 끼워 서가의 차트 위치에 두고, 1매(대출용)는 대출될 차트에 끼워 놓는다.

2. 입원 의무기록관리

외래진료 혹은 응급실을 통하여 환자가 입원하는 경우 환자의 원무정보를 통해 입원환자를 확인할 수 있으며, 재원 중에 병동에서 환자의 여러 가지 기록이 생성된다.

전자의무기록의 환경이 아닌 경우에는 환자가 퇴원하는 시점부터 모든 기록을 의무기록실에서 수집·관리할 수 있다.

(1) 환자 등록 및 색인

접수창구에서 환자등록 업무(입원수속)와 병행하여 환자관리에 필요한 사항들을 원무전산을 통해 입력하고 입력된 자료들을 의무기록실에서는 환자의 기본정보로 활용할 수 있다.

(2) 입원환자 확인

원무과에서 입원접수가 되면 OCS를 통해 의무기록실에서는 매일 입원환자를 조회할 수 있으며 그 현황은 입원환자의 통계에 활용할 수 있다.

(3) 퇴원차트 수집

환자가 퇴원하게 되면 퇴원차트는 원무과 퇴원 수납창구와 보험과의 진료비 산정 후 의무기록실에 반납한다. 퇴원차트를 수집한 후 퇴원기록의 홀더를 생성하여 바코드를 생성·부착한다. 퇴원기록의 훼손 및 분실을 최소화하기 위하여 퇴원기록 홀더에 퇴원 차트를 넣어 보관하고, 퇴원시점에 검사한 검사결과지를 모두 수집해서 해당 차트에 붙여주는 누락검사지 처리 업무를 병행하여 실시한다.

(4) 차트편집

각 병동에서 수집해온 차트를 규정에 정해진 순서에 맞추어 편집한 후에는 차트의 이용이 편리해질 수 있다.

(5) 환자통계

퇴원차트 내용을 분석하여 통계관련 항목을 퇴원분석 프로그램으로 입력한다. 통계담당직원은 퇴원환자 통계뿐만 아니라 재원환자 통계, 외래환자 통계 등을 함께 담당하여 병원통계가 필요 시 신속하게 이용될 수 있어야 한다.

(6) 정량·질량분석, 질병수술분류

퇴원차트의 내용을 검토하여 의료기관 평가기준과 JCI(국제인증기관)의 지표를 기준으로 작성항목이 미비하거나 모순되는 부분을 체크하여 미완결 항목점검표에 기재하고 전산에 입력하여 책임의사로 하여금 완성하도록 한다. 한국표준질병사인 분류(KCD－6, 통계청, 2010)와 국제의료행위 분류에 의거하여 질병·수술 분류 번호를 퇴원분석에 기재한다.

(7) 암등록

퇴원환자 중 본원에서 처음 진단받은 종양환자는 한국암등록조사서를 작성하여 암등록 화면에 기재내용을 입력하고 입력 완료된 조사서는 중앙암등록본부에 송부한다. 또한 그 자료는 병원 내의 임상자료로 유용하게 사용할 수 있다.

(8) 퇴원환자 월보 및 연구용자료 검색

일일 퇴원분석 및 질병·수술분류는 퇴원환자 월보, 연보를 생성할 수 있으며 통합정보조회, 질병수술색인 검색 및 의학연구, 병원행정, 진료평가 업무 등에 다양하게 사용할 수 있다.

(9) 미비기록관리

일일 정·질량 분석을 통하여 미비기록으로 등록 후 해당 의사에게 유선, 메일, 공문을 통해 알려준다. 의사가 본인의 미비기록을 정리하러 오면 그 의사의 칸에서 해당 미비기록을 찾아주며, 월2회 정도 의사별 미비기록수를 집계하여 본인에게 알림장을 발송할 뿐 아니라, 병원장, 각과장, 수련부장에게 발송하여 미비기록을 완성하도록 독려한다.

전자의무기록 환경인 경우 해당 의사가 로그인 하면 본인의 미비기록 명단과 집계수를 즉시 볼 수 있어 현황 파악이 신속하며, 해당 명단에서 바로 기록으로 열람 및 조회를 할 수 있고 작성할 수 있어 미비 완성률이 높다.

(10) 수술지 전사

종이기록 환경인 경우 이루어지는 업무로서 수술 즉시 수술자가 수술내용을 녹

음하게 하고 그 tape를 듣고 전사자가 수술지를 작성해줌으로써 신속·정확하게 수술지를 작성하게 하며 의사들의 시간을 절약해 주는 업무이다.

전자의무기록 환경인 경우에 해당 집도의가 로그인하여 직접 작성하고 전자서명을 하여야 하므로 전사 업무는 없어진다.

(11) 미비기록 재검토

의사들이 미비기록 정리를 끝낸 차트를 확인하는 과정으로, 미비로 체크된 내용이 정확하고 충실하게 정리되었는지를 검토한다. 미비항목마다 작성 기준에 따라 작성되었는지 확인하여 미흡한 부분이 있는 경우 재미비를 체크하여 정질·정량의 기록이 될 수 있도록 검토하고 알려주는 업무이다.

(12) 퇴원의무기록의 대출 및 열람관리

종이기록 환경인 경우 퇴원차트는 외래진료, 재입원, 집담회, 진단서 발부 등의 목적 등 다양한 목적으로 대출될 수 있으며, 이러한 경우는 대출자가 '의무기록 대출카드'를 작성하여 제출해야 한다.

의무기록 입·대출 관리가 전산화 되어있지 않은 병원이 거의 없고 대부분 바코드로 출반납관리하는 대출관리 전산프로그램을 이용하여 대출관리를 한다.

전자의무기록 환경인 경우 대출 업무는 사라지고 열람신청과 승인을 절차에 따라 의무기록을 조회 및 확인할 수 있다.

물론 각 병원의 내규에 따라 모든 의료인이 신청·승인 절차 없이 조회하고 사후 의무기록실에서 열람내역을 관리하는 경우도 있다. 그러나 대부분의 경우 진료용 이외의 목적에는 의무기록실에 열람신청을 하고 의무기록실에서는 합당한 사유에 따라 승인과 열람기간을 설정하여 열람 신청자에게 열람 권한을 부여한다.

9.2 메뉴화면

9.2.1 단위업무 메뉴화면

아래의 메뉴화면에서 의무기록을 선택하고 실행시킨다.

〈그림 9-1〉 의무기록선택 메뉴화면

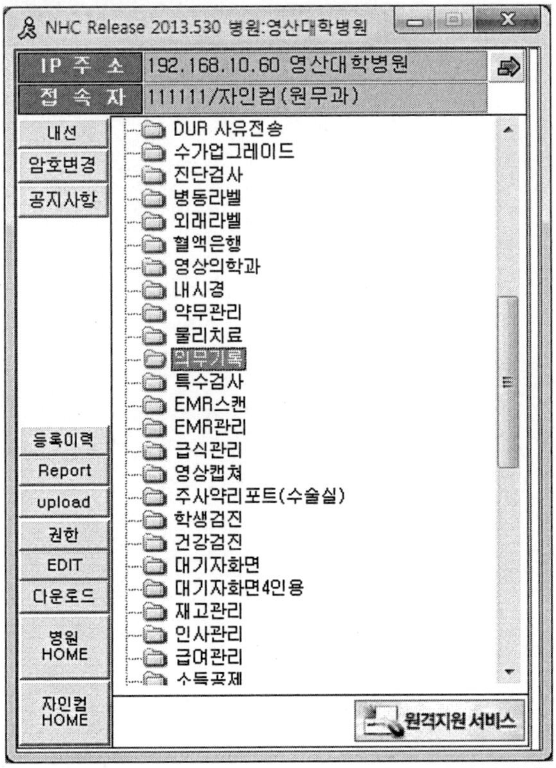

9.2.2 의무기록 메뉴화면

〈그림 9-2〉 의무기록 메뉴화면

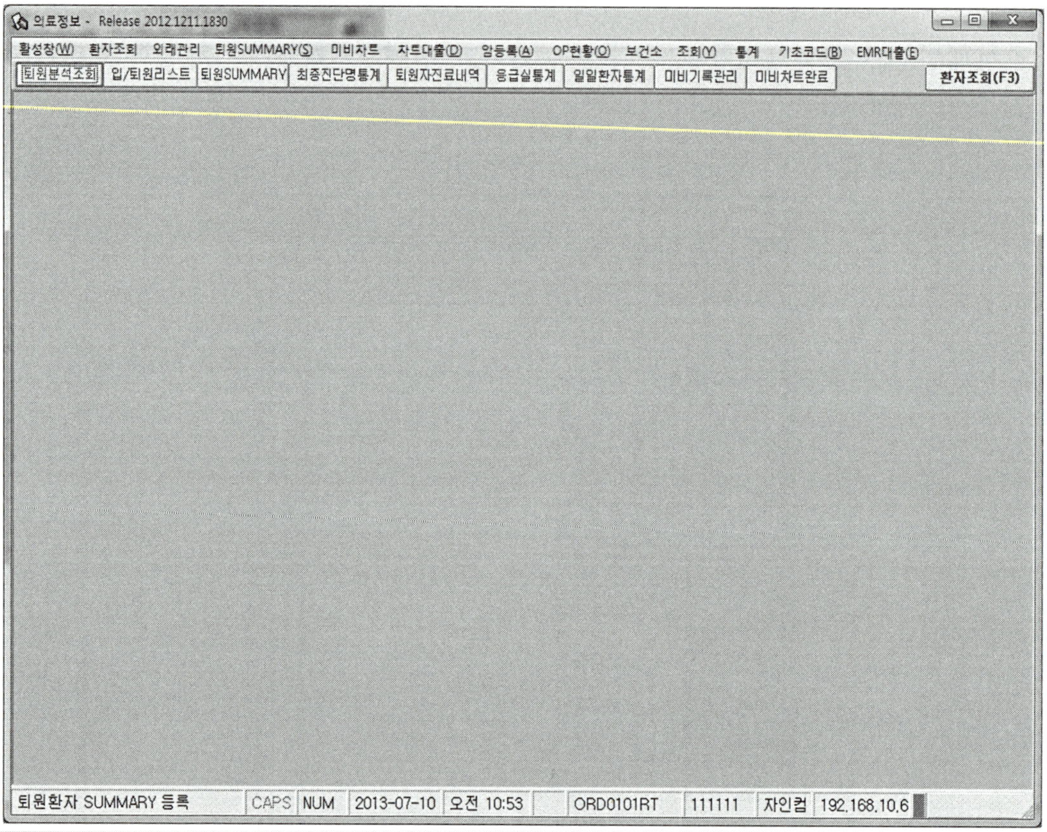

9.3 업무처리 화면

9.3.1 진료기록부 발급

환자의 진료기록부 발급신청을 등록 및 출력한다.

[의무기록] → [외래관리] → [진료기록사본 발급신청]

〈그림 9-3〉 의무기록사본 발급신청 화면

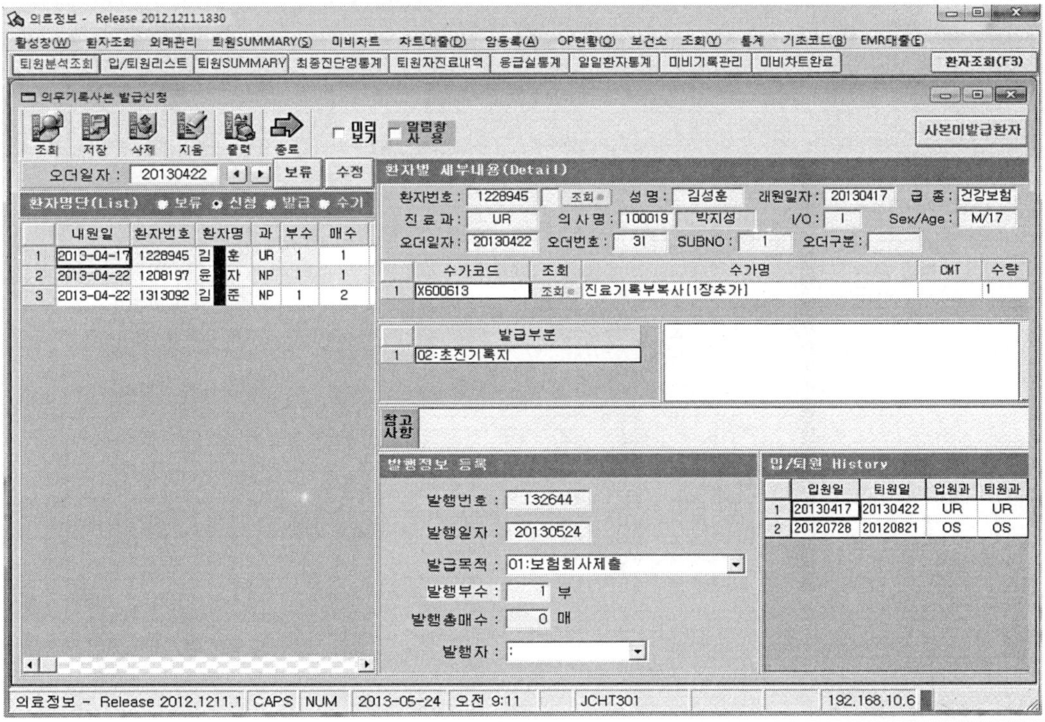

내용설명

① 신청옵션 선택 후 조회된 환자리스트에서 진료기록부가 발행되어야 하는 환자를 선택하면 환자별 세부내용에 데이터가 나오며 발행정보 등록에서 빈란에 맞게 데이터를 입력 후 저장한다.

② 발급 데이터를 보고자 할 때는 발급옵션 선택 후 환자를 선택한다.

9.3.2 의무기록사본 발급현황

의무기록사본이 발급된 환자 리스트를 기간별로 조회한다.

[의무기록] → [외래관리] → [진료기록사본 발급현황]

〈그림 9-4〉 의무기록사본 발급현황 화면

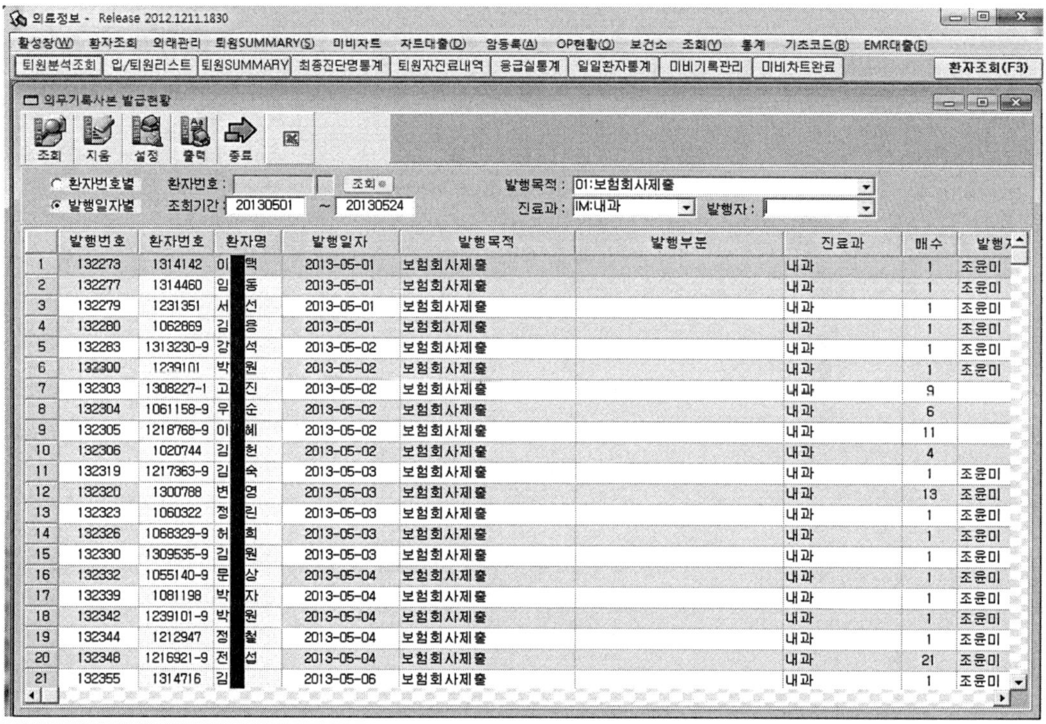

내용설명

① 환자번호로 조회할 것인지 발행일자로 조회할 것인지 선택한다.

② 환자번호로 조회할 경우에는 환자 번호 란에 환자번호 입력 후 [Enter] 키를 눌러서 조회한다.

③ 발행 일자별 조회 시는 조회기간을 입력 후에 조회, 발행목적이나 진료과 발행자 구분으로 조회할 수 있다.

9.3.3 의무기록서식 관리

아래의 메뉴화면에서 EMR관리를 선택하고 실행시킨다.

〈그림 9-5〉 EMR관리선택 메뉴화면

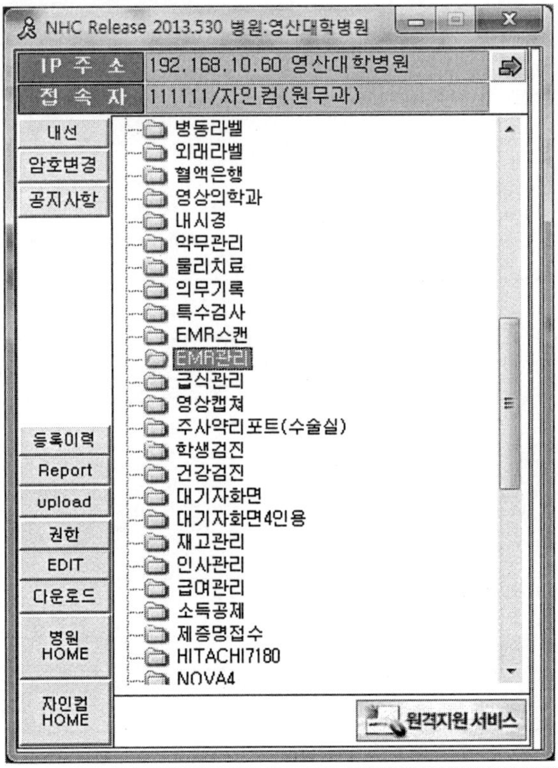

1. 입원기록지

[EMR관리] → [진료기록] → [Admission Note]

〈그림 9-6〉 입원기록지 화면

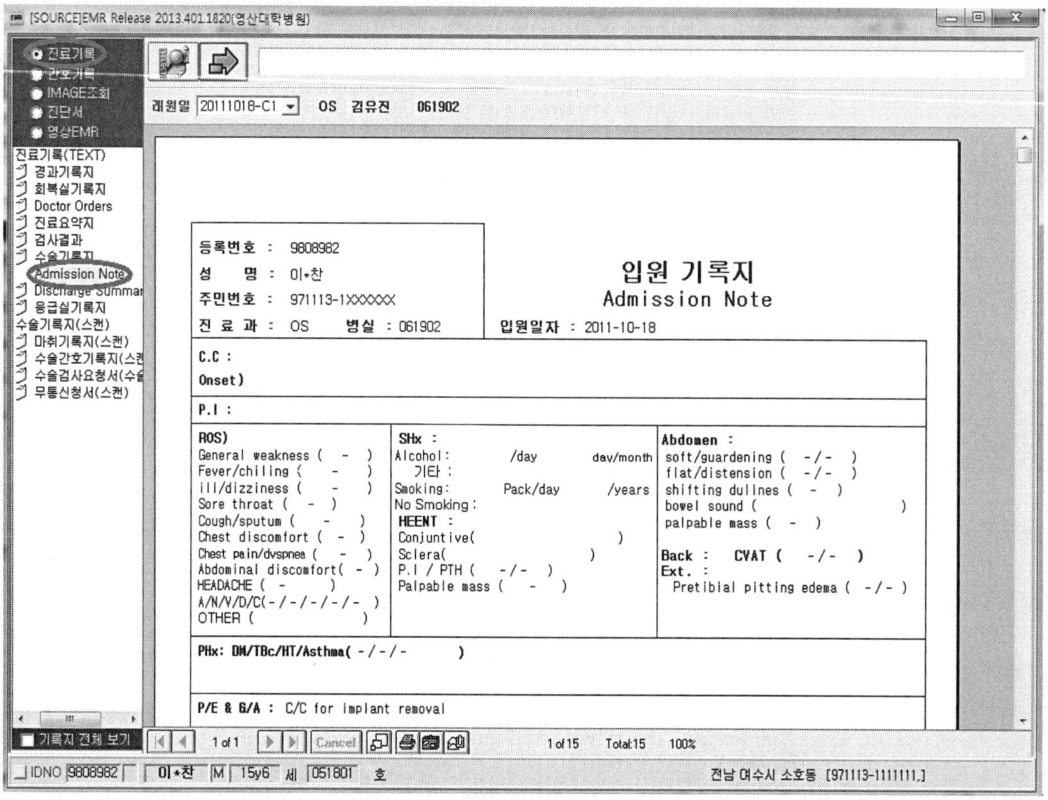

2. 퇴원기록지

[EMR관리] → [진료기록] → [Discharge Summary]

〈그림 9-7〉 퇴원기록지 화면

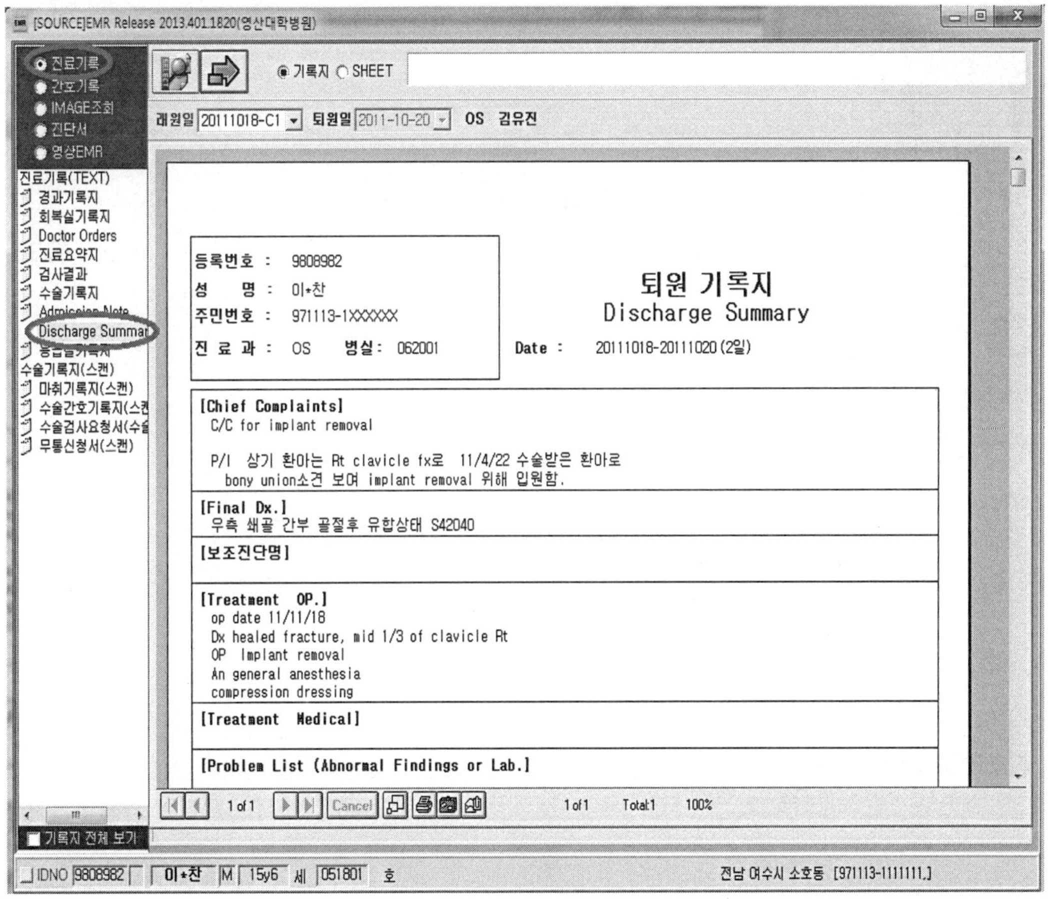

3. 의사지시기록지

[EMR관리] → [진료기록] → [Doctor Orders]

〈그림 9-8〉 의사지시기록지 화면

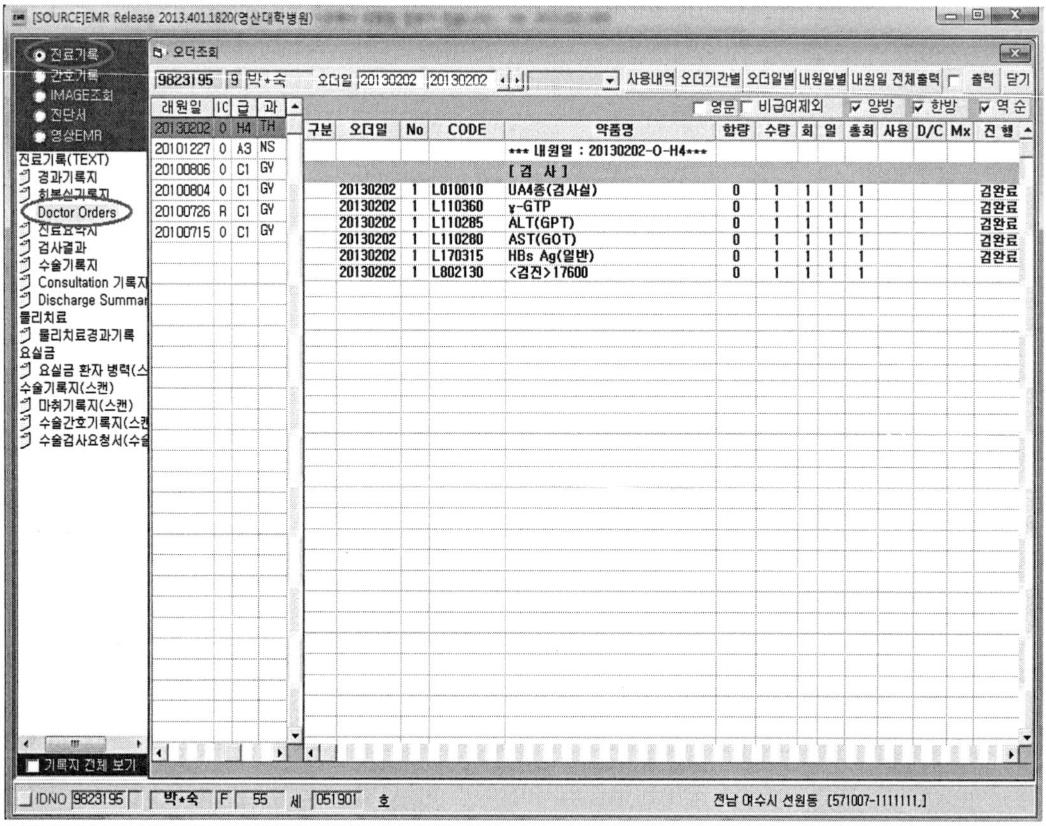
[SOURCE]EMR Release 2013.401.1820(영산대학병원)
오더조회
진료기록
간호기록
IMAGE조회
진단서
영상EMR
진료기록(TEXT)
경과기록지
Doctor Orders
검사결과
수술기록지
물리치료
물리치료경과기록
수술기록지(스캔)
마취기록지(스캔)
9823195
오더일 20130202 20130202
사용내역 오더기간별 오더일별 내원일별 내원일 전체출력 출력 닫기
영문 비급여제외 양방 한방 역순
내원일 IC 급 과
20130202 0 H4 TH
20101227 0 A3 NS
20100806 0 C1 GY
20100804 0 C1 GY
20100726 R C1 GY
20100715 0 C1 GY
구분 오더일 No CODE 약품명 함량 수량 회 일 총회 사용 D/C Mx 진 행
*** 내원일 : 20130202-O-H4***
[검 사]
20130202 1 L010010 UA4종(검사실) 0 1 1 1 1 검완료
20130202 1 L110360 γ-GTP 0 1 1 1 1 검완료
20130202 1 L110285 ALT(GPT) 0 1 1 1 1 검완료
20130202 1 L110280 AST(GOT) 0 1 1 1 1 검완료
20130202 1 L170315 HBs Ag(일반) 0 1 1 1 1 검완료
20130202 1 L802130 <검진>17600 0 1 1 1 1
기록지 전체 보기
IDNO 9823195 F 55 세 051901 호
전남 여수시 선원동 [571007-1111111,]

4. 경과기록지

[EMR관리] → [진료기록] → [경과기록지]

〈그림 9-9〉 경과기록지 화면

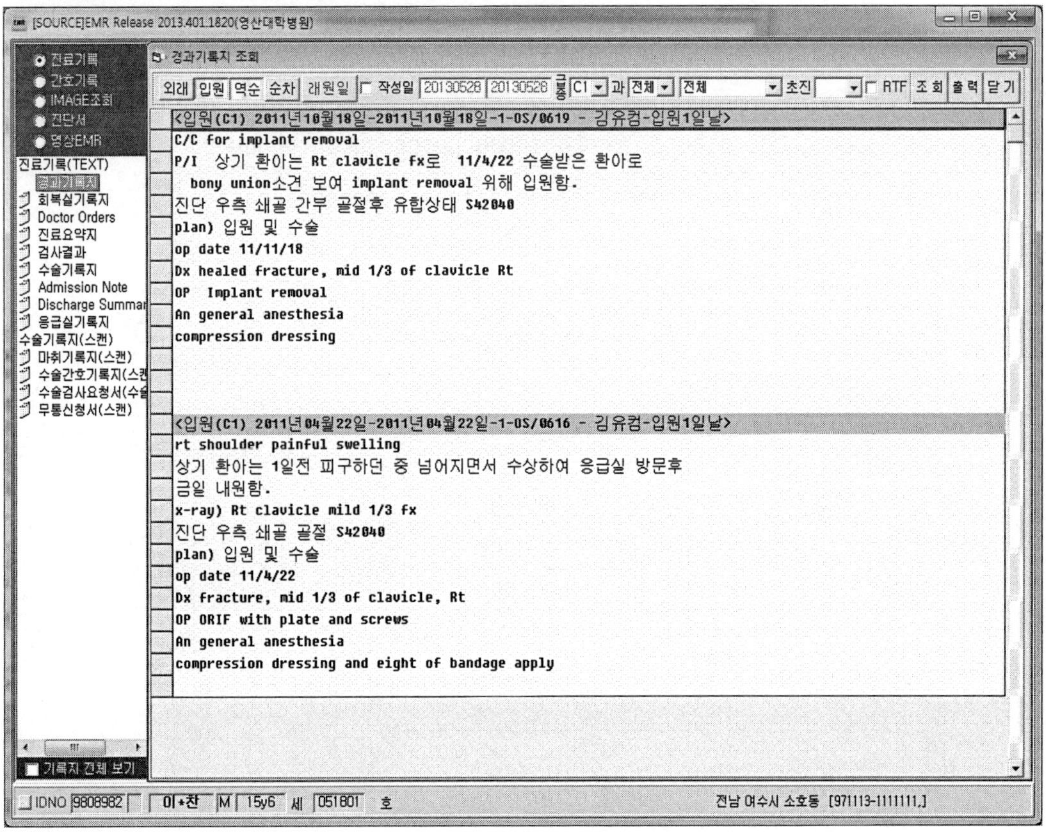

5. 퇴원요약지

[의무기록] → [퇴원SUMMARY] → [퇴원자SUMMARY]

〈그림 9-10〉 퇴원요약지 화면

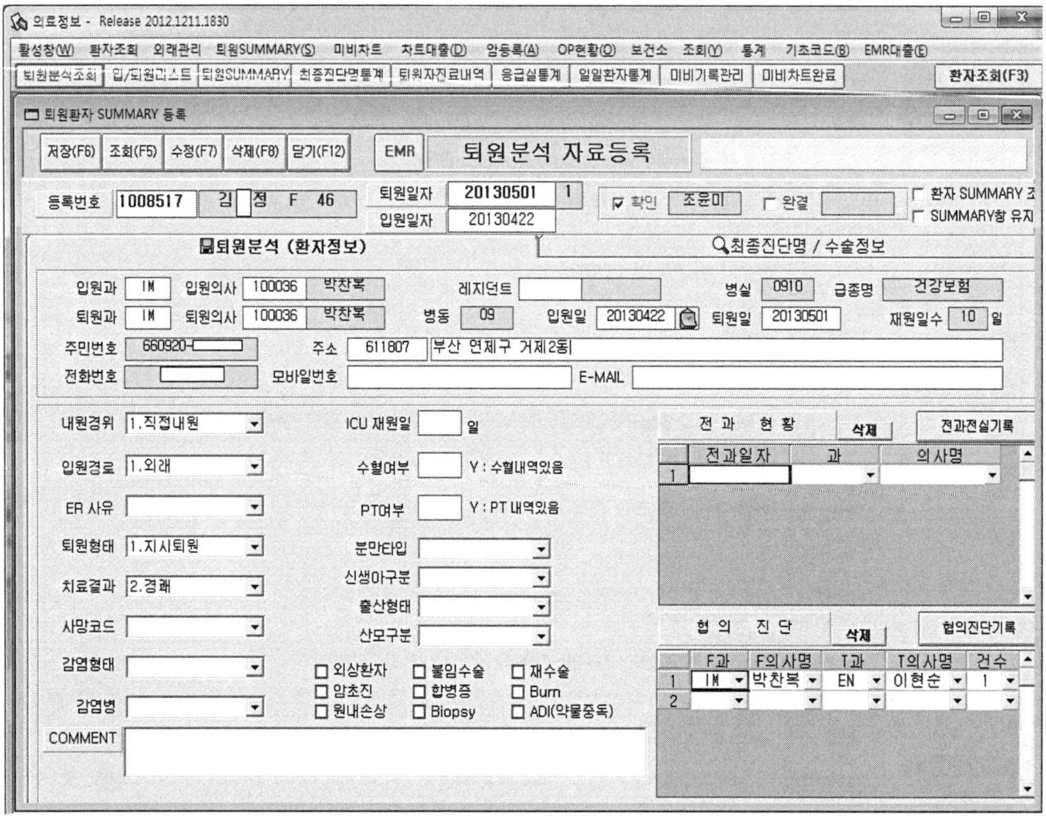

내용설명

① 환자의 퇴원 SUMMARY를 관리한다.

② 퇴원환자의 퇴원정보를 입력관리한다. 퇴원 시 발생하는 모든 정보를 관리하고 통계와 조회로 이용한다. 기본적인 정보는 자동 조회되고 추가 사항은 기록실에서 관리한다.

6. 수술기록지

[EMR관리] → [진료기록] → [수술기록지]

〈그림 9-11〉 수술기록지 화면

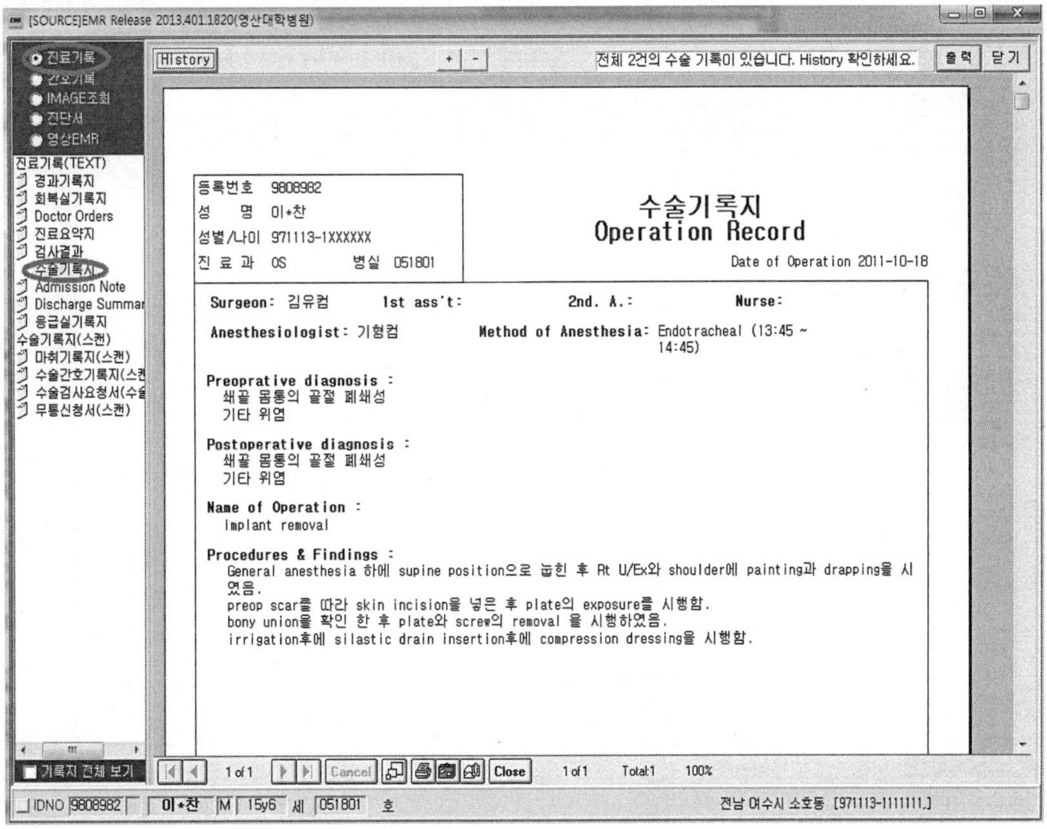

7. 협의진단기록지

[EMR관리] → [진료기록] → [Consultation 기록지]

〈그림 9-12〉 협의진단기록지 화면

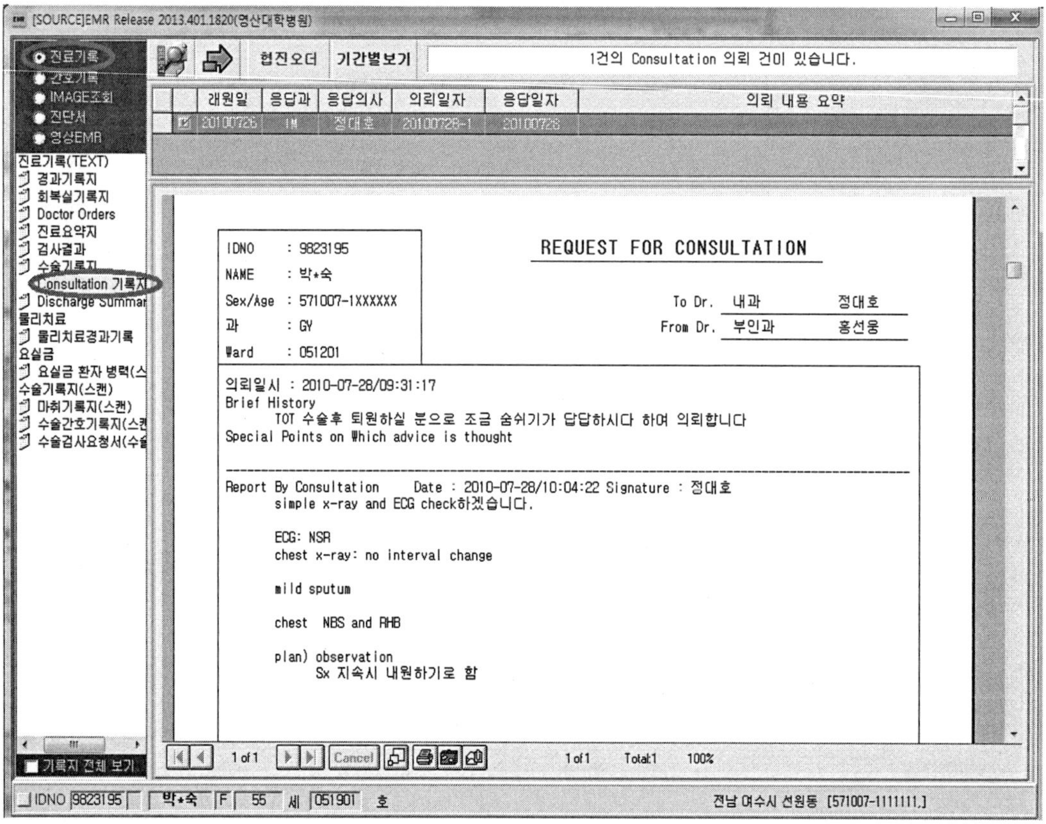

8. 임상병리검사보고서

[EMR관리] → [진료기록] → [검사결과]

〈그림 9-13〉 임상병리검사보고서 화면

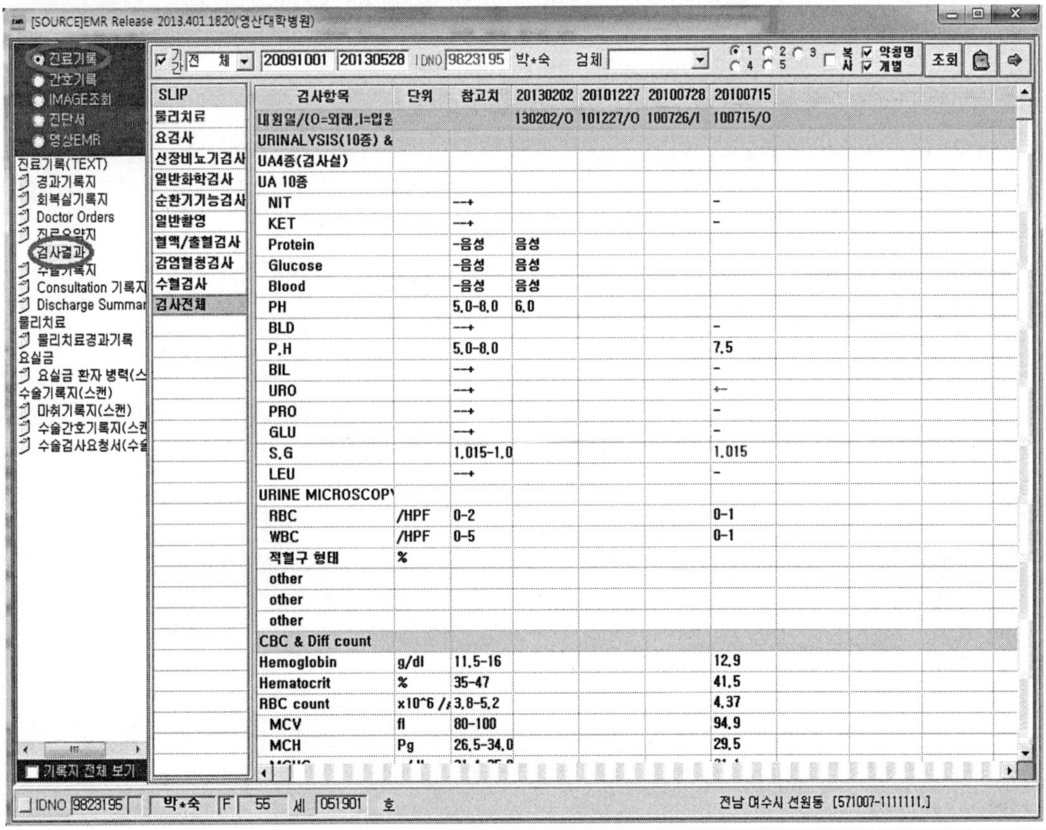

9.3.4 환자등록관리

1. 환자등록 및 색인

원무과에서 등록한 환자정보를 조회/수정이 가능한 화면이다.

[의무기록] → [환자조회] → [환자마스타 관리]

〈그림 9-14〉 환자마스타관리 화면

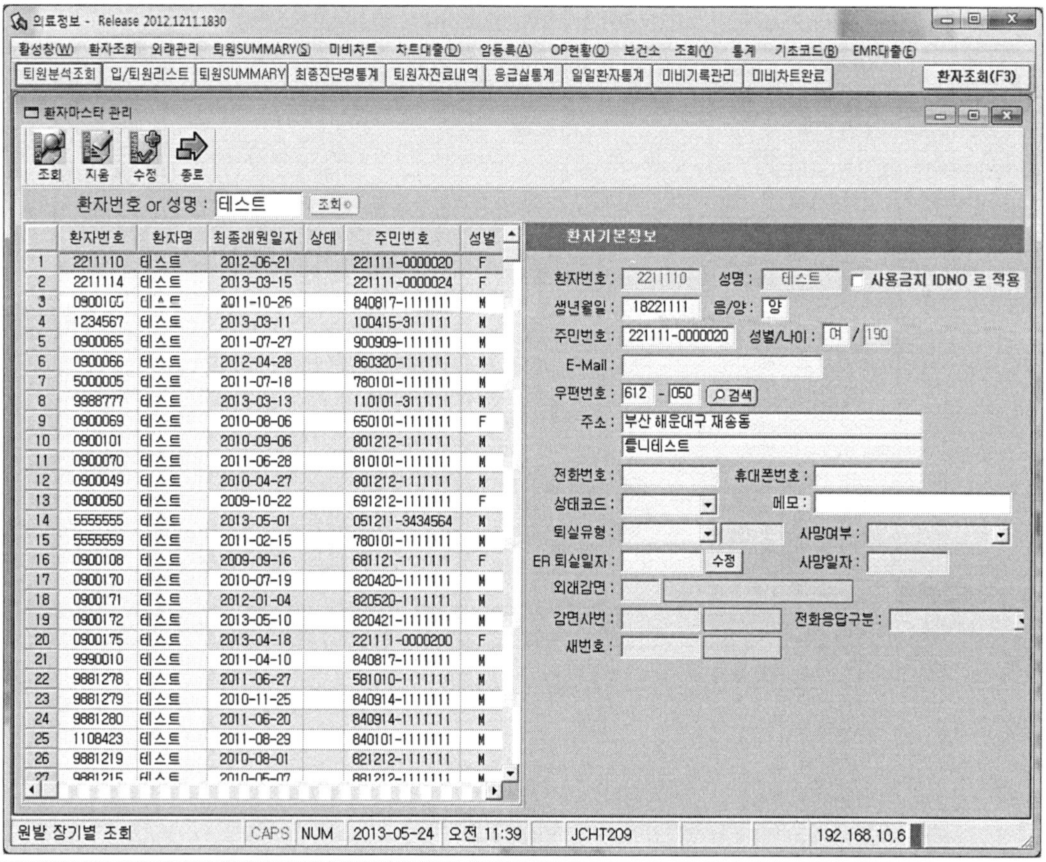

2. 입원환자 확인

입원/퇴원/재원/외래환자 등을 확인하는 화면이다.

[의무기록] → [조회] → [일자별환자조회(외래/입퇴원/재원)]

〈그림 9-15〉 일자별 명세집계 화면

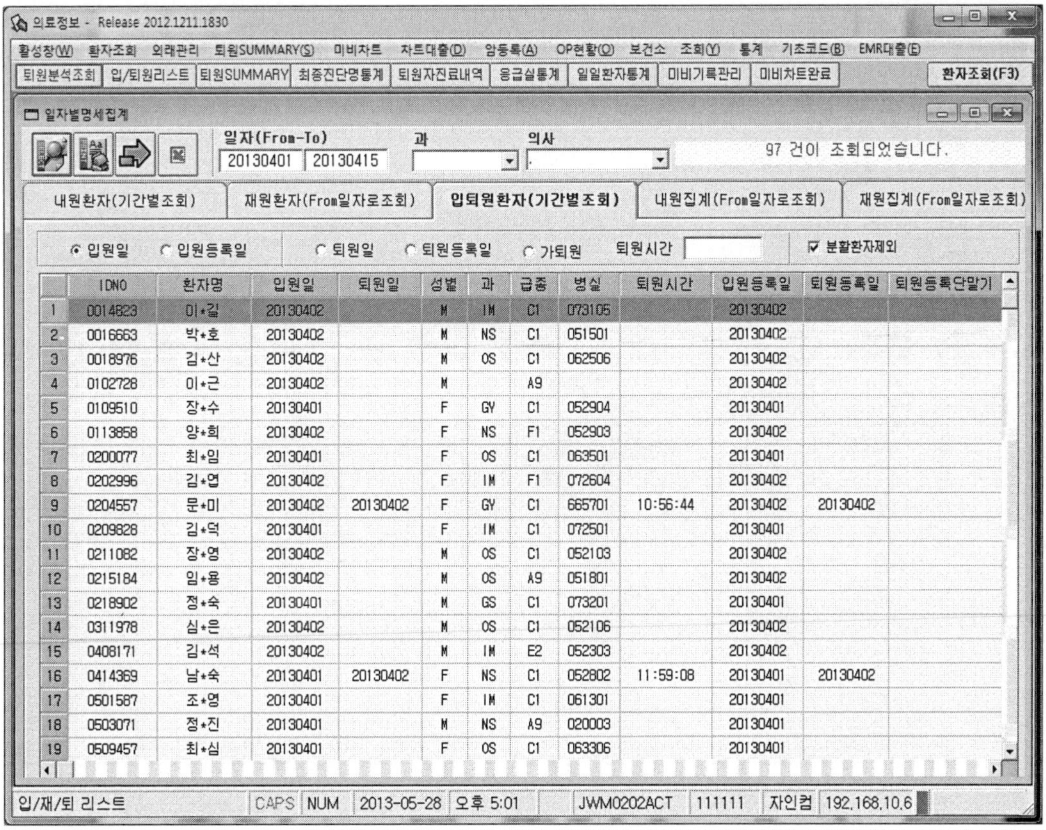

	IDNO	환자명	입원일	퇴원일	성별	과	급종	병실	퇴원시간	입원등록일	퇴원등록일	퇴원등록단말기
1	0014823	이*길	20130402		M	IM	C1	073105		20130402		
2	0016663	박*호	20130402		M	NS	C1	051501		20130402		
3	0018976	김*산	20130402		M	OS	C1	062506		20130402		
4	0102728	이*근	20130402		M		A9			20130402		
5	0109510	장*수	20130401		F	GY	C1	052904		20130401		
6	0113858	양*희	20130402		F	NS	F1	052903		20130402		
7	0200077	최*임	20130401		F	OS	C1	063501		20130401		
8	0202996	김*엽	20130402		F	IM	F1	072604		20130402		
9	0204557	문*미	20130402	20130402	F	GY	C1	665701	10:56:44	20130402	20130402	
10	0209828	김*덕	20130401		F	IM	C1	072501		20130401		
11	0211082	장*영	20130402		M	OS	C1	052103		20130402		
12	0215184	임*용	20130402		M	OS	A9	051801		20130402		
13	0218902	정*숙	20130401		M	GS	C1	073201		20130401		
14	0311978	심*은	20130402		M	OS	C1	052106		20130402		
15	0408171	김*석	20130402		M	IM	E2	052303		20130402		
16	0414369	남*숙	20130401	20130402	F	NS	C1	052802	11:59:08	20130401	20130402	
17	0501587	조*영	20130401		F	IM	C1	061301		20130401		
18	0503071	정*진	20130401		M	NS	A9	020003		20130401		
19	0509457	최*심	20130401		F	OS	C1	063306		20130401		

9.3.3 대출관리

의무기록실의 차트 대출반납 관리 화면이다.

[의무기록] → [차트대출] → [차트 대출반납 관리]

〈그림 9-16〉 차트 대출반납관리 화면

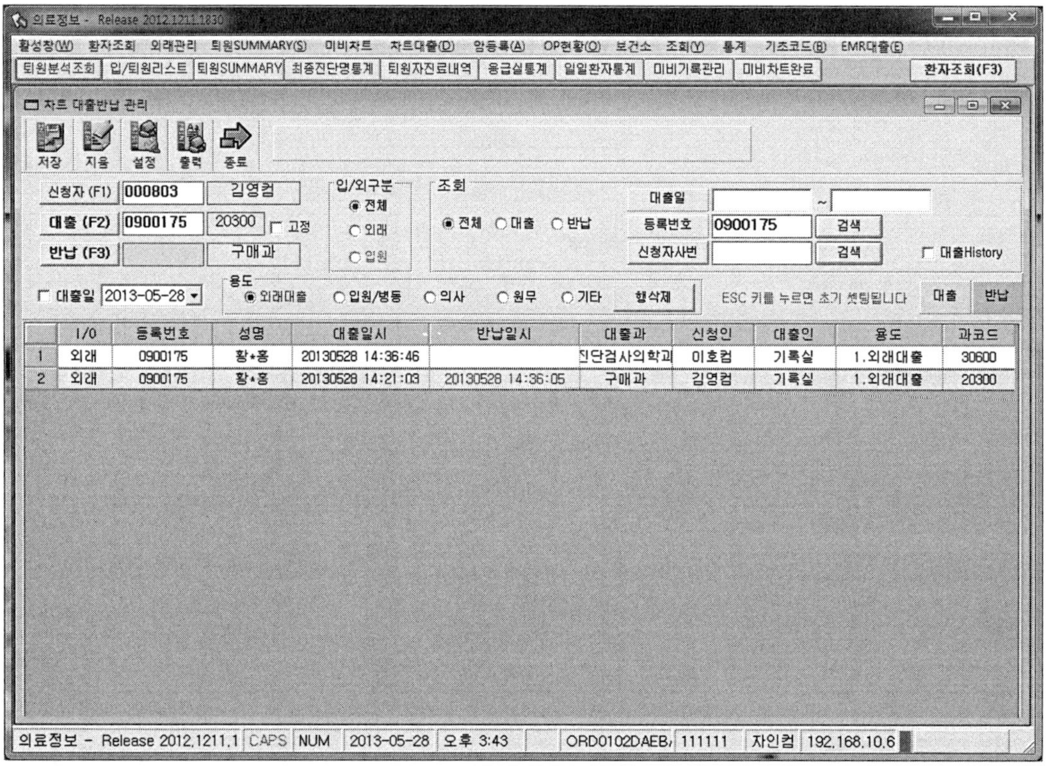

■ 내용설명

① 대출신청자를 선택한다.

② 대출차트번호를 입력한 후 [Enter] 키를 누르면 해당 차트가 신청자에게 대출된다.

③ 반납 시에는 반납일시 칸에 날짜를 입력하고 저장하면 반납이 된다.

④ 입/외구분, 조회의 옵션으로 대출현황을 조회할 수 있다.

9.3.4 암등록

1. 암환자 등록관리

암환자를 등록, 관리 및 통보한다.

[의무기록] → [암등록] → [암등록관리]

〈그림 9-17〉 암환자 등록관리 화면

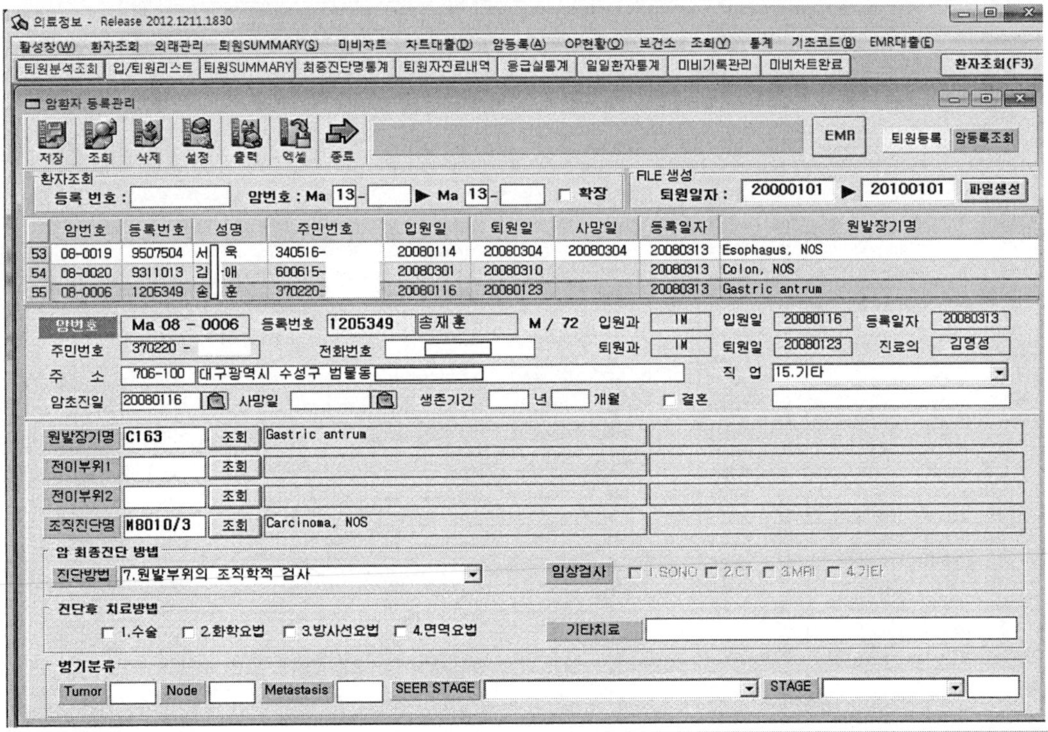

내용설명

① 해당기간을 선택한다.

② 등록번호나 이름으로 해당 환자를 조회한다.

③ [암등록조회]에서 해당 환자를 찾아서 불러올 수 있다.

④ 기초정보를 자동으로 가져오며 [원발장기명], [전이부위], [조직학적 진단명]을 선택하고 각 내용을 입력해서 관리합니다.

2. 암환자리스트

암등록에서 등록된 내역을 조회한다.

[의무기록] → [암등록] → [암환자리스트]

〈그림 9-18〉 암환자리스트 화면

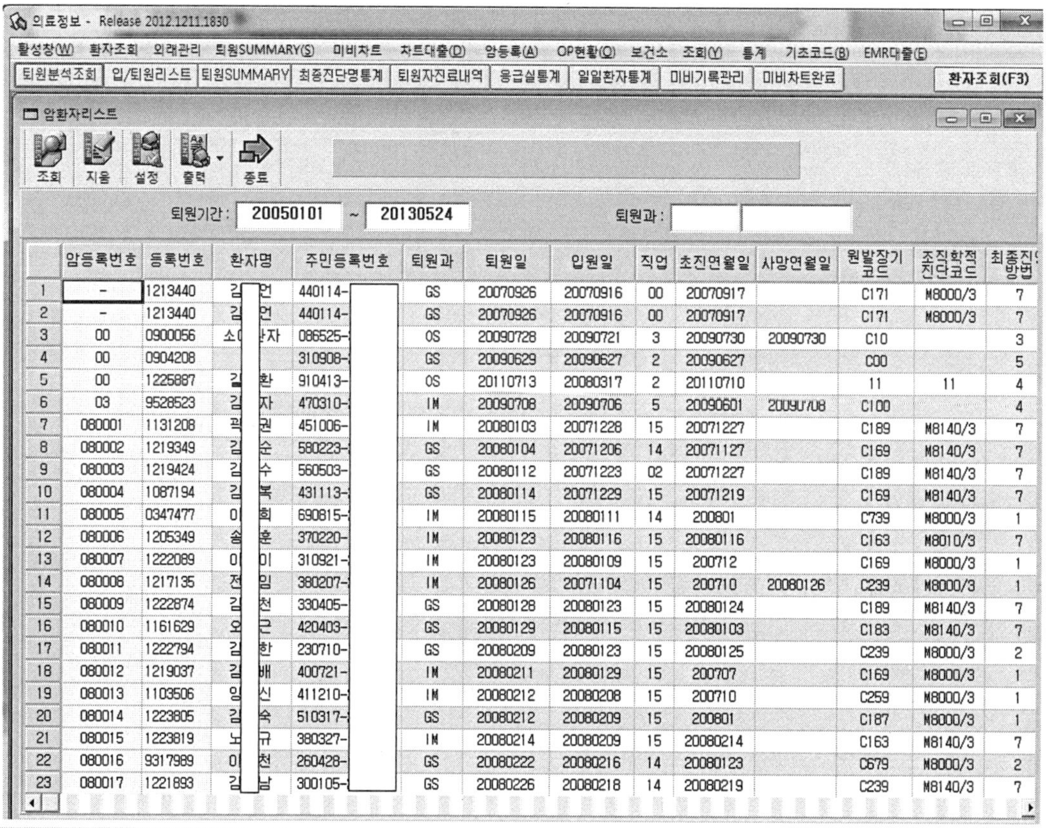

	암등록번호	등록번호	환자명	주민등록번호	퇴원과	퇴원일	입원일	직업	초진연월일	사망연월일	원발장기코드	조직학적진단코드	최종진단방법
1	-	1213440	김 언	440114-	GS	20070926	20070916	00	20070917		C171	M8000/3	7
2	-	1213440	김 언	440114-	GS	20070926	20070916	00	20070917		C171	M8000/3	7
3	00	0900056	소 자	086525-	OS	20090728	20090721	3	20090730	20090730	C10		3
4	00	0904208		310908-	GS	20090629	20090627	2	20090627		C00		5
5	00	1225887	김 환	910413-	OS	20110713	20080317	2	20110710		11	11	4
6	03	9528523	김 자	470310-	IM	20090708	20090706	5	20090601	20090708	C100		4
7	080001	1131208	곽 권	451006-	IM	20080103	20071228	15	20071227		C189	M8140/3	7
8	080002	1219349	김 순	580223-	GS	20080104	20071206	14	20071127		C169	M8140/3	7
9	080003	1219424	김 수	560503-	GS	20080112	20071223	02	20071227		C189	M8140/3	7
10	080004	1087194	김 복	431113-	GS	20080114	20071229	15	20071219		C169	M8140/3	7
11	080005	0347477	이 희	690815-	IM	20080115	20080111	14	200801		C739	M8000/3	1
12	080006	1205349	송 훈	370220-	IM	20080123	20080116	15	20080116		C163	M8010/3	7
13	080007	1222089	이 이	310921-	IM	20080123	20080109	15	200712		C169	M8000/3	1
14	080008	1217135	전 임	380207-	IM	20080126	20071104	15	200710	20080126	C239	M8000/3	1
15	080009	1222874	김 천	330405-	GS	20080128	20080123	15	20080124		C189	M8140/3	7
16	080010	1161629	오 근	420403-	GS	20080129	20080115	15	20080103		C183	M8140/3	7
17	080011	1222794	김 한	230710-	GS	20080209	20080123	15	20080125		C239	M8000/3	2
18	080012	1219037	김 배	400721-	IM	20080211	20080129	15	200707		C169	M8000/3	1
19	080013	1103506	임 신	411210-	IM	20080212	20080208	15	200710		C259	M8000/3	1
20	080014	1223805	김 숙	510317-	GS	20080212	20080209	15	200801		C187	M8000/3	1
21	080015	1223819	노 규	380327-	IM	20080214	20080209	15	20080214		C163	M8140/3	7
22	080016	9317989	이 천	260428-	GS	20080222	20080216	14	20080123		C679	M8000/3	2
23	080017	1221893	김 남	300105-	GS	20080226	20080218	14	20080219		C239	M8140/3	7

9.3.5 미비기록관리

1. 미비차트관리

환자의 기록에 대한 미비한 차트를 관리한다.

[의무기록] → [미비차트] → [미비차트관리]

〈그림 9-19〉 미비차트관리 화면

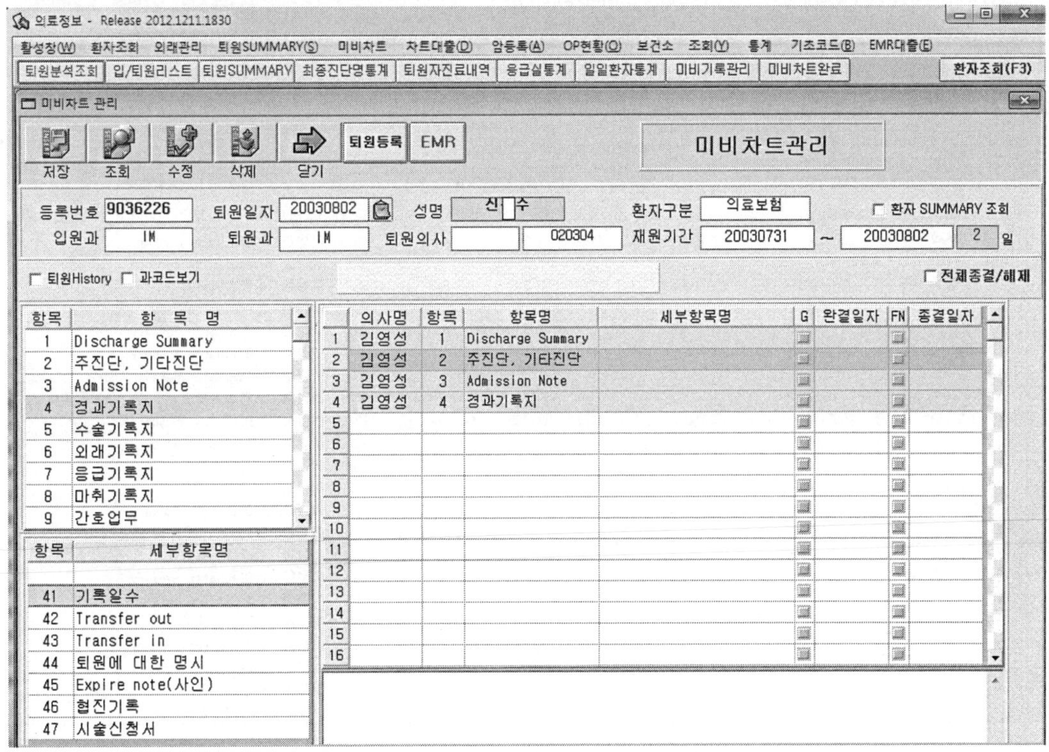

내용설명

① 퇴원 등록된 환자만 선택 가능하며, 먼저 퇴원등록을 해야 한다.

② 내역 중 해당하는 내원일을 선택하고 미비내역을 관리한다.

③ 미비항목과 세부항목을 선택하면 오른쪽 메인화면에 미비내역이 조회된다.

④ 미비내역 중 완결여부와 완결일자, 종결일자를 관리한다.

2. 의사별 미비차트 현황

미비차트 관리에서 입력된 내용을 의사별로 조회할 수 있는 화면이다.

[의무기록] → [미비차트] → [의사별미비차트 목록]

〈그림 9-20〉 의사별 미비차트현황 화면

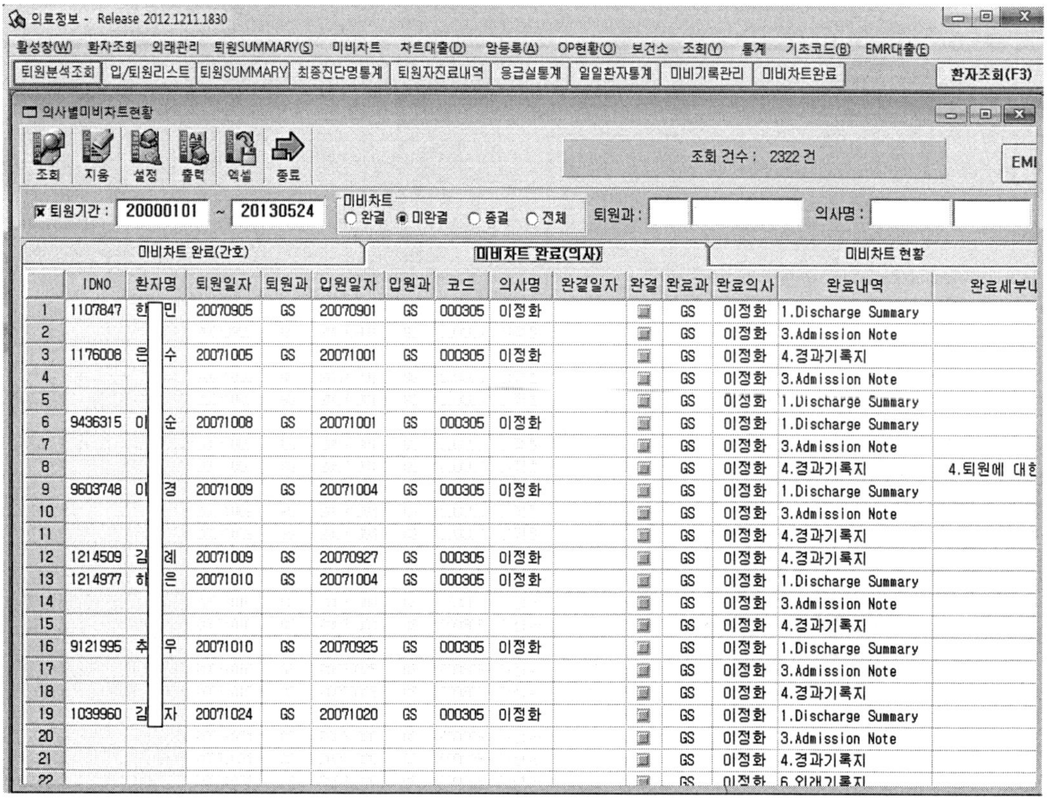

9.3.6 환자통계관리

1. 메뉴화면

아래의 메뉴화면에서 통계관리를 선택하고 실행시킨다.

〈그림 9-21〉 통계관리선택 메뉴화면

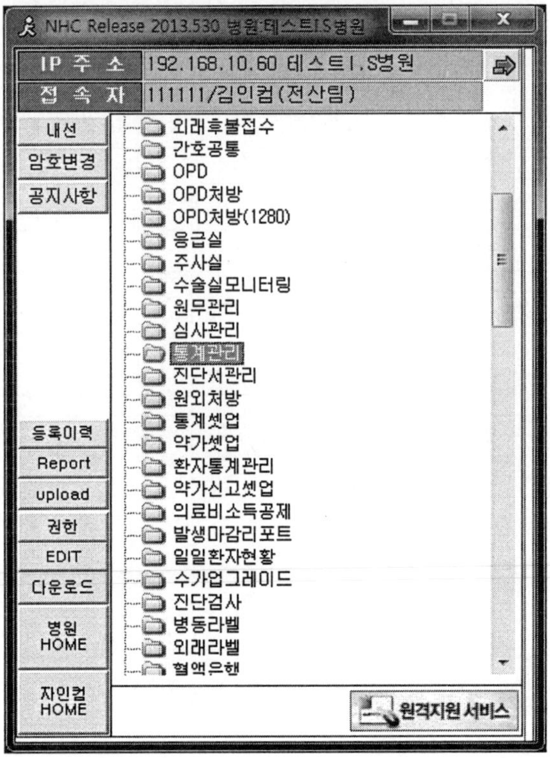

2. 외래환자 인원통계

[통계관리] → [전월대비] → [외래환자 일자별 인원통계(과별)]

〈그림 9-22〉 외래환자 일자별 통계 화면

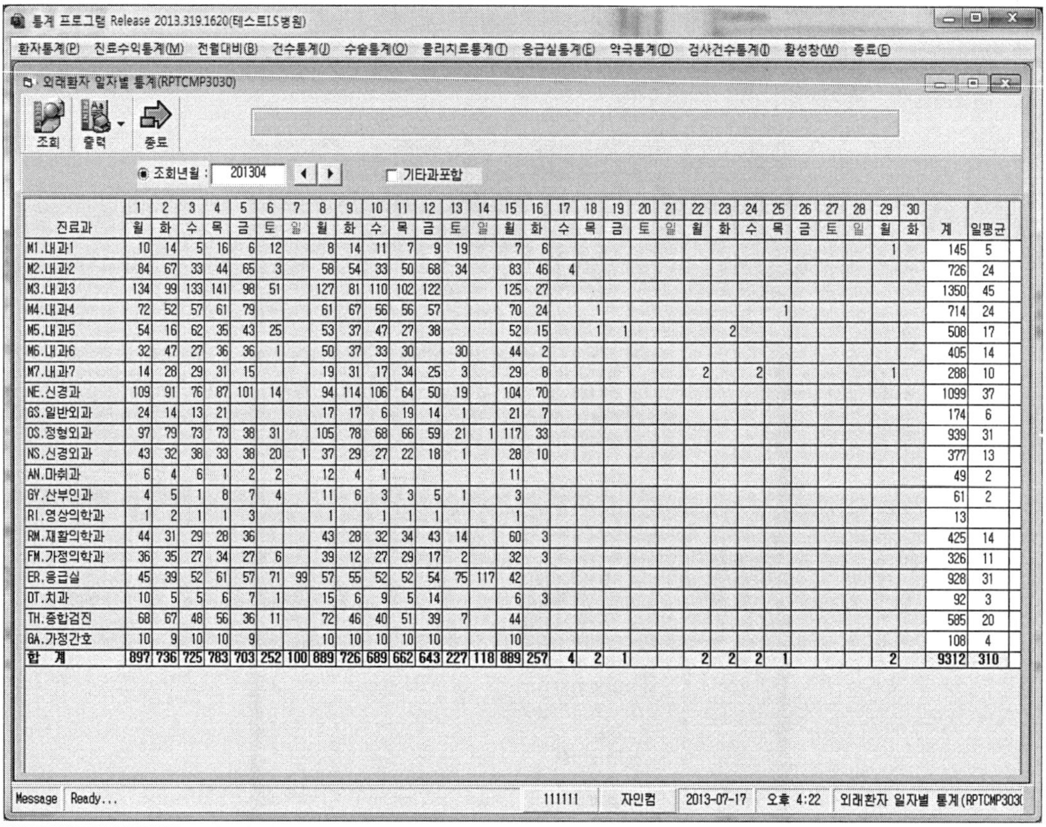

진료과	1	2	3	4	5	6	7	8	9	10	11	12	13	14	15	16	17	18	19	20	21	22	23	24	25	26	27	28	29	30	계	일평균
	월	화	수	목	금	토	일	월	화	수	목	금	토	일	월	화	수	목	금	토	일	월	화	수	목	금	토	일	월	화		
M1.내과1	10	14	5	16	6	12		8	14	11	7	9	19		7	6													1		145	5
M2.내과2	84	67	33	44	65	3		58	54	33	50	68	34		83	46	4														726	24
M3.내과3	134	99	133	141	98	51		127	81	110	102	122			125	27															1350	45
M4.내과4	72	52	57	61	79			61	67	56	56	57			70	24		1							1						714	24
M5.내과5	54	16	62	35	43	25		53	37	47	27	38			52	15		1	1				2								508	17
M6.내과6	32	47	27	36	36	1		50	37	33	30		30		44	2															405	14
M7.내과7	14	28	29	31	15			19	31	17	34	25	3		29	8						2		2					1		288	10
NE.신경과	109	91	76	87	101	14		94	114	106	64	50	19		104	70															1099	37
GS.일반외과	24	14	13	21				17	17	6	19	14	1		21	7															174	6
OS.정형외과	97	79	73	73	38	31		105	78	68	66	59	21	1	117	33															939	31
NS.신경외과	43	32	38	33	38	20	1	37	29	27	22	18	1		28	10															377	13
AN.마취과	6	4	6	1	2	2		12	4	1					11																49	2
GY.산부인과	4	5	1	8	7	4		11	6	3	3	5	1		3																61	2
RI.영상의학과	1	2	1	1	3			1		1	1	1			1																13	
RM.재활의학과	44	31	29	28	36			43	28	32	34	43	14		60	3															425	14
FM.가정의학과	36	35	27	34	27	6		39	12	27	29	17	2		32	3															326	11
ER.응급실	45	39	52	61	57	71	99	57	55	52	52	54	75	117	42																928	31
DT.치과	10	5	5	6	7	1		15	6	9	5	14			6	3															92	3
TH.종합검진	68	67	48	56	36	11		72	46	40	51	39	7		44																585	20
GA.가정간호	10	9	10	10	9			10	10	10	10	10			10																108	4
합 계	**897**	**736**	**725**	**783**	**703**	**252**	**100**	**889**	**726**	**689**	**662**	**643**	**227**	**118**	**889**	**257**	**4**	**2**	**1**			**2**	**2**	**2**	**1**				**2**		**9312**	**310**

3. 입원/퇴원/재원 인원통계

[통계관리] → [전월대비] → [입원.퇴원.재원 일자별 인원통계(과별)]

〈그림 9-23〉 입원.퇴원.재원 일자별 통계 화면

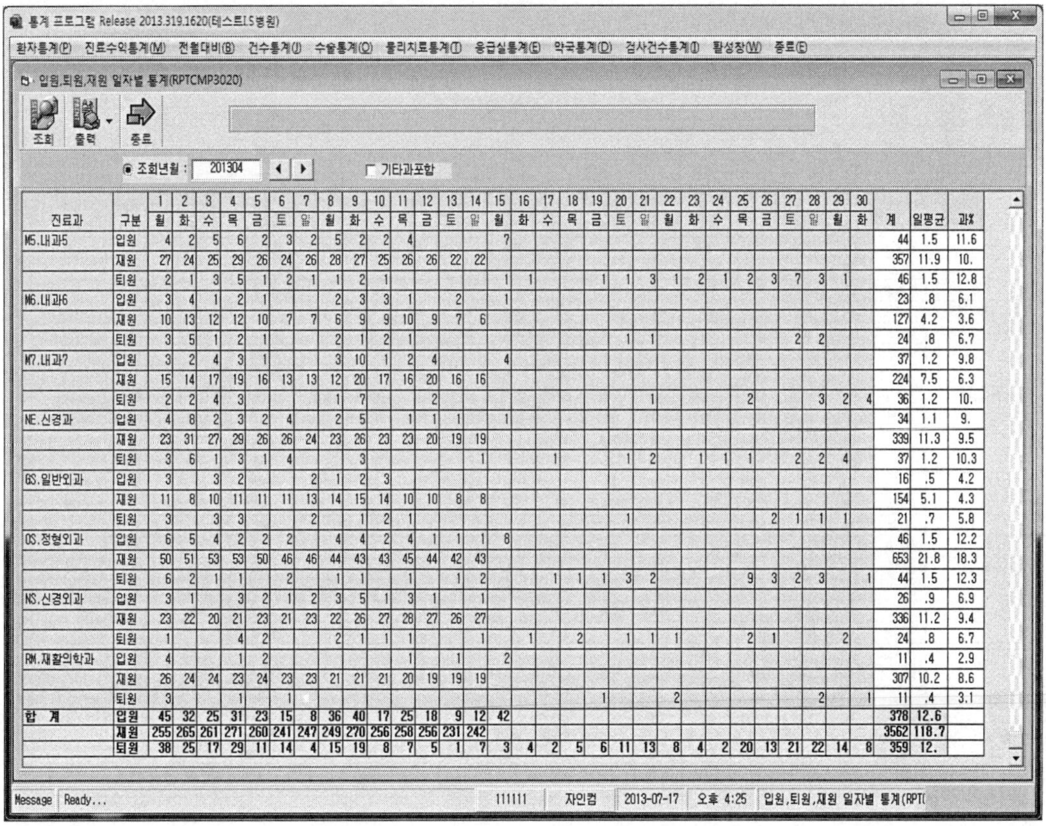

진료과	구분	1	2	3	4	5	6	7	8	9	10	11	12	13	14	15	16	17	18	19	20	21	22	23	24	25	26	27	28	29	30	계	일평균	과%
		월	화	수	목	금	토	일	월	화	수	목	금	토	일	월	화	수	목	금	토	일	월	화	수	목	금	토	일	월	화			
M5.내과5	입원	4	2	5	6	2	3	2	5	2	2	4				7																44	1.5	11.6
	재원	27	24	25	29	26	24	26	28	27	25	26	26	22	22																	357	11.9	10.
	퇴원	2	1	3	5	1	2	1	1	2	1					1	1			1	1	3	1	2	1	2	3	7	3	1		46	1.5	12.8
M6.내과6	입원	3	4	1	2	1			2	3	3	1		2		1																23	.8	6.1
	재원	10	13	12	12	10	7	7	6	9	9	10	9	7	6																	127	4.2	3.6
	퇴원	3	5	1	2	1			2	1	2	1									1	1						2	2			24	.8	6.7
M7.내과7	입원	3	2	4	3	1			3	10	1	2	4			4																37	1.2	9.8
	재원	15	14	17	19	16	13	13	12	20	17	16	20	16	16																	224	7.5	6.3
	퇴원	2	2	4	3				1	7			2									1				2			3	2	4	36	1.2	10.
NE.신경과	입원	4	8	2	3	2	4		2	5		1	1	1		1																34	1.1	9.
	재원	23	31	27	29	26	26	24	23	26	23	23	20	19	19																	339	11.3	9.5
	퇴원	3	6	1	3	1	4			3					1			1			1	2		1	1	1		2	2	4		37	1.2	10.3
GS.일반외과	입원	3		3	2			2	1	2	3																					16	.5	4.2
	재원	11	8	10	11	11	11	13	14	15	14	10	10	8	8																	154	5.1	4.3
	퇴원	3		3	3			2		1	2	1									1						2	1	1	1		21	.7	5.8
OS.정형외과	입원	6	5	4	2	2	2		4	4	2	4	1	1	1	8																46	1.5	12.2
	재원	50	51	53	53	50	46	46	44	43	43	45	44	42	43																	653	21.8	18.3
	퇴원	6	2	1	1		2		1	1		1		1	2			1	1	1	3	2				9	3	2	3		1	44	1.5	12.3
NS.신경외과	입원	3	1		3	2	1	2	3	5	1	3	1		1																	26	.9	6.9
	재원	23	22	20	21	23	21	23	22	26	27	28	27	26	27																	336	11.2	9.4
	퇴원	1			4	2			2	1	1	1			1		1		2		1	1	1			2	1			2		24	.8	6.7
RM.재활의학과	입원	4			1	2						1		1		2																11	.4	2.9
	재원	26	24	24	23	24	23	23	21	21	21	20	19	19	19																	307	10.2	8.6
	퇴원	3			1		1													1			2						2		1	11	.4	3.1
합 계	**입원**	**45**	**32**	**25**	**31**	**23**	**15**	**8**	**36**	**40**	**17**	**25**	**18**	**9**	**12**	**42**																**378**	**12.6**	
	재원	**255**	**265**	**261**	**271**	**260**	**241**	**247**	**249**	**270**	**256**	**258**	**256**	**231**	**242**																	**3562**	**118.7**	
	퇴원	**38**	**25**	**17**	**29**	**11**	**14**	**4**	**15**	**19**	**8**	**7**	**5**	**1**	**7**	**3**	**4**	**2**	**5**	**6**	**11**	**13**	**8**	**4**	**2**	**20**	**13**	**21**	**22**	**14**	**8**	**359**	**12.**	

4. 진료과별 월별 환자통계

[통계관리] → [전월대비] → [진료과별 월별환자통계]

〈그림 9-24〉 진료과별 월별 환자통계 화면

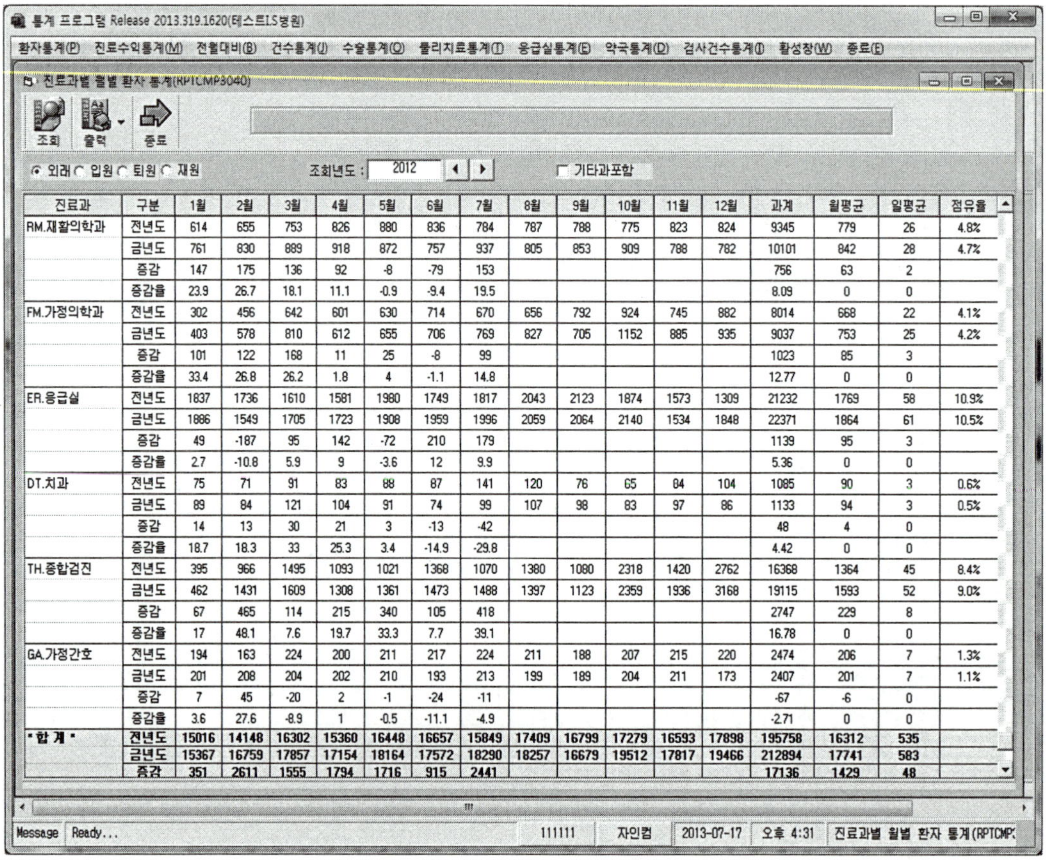

진료과	구분	1월	2월	3월	4월	5월	6월	7월	8월	9월	10월	11월	12월	과계	월평균	일평균	점유율
RM.재활의학과	전년도	614	655	753	826	880	836	784	787	788	775	823	824	9345	779	26	4.8%
	금년도	761	830	889	918	872	757	937	805	853	909	788	782	10101	842	28	4.7%
	증감	147	175	136	92	-8	-79	153						756	63	2	
	증감율	23.9	26.7	18.1	11.1	-0.9	-9.4	19.5						8.09	0	0	
FM.가정의학과	전년도	302	456	642	601	630	714	670	656	792	924	745	882	8014	668	22	4.1%
	금년도	403	578	810	612	655	706	769	827	705	1152	885	935	9037	753	25	4.2%
	증감	101	122	168	11	25	-8	99						1023	85	3	
	증감율	33.4	26.8	26.2	1.8	4	-1.1	14.8						12.77	0	0	
ER.응급실	전년도	1837	1736	1610	1581	1980	1749	1817	2043	2123	1874	1573	1309	21232	1769	58	10.9%
	금년도	1886	1549	1705	1723	1908	1959	1996	2059	2064	2140	1534	1848	22371	1864	61	10.5%
	증감	49	-187	95	142	-72	210	179						1139	95	3	
	증감율	2.7	-10.8	5.9	9	-3.6	12	9.9						5.36	0	0	
DT.치과	전년도	75	71	91	83	88	87	141	120	76	65	84	104	1085	90	3	0.6%
	금년도	89	84	121	104	91	74	99	107	98	83	97	86	1133	94	3	0.5%
	증감	14	13	30	21	3	-13	-42						48	4	0	
	증감율	18.7	18.3	33	25.3	3.4	-14.9	-29.8						4.42	0	0	
TH.종합검진	전년도	395	966	1495	1093	1021	1368	1070	1380	1080	2318	1420	2762	16368	1364	45	8.4%
	금년도	462	1431	1609	1308	1361	1473	1488	1397	1123	2359	1936	3168	19115	1593	52	9.0%
	증감	67	465	114	215	340	105	418						2747	229	8	
	증감율	17	48.1	7.6	19.7	33.3	7.7	39.1						16.78	0	0	
GA.가정간호	전년도	194	163	224	200	211	217	224	211	188	207	215	220	2474	206	7	1.3%
	금년도	201	208	204	202	210	193	213	199	189	204	211	173	2407	201	7	1.1%
	증감	7	45	-20	2	-1	-24	-11						-67	-6	0	
	증감율	3.6	27.6	-8.9	1	-0.5	-11.1	-4.9						-2.71	0	0	
* 합 계 *	전년도	15016	14148	16302	15360	16448	16657	15849	17409	16799	17279	16593	17898	195758	16312	535	
	금년도	15367	16759	17857	17154	18164	17572	18290	18257	16679	19512	17817	19466	212894	17741	583	
	증감	351	2611	1555	1794	1716	915	2441						17136	1429	48	

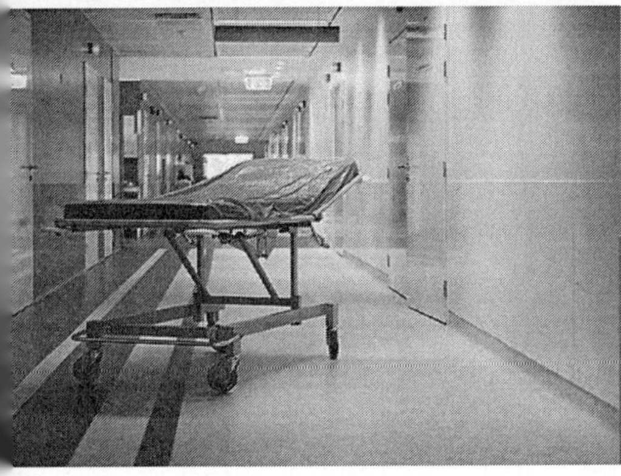

제10장 지원부서

10.1 약국

10.1.1 메뉴화면

아래의 메뉴화면에서 약무관리를 선택하고 실행시킨다.

〈그림 10-1〉 약무관리선택 메뉴화면

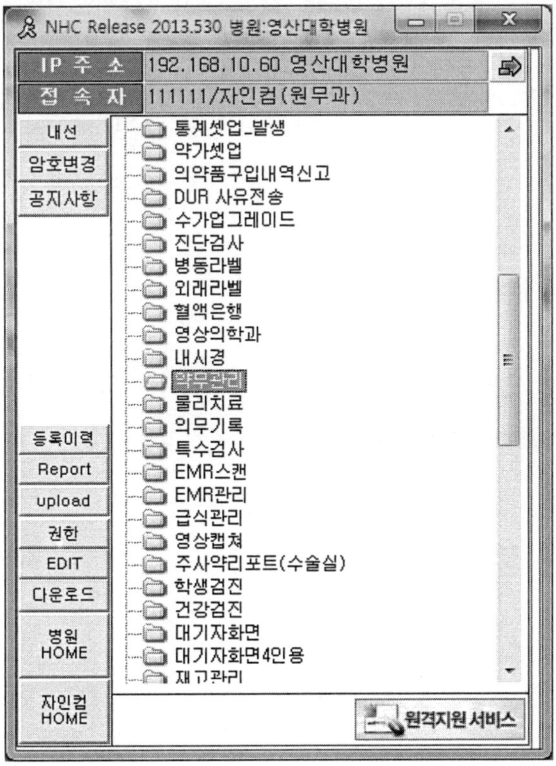

10.1.2 입원/외래 처방전 출력

원내약국에서의 처방전출력 화면이다.

[약무관리] → [조제업무] → [처방전 출력]

〈그림 10-2〉 입원/외래 처방전 출력 화면

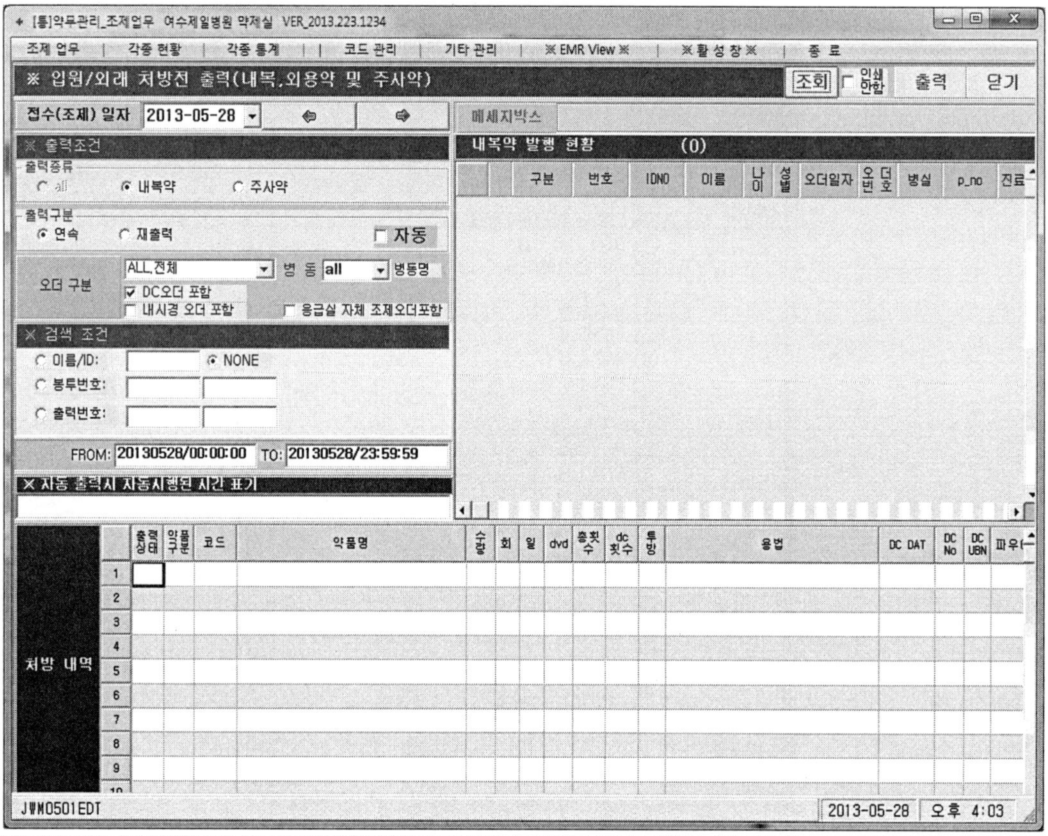

10.2 주사실

10.2.1 메뉴화면

아래의 메뉴화면에서 주사실을 선택하고 실행시킨다.

〈그림 10-3〉 주사실선택 메뉴화면

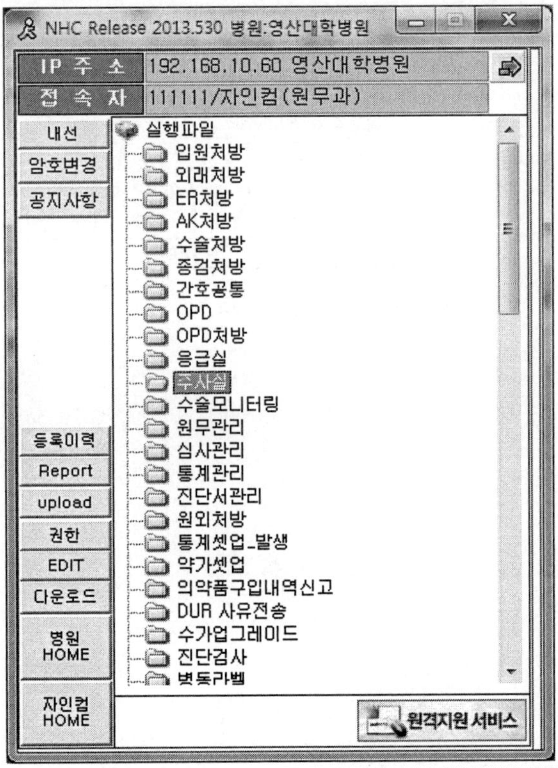

10.2.2 원내 주사실 업무

환자의 진료결과 주사 처방전이 있는 경우의 주사실 접수화면이다.

[주사실] → [원내처방접수]

〈그림 10-4〉 원내 주사실 업무 화면

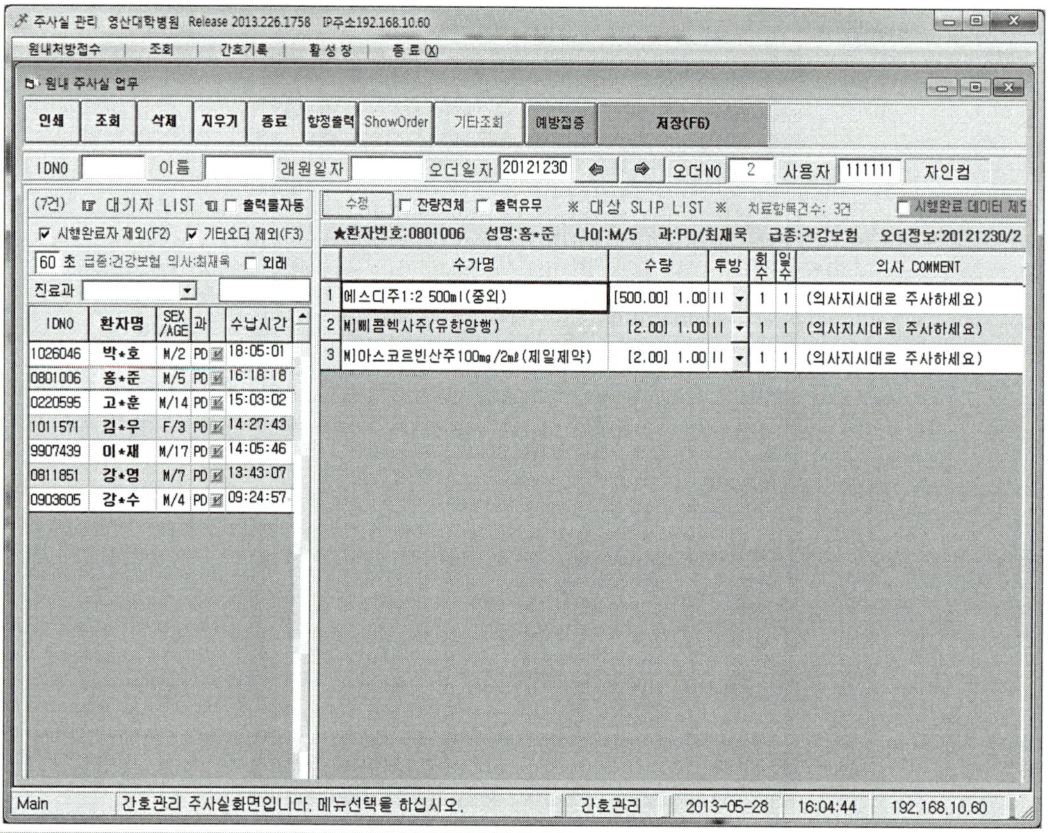

10.3 검사실

10.3.1 메뉴화면

아래의 메뉴화면에서 진단검사를 선택하고 실행시킨다.

〈그림 10-5〉 진단검사선택 메뉴화면

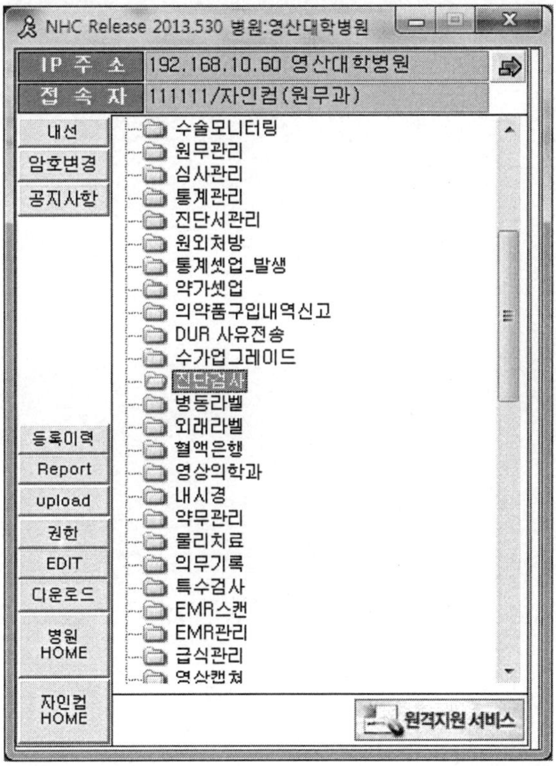

10.3.2 진단검사 메뉴화면

〈그림 10-6〉 진단검사 메뉴화면

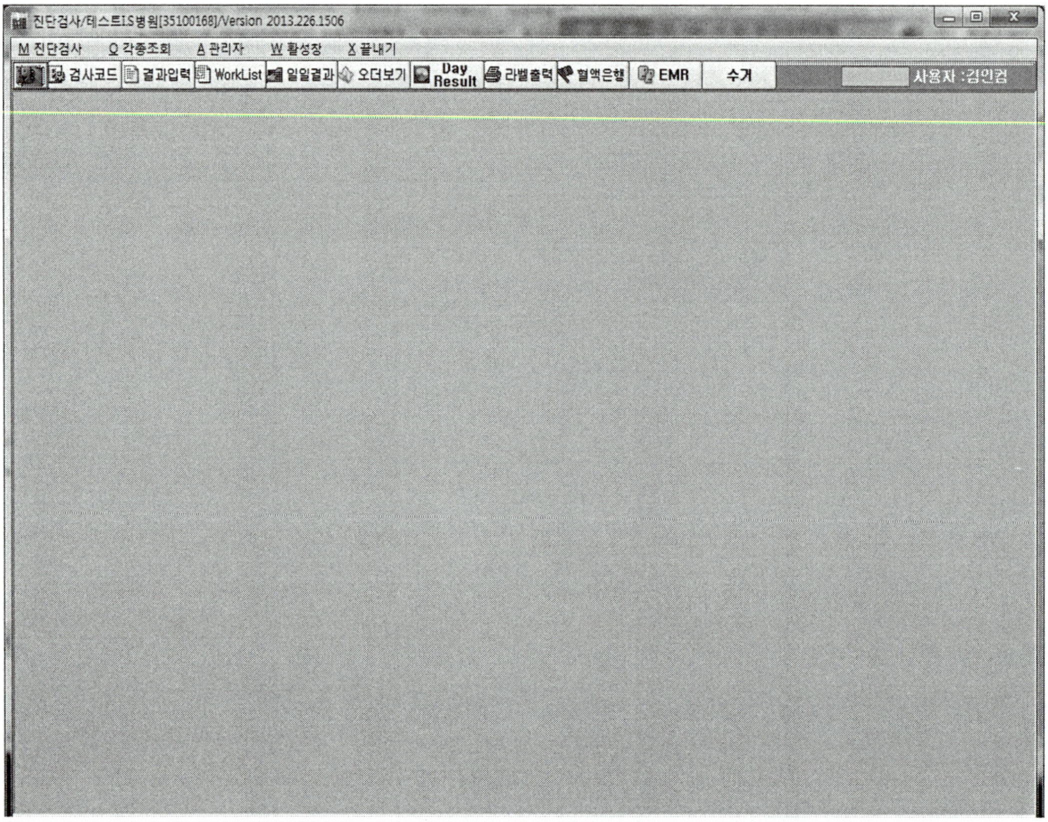

10.3.3 라벨출력

검사실의 검사라벨을 출력하는 화면이다.

[병동라벨]

〈그림 10-7〉 라벨출력 화면

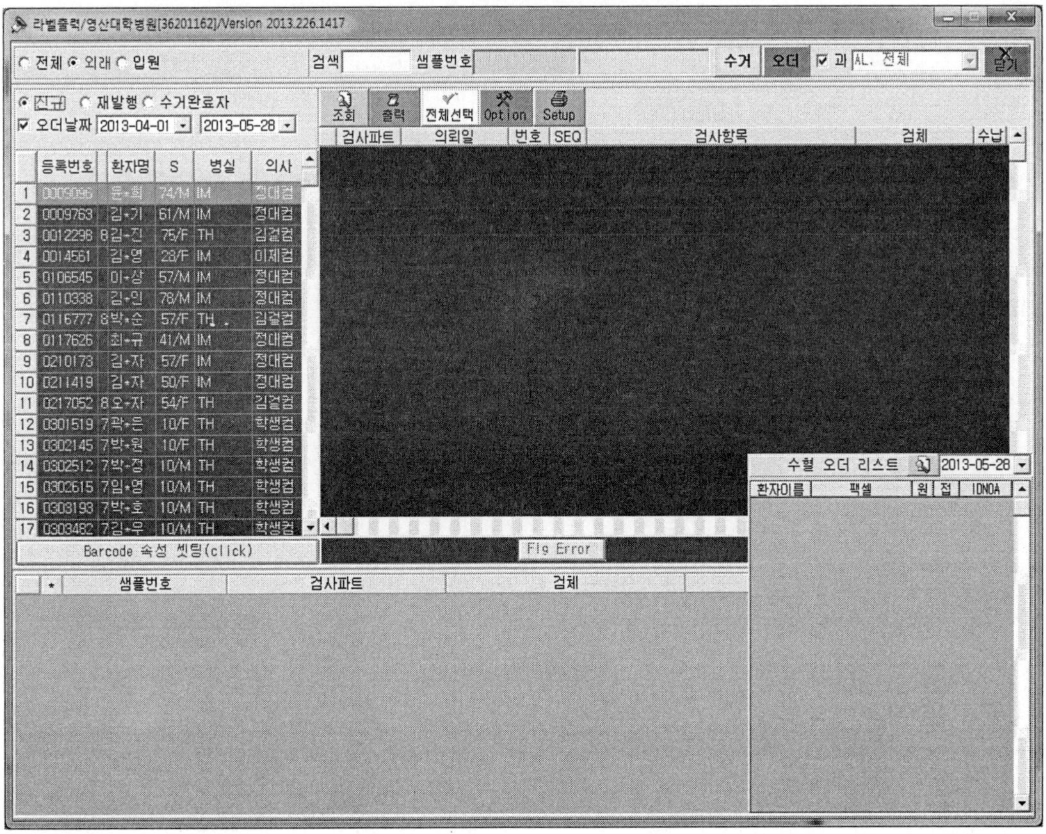

10.3.4 검사결과 입력

환자의 검사결과를 입력하는 화면이다.

[진단검사] → [결과입력]

〈그림 10-8〉 검사결과 입력 화면

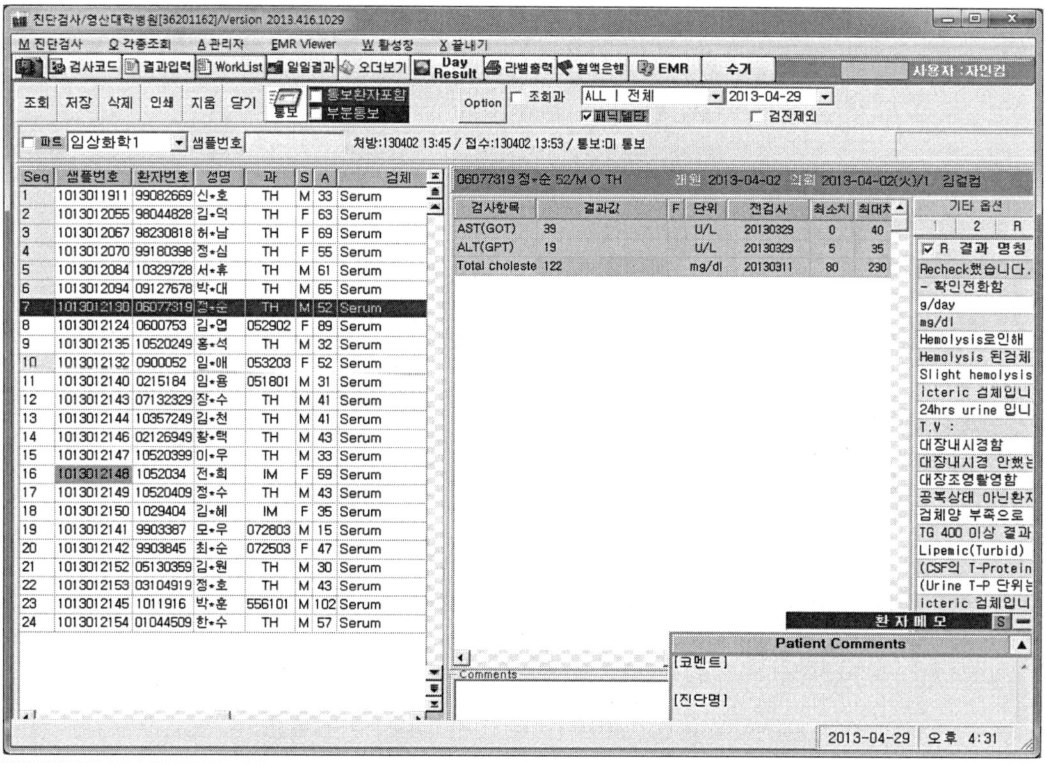

■ 내용설명

① 조회과, 날짜, 파트를 선택하고 [조회] 버튼을 클릭한다.

② 좌측 환자목록에서 환자를 찾으려면 환자이름을 입력하고 [Enter] 키를 누른다.

③ 결과를 입력하려는 환자를 선택하고 오른쪽 검사결과 입력란에 결과값을 입력 후 통보를 클릭한다.

④ 결과 입력 시 이전의 검사 결과값과 최소치, 최대치를 참고할 수 있다.

10.4 수술실

10.4.1 메뉴화면

아래의 메뉴화면에서 수술처방을 선택하고 실행시킨다.

〈그림 10-9〉 수술처방선택 메뉴화면

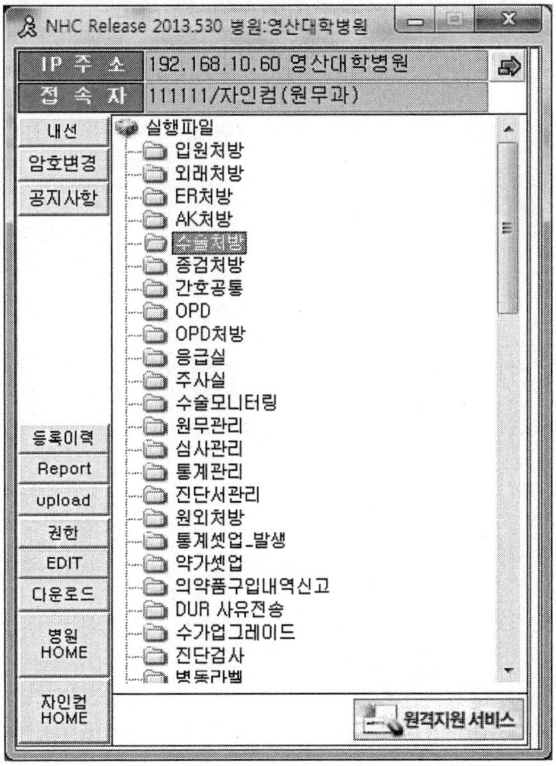

10.4.2 수술실 처방전달

수술처방프로그램의 수술현황표 화면을 나타낸다.

[수술처방전달] → [수술정보] → [수술계획표작성]

〈그림 10-10〉 수술실 처방전달 화면

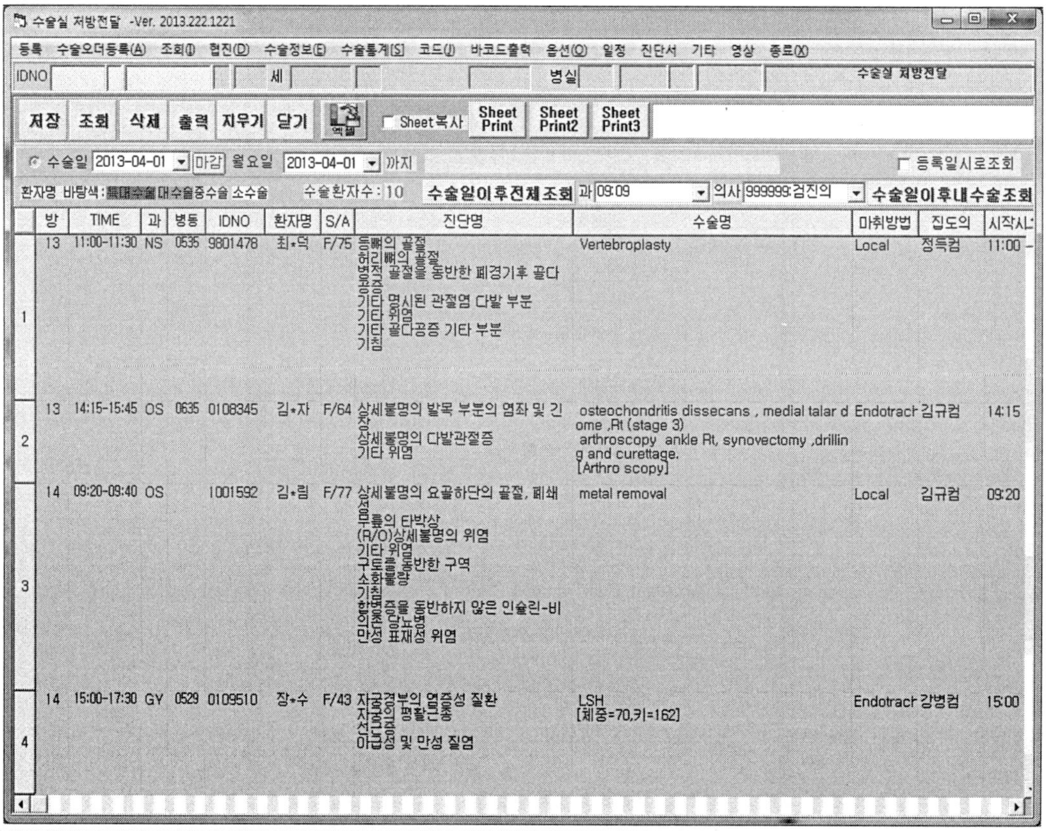

10.5 물리치료실

10.5.1 메뉴화면

아래의 메뉴화면에서 물리치료를 선택하고 실행시킨다.

〈그림 10-11〉 물리치료선택 메뉴

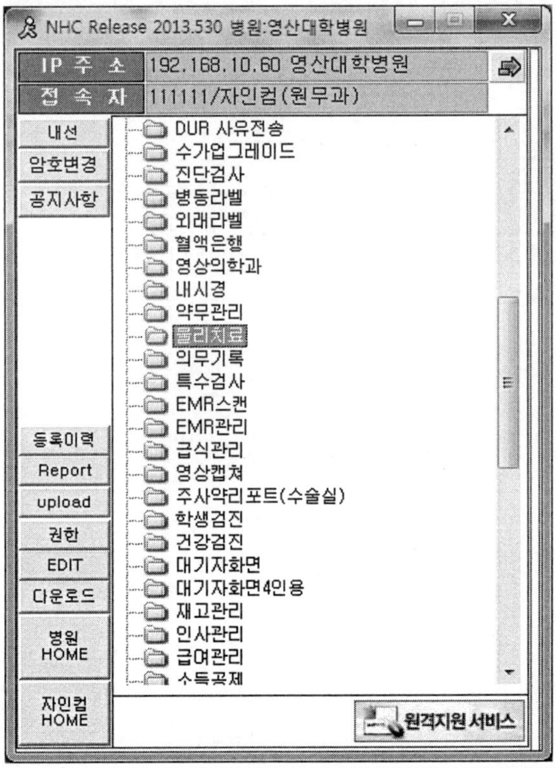

10.5.2 물리치료실 접수등록

물리치료실의 접수 및 등록화면이다.

[물리치료] → [접수 및 등록]

〈그림 10-12〉 물리치료실 처방접수 및 등록 화면

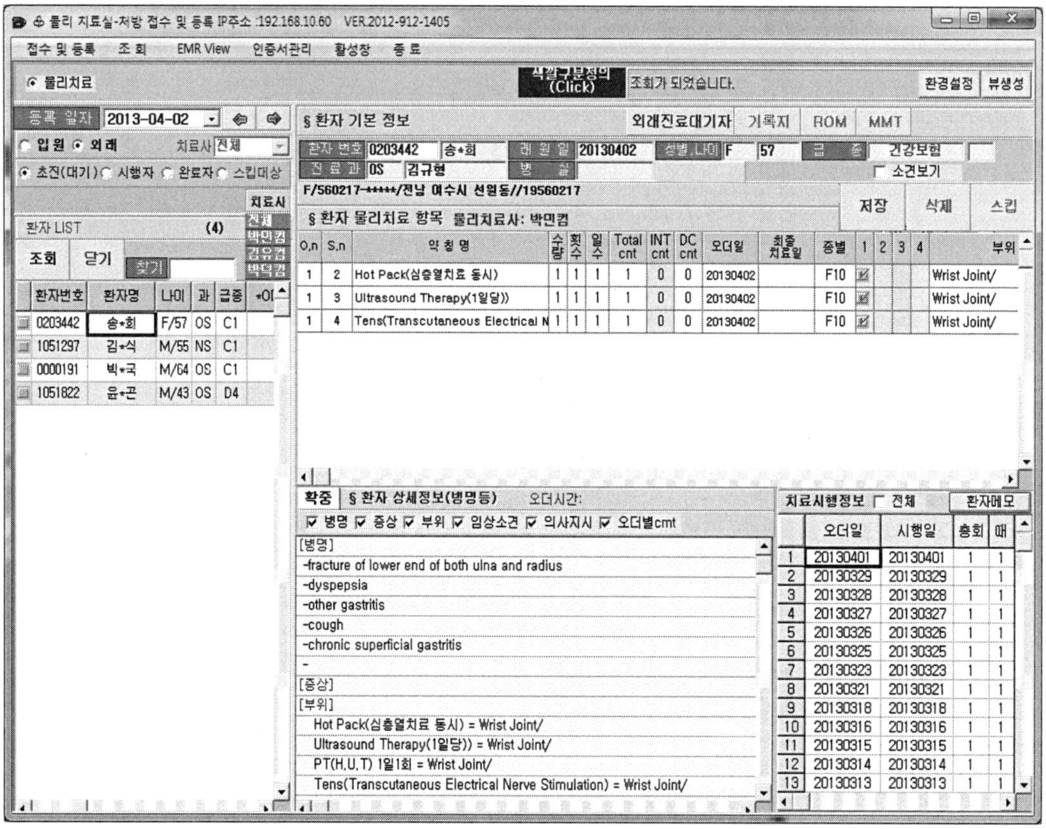

10.6 방사선실

10.6.1 메뉴화면

아래의 메뉴화면에서 영상의학과를 선택하고 실행시킨다.

〈그림 10-13〉 영상의학과선택 메뉴

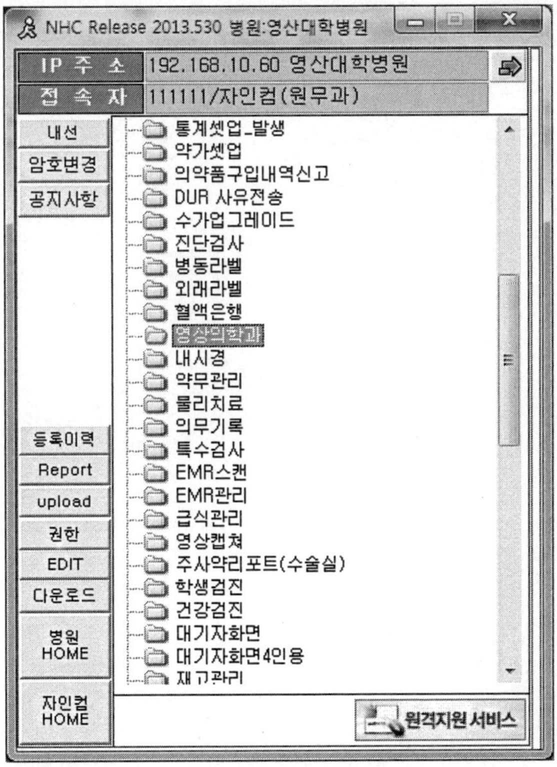

10.6.2 방사선실 접수등록

방사선실의 접수 및 등록화면이다.

[영상의학] → [접수] → [일반]

〈그림 10-14〉 영상의학과 접수 화면

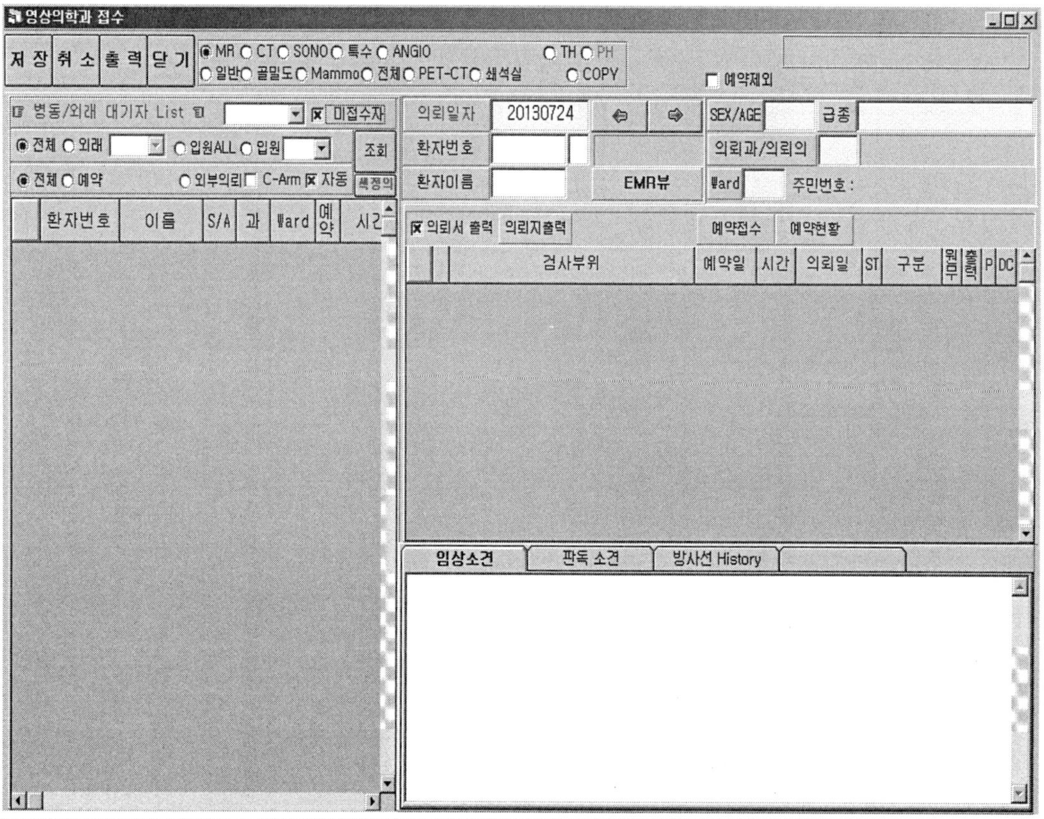

10.7 영양실

10.7.1 메뉴화면

아래의 메뉴화면에서 급식관리을 선택하고 실행시킨다.

〈그림 10-15〉 영양실선택 메뉴화면

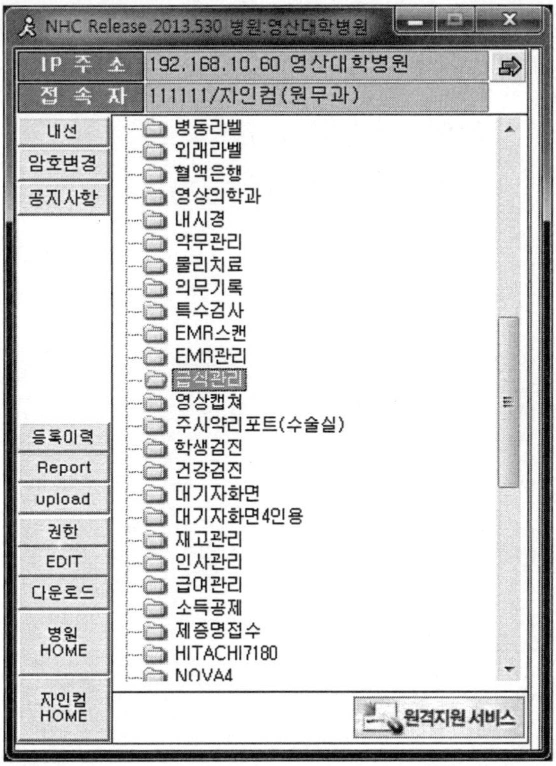

10.7.2 영양실 접수등록

영양실의 식사처방전 및 출력화면을 나타낸다.

[급식관리]

〈그림 10-16〉 식사 처방전 화면

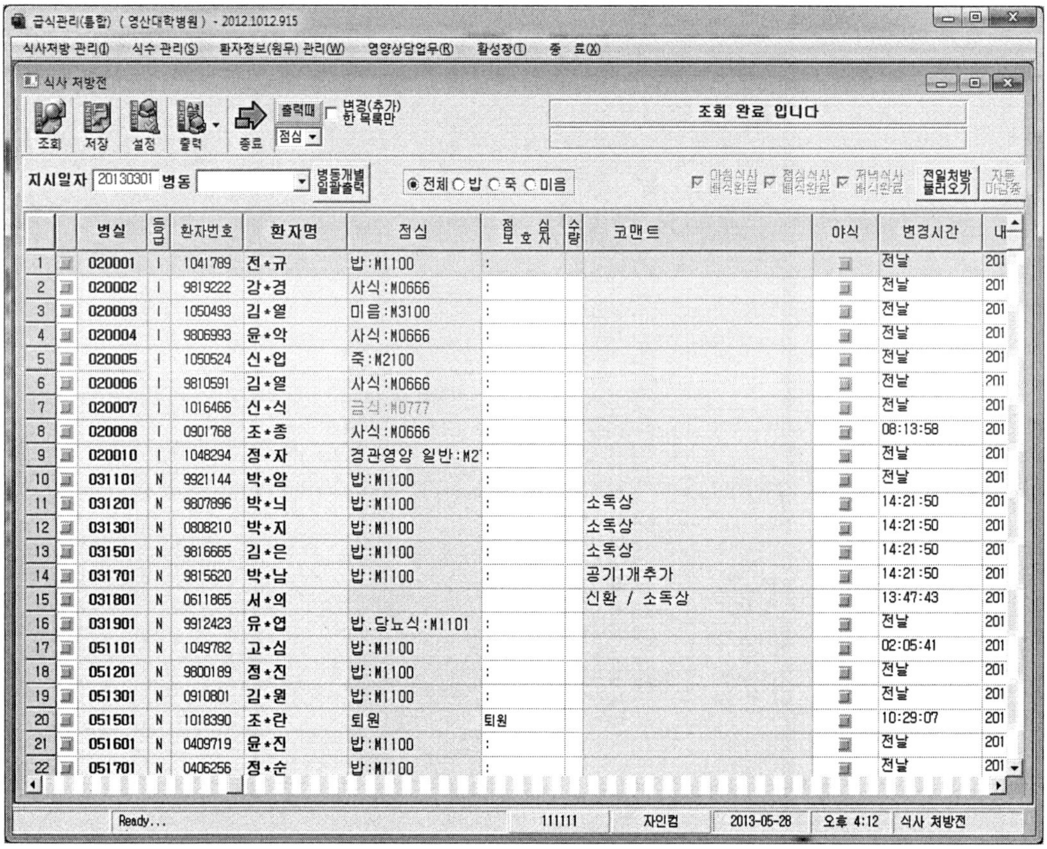

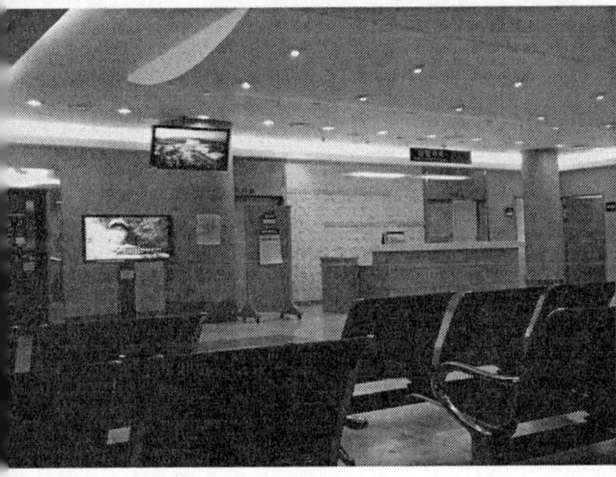

제 11 장

보험청구관리

11.1 청구관리 주요업무

11.1.1 청구관리 업무흐름

〈그림 11-1〉 청구관리 업무흐름도

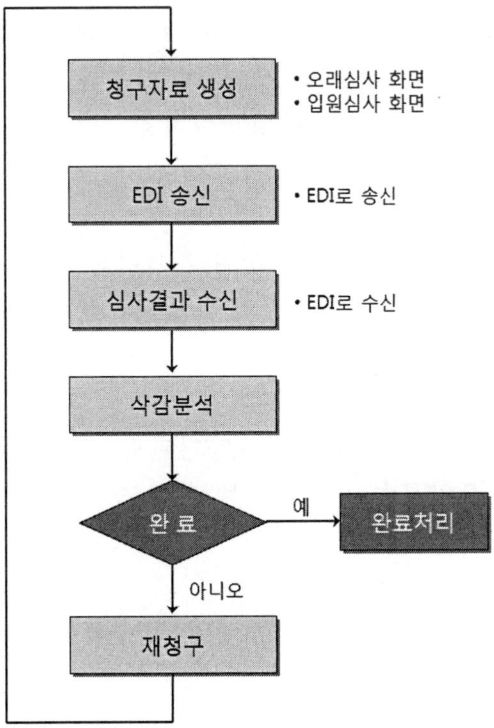

11.1.2 청구관리 업무내용

1. 요양급여비용의 심사청구 절차

「건강보험법」에 의거, 요양기관은 환자에게 제공한 의료서비스에 대하여 본인 부담금을 제외한 보험자(공단) 부담금에 대한 요양급여비용의 지급을 요양급여비용 명세서를 첨부하여 건상보험심사평가원에 청구한다.

건강보험심사평가원은 요양기관으로부터 요양급여비용의 심사청구를 받은 때에는 그 심사청구한 내용에 대하여 요양급여 기준과 요양급여 비용의 내역이 적합한지를 심사한다. 심사평가원은 요양급여비용 심사청구서, 요양급여비용 명세서 등 제출받은 자료에 대한 사실여부를 확인할 필요가 있다고 인정할 때에는 현지 출장을 통하여 확인할 수 있다.

요양급여 심사제도의 목적은 불필요하거나 과다한 요양급여비용을 억제하여 보험재정을 안정시키며, 진료체계를 확립하고 적정진료를 유도하여 건강보험제도를 성공적으로 안정시키는데 있다.

요양급여비용에 대하여 심사를 완료한 경우에는 그 심사내용이 기재된 요양급여비용 심사결과 통보서를 지체없이 요양기관과 국민건강보험공단에 통보하고, 국민건강보험공단은 요양급여 비용지급내역이 기재된 요양급여비용 지급통보서를 해당 요양기관에 통보한다. 과다하게 납부된 본인 부담액은 공제한 경우에는 그 공제내역을 요양기관에 통보한다.

국민건강보험공단과 건강보험심사평가원은 요양급여비용 심사·지급에 있어 전자문서교환방식(EDI : electronic data interchange)으로 요양급여비용을 청구한 요양기관에 대하여는 요양급여비용의 심사·지급기간을 서면으로 청구한 요양기관에 비하여 심사지급기간을 단축할 수 있다.

또한 건강보험심사평가원은 전산기록 장치에 의한 자기매체 또는 전자문서교환방식에 의하여 요양급여 심사결과통보서 등을 요양기관에 통보하며, 국민건강보험공단은 요양급여비용 지급통보서 등을 요양기관에 통보할 수 있다.

전자문서교환방식이란 의료정보망에 의하여 전자문서를 이용하여 처리하는 방식이며, 거의 대부분의 요양기관들이 전자문서교환방식으로 요양급여비용을 청구하고 있다.

국민건강보험공단 부담금의 요양급여비용에 대한 청구 및 지급 절차는 다음 그림과 같다.

〈그림 11-2〉 요양급여비용 청구 및 지급 절차

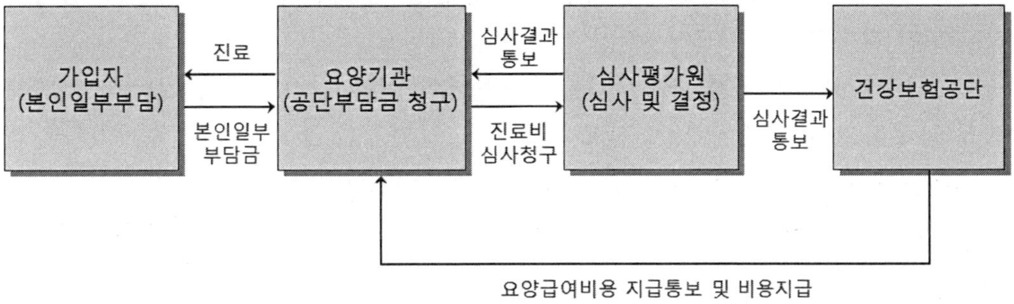

2. 요양급여비용 심사업무

1) 요양급여비용 심사기준

심사평가원은 요양급여비용의 심사청구를 받은 때에는 그 심사청구 내역이 건강보험 관계법령, 건강보험 요양급여기준, 진료수가기준, 약제비 산정기준 등에 적합한지를 심사하여야 한다.

심사기준은 건강보험제도의 한계성으로 설정된 일반적인 급여기준이 원칙이나, 모든 진료에 대한 적용기군은 아니기 때문에 진료비 심사상 전문분과별로 고도의 의학적 판단이 요구되는 경우에는 분과위원회에서 결정한다. 그리고 보다 공정하고 정밀한 심사를 위하여 분과위원회의 미비점이나 의견을 조정하고 타당성을 최종 검토하는 중앙 및 지역의 심사조정위원회에서 최종적으로 심사하고 결정하도록 하고 있다.

2) 요양급여비용 심사

요양기관은 환자에게 제공한 의료행위에 대해 행위별 내역을 요양급여비용명세서에 기재하여 병원급 이상 의료기관은 심사평가원 본원으로, 의원급 의료기관 및 보건의료기관들은 관할 지원으로 청구하여 심사하게 된다.

요양급여비용명세서에는 수진자의 인적사항, 소속보험자, 상병명, 진료내역을 정확하게 기재하고, 진료행위별 진료금액을 합산하여 진료비총액, 보험자부담금, 본인부담금을 산정한다. 외래의 경우 1개월 단위 및 방문일자별 로 청구하고, 입원진료비 청구는 퇴원한 다음 주부터 주간단위로 청구할 수 있다.

건강보험심사평가원은 요양급여명세서를 받은 날로부터 1개월 이내에 심사하여 진료비를 지급한다.

요양급여비용명세서 심사 시에는 임상경험이 있는 심사요원이 일반적인 기재사항을 점검하고 요양급여기준, 진료수가기준, 약가기준 등의 심사기준에 따라 점검한 후 심사위원(상근 및 시간제)아 심사하게 된다. 이때에도 처리하지 못한 내용이 있으면 진료 전문과목별 분과위원회에 안건을 상정하여 진료내용의 의학적 타당성을 검토하게 되고, 나아가 중앙심사조정위원회의 종합적 검토를 거쳐 최종적으로 결정한다.

건강보험심사평가원의 진료비심사는 요양급여비용명세서에 의한 서면 혹은 EDI 방식에 의한 전자문서화면에 의한 심사이다. 환자를 직접 대하게 되면 청구된 진료내역을 충분히 이해할 수 있지만, 명세서 청구내역에 기재된 사항만을 심사기준에 따라 심사하므로 부적절하게 심사 조정되는 부분이 발생하게 된다.

이때 상당수는 정당하게 실시한 의료행위라도 청구요령 미숙에 의해 심사 조정되는 경우가 많다. 예를 들면, 행정착오(기재착오, 수가적용 착오, 약가산정 착오 등), 상병명 누락(상병명과 관련없는 수술 청구 등), 상병명과 일치하지 않는 검사, 처치(치료), 투약, 그리고 약제의 용량·용법을 초과사용, 공인되지 않은 방법의 검사, 처치, 투약, 치료재료 사용 등으로 인한 심사조정 사례가 발생한다.

3) 요양급여비용 지급

(1) 요양급여비용 지급기관

요양급여비용 지급기관은 의료보장유형에 따라 국민건강보험공단과 시·군·구청(의료급여: 장애인), 각 자동차보험회사 및 근로복지공단(산재보험) 본(지)부로 구분된다.

국민건강보험공단의 진료비 중 상급종합병원 및 종합병원의 진료비는 예탁금 범위 내에서 건강보험심사평가원의 심사결과 통보에 의하여 국민건강보험공단에서 지급한다. 의료급여 진료비는 건강보험과 동일하게 시·군·구청에서 국민건강보험공단에 예탁한 진료비에서 지급하지만, 장애인의 경우는 건강보험심사평가원의 평가결정에 따라 해당 시·군·구청에서 지급하고 있다.

산재보험의 경우에는 요양기관을 관할하는 근로복지공단 지역본부나 지사에서 심사하고 요양기관에 지급한다. 자동차보험의 경우에는 해당 보험회사의 보상센터나 사무소에서 자체 심사 후 진료비를 은행계좌에 입금시킨다.

(2) 요양급여비용 지급방법

요양기관에서 진료비를 청구하면 건강보험심사평가원은 진료비청구명세서 접수일로부터 15일 이내(EDI 청구는 10일 이내)에 진료비의 90%를 개산불로 지급하고 나머지는 심사 후 지급함을 원칙으로 한다. 요양기관에서 심사·지급내역을 확인할 수 있도록 진료비 지급이 있을 때마다 '진료비(약제비)심사결과통지서'와 '진료비지급통보서'를 송부하고 있으며, EDI 청구기관의 심사내역은 EDI를 통하여 상세한 내역이 전송된다.

3. 삭감분석

1) 삭감분석의 개념

삭감분석(진료비심사조정 내역분석)이란 건강보험심사평가원의 요양급여비용 심사통보서나 근로복지공단, 자동차보험회사 등에서 심사 후 조정된 진료비에 대하여, 요양기관에서 조정원인과 유형을 분석하는 것을 의미한다. 심사결과통지서에 대한 항목에 따라 진료행위별, 조정사유별로 내용을 확인하고 전체적인 조정(삭감)내역을 작성하는 과정에서 이의신청의 기초자료로 활용하게 된다.

납득하기 곤란한 심사조정은 관련자료 보완 및 의사소견서 등을 첨부하여 이의신청하도록 한다.

2) 삭감분석 방법

건강보험심사평가원에서 요양급여비용명세서를 심사하고 그 결과를 입력하여 전산 출력된 '요양급여비용심사통보서'를 요양기관에 발송한다. 요양기관은 이를 근거로 심사조정내역을 분석하게 된다.

'요양급여비용심사결과통보서'상 증감내역이 없는 것은 청구진료비가 전액 인정된 경우이다. 심사조정항목은 '요양급여비용명세서상'의 구분번호로 심사조정사유별 코드로 관리된다(A : 행위·약제·치료재료의 금액산정 착오, B : 요양급여비용

산정기준 적용착오, D : 계산착오, F : 증빙자료 미제출, G : 중복청구 등). 다만 EDI청구의 경우에는 '요양급여비용심사결과통보서' 대신 EDI를 통하여 심사조정 내역에 대한 상세한 내역이 통보되므로 분석과정을 생략할 수 있다.

청구된 진료비가 심사과정에서 조정된 경우에는 청구한 금액에서 조정된 금액만큼 차감하고 진료비가 지급된다. 따라서 항목별로 자세한 심사조정내역을 분석하여 진료나 청구상의 문제점을 확인하고 적정진료를 제공하기 위해 진료비심사조정내역을 분석하게 된다. 심사조정분석은 심사결과지급통지서와 청구서를 비교분석하는 수작업과 자체 전산을 이용한 전산분석 및 심사평가원에서 상세한 조정항목을 통보하여 주는 방법이 있다.

3) 이의신청 및 재심청구

(1) 이의신청

진료비심사 결정사항에 대해 불복하거나 수긍하기 어려운 경우에는 건강보험과 요양급여기준에 의거 조정된 진료비에 대하여 재심사를 요청할 수 있다. 이의신청은 보험자 또는 보험자단체가 사회적 공동비용인 보험재정을 관리하면서 요양기관의 항변권을 인정하는 것으로, 그 항변권에 대한 인정기간은 심사결과 통지서가 도착한 날로부터 90일 이내라는 제한기간을 두고 있다.

따라서 요양기관은 진료비심사내역 및 진료비 심사결과통지서를 받고 그 결과에 대하여 이의가 있을 경우에는 그 결과가 도착한 날로부터 90일 이내에 이의신청서 및 진료내역이 타당함을 입증할 수 있는 자료, 즉 임상소견, 관련자료, 검사결과지, 의사소견서 등 자세한 소명자료를 제출한다.

(2) 심사청구

건강보험심사청구제도는 가입자의 자격, 보험료, 보험급여 또는 보험급여 비용에 관한 처분에 불복이 있는 자로 처분이 있은 날부터 90일 이내에 건강보험심사위원회에 심사를 청구할 수 있는 제도이다. 이는 이의신청에 대한 심사결과에 대하여 승복할 수 없을 때 건강보험법의 규정에 따라 의료기관이 취할 수 있는 당연한 절차에 해당한다.

심사청구 시에는 심사청구를 하게 된 사유, 진료행위의 타당성, 당위성 등을 입증할 수 있는 근거자료, 임상진료기록지, 검사결과지, 기타 필요한 관련자료 등 상세한 소명자료를 첨부해야 한다. 심사청구를 신청할 경우에는 재심사청구서에 관련자료를 첨부하여 건강보험심사평가원에 설치된 이의신청위원회로 청구한다.

건강보험심사평가원은 관련규정에 의한 이의 신청을 받을 때에는 영 제51조의 규정에 의하여 60일 이내에 이의신청 결과를 통보하여야 한다.

4) 심사조정 분석 및 이의신청 절차

〈표 11-1〉 삭감분석 및 이의신청 절차

절 차	내 용	처리 방법	양 식
1. 심사결과 통지서접수	• 심사(지급)차수별 청구건당 심사결과	• 미수금 회수정리후 심사부서 접수 • 진료과별 삭감률 파악 • 지연 및 반송건 관리	• 미수관리대장 • 월별, 진료과별 진료비회수현황
2. 삭감내역 분석	• 요양급여기준 및 진료수가 기준(과잉진료, 적용착오, 상병 및 진료내역 불일치, 자료 미첨부) • 수가, 약가, 재료 등 산정착오 • 소명자료 미제출	• 건당 삭감내역 분석 • 건당 삭감내역서 작성 • 착오내역 검토 확인 • 수가 code 변경 • 삭감내역의 진료기록 확인 • 유형별 분류 • 삭감내역의 진료기록 확인 • 유형별 분류 • 미제출자료 확인	
3. 삭감내역 진료기록 확인	• 이의신청 사유를 증빙할 수 있는 진료기록 확인 • 미비진료기록 확인	• 삭감내역의 진료기록 확인 • 유형별 분류 (이의신청 가능건, 의사 진료 소견 요청건, 각 관련 부서의 시정필요건)	
4. 삭감내역 통보	• 이의신청시 담당의사의 진료 소견이 필요한 경우 • 시정이 필요한 경우 (일률적 투약, 검사 등, 연구목적의 진료, 계속적 적용 착오)	• 주치의별 삭감내역통보서의 작성(삭감내역, 삭감액, 건강보험기준) • 각과별 업무연락	삭감내역통보서

절 차	내 용	처리 방법	양 식
5. 이의신청	• 심사결과통지서 도착후 90일 이내 문서로 이의신청	• 이의신청서 작성 • 관련증빙자료 첨부(진료기록부 사본, 의사소견서, 참고문헌, 재료대 등 구입소명자료) • 이의신청서 1부 복사 • 이의신청담당자 검토 • 발송 • 부본 정리, 보관	• 이의신청서 (서식 13-1호) • 의사소견서
6. 재심사결과 회신 분석	• 이의신청서내용과 회신내용을 비교 분석 및 진료비회수 결과 정리	• 진료비 이의신청 처리결과 통보문서 접수 • 이의신청내용과 회신내용 비교 • 회신문서 결재 • 미수정리 및 확인 • 회수내역 통계처리 • 내역통보	
7. 심사청구	• 건강보험법 제60조에 의거 처분이 있은 날로부터 90일 이내 심사청구	• 불인정건 중 심사청구건 선별 • 심사청구서 작성 • 관계서류준비 (원처분문서 사본, 진료비 이의신청 결과통보사본, 진료비 청구명세서 접수증 사본) • 심사청구사유서 작성 (진료기록부, 의사소견서, 참고문헌 등)	• 심사청구서 • 심사청구사유서
8. 재심사청구	• 건강보험법 제61조에 의거 불복시 90일이내 재심사청구	• 위와 같음	
9. 분석보고서 작성	• 분석완료후 문제점정리, 보고 (임상과, 심사부서, 원무부서, 간호부서, 전산부서, 구매부서)	• 심사부서 협의, 자체교육 • 관련부서 협의 및 업무연락	

11.2 메뉴화면

11.2.1 단위업무 메뉴

아래의 메뉴화면에서 심사관리를 선택하고 실행시킨다.

〈그림 11-3〉 심사관리선택 메뉴화면

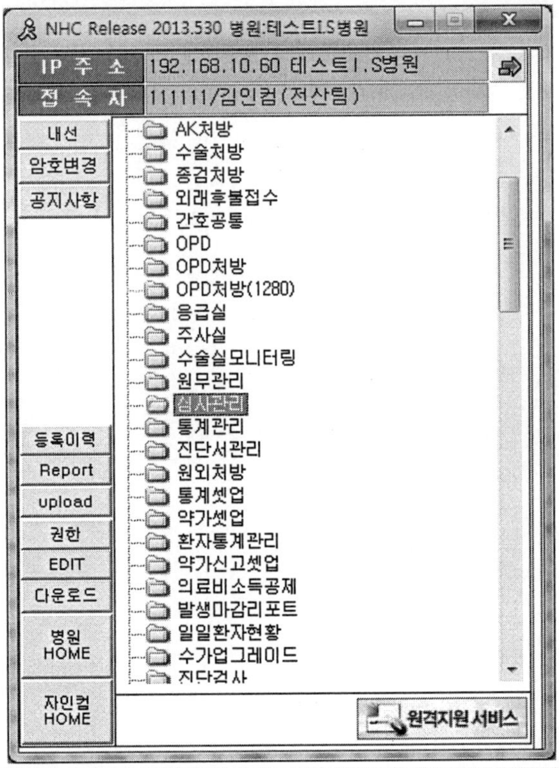

11.2.2 심사관리 메뉴화면

〈그림 11-4〉 심사관리 메뉴화면

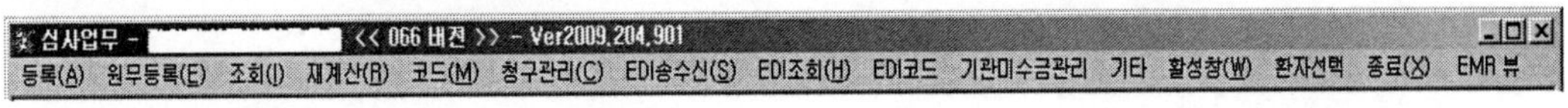

(1) 등록

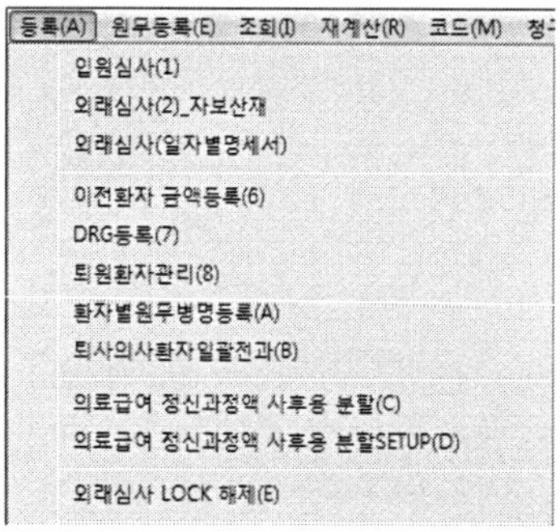

[주요 기능]

- 입원심사, 외래심사
- 외래심사를 일자별, 응급실 심사

(2) 청구관리

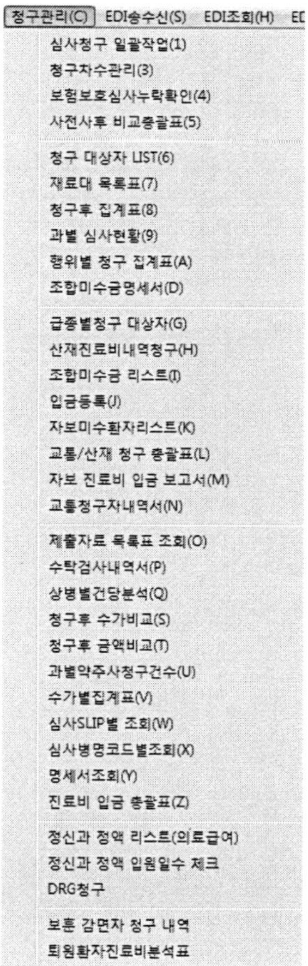

[주요 기능]

- EDI파일생성작업 및
  각종 청구관련 내용 조회

(3) EDI송수신

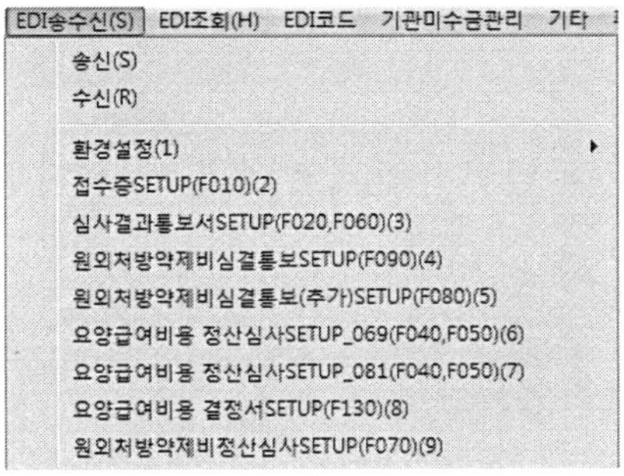

[주요 기능]

- EDI송신 및 수신, 접수증, 심사결정통보서를 데이터베이스로 저장해주는 메뉴

(4) EDI조회

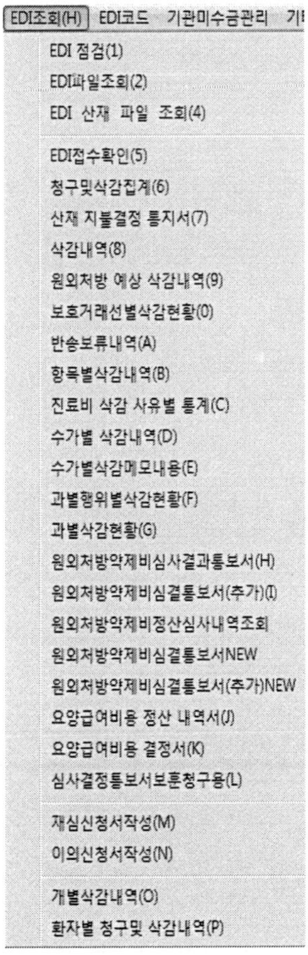

[주요 기능]

- 송신전사 전 점검 및 반송, 삭감조회, 이의신청 확인메뉴

11.3 청구자료 생성

11.3.1 심사청구 일괄작업

해당기간의 진료내역을 일자별로 심사자료를 일괄작업으로 생성하는 화면이다. 일괄과 개별 작업의 생성내용은 같다.

[심사관리] → [청구관리] → [심사청구 일괄작업]

〈그림 11-5〉 심사청구 일괄작업-[심사SETUP] 화면

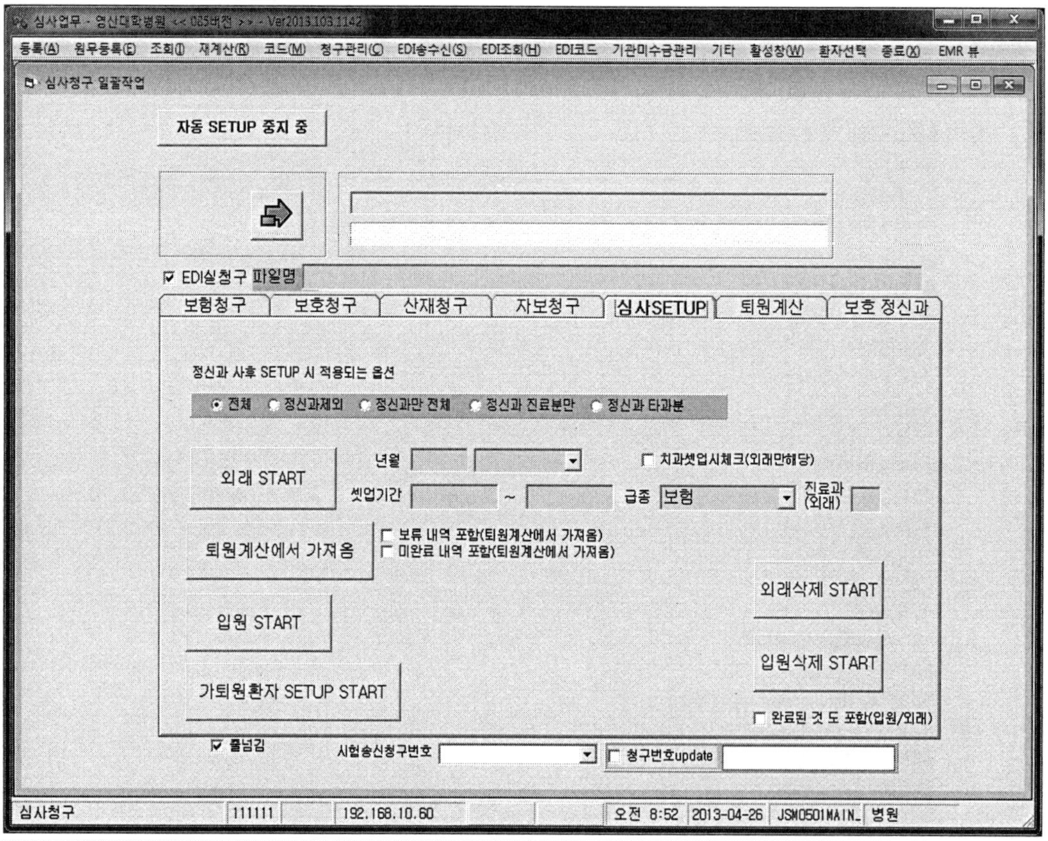

내용설명

① 입원START : 원무에 발생된 입원 데이터를 조회하여 생성한다.

② 퇴원계산에서 가져옴 : 사전심사화면(퇴원계산)에서 작업한 내용을 조회하여 생성한다.

③ 외래START : 원무 데이터(전표)를 조회하여 외래심사자료를 일괄 생성한다.

④ 삭제START : 두개의 삭제START는 생성된 심사자료를 지우는데 사용한다. 완료된 것도 포함은 이미 심사에서 완료라고 상태를 저장한 심사자료도 삭제한다.

⑤ 급종 : 보험, 의료급여, 자보, 산재, 기타 급종은 전산 내에 존재하는 급종 코드로 일괄작업을 할 수 있다.

⑥ 진료과 : 특정 진료과만 생성 또는 삭제 할 경우에 사용한다.

⑦ 특이사항 : 보통 한 달 단위로 생성한다. 급종변경 등 일괄작업에 포함되지 않은 심사자료는 개별 setup에서 생성한다.

11.4 청구심사

11.4.1 외래심사

[심사관리] → [등록] → [외래심사]

〈그림 11-6〉 심사정보등록(외래) 화면

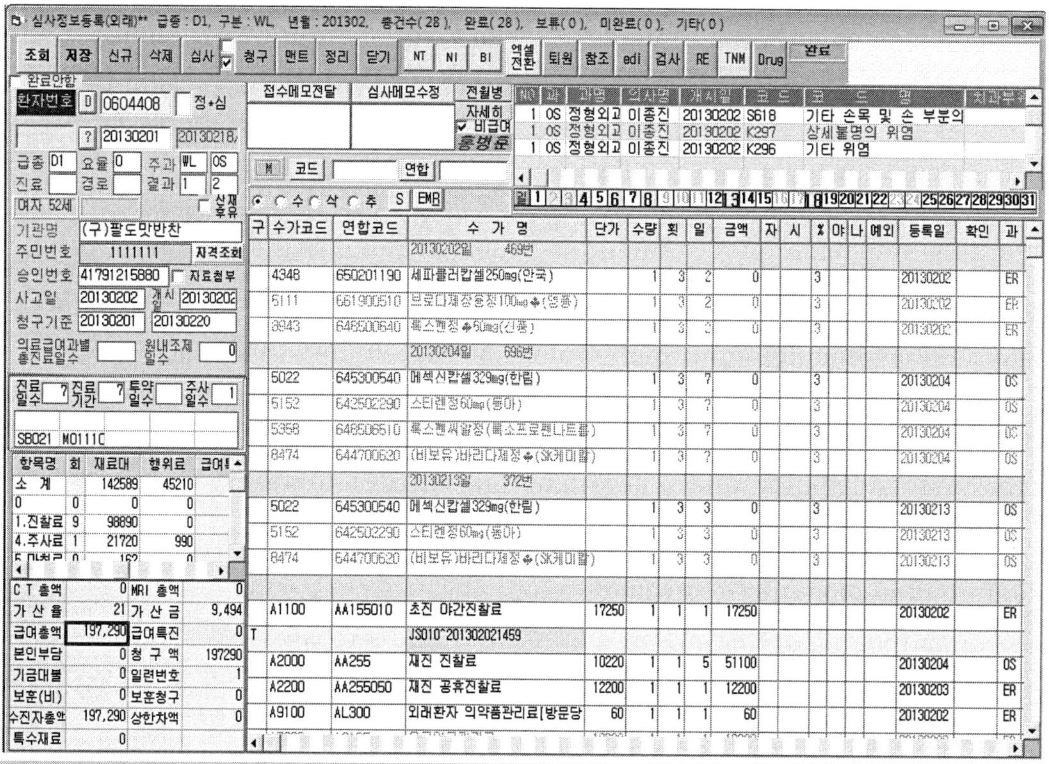

1. 화면상세 설명

1) 환자기본정보(부분화면1)

〈그림 11-7〉 환자기본정보

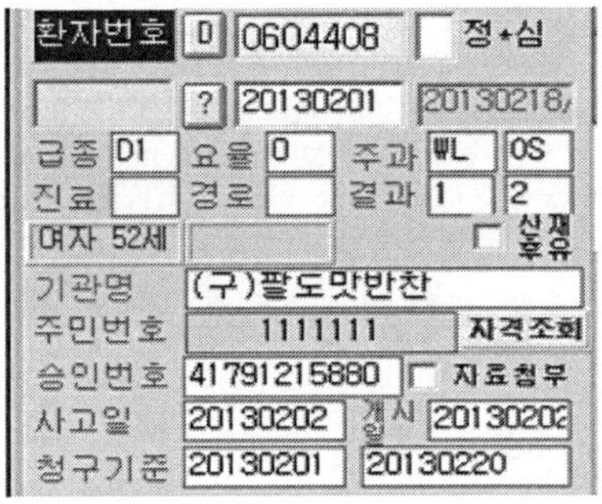

① 요양급여비용명세서의 일반내역 항목을 구분하여 환자의 기본정보를 확인한다.

② 급종, 요율을 표시하며, 경로, 결과 등을 수정할 수 있다.

③ 주과는 주진료과를 의미한다.

④ 산재, 자보 환자의 경우 해당 승인번호 및 사고일자, 진료 개시일자를 확인할 수 있다.

2) 상병내역부분(부분화면2)

<그림 11-8>에서 해당 코드명을 더블클릭을 하면 상병란이 확대된다.

〈그림 11-8〉 상병내역 화면

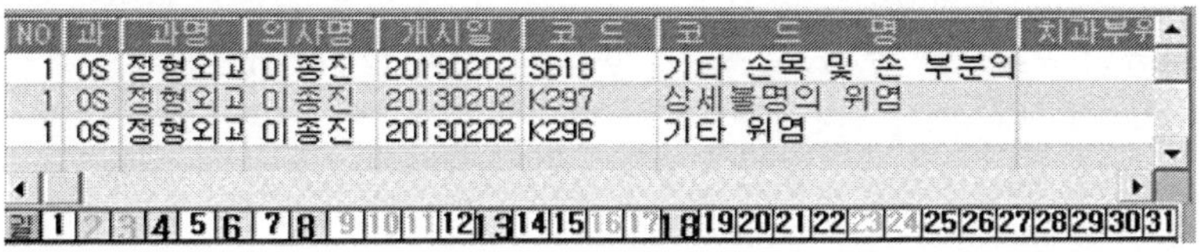

<그림 11-9>에서 병명을 넣는 부분을 더블클릭하면 화면이 커지고 다시 클릭하면 작아진다. 기본적으로 원무관리의 병명을 가져온다. 코드에서 F1키를 눌렀을 경우 병명을 나타낸다.

〈그림 11-9〉 심사정보등록(외래) 화면

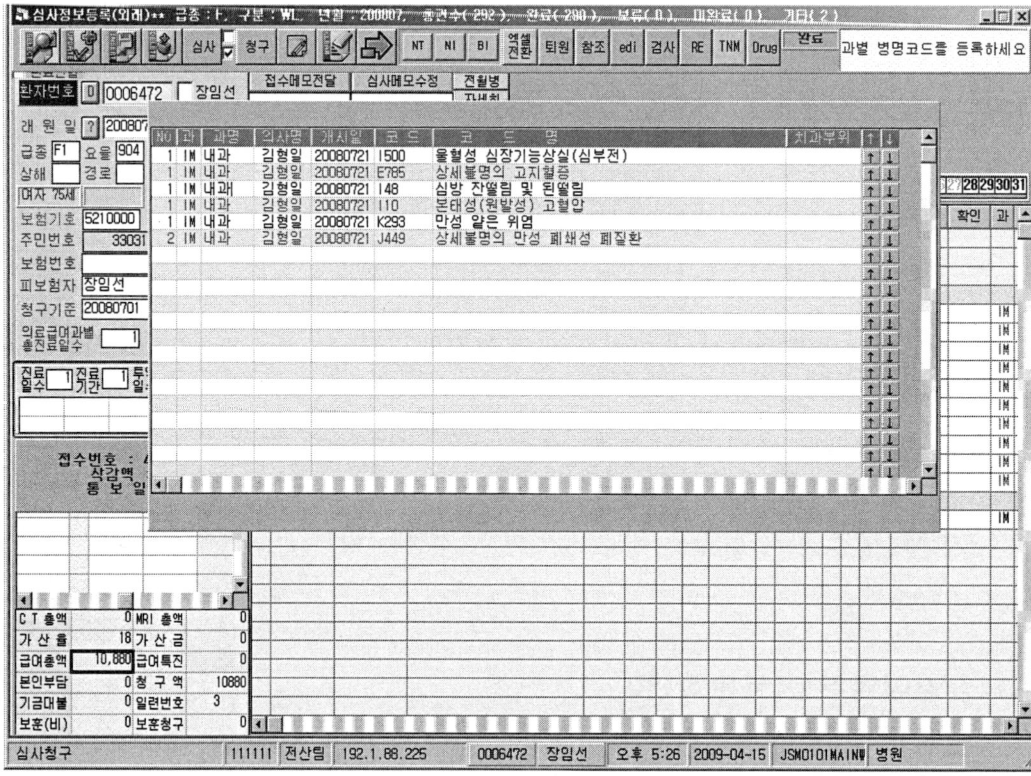

<그림 11-10>에서 병명HELP는 병명코드와 명칭으로 조회가 가능하며, 조회 후 [닫기(전송)] 버튼을 눌러 심사의 코드로 병명을 가져온다.

〈그림 11-10〉 병명가져오기 화면

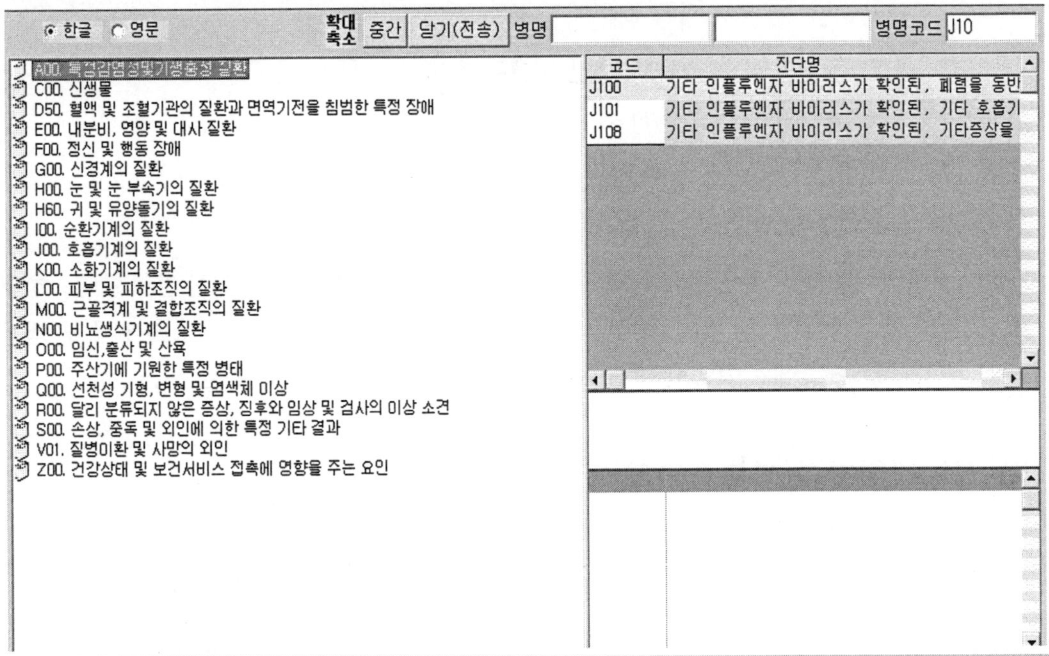

3) 계정별 진료비발생부분(부분화면3)

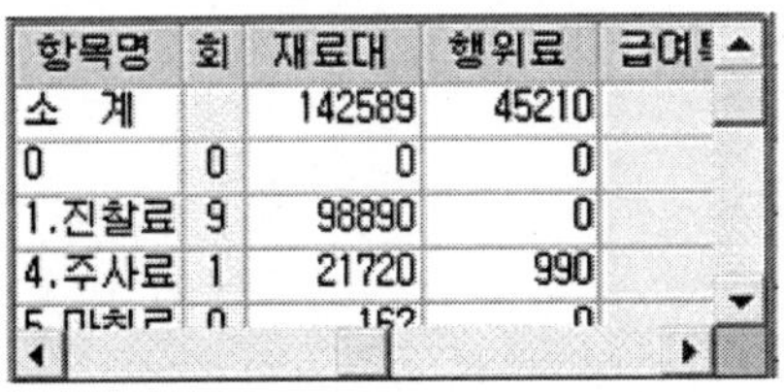

각 진료내역 부분에 해당하는 수가만을 조회할 수 있다. 계정별로 재료, 행위로 금액을 보여주는 부분으로 각 계정별 칸을 더블클릭하면 진료비 총액부분을 나타낸다.

4) 진료비 총액부분(부분화면4)

CT 총액	0	MRI 총액	0
가 산 율	21	가 산 금	9,494
급여총액	197,290	급여특진	0
본인부담	0	청 구 액	197290
기금대불	0	일련번호	1
보훈(비)	0	보훈청구	0
수진자총액	197,290	상한차액	0
특수재료	0		

CT 및 MRI 총액을 확인할 수 있고, 요양급여총액을 나타낸다. 본인부담금, 청구액을 확인할 수 있다. 장애기금이나 대불금액이 있을 시에는 기금대불에서 금액을 확인할 수 있다(장애－일반내역에 대불코드 : J, 대불－대불코드 : D).

5) 진료내역부분(부분화면5)

구	수가코드	연합코드	수 가 명	단가	수량	횟	일	금액	자	시	※	야	나	예외	등록일	확인	과
			20130202일 469번														
	4348	650201190	세파클러캅셀250mg(안국)		1	3	2	0			3				20130202		ER
	5111	661900510	브로다제장용정100mg♣(영풍)		1	3	2	0			3				20130202		ER
	8943	648500640	록스펜정♣60mg(신풍)		1	3	2	0			3				20130202		ER
			20130204일 696번														
	5022	645300540	메섹신캅셀329mg(한림)		1	3	7	0			3				20130204		OS
	5152	642502290	스티렌정60mg(동아)		1	3	7	0			3				20130204		OS
	5358	648506510	록스펜씨알정(록소프로펜나트륨)		1	3	7	0			3				20130204		OS

원외처방 및 진료내역을 수정, 추가, 삭제하는 진료내역을 심사하는 부분이다.

화면의 수가 명에 일자에 번호가 있고 금액이 0원인 내역이 원외처방내역으로 파란색으로 표시된다. 원외처방은 단가, 수량, 일수 칸에 뿌려지는 것이 횟수, 수량, 일수이다. 그 바로 밑에 검은색으로 표시되는 부분이 진료내역 부분이다.

(1) HEAD 부분설명

① 구 : 수정, 삭제 시에 사용되며, 수정, 삭제, 추가 후 내역을 확인할 수 있다.

[수정 및 삭제에 사용되는 구내용]

수정:V, 삭제:X(다른 수가를 쳐서 삭제하는 것이 아니라 X를 적어서 화면상단에 수정버튼을 사용하여 삭제할 수 있음.)

[수정, 추가, 삭제 후 확인되는 구내용]
추가한 항목:A, 수정된 항목:C, 삭제된 항목:D, 추가수정:AC, 추가삭제:AD

② 수가코드 : 연합에 코드가 아닌 병원 내 수가코드이며, 내역을 추가 시에 빈 칸에 수가코드를 기입한다.
③ 연합코드 : 청구코드로 내역추가 시에 수가코드와 같은 기능을 가진다.
④ 수가명 : 병원 내 코드에 관련된 수가명이다.
⑤ 예외 : 주사나 약을 원내 투약 및 조제 시에 넣어준다. 원무관리에서 가져온다.
⑥ 단가, 수량, 일, 금액 : 코드의 단가, 수량, 일수를 나타내는 부분이며, 수량 및 일수를 수정이 가능하다.
⑦ 자 : 100/100항목발생 시에 A가 표기된다.
⑧ 시 : 산소 일 때만 사용하며, 산소의 양을 계산 시에 분으로 환산하여 계산한다. 시에 분을 입력한다.
⑨ % : 2부위가격 산정할 때(50%금액청구 시와 산소의 L를 표기함).
⑩ 야, 나 : '야'에 N은 야간가산, H는 공휴가산이다. '나'는 나이가산에 사용, B는 소아이다.
⑪ 등록일 : 진료내역 발생일이다.
⑫ 확인 : 확인코드가 표시되는 부분이다.

(2) 진료내역 자료관리

① 내역추가 : 수가코드나 연합코드에 값을 입력하고, 수량, 일수를 넣은 후 상단에 수정버튼을 사용하여 추가한다. 이때 단가와 금액은 자동으로 가져온다.
② 내역수정 : 기존에 발생되어 있던 내역을 수정하는 경우로서 수량과 일수, 예외, 확장코드 등을 수정할 수 있다.
③ 내역삭제 : 구자리에 X를 입력한 후 화면 상단에 [수정] 버튼을 눌러 삭제한다.
④ 코멘트사용하기 : 진료내역 전체나 줄의 코드에 관련되어 코멘트를 넣을 경우에는 ctrl+INS키를 사용하여 칸을 늘린 후 '수가명'자리에 가능한 길이만큼을 입력한다. 이 경우 제일 상단에 적어주게 되면 진료내역 전체 분 MX999건으로 처리되고, 줄 코드 밑에 적어주면 JX999건으로 특정코드를 발생시켜

청구 시에 포함시킨다.

⑤ 추가나 코멘트를 위한 칸 늘리고 삭제하기 :

Ctrl+INS키 : 칸을 늘려주고, Ctrl+DEL : 늘렸던 칸을 제거한다.

늘렸던 칸들은 화면상단에 수정버튼이나 조회버튼을 누르게 되면 저절로 조절된다.

⑥ 특정내역코드 추가하기 : 예외코드, 확인코드, 위탁검사, 가산시간, 입원 및 퇴원발생시간, 코멘트 등은 청구 시에 자동으로 코드를 생성시켜준다. 그 외 것은 진료내역에 추가해주어야 한다.

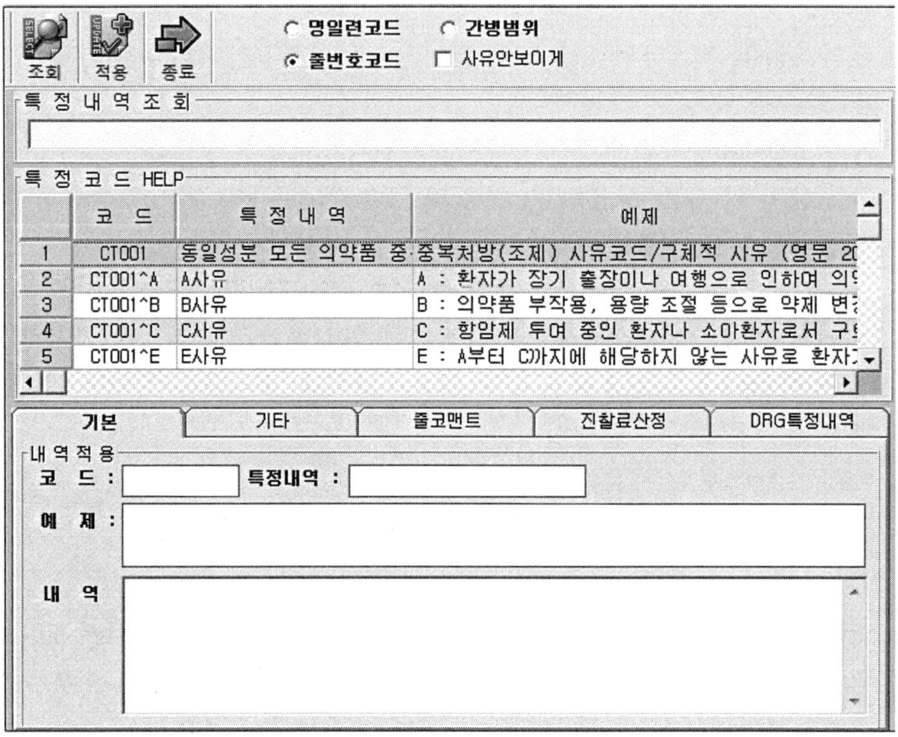

직접 특정코드를 입력해주어야 하는 경우에는 '수가명'에서 F2키를 누르면 좌측의 화면이 나타난다. 진료내역 부분의 최상단에 칸을 늘린 후 F2를 누르면 명 일련코드관련 특정코드 HELP가 나타나고, 줄 코드 쪽에서 F2를 누르면 줄 번호코드관련 HELP가 나타난다.

예를 들어, 소명자료가 있는 경우 ctrl+ins를 사용하여 최상단을 늘려준 다음, '수가명'에 F2를 누르고 예시된 항목을 선택 내역에 'Y'를 넣어주고 적용을 누르면 된다. 적용과 동시에 종료가 되면서 MT004^Y가 수가명에 나타난다. '^'은 전산 내 기호를 나타낸다.

⑦ 원무발생내역확인

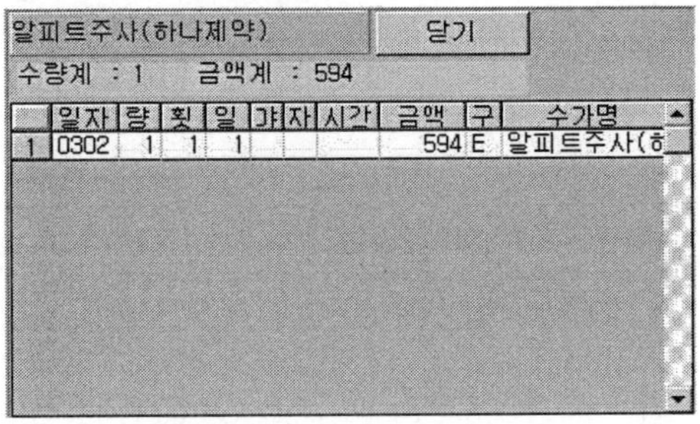

외래와 입원 마찬가지로 원무에 발생된 내역을 심사로 가져오기 때문에 원무 발생내역을 알 수 있다. 수가명이나 연합코드에서 F5를 누르면 된다.

⑧ 검사결과

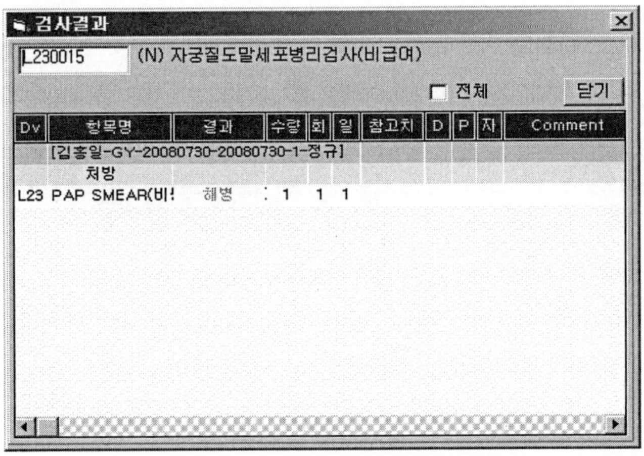

검사의 결과를 검색하고 결과를 보여주는 창으로서 F4키로 검사결과를 확인할 수 있다.

⑨ 코드 HELP

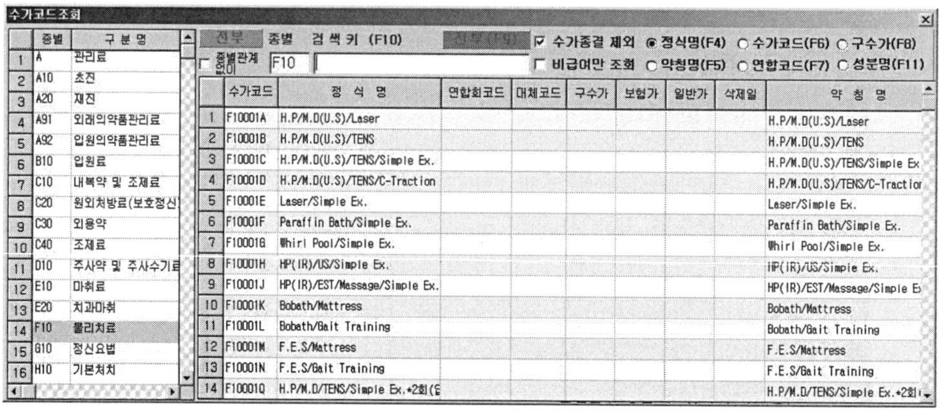

수가코드에 F1키를 눌렀을 경우에 나타난다. 왼쪽 내용은 대분류 코드, 오른쪽 내용은 소분류 코드를 나타내고, 오른쪽 수가를 더블클릭하면 진료내역이 나타난다.

⑩ 투약기록지 조회

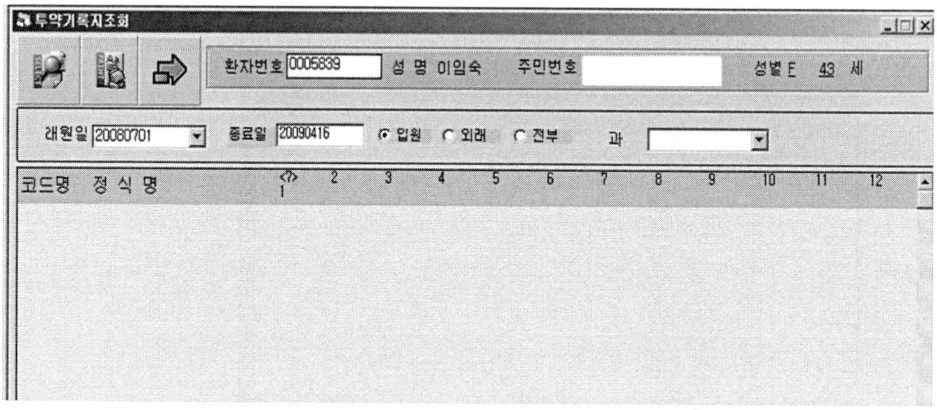

F8키를 누르면 투약기록을 조회할 수 있다.

6) 진료일자 및 정액 정율 변경

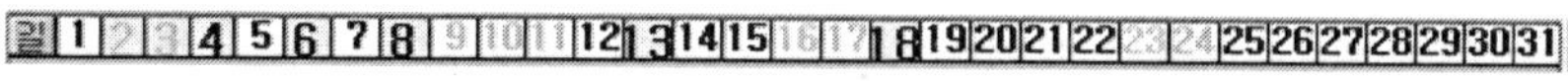

달력은 외래인 경우 진찰료가 발생되면 해당일자를 특정색(파란색 또는 노란색)으로 표시해 준다. 내원정보의 자일 앞 버튼인 일 클릭 시에 상세한 정보를 볼 수 있다.

〈그림 11-11〉 진료일수 및 진료기간 변경 화면

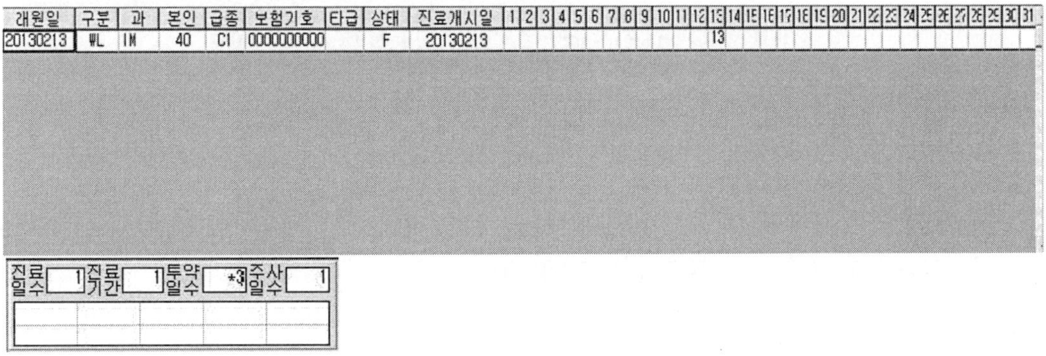

달력에 표시되는 일수에 따라 진료일수와 진료기간이 바뀌게 된다.

달력 칸을 선택하여 위의 진료일자와 일수를 변경 할 수 있지만 수가코드에 A0000코드를 추가해서도 진료일자를 추가할 수 있다. 진료기간은 D9999를 사용하여 기간을 늘릴 수 있다.

위 화면에 투약일수와 주사일수가 있는데 투약일수는 조제료를 기본으로 하여 자동 발생되고 수정 시에는 조제료를 수정하든가 아니면 투약일수 칸에 *숫자를 넣어서도 수정 할 수 있다. 주사일수는 수기료를 기준으로 하며 투약일수와 같은 개념으로도 수정가능하다.

〈그림 11-12〉 진료내역 조회

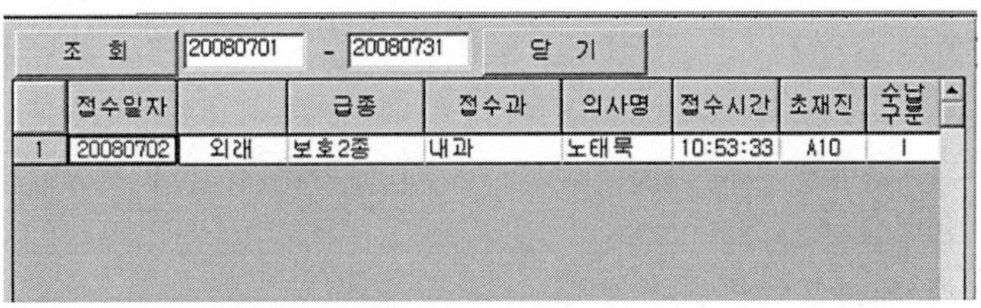

내원일 표기 날짜에서 마우스 오른쪽 클릭 시에 환자의 접수일자에 따라 조회 가능하다.

7) 각종 버튼설명(1)

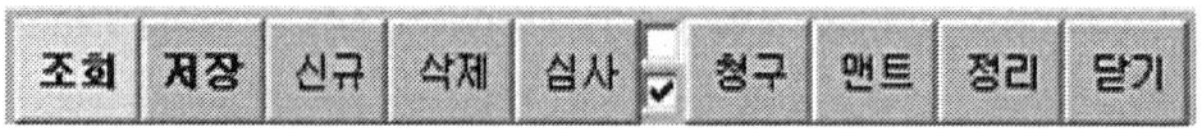

순서대로 조회, 수정, 신규, 삭제, 개별심사 setup, 청구서 출력, 코멘트, clear, 종료

① 조회 : 심사개설된 부분을 조회하는 기능이다.

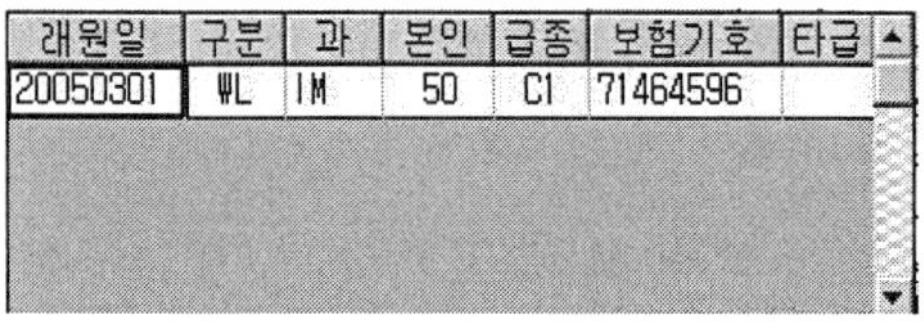

개인 심사자료의 내역을 월별 history로 가지고 있으며, 일반내역에 ?를 누르면 나타난다. 건수별로 심사내역을 확인 할 수 있다.

② 수정 : 코드추가가 시나 다른 기타사항변동이 있을 경우에 사용되며, 심사내용을 수정한다.

③ 신규 : 원무 진료내역이 없는 경우 심사자료만 생성하기 위해서 사용한다.

④ 삭제 : 심사 setup된 내용을 삭제한다.

⑤ 심사 : 보통 외래 같은 경우는 일괄setup이 이루어지나 개별로 setup해야 될 경우에 사용한다.

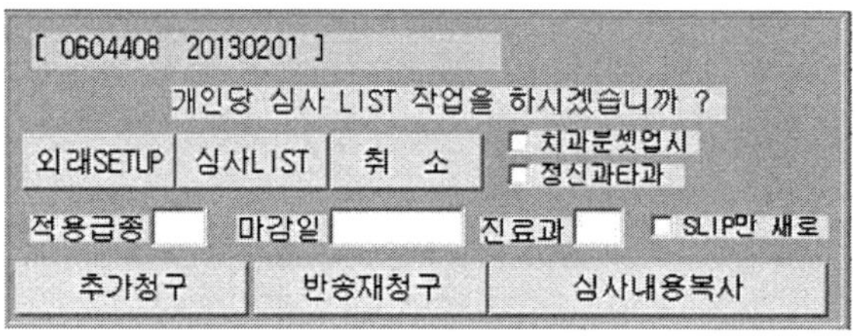

⑥ 청구 : 청구버튼 앞에 체크박스가 두 개 있는데 각각의 기능에 따라 나오는 용지가 다르다.

- 둘 다 체크 : 미리보기 후 A4용지로 출력
- 밑에 하나만 체크 : 미리 보기 없이 A4용지로 출력
- 밑에 없고 위에하나체크 : 미리 보기 없이 폼지 출력
- 둘 다 체크 없음 : 미리보기 후 폼지 출력

8) 각종 버튼설명(2)

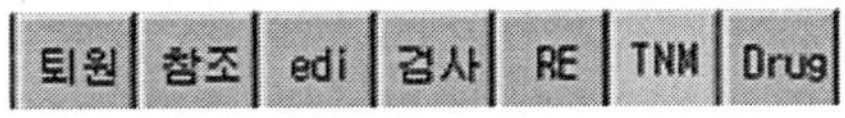

① 퇴원 : 입원환자에 사용되는 경우로서 심사 전 퇴원심사를 확인한다.

② 참조 : 반송 및 추가청구, 분할청구 시에 내용을 확인하는 부분으로 전청구분에 대한 접수번호, 순번, 반송사유, 최초 입원 일을 보여주며 지금심사분에 맞게 내용을 입력할 수 있다. 우측상단에 내용을 더블클릭하면 왼쪽 값에 들어가며, 저장하게 되면 반영된다.

〈그림 11-13〉 반송 및 추가청구, 분할청구시 내용확인 화면

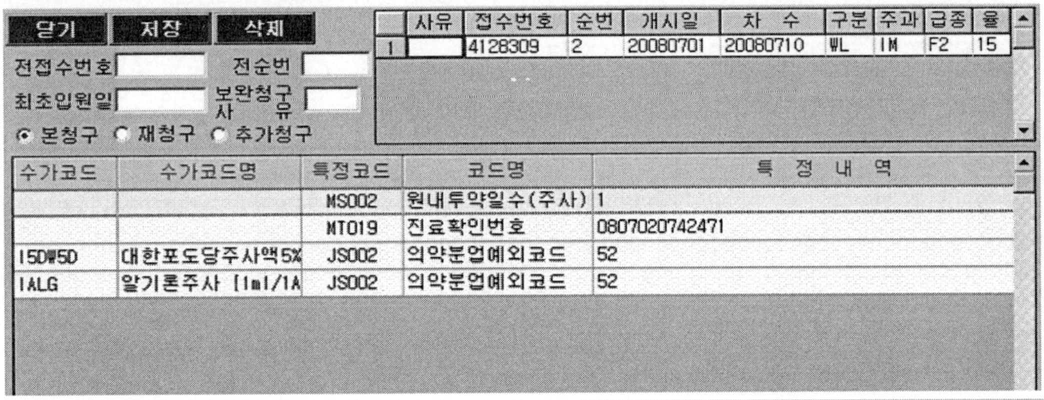

③ EDI : EDI 청구 시에 개별적으로 사전 점검하는 기능으로 단가 및 내용에러 등 점검이 가능하다.

〈그림 11-14〉 EDI 청구내역확인 화면

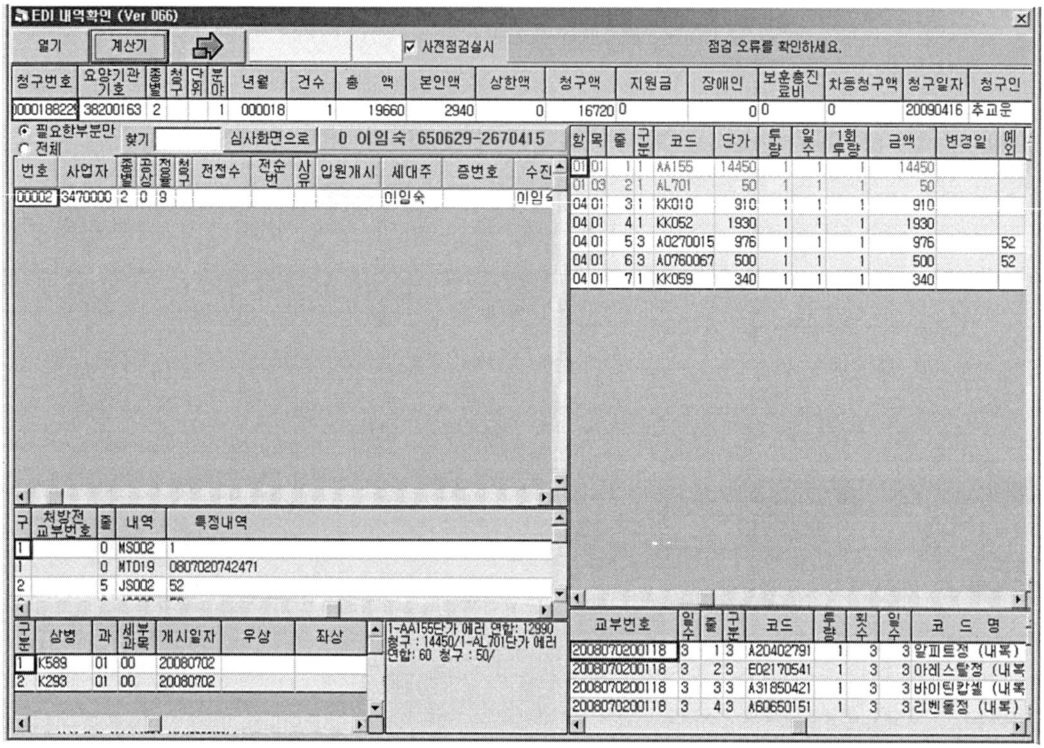

ⓐ 청구서 : 청구서내용을 나타낸다.

청구번호	요양기관기호	종별	청구	단위	분야	년월	건수	총 액	본인액	상한액	청구액	지원금	장애인	보훈총진료비	차등청구액	청구일자	청구인
000188229	38200163	2			1	000018	1	19660	2940	0	16720	0	0	0	0	20090416	추교운

ⓑ 일반내역 : EDI 파일포맷 중 일반내역 항을 확인할 수 있다.

번호	사업자	종별	공상	정률	청구	전접수	전순번	상유	입원개시	세대주	증번호	수진자
00001	70497169		0	9						성득규	762098620	성득규

ⓒ 상병내역 : 진료개시일과 과, 상병을 확인한다.

구분	상병	과	세부과목	개시일자	우상	좌상
1	K589	01	00	20080702		
2	K293	01	00	20080702		

ⓓ 특정코드내역 : 2005년도 부터 시행되는 특정 코드관련 발생내역을 확인할 수 있다.

구	처방전 교부번호	줄	내역	특정내역
1		0	MS002	1
1		0	MT019	0807020742471
2		5	JS002	52

ⓔ 원외처방내역 : 100/100 포함 원외처방내역을 확인할 수 있다.

교부번호	일수	줄	구분	코드	투량	횟수	일수	코 드 명
2005031200074	21	1	3	A01205651	1	1	21	오엠피정 (내복)
2005033000029	28	1	3	A04301621	4	1	7	곰실린캅셀500mg

ⓕ 진료내역 : 항 및 목 번호, 청구코드, 금액을 확인할 수 있다.

항	목	줄	구분	코드	단가	투량	일수	금액	변경일	예외	코
01	01	1	1	AA156	13330	1	2	26660			초진진
01	02	2	1	AA256	10050	1	1	10050			재진진
01	03	3	1	AL601	40	1	1	40			외래환
03	01	4	3	A2830066	80	10	1	800	20050312	4	베노카
03	01	5	3	A2830068	48	1	1	48	20050312	5	가소콜
04	01	6	3	A2040275	594	1	1	594	20050312	6	알피트
04	01	7	3	T0029002	1290	1	1	1290	20050312	7	도미컴
04	01	8	1	KK010	860	1	1	860			피하
04	01	9	1	KK020	1160	1	1	1160			정맥내
09	01	10	1	B0030	820	1	1	820			요일반
09	01	11	1	B0041	630	1	1	630			요침사
09	01	12	1	B1010	990	1	1	990			혈색소
09	01	13	1	B1020	620	1	1	620			헤마토
09	01	14	1	B1040	620	1	1	620			적혈구
09	01	15	1	B1050	620	1	1	620			백혈구
09	01	16	1	B1060	750	1	1	750			혈소판
09	01	17	1	B1091	1520	1	1	1520			백혈구
09	01	18	1	B1540	1500	1	1	1500			프로트

ⓖ 에러리스트 : EDI 버튼을 눌렀을 경우 혹시 지금 심사분에 에러내용이 있으면 나타난다.

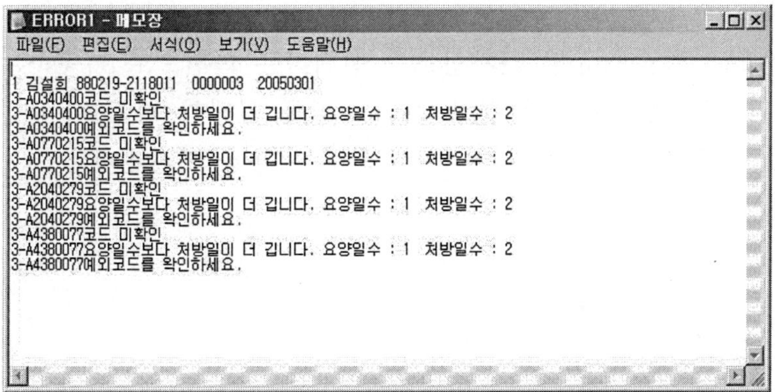

ERROR1 - 메모장

파일(F) 편집(E) 서식(O) 보기(V) 도움말(H)

1 김설희 880219-2118011 0000003 20050301
3-A0340400코드 미확인
3-A0340400요양일수보다 처방일이 더 깁니다. 요양일수 : 1 처방일수 : 2
3-A0340400예외코드를 확인하세요.
3-A0770215코드 미확인
3-A0770215요양일수보다 처방일이 더 깁니다. 요양일수 : 1 처방일수 : 2
3-A0770215예외코드를 확인하세요.
3-A2040279코드 미확인
3-A2040279요양일수보다 처방일이 더 깁니다. 요양일수 : 1 처방일수 : 2
3-A2040279예외코드를 확인하세요.
3-A4380077코드 미확인
3-A4380077요양일수보다 처방일이 더 깁니다. 요양일수 : 1 처방일수 : 2
3-A4380077예외코드를 확인하세요.

④ RE : 심사화면 일반내역에 있는 보험구분이나 주민번호, 증 번호, 요율, 가산율, 정보를 수정한다. 요율을 제외한 원무도 수정이 가능하며 정보 수정 뒤에는 금액변동이 있을 수 있으므로 심사의 [수정] 버튼을 눌러야 한다.

〈그림 11-15〉 보완재청구 정보수정 화면

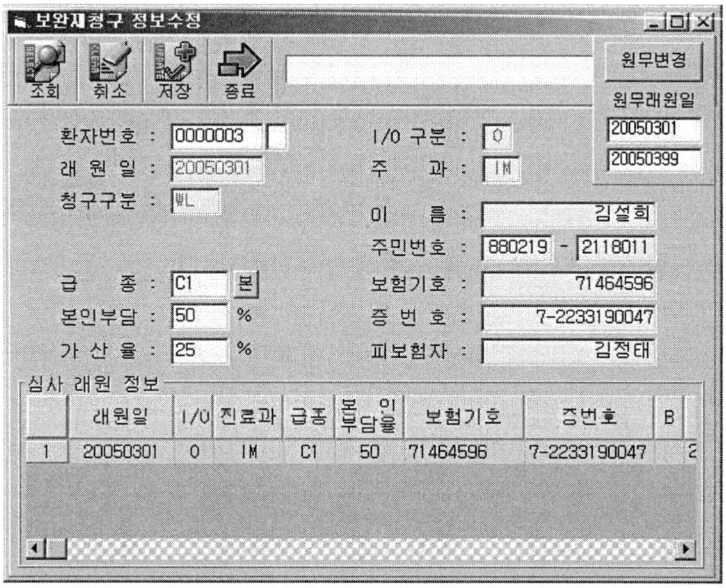
보완재청구 정보수정
조회
취소
저장
종료
원무변경
원무래원일
20050301
20050399
환자번호 : 0000003
래 원 일 : 20050301
청구구분 : WL
I/O 구분 : O
주 과 : IM
이 름 : 김설희
주민번호 : 880219 - 2118011
급 종 : C1 본
본인부담 : 50 %
가 산 율 : 25 %
보험기호 : 71464596
증 번 호 : 7-2233190047
피보험자 : 김정태
심사 래원 정보
래원일 I/O 진료과 급종 본인부담율 보험기호 증번호 B
1 20050301 O IM C1 50 71464596 7-2233190047

9) 각종 버튼설명(3)

① 환자번호

환자번호

환자번호는 일괄setup된 환자정보를 선택하는 화면으로 이동하는 기능이며, 이동 뒤에 화면은 왼쪽과 같다. 조회조건을 선택한 뒤 조회 버튼을 누르고 환자를 선택 더블클릭하면 심사화면으로 내용을 가져온다.

〈그림 11-16〉 심사환자선택 화면

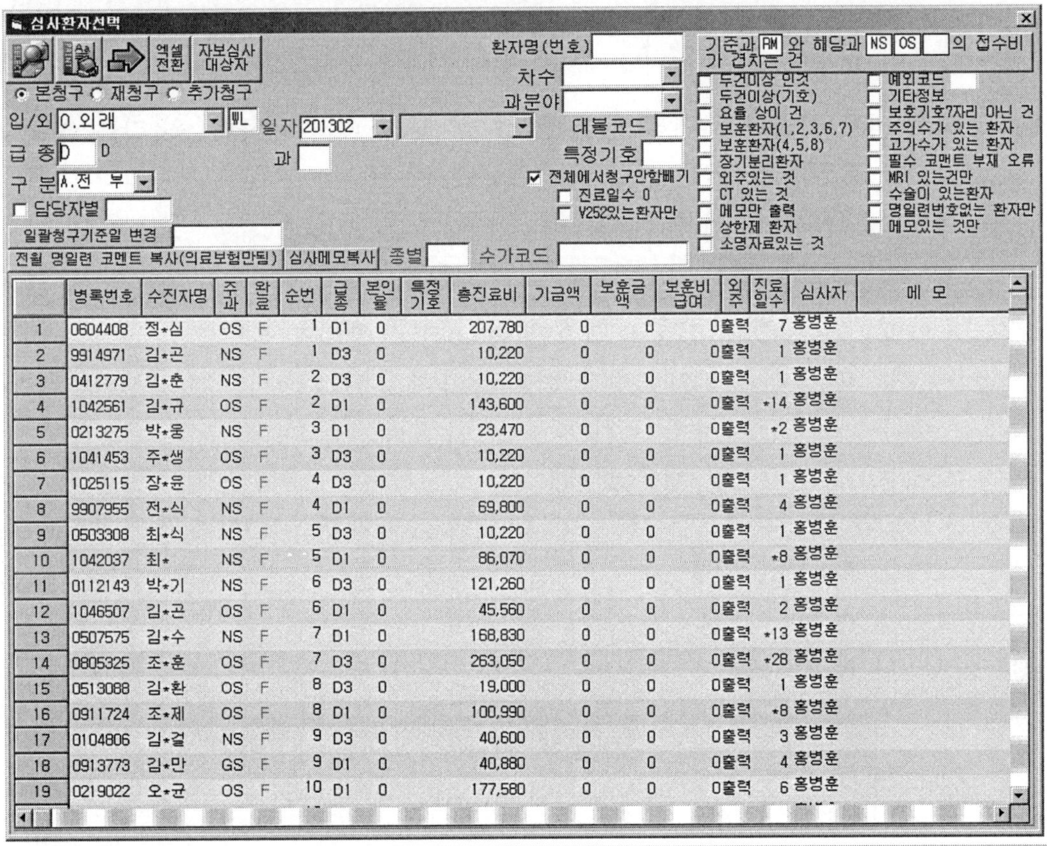

② 다음환자선택 : 환자선택에 조회된 환자를 순서대로 심사하고자 할 때 눌러 주는 것으로 NI : 다음, BI : 이전, NT : 제일처음을 가리킨다.

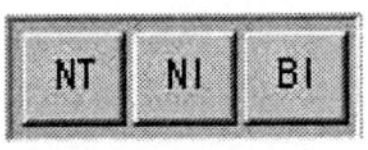

③ 완료, 미완료

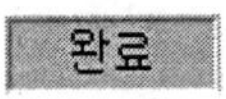

심사상태를 확인하는 것으로 미완료를 기본으로 완료, 보류, 청구안함이 있다. 청구시점에서 청구 데이터 생성 시에는 완료, 보류, 미완료는 청구된다.

④ 메모

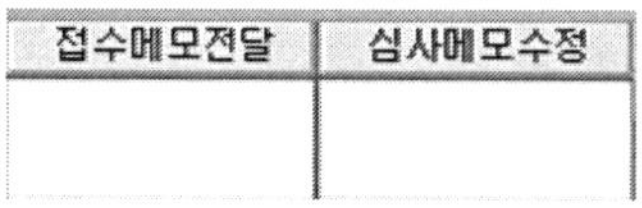

심사 시에 이환자에 대해 간단한 메모를 남길 때 사용하며, 윗 칸은 청구코멘트를 포함하고, 아랫 칸은 메모기능만 한다.

⑤ 심사내역확인 및 수가코드 찾기

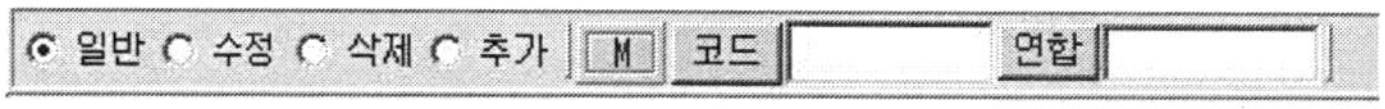

- 일반 : 수정이나, 추가를 포함한 setup된 그대로의 정보
- 수정 : 수정된 진료내역을 조회해서 표시
- 추가 : 추가된 내용만 표시
- 삭제 : 삭제되었던 내용만 표시
- 코드와 연합 : 코드는 병원수가로 내역을 조회하고, 연합은 청구코드로 내역을 조회하는 기능

9) 심사 시 추가사항

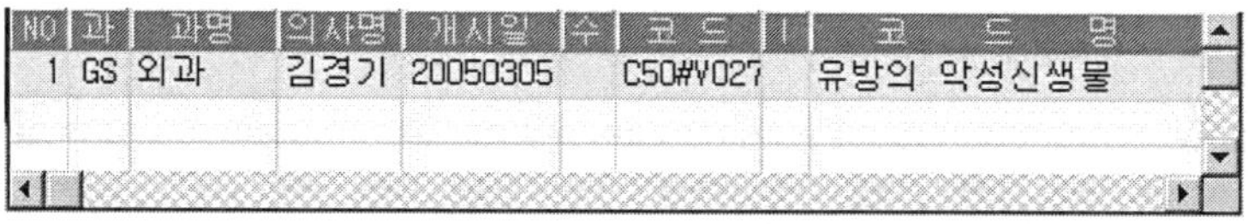

① 산정특례발생 시 : 산정특례코드가 원무에서 발생되면 병명 뒤 #과 함께 특정코드가 발생한다. 이때의 요율은 20을 가리킨다. 특정코드가 나오게 되면 색깔이 노랗게 변한다.
만약 원무에 병명을 설정하지 않아서 특정코드가 없게 되면 #가 특정코드를 함께 입력하면 된다. 특정코드는 코드－병명코드를 참조하도록 한다.

② 병명개시일 : 만약 심사 중 개시일이 잘못 생성된 경우 달력 진료일자의 첫날을 개시일로 가져온다.

11.4.2 입원심사

1. 심사정보등록(외래)

건강보험, 의료보호 환자의 경우 외래청구는 일자별로 청구한다. 기본적인 기능은 동일하며 일자별 심사를 위해 화면 구성의 위치만 변경한다.

[심사관리] → [등록] → [외래심사]

〈그림 11-17〉 심사정보등록(외래)

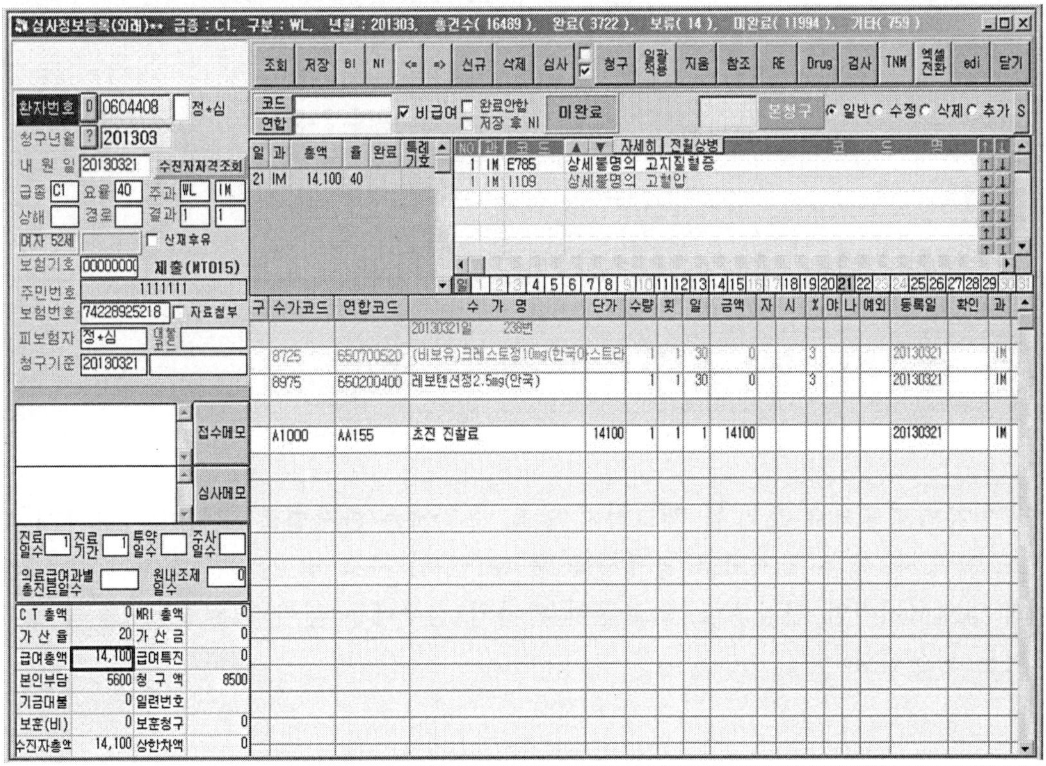

1. 화면상세 설명

1) 환자기본정보(부분화면1)

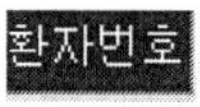

[환자번호] 버튼 클릭시 <그림 11－18>에서와 같이 '일자별 명세서로 보기'라는 체크란이 나타난다.

〈그림 11-18〉 환자기본정보 화면

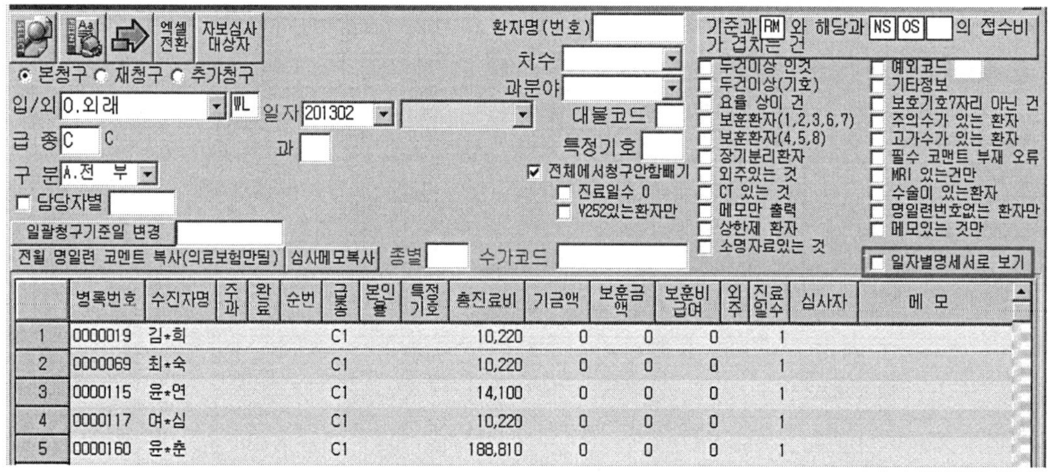

'일자별명세서로 보기'를 체크하지 않을 경우에는 환자별로 내역이 나타나게 되고, 체크 시 에는 일자별로 명세서를 볼 수 있다. 자보 및 산재는 환자 1인당 1장의 명세서이지만 건강보험, 의료급여 환자의 경우에는 환자 내원일당 1장의 명세서를 생성한다.

2) 내원정보(부분화면2)

월	과	총액	율	완료	특례기호
04	IM	16,270	40	F	
05	IM	17,750	40	F	
06	OS	21,260	40		
08	OS	21,260	40		
11	OS	21,260	40		

월이나 일자를 선택 하면 해당 월의 내원정보를 화면에 나타낸다.

① [?] 버튼 클릭

환자번호	D	0604408	정+심
청구년월	?	201303	

환자 정보창에서 [?] 버튼을 클릭한다.

② 청구년월 선택

청구년월	구분	급종	과	타
201303	WL	C1		
201302	WL	C1		
201301	WL	C1		
201211	WL	C1		
201210	WL	C1		
201209	WL	C1		
201208	WL	C1		
201207	WL	C1		
201206	WL	C1		
201205	WL	C1		
201204	WL	C1		

[?] 버튼 클릭시에 아래에 해당 월별 환자의 내원 정보가 표시된다. 해당 월을 클릭 시에 해당 월의 최초 내원일의 심사정보를 불러온다.

③ 내원일 선택

래원일	구분	과	본인	급종	보험기호	타급	상태	진료개시일
20130321	WL	IM	40	C1	0000000000			20130321
20130213	WL	IM	40	C1	0000000000		F	20130213
20130201	WL	OS	0	D1	(구)팔도맛		F	20130202
20130104	WL	IM	40	C1	0000000000		F	20130104
20121129	WL	IM	40	C1	0000000000		F	20121129
20121026	WL	IM	40	C1	0000000000		F	20121026
20120925	WL	IM	40	C1	0000000000		F	20120925
20120912	WL	GY	40	C1	0000000000		F	20120912
20120822	WL	IM	40	C1	0000000000		F	20120822
20120719	WL	IM	40	C1	0000000000		F	20120719
20120716	WL	NS	40	C1	0000000000		N	20120716
20120615	WL	IM	40	C1	0000000000		F	20120615
20120517	WL	IM	40	C1	0000000000		F	20120517
20120409	WL	IM	40	C1	0000000000		F	20120409
20120405	WL	IM	40	C1	0000000000		F	20120405
20120320	WL	IM	40	C1	0000000000		F	20120320
20120310	WL	IM	40	C1	0000000000		F	20120310
20120210	WL	OS	40	C1	0000000000		F	20120210

월별 환자정보 아래쪽은 일자별 환자 내원정보가 나타난다. 해당 내원일자를 클릭하면 해당 일자의 심사내역을 가져온다.

2. 입원심사

입원심사와 외래심사의 기능은 같다.

[심사관리] → [등록] → [입원심사]

〈그림 11-19〉 심사정보등록(입원용) 화면

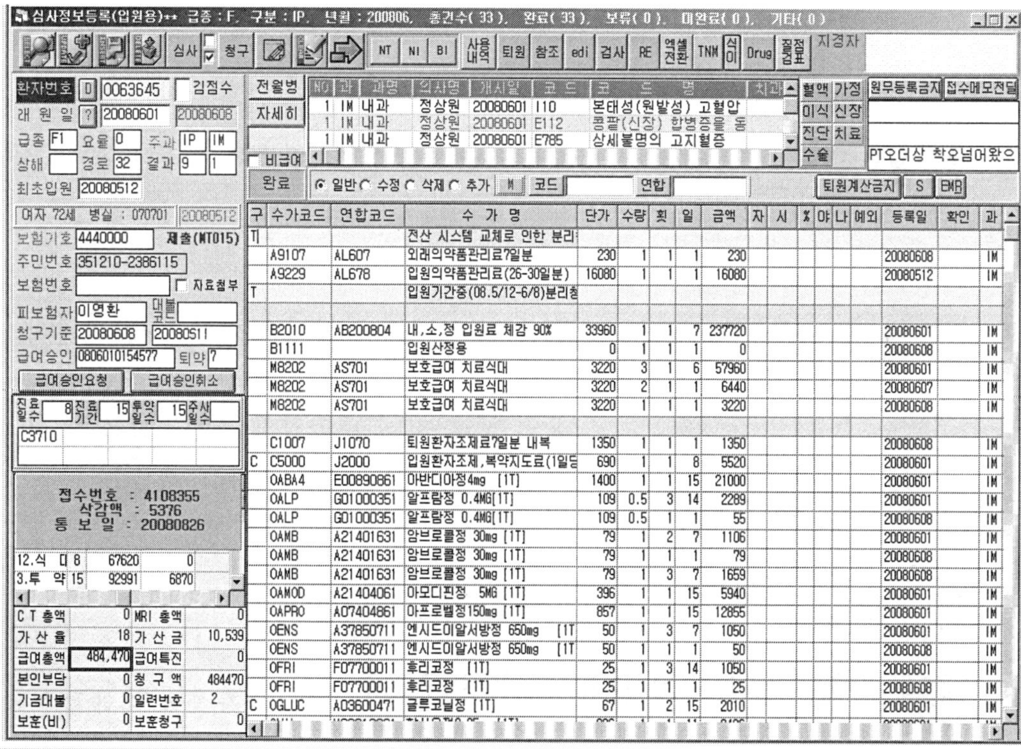

내용설명

입원심사와 외래심사의 차이점은 입원심사는 달력이 없다는 것과 진료일자 및 진료기간을 진찰료가 아닌 입원료로 생성시킨다. 또 심사버튼에서 setup시에 퇴원계산에서 가져오는 것과 입원setup을 사용하는 차이가 있다.

11.5 EDI 송신

11.5.1 심사청구 일괄작업

해당 기간의 심사한 내용을 청구서나 EDI용 파일로 만드는 작업이다.

[심사관리] → [청구관리] → [심사청구 일괄작업]

〈그림 11-20〉 심사청구 일괄작업-[보험청구] 화면

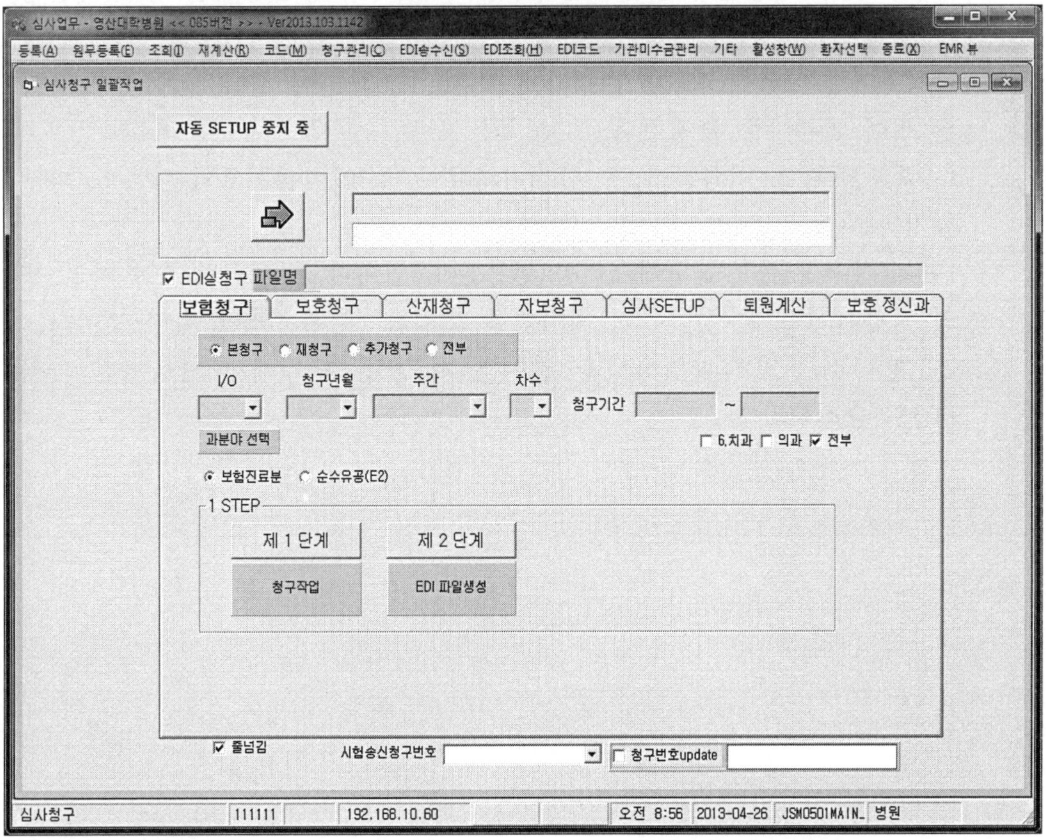

내용설명

① 청구 년월차수와 I/O : 청구 년월차수는 그달의 청구년월 6자리와 청구순서에 따라서 부여된 번호를 붙여서 만들어진다.

예 201305lO → 2013년 5월 1차수 외래.

I/O구분은 입원(I)과 외래(O)를 나타낸다. 청구 년월차수와 I/O를 묶어 전산상에 청구하는 것으로 관리하며, 차후에 집계표를 조회할 때 이번호가 사용된다.

② 과분야 선택 : 병원과 종합병원의 차이로 인하여 종합병원인 경우 과별청구를 원칙으로 하고 있어 과별로 청구 데이터를 만들 수 있도록 한다. 건강보험청구와 의료급여청구가 동일하게 적용된다. 과분야 선택 옆에 숫자로 표기된 것이 과분야를 결정한다.

1. 내과분야, 2. 외과분야, 3. 산소아과분야, 4. 안이비인후과분야, 5. 피부비뇨기과분야, 6. 치과

③ 1단계(청구작업) : 청구데이터를 만드는 작업이며, 명세서나 EDI 파일 생성전 작업단계로 실 청구관련 데이터를 조회할 때 사용하기 위한 것이다.

④ 2단계(EDI) : EDI 파일생성을 위한 단계로서, 2단계에서 만들어진 파일이 EDI로 송신된다.

11.5.2 EDI 송신

[심사관리] → [EDI송수신] → [송신]

〈그림 11-21〉 청구서 송신 화면

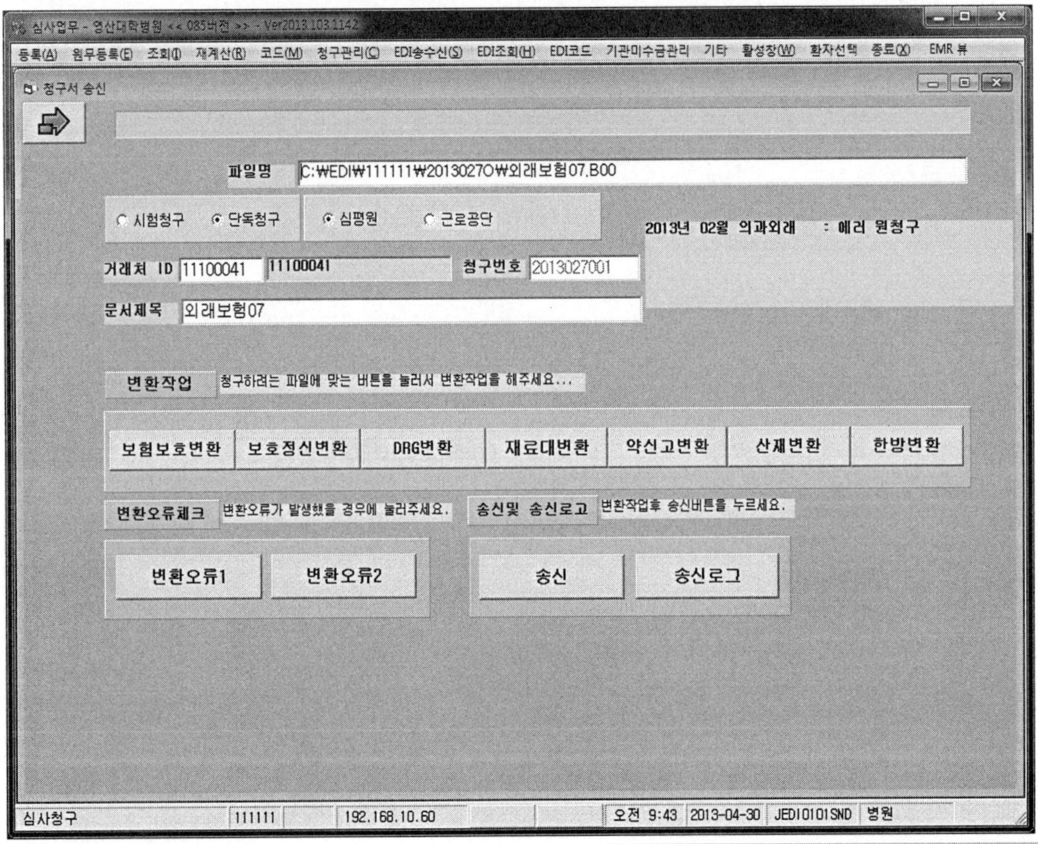

◘ 내용설명

청구일괄작업 후 만들어진 파일은 C:\EDI에 저장된다. 화면에서 파일명을 더블클릭하면 해당경로로 이동하게 되고, 파일을 선택한다. 송신처를 선택하고 문서제목을 입력한 후 청구사항에 맞는 변환작업을 선택한다. [송신] 버튼을 누르면 EDI 청구프로그램이 실행되고 EDI 청구프로그램에서 파일을 송신하면 된다.

11.6 심사결과 수신

11.6.1 수신파일 저장

[심사관리] → [EDI송수신] → [수신]

〈그림 11-22〉 접수증 및 심사결과통보서 수신 화면

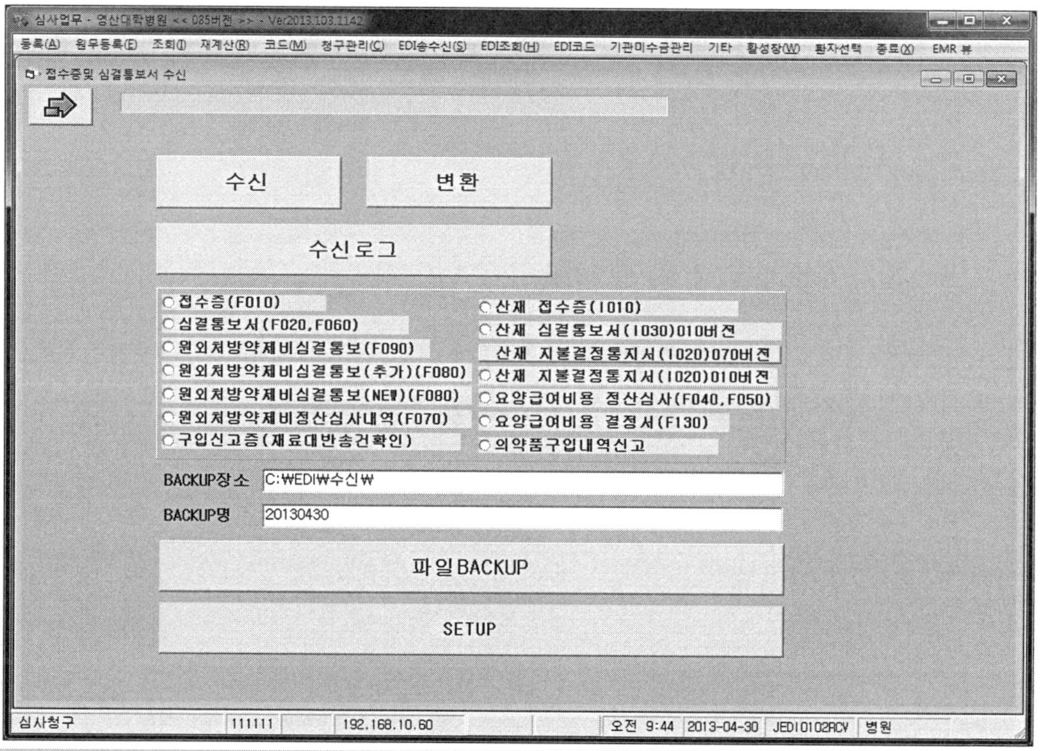

내용설명

[수신] 버튼을 클릭하면 EDI프로그램(심평원, KT EDI 등)으로 자동 연결이 된다. [변환] 버튼은 EDI 프로그램에서 자동변환이 되기 때문에 작업하지 않아도 된다.

수신이 완료되면 해당 수신파일을 선택한 후 [파일BACKUP] 버튼을 누르면 해당 파일이 저장이 된다. 실제 프로그램 적용은 [SETUP] 버튼을 눌러서 해당 파일 셋업 화면으로 넘어간 후 셋업작업이 진행된다.

11.6.2 수신파일 셋업

[심사관리] → [EDI송수신] → [접수증SETUP]

〈그림 11-23〉 접수증 SETUP 화면

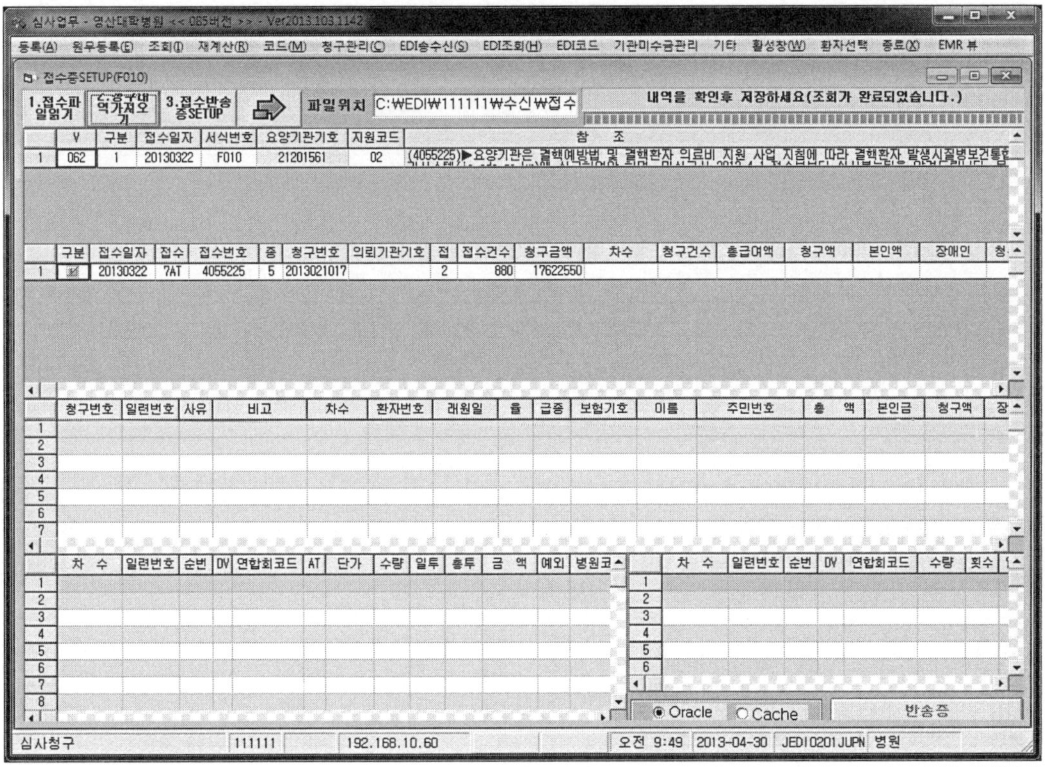

■ 내용설명

수신된 파일(접수증)을 전산으로 저장하는 화면이다.

■ 작업순서

① 접수파일 읽기 : EDI 파일의 내용을 조회해서 화면에 나타낸다.

② 청구내역 가져오기 : 전산상의 청구데이터를 조회해서 화면에 나타낸다.

③ 접수반송증 SETUP : 조회된 내용을 전산 상으로 저장한다.

11.6.3 심사결과통보서 셋업

[심사관리] → [EDI송수신] → [심사결과통보서SETUP]

〈그림 11-24〉 심사결과통보서 SETUP 화면

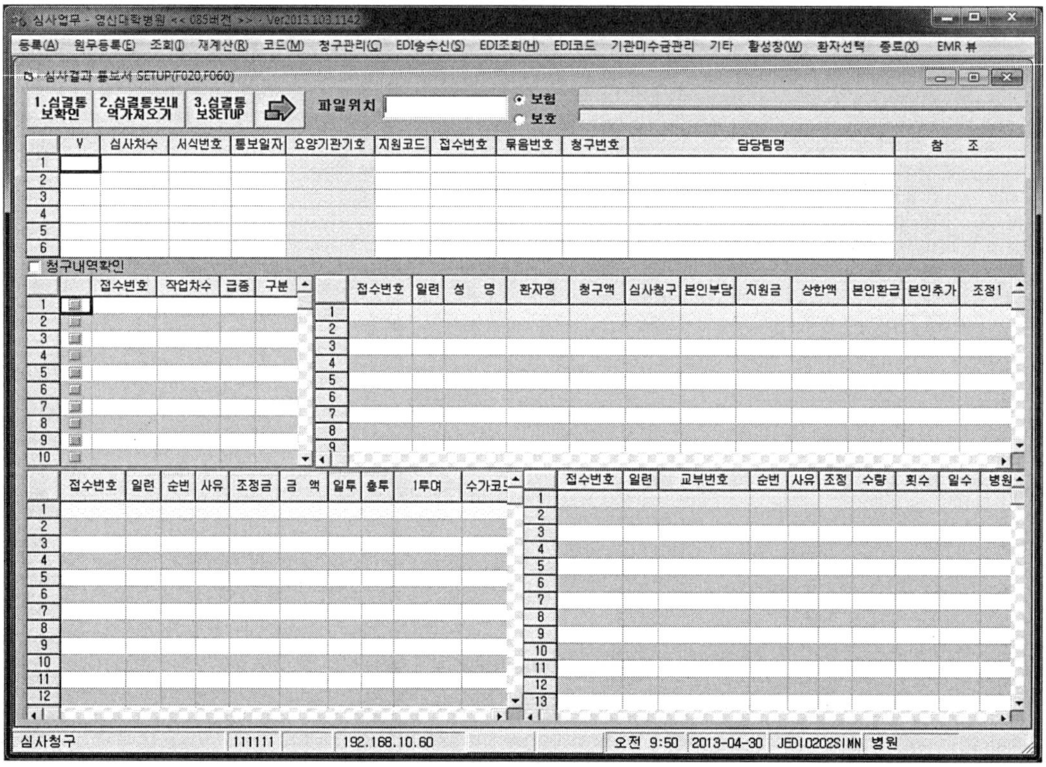

▣ 내용설명

수신된 파일(심사결과통보서)을 전산으로 저장하는 화면이다.

▣ 작업순서

① 접수파일 읽기 : EDI파일의 내용을 조회해서 화면에 나타낸다.

② 청구내역 가져오기 : 전산상의 청구데이터를 조회해서 화면에 나타낸다.

③ 접수반송증 SETUP : 조회된 내용을 전산 상으로 저장한다.

11.7 삭감분석

11.7.1 청구 및 삭감집계

청구작업, EDI파일셋업 작업 후 EDI청구의 접수번호별로 기본내역을 확인할 수 있는 집계표이다. 묶음번호와 심사차수가 없는 것은 접수증만 셋업된 상태이고, 모든 칸이다 채워진 것은 심사결과통보서까지 셋업된 청구건을 나타낸다.

[심사관리] → [EDI조회] → [청구및삭감집계]

〈그림 11-25〉 청구년월별 삭감률현황 화면

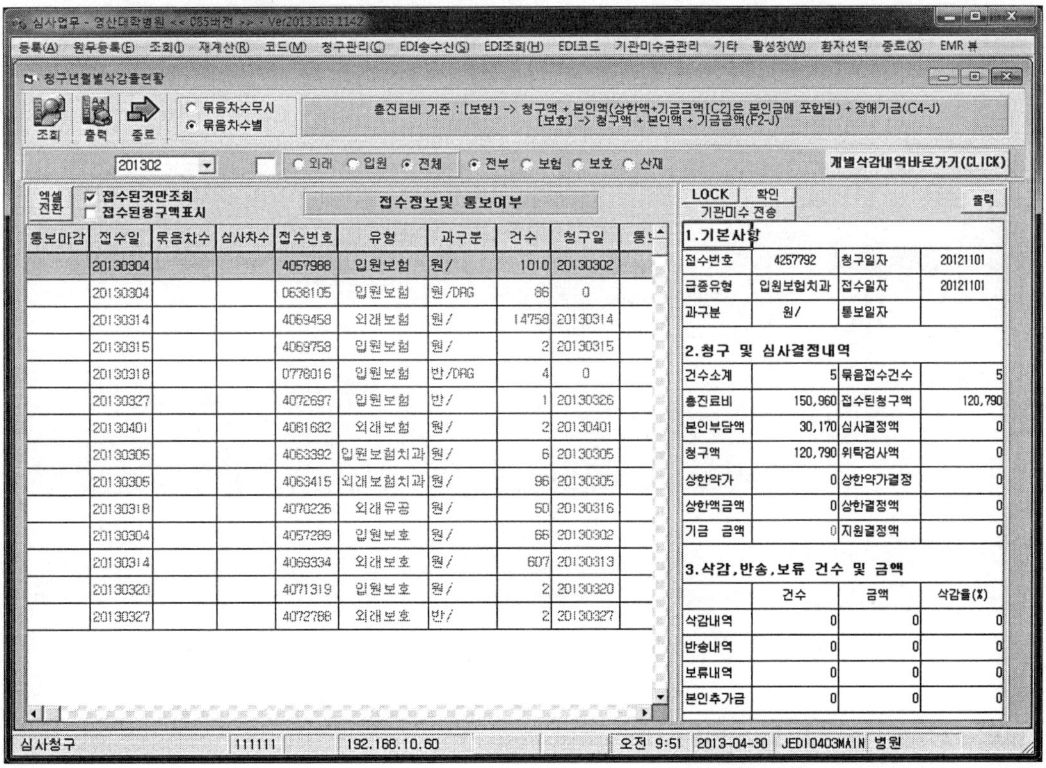

내용설명

① <그림 11-25>의 왼쪽에서 내역을 하나 선택하면 우측에 삭감내역과 반송보류 내역을 확인할 수 있다.

② [개별삭감내역바로가기] 버튼을 누르면 삭감, 반송보류내역을 확인할 수 있는 다음의 <그림 11-26> 화면으로 이동한다.

11.7.2 개별삭감내역

<그림 11-25>에서 [개별삭감바로가기] 버튼을 클릭할 경우 다음의 삭감 및 반송에 대한 내역을 확인할 수 있다.

[심사관리] → [EDI조회] → [개별삭감내역]

〈그림 11-26〉 심사결과통보서 화면

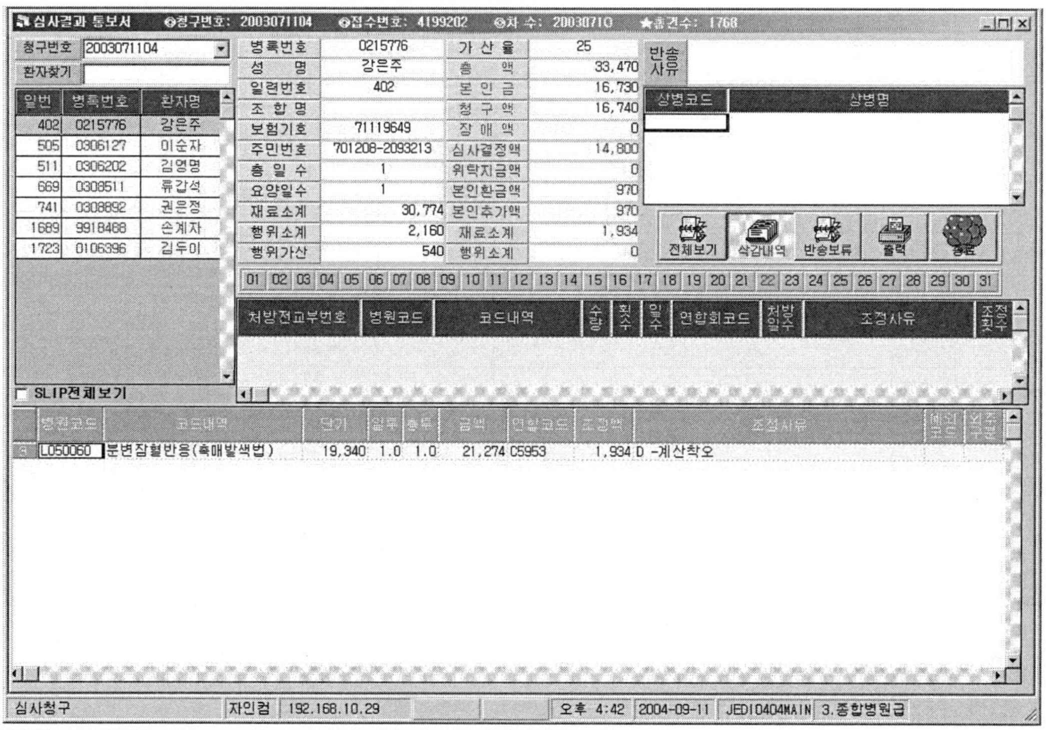

11.7.3 차수별 삭감내역

해당 진료년월의 삭감내역을 확인할 수 있는 화면이다.

[심사관리] → [EDI조회] → [삭감내역]

〈그림 11-27〉 차수별 삭감내역 화면

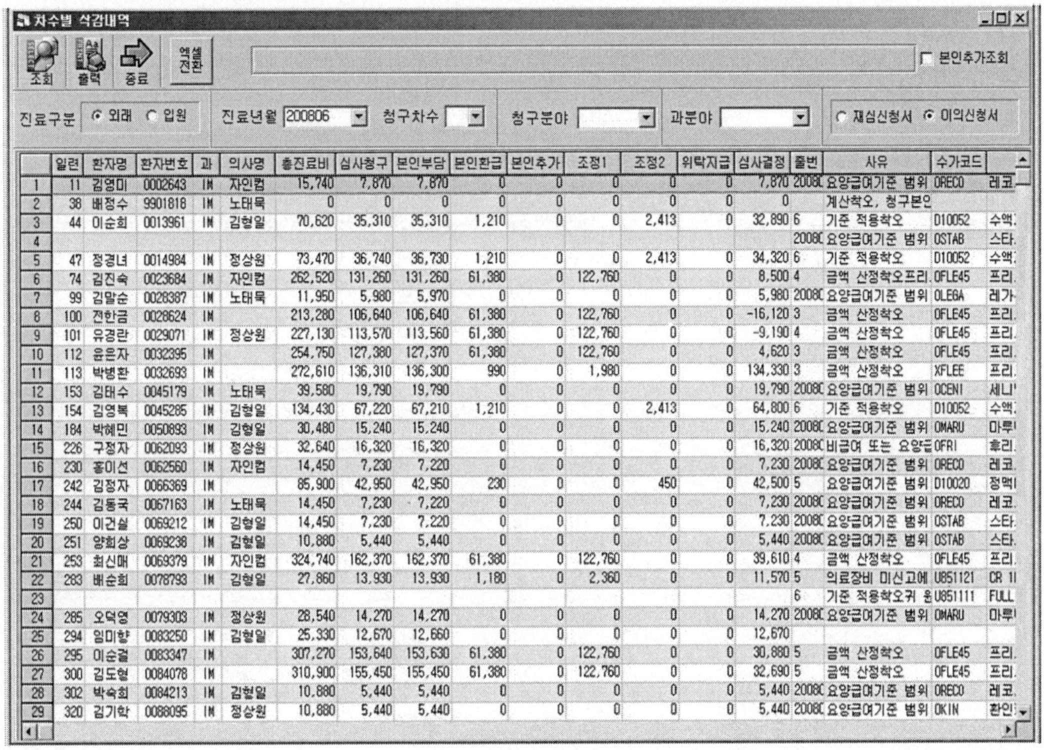

	일련	환자명	환자번호	과	의사명	총진료비	심사청구	본인부담	본인환급	본인추가	조정1	조정2	위탁지급	심사결정	출번	사유	수가코드	
1	11	김영미	0002643	IM	자인컴	15,740	7,870	7,870	0	0	0	0	0	7,870	2008C	요양급여기준 범위	ORECO	레코.
2	38	배정수	9901818	IM	노태묵	0	0	0	0	0	0	0	0	0		계산착오, 청구본인		
3	44	이순희	0013961	IM	김형일	70,620	35,310	35,310	1,210	0	0	2,413	0	32,890	6	기준 적용착오	D10052	수액:
4															2008C	요양급여기준 범위	OSTAB	스타.
5	47	정경녀	0014984	IM	정상원	73,470	36,740	36,730	1,210	0	0	2,413	0	34,320	6	기준 적용착오	D10052	수액:
6	74	김진숙	0023684	IM	자인컴	262,520	131,260	131,260	61,380	0	122,760	0	0	8,500	4	금액 산정착오프리.	OFLE45	프리.
7	99	김말순	0028387	IM	노태묵	11,950	5,980	5,970	0	0	0	0	0	5,980	2008C	요양급여기준 범위	OLEGA	레가
8	100	전한금	0028624	IM		213,280	106,640	106,640	61,380	0	122,760	0	0	-16,120	3	금액 산정착오	OFLE45	프리.
9	101	유경란	0029071	IM	정상원	227,130	113,570	113,560	61,380	0	122,760	0	0	-9,190	4	금액 산정착오	OFLE45	프리.
10	112	윤은자	0032395	IM		254,750	127,380	127,370	61,380	0	122,760	0	0	4,620	3	금액 산정착오	OFLE45	프리.
11	113	박병환	0032693	IM		272,610	136,310	136,300	990	0	1,980	0	0	134,330	3	금액 산정착오	XFLEE	프리.
12	153	김태수	0045179	IM	노태묵	39,580	19,790	19,790	0	0	0	0	0	19,790	2008C	요양급여기준 범위	OCENI	세니'
13	154	김영복	0045285	IM	김형일	134,430	67,220	67,210	1,210	0	0	2,413	0	64,800	6	기준 적용착오	D10052	수액:
14	184	박혜민	0050893	IM	김형일	30,480	15,240	15,240	0	0	0	0	0	15,240	2008C	요양급여기준 범위	OMARU	마루'
15	226	구정자	0062093	IM	정상원	32,640	16,320	16,320	0	0	0	0	0	16,320	2008C	비급여 또는 요양급	OFRI	후리.
16	230	홍이선	0062560	IM	자인컴	14,450	7,230	7,220	0	0	0	0	0	7,230	2008C	요양급여기준 범위	ORECO	레코.
17	242	김정자	0066369	IM		85,900	42,950	42,950	230	0	0	450	0	42,500	5	요양급여기준 범위	D10020	정맥'
18	244	김동국	0067163	IM	노태묵	14,450	7,230	7,220	0	0	0	0	0	7,230	2008C	요양급여기준 범위	ORECO	레코.
19	250	이건실	0069212	IM	김형일	14,450	7,230	7,220	0	0	0	0	0	7,230	2008C	요양급여기준 범위	OSTAB	스타.
20	251	양회상	0069238	IM	김형일	10,880	5,440	5,440	0	0	0	0	0	5,440	2008C	요양급여기준 범위	OSTAB	스타.
21	253	최신매	0069379	IM	자인컴	324,740	162,370	162,370	61,380	0	122,760	0	0	39,610	4	금액 산정착오	OFLE45	프리.
22	283	배순희	0078793	IM	김형일	27,860	13,930	13,930	1,180	0	2,360	0	0	11,570	5	의료장비 미신고에	U851121	CR 1
23															6	기준 적용착오귀 윤	U851111	FULL
24	285	오덕영	0079303	IM	정상원	28,540	14,270	14,270	0	0	0	0	0	14,270	2008C	요양급여기준 범위	OMARU	마루'
25	294	임미향	0083250	IM	김형일	25,330	12,670	12,660	0	0	0	0	0	12,670				
26	295	이순걸	0083347	IM		307,270	153,640	153,630	61,380	0	122,760	0	0	30,880	5	금액 산정착오	OFLE45	프리.
27	300	김도형	0084078	IM		310,900	155,450	155,450	61,380	0	122,760	0	0	32,690	5	금액 산정착오	OFLE45	프리.
28	302	박숙희	0084213	IM	김형일	10,880	5,440	5,440	0	0	0	0	0	5,440	2008C	요양급여기준 범위	ORECO	레코.
29	320	김기학	0088095	IM	정상원	10,880	5,440	5,440	0	0	0	0	0	5,440	2008C	요양급여기준 범위	OKIN	환인

11.7.4 반송보류내역

해당 진료년월의 반송보류내역을 확인 할 수 있는 화면으로서 반송 및 보류 처리된 청구자를 확인할 수 있는 레포트이다.

[심사관리] → [EDI조회] → [반송보류내역]

〈그림 11-28〉 차수별 반송보류내역 화면

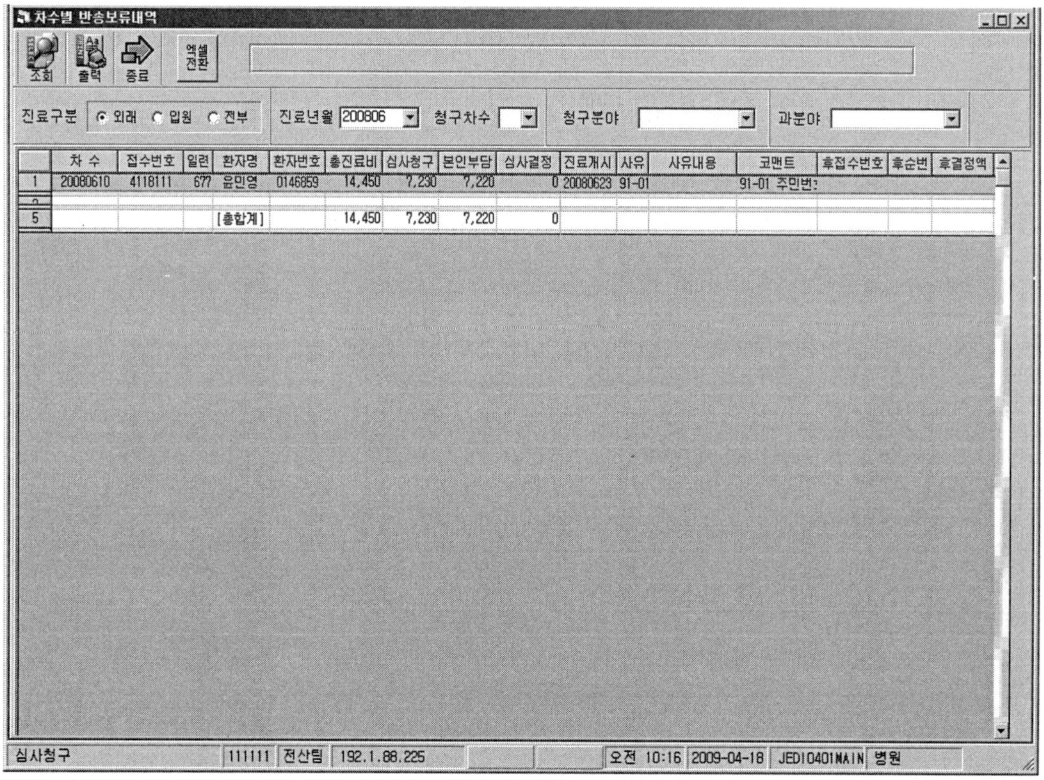

11.7.5 항목별 삭감내역

해당 진료년월의 항목별(수가코드별) 삭감내역을 확인 할 수 있는 화면이다. 항목을 선택하면 해당 항목이 삭감이 된 환자를 확인 할 수 있다.

[심사관리] → [EDI조회] → [항목별삭감내역]

〈그림 11-29〉 항목별(수가별) 삭감내역 화면

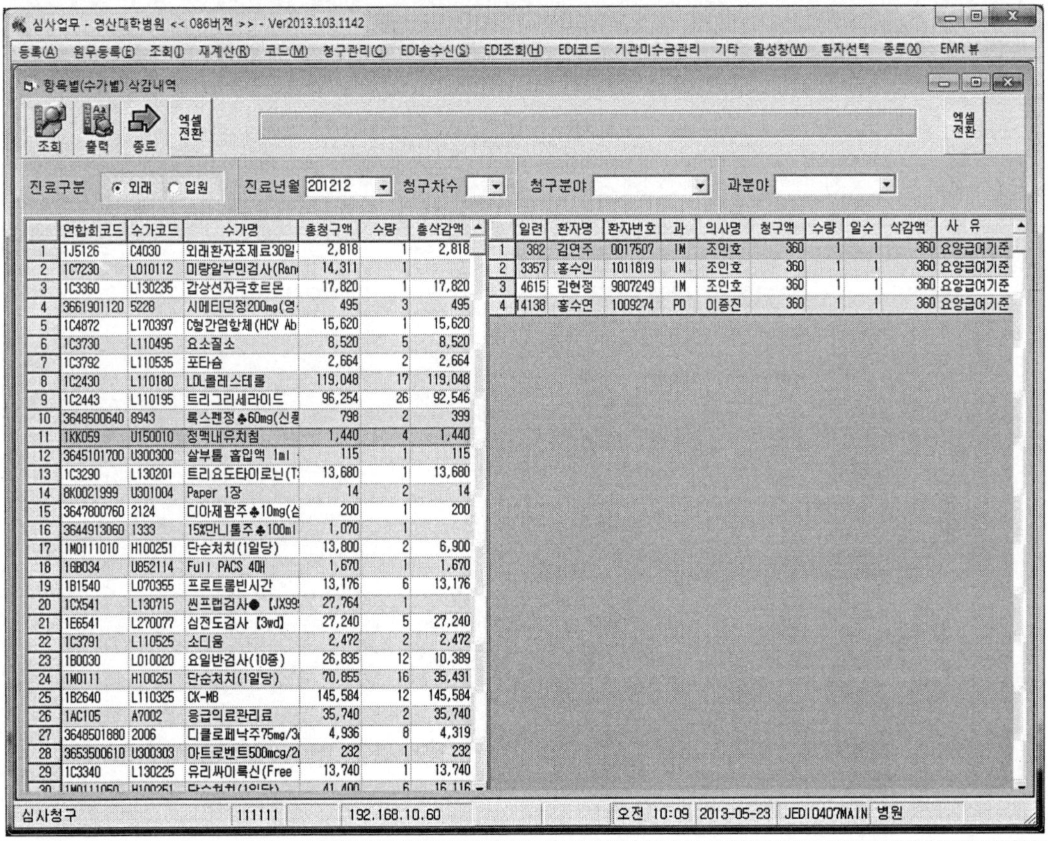

11.7.6 과별 행위별 삭감현황

해당 진료년월의 과별/행위별 청구금액 및 삭감금액을 조회하는 화면이다.

[심사관리] → [EDI조회] → [과별행위별 삭감내역]

〈그림 11-30〉 과별 행위별 삭감내역 화면

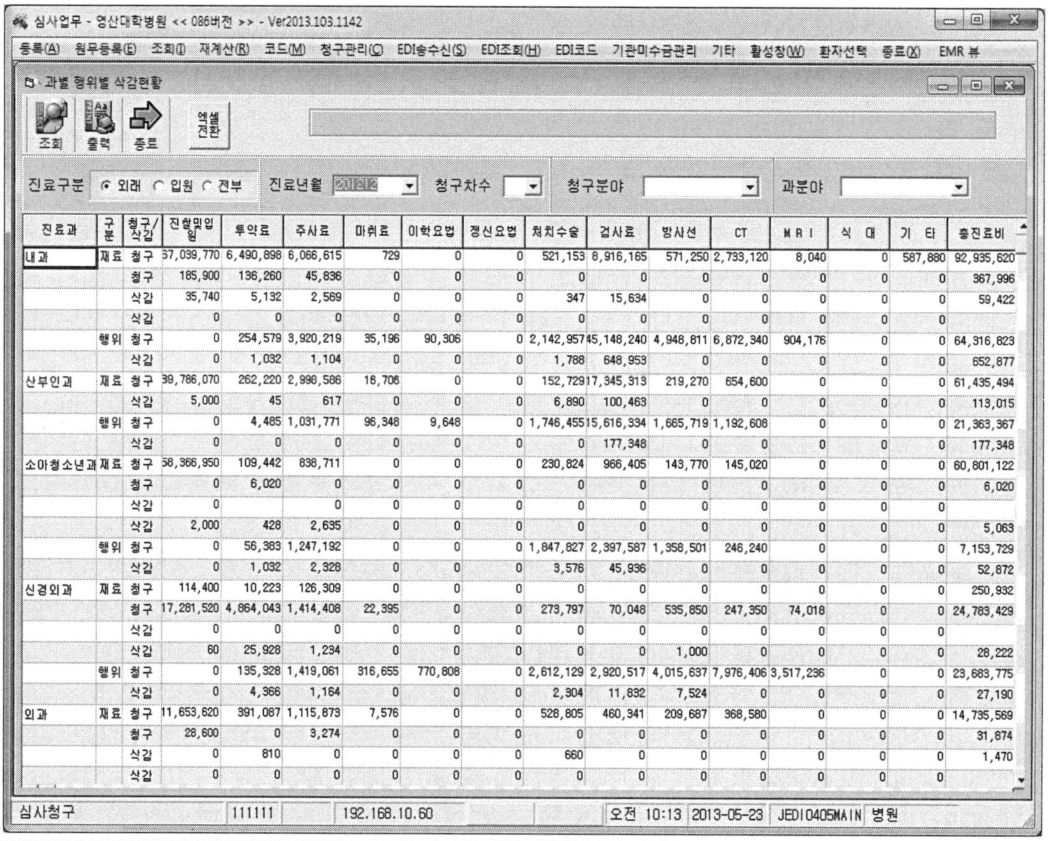

내용설명

청구계와 삭감계를 계정별/재료행위별로 구분하여 조회 할 수 있다. 삭감 금액을 더블 클릭하면 상세삭감 수가코드를 알 수 있다. 세부내용과 내용별 환자를 조회할 수 있다.

11.7.7 수가별 삭감내역

1. 수가별 삭감내역 화면

수가별 삭감내역을 확인하는 화면이다.

[심사관리] → [EDI조회] → [수가별삭감내역]

〈그림 11-31〉 수가별 삭감내역 화면

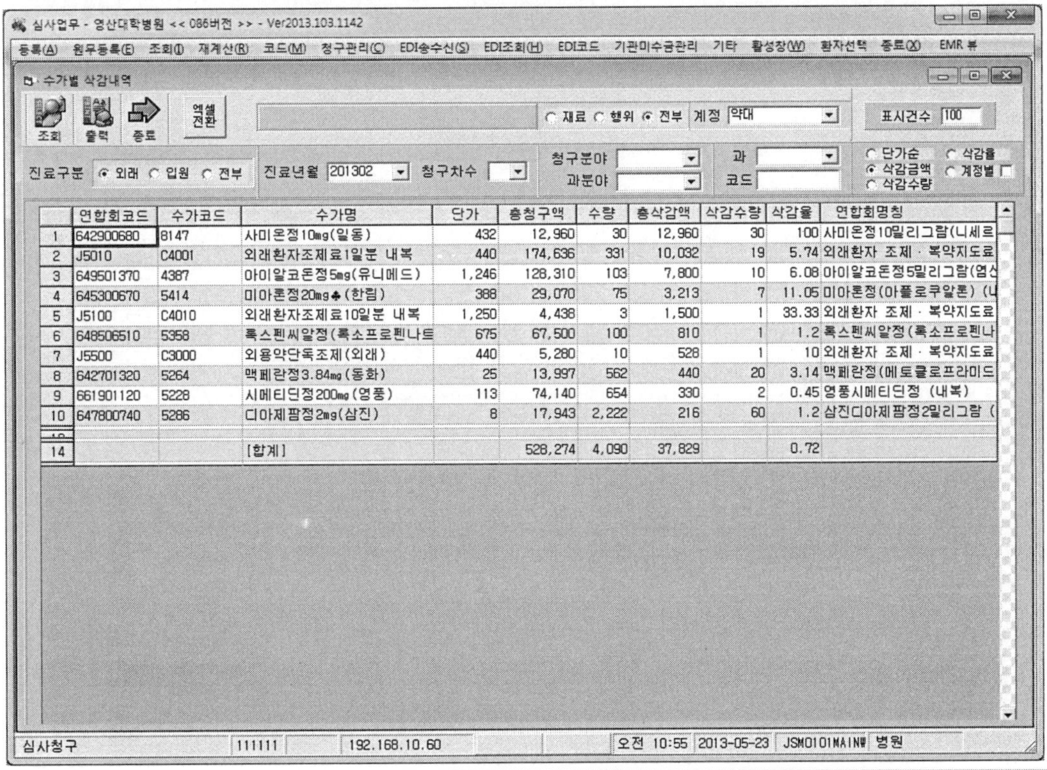

■ 내용설명

① 수가별로 조회 시에 재료와 행위로 나뉘어 조회할 수 있고 계정을 클릭하게 되면 대분류 항목이 나오며 그 조건에 따라 계정별로도 조회가 가능하다.

② 조회 시 삭감금액, 단가, 삭감수량, 삭감률 등으로 정렬하여 조회가 가능하게 하여 더욱 세분화된 삭감내용을 확인할 수 있다.

2. 수가별 삭감내역 상세화면

<그림 11-31>에서 조회된 수가코드 항목을 더블 클릭하게 되면 나타나는 화면이다.

[심사관리] → [EDI조회] → [수가별삭감내역]

〈그림 11-32〉 수가별 삭감내역(수가상세) 화면

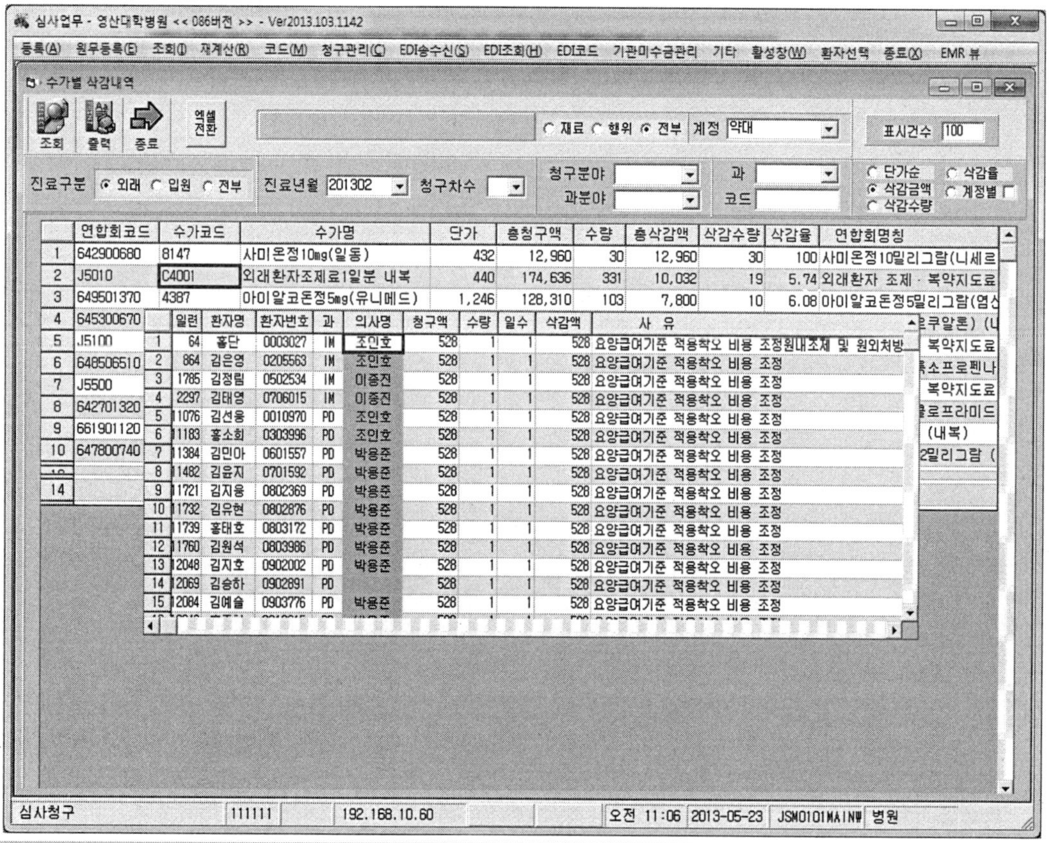

내용설명

기존의 항목별 삭감에 비해 더욱 조회조건을 세분화하여 삭감분석 시에 수가코드항목에 대해 더 구체적인 삭감분석을 가능하게 한다.

11.7.8 과별 삭감내역

과별 행위별 삭감현황과는 달리 과별 삭감금액만을 조회하는 화면이다.

[심사관리] → [EDI조회] → [과별삭감내역]

〈그림 11-33〉 과별 삭감현황 화면

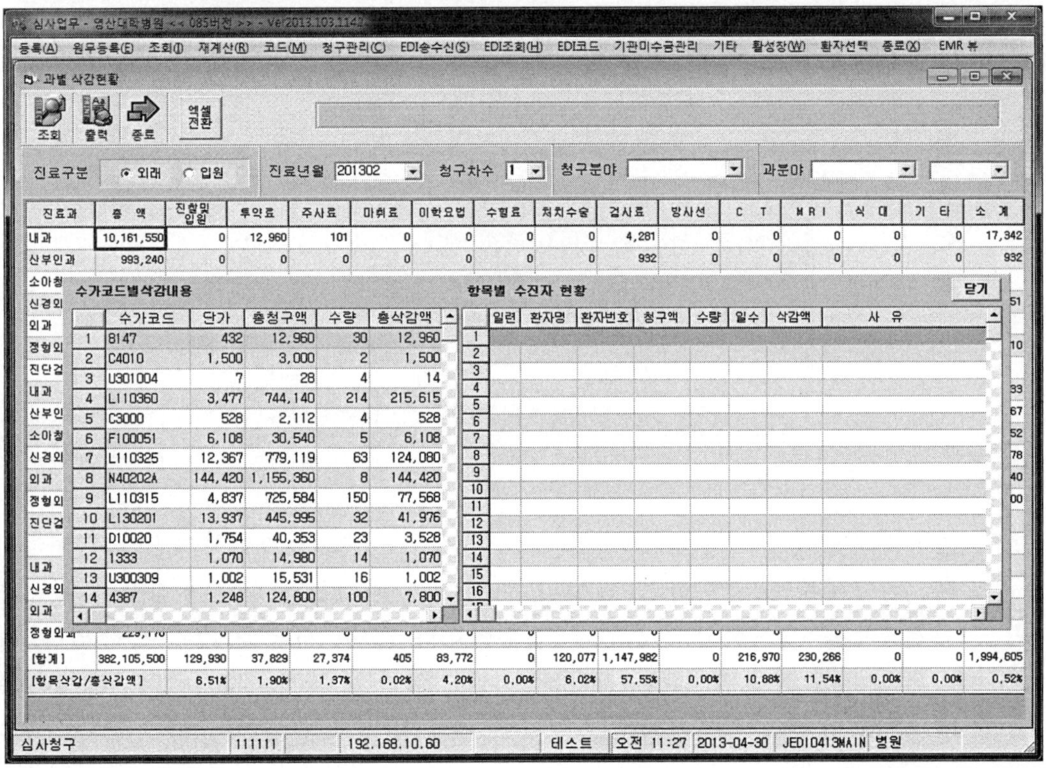

■ 내용설명

① 삭감금액을 과별 계정별로 보여주고 발생된 삭감액에 더블 클릭 시 수가코드별 삭감내용을 확인할 수 있고, 수가코드별 삭감내용 클릭 시 항목별 수진자 현황을 확인할 수 있다.

② 청구금액과의 비교를 하지는 않지만 과별 계정별 삭감액을 한눈에 확인할 수 있는 것이 특징이다.

11.8 재청구

11.8.1 반송청구 및 이의신청하기

삭감분석 후 심사내역 수정하고 재청구한다. 반송건이 확인되면 반송건에 대한 심사를 해야 한다.

1. 반송청구하기(추가청구포함)

[심사업무] → [등록] → [입원심사] → [심사버튼]

〈그림 11-34〉 반송청구 화면

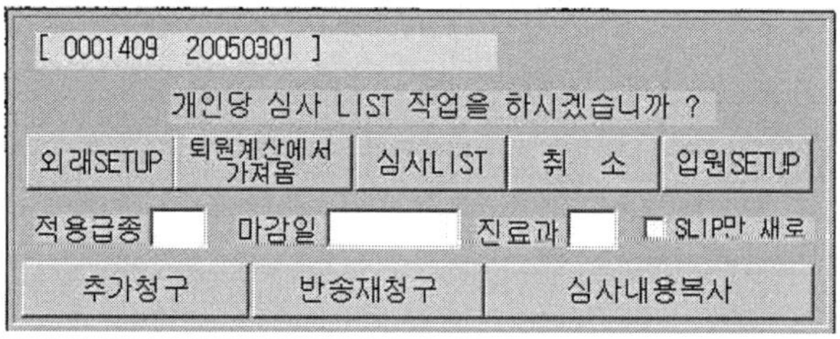

① 반송레포트에서 반송건에 대한 정보를 확인 후에 개별심사화면으로 이동한다. 심사버튼을 클릭하면 왼쪽의 화면이 나타나는데 반송재청구를 누르면 이전정보를 그대로 복사하면서 접수번호와 순번, 사유를 가져오게 된다. 확인은 참조를 누르면 된다. 심사는 본심사와 같고 추가청구도 같은 방식이다.

② 반송청구의 청구기준잡기 : 본청구와 반송청구 구분이 가능하고, 따로 청구기준을 줄 필요는 없으나 차후에 청구 일괄작업에서 파일을 만들 시에 청구차수는 그달에 2번째 보내는 것이므로 2차수로 줘야한다.

2. 이의신청하기

이의신청은 삭감내역 레포트에서 작성할 수 있다.

(1) 이의신청서 작성

EDI조회에 삭감내역에서 환자선택 후 더블 클릭하면 이의 신청폼이 나타난다. 여기서 이의신청사유 및 조정금액을 입력한 후 저장하면 되며, 접수별로 만들어 진다.

[심사업무] → [EDI조회] → [이의신청서 확인 및 출력]

〈그림 11-35〉 이의신청서 확인 및 출력 화면

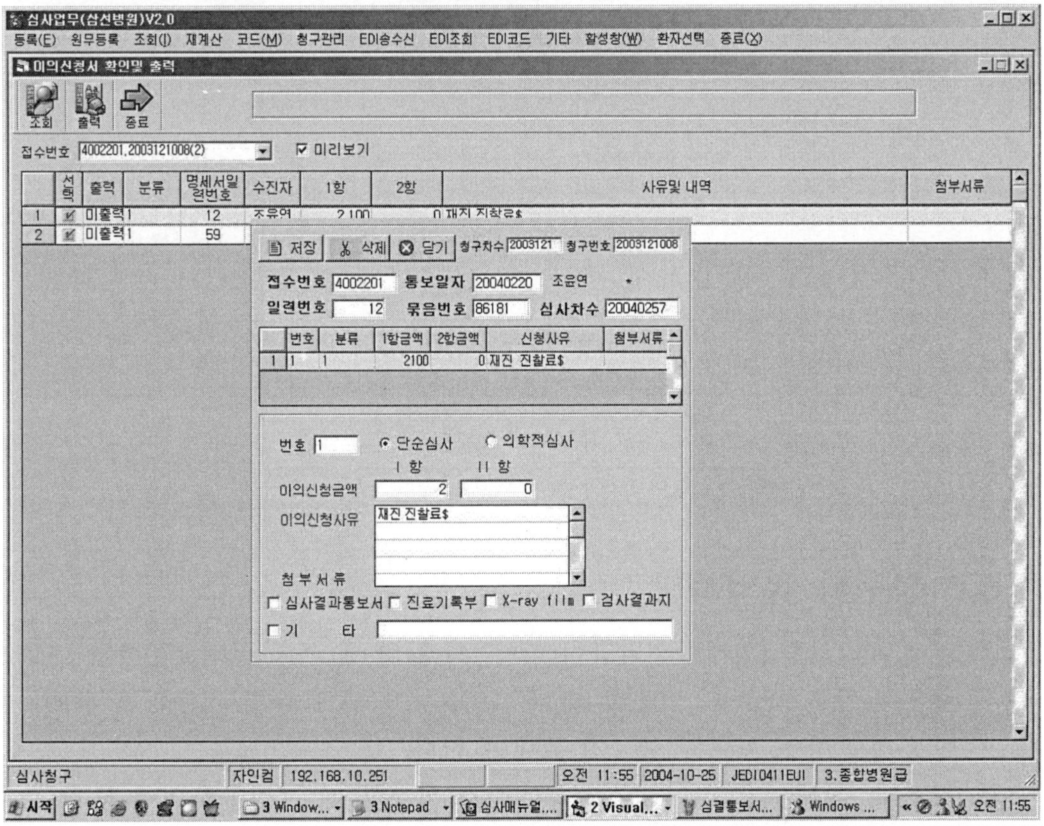

(2) 이의신청서 출력

EDI조회의 이의신청서에서 출력하며, 접수번호별로 조회 후 체크된 항목을 출력한다.

이의신청서를 <그림 11-36>에서와 같이 미리보기로 확인할 수 있다.

〈그림 11-36〉 이의신청서 출력 화면

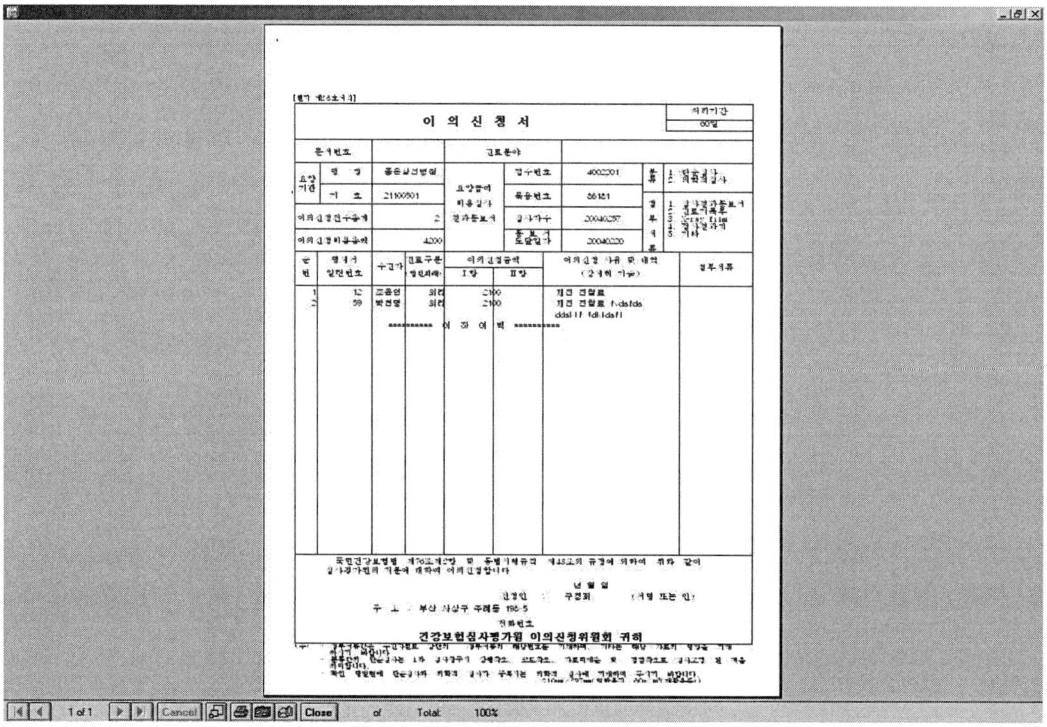

11.8.2 청구시 유의사항

① 건강보험(입원, 외래), 의료급여(입원, 외래)의 네 가지는 진료분야가 다르기 때문에 같은 차수를 가질 수 있다. 그러나 그 달에 어떤 청구든지 간에 2개 이상 발생하면 차수는 다르게 주어야 한다.

② 청구의 중복을 피하기 위해 청구기준을 사용할 때 본청구와 반송청구, 추가청구는 같은 기준일로 설정해도 무방하지만, 하나의 청구구분 당 2개 이상 발생 시에는 심사의 청구기준일을 수정해야 한다.

제 12 장

기준정보관리 (코드관리)

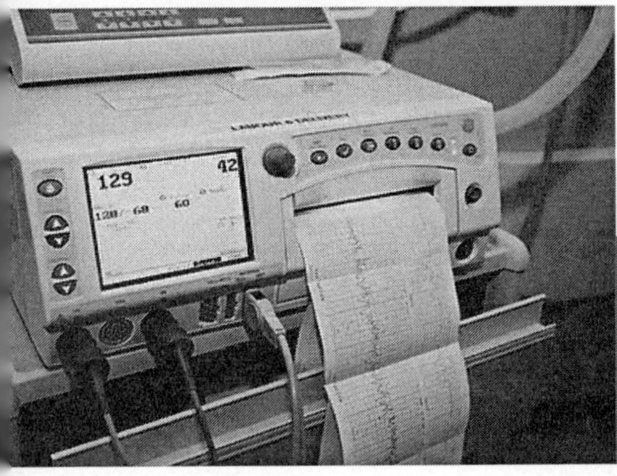

12.1 메뉴화면

〈그림 12-1〉 코드관리 메뉴화면

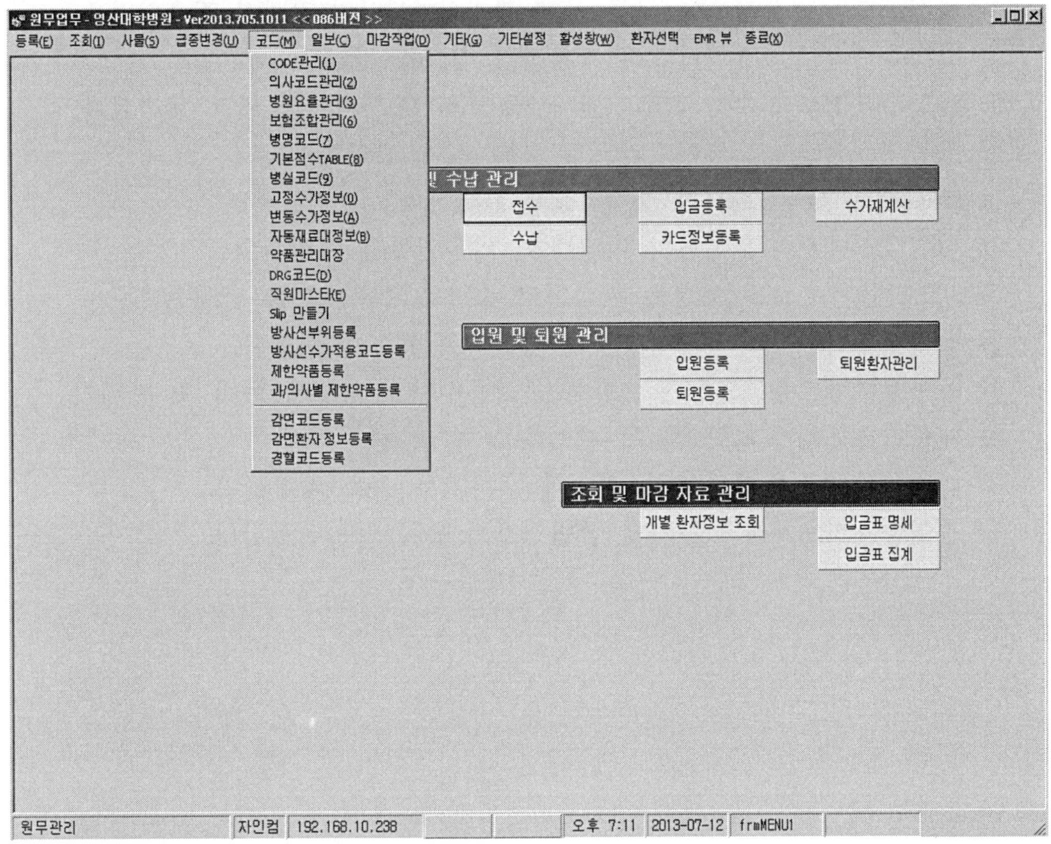

▣ 내용설명

① CODE관리 : 기초코드를 관리한다.

② 의사코드관리 : 의사와 의사의 진료과를 등록하여 관리한다.

③ 병원요율관리 : 병원의 본인부담률을 관리한다.

④ 입원료관리 : 보험정보에 따라 변경되는 기본 진찰료를 관리한다.

⑤ 기본식대관리 : 변경되는 기본식대를 관리한다.

⑥ 보험조합관리 : 병원에 등록되어 있는 보험조합을 관리한다.

⑦ 기본점수TABLE : 수가코드 금액의 점수제 운영에 따른 점수단가를 적용일자별로 관리한다.
⑧ 병명코드 : 한국표준질병분류에 따른 병명을 등록, 삭제 관리한다.
⑨ 병실코드 : 병실코드를 등록 삭제 관리하며, 입원/전실시 적용한다.
⑩ 고정수가정보 : 수가코드의 기본적인 정보를 관리한다.
⑪ 변동수가정보 : 수가코드의 단가 HISTORY를 적용일자별로 관리한다.
⑫ 자동재료대정보 : 루틴수가코드 등록, 삭제 관리한다.
⑬ DRG코드 : DRG코드를 등록, 삭제 관리한다.
⑭ 직원마스타관리 : 직원의 비밀번호, 업무권한을 관리한다.
⑮ SLIP만들기 : SLIP 종별을 관리하고 종별로 수가코드를 관리한다.
⑯ 방사선부위등록 : 방사선항목과 촬영부위 등을 관리한다.
⑰ 방사선수가적용코드등록 : 방사선 적용수가의 정보를 등록 및 관리한다.
⑱ 제한약품등록 : 제한약품의 정보를 등록 및 관리한다.
⑲ 감면코드등록 : 입원/외래 환자에 대한 감면율을 지정한다.
⑳ 감면환자정보등록 : 환자별 감면정보를 등록하여 관리한다.

12.2 업무처리 화면

12.2.1 CODE관리

1. 코드등록

병원정보시스템에서 사용되는 각종 기본적인 코드 및 코드명을 등록하여 관리한다.

[원무관리] → [코드] → [CODE관리]

〈그림 12-2〉 CODE관리 화면

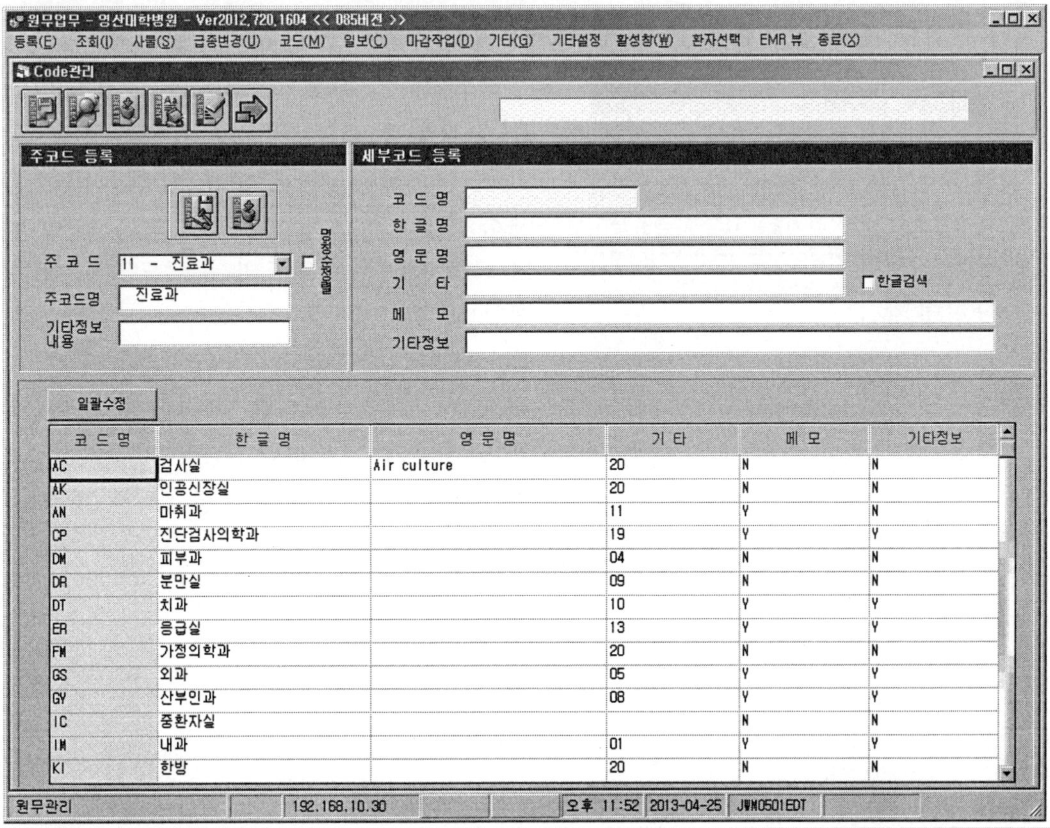

1) 메뉴버튼 설명

① 저장, 수정(F6) : 주코드 ID에 따라 세부코드를 등록한다. 선택된 주코드ID에 해당하는 세부코드가 있을 경우에는 수정한다. 한글, 영문명, 기타, 메모.

② 조회(F5) : 이미 등록되어 있는 ID별 세부코드를 조회한다.

③ 삭제(F8) : 이미 등록되어 있는 ID별 세부코드를 삭제한다. 코드삭제.

④ 출력(F10) : 조회된 코드 데이터를 출력한다.

⑤ 지우기(F9) : 화면에 보이는 데이터를 모두 삭제한다.

⑥ 종료(F12) : 코드관리 프로그램을 종료한다.

2) 내용설명

(1) 주코드 등록

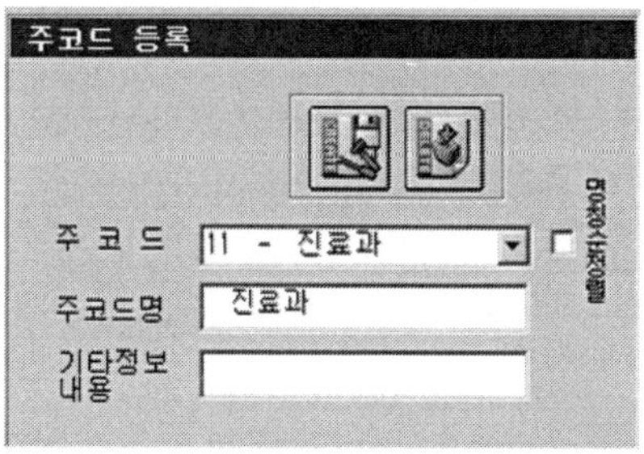

- 주코드 등록, 수정－주코드와 주코드명을 등록한다.
  이미 주코드가 있을 경우 주코드명은 수정 처리.
- 주코드 삭제－주코드와 주코드명을 삭제한다.
  단, 관련된 세부코드가 있을 경우엔 속해 있는 모든 데이터를 삭제한 뒤에 주코드 삭제가 가능하다.
- 명칭순정렬－주코드의 정렬순서를 명칭순서로 바꾼다.

(2) 주코드 등록 및 조회

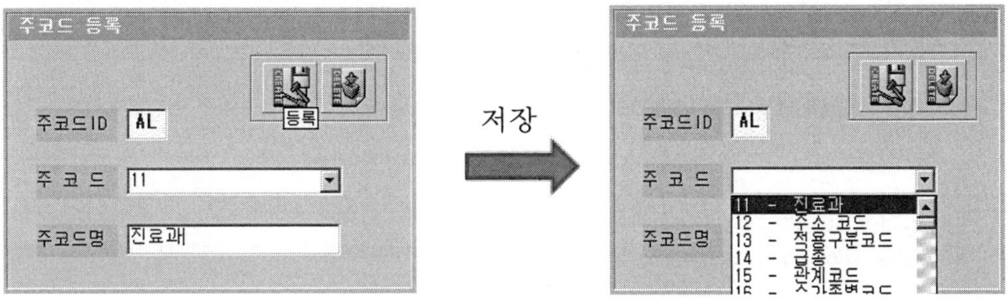

① 주코드ID : 주코드 등록 시 주코드ID는 자동으로 'AL'이 된다. 이미 등록된 주코드를 조회할 경우 주코드 ID는 조회된 주코드의 ID가 자동으로 입력된다.

② 주코드 : 주코드가 등록 및 조회된다. 주코드 등록 시 주코드는 2자리만 가능하다. 주코드를 조회할 경우 찾고자 하는 코드를 선택하면 그에 해당하는 데이터가 자동으로 조회된다. 주코드에서 찾고자 하는 코드를 입력하고 [ENTER] 키를 누르면 그에 해당하는 데이터가 자동으로 조회된다.

③ 코드 등록 시 주코드에 따른 주코드명을 입력하고 등록한다.

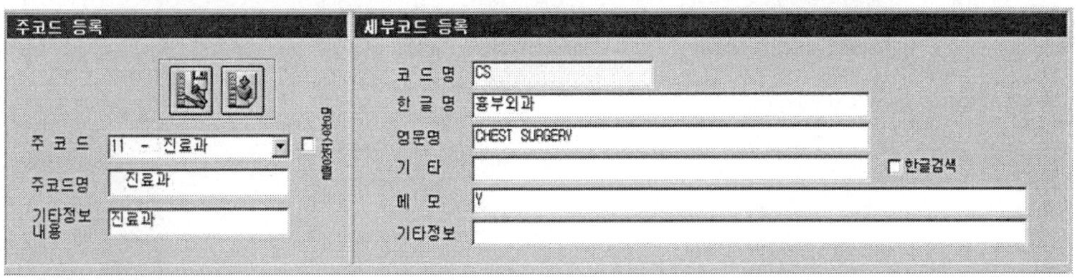

④ CODE를 등록할 때는 주코드를 선택하고 선택된 주코드에 해당하는 세부항목들을 입력하고 등록한다(기능키 [F6]으로 코드등록 가능).

12.2.2 의사코드관리

1. 의사코드등록

의사와 그 의사가 해당되는 진료과를 등록한다.

[원무관리] → [코드] → [의사코드관리]

〈그림 12-3〉 의사코드관리 화면

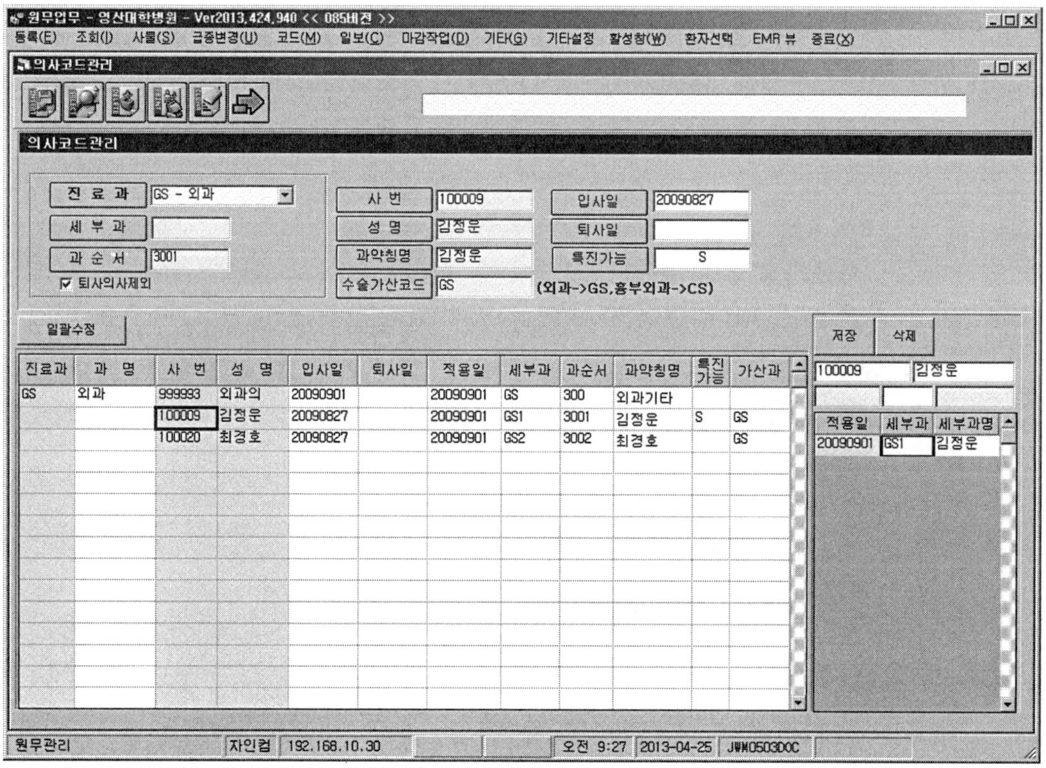

1) 메뉴버튼 설명

① 저장, 수정(F6) : 진료과별 의사정보를 저장한다. 해당과에 사번이 존재할 경우 수정 처리된다. 수정 시 의사의 입사·퇴사일만 수정이 가능하다.
② 조 회(F5) : 선택한 진료과에 속해 있는 의사들을 조회한다.
③ 삭 제(F8) : 선택된 의사와 그에 관한 정보를 삭제한다.
④ 출 력(F10) : 조회된 데이터를 출력한다.
⑤ 지우기(F9) : 화면에 보이는 데이터를 모두 삭제한다.
⑥ 종 료(F12) : 의사코드관리 프로그램을 종료한다.

2) 내용설명

(1) 해당 진료과에 의사 등록

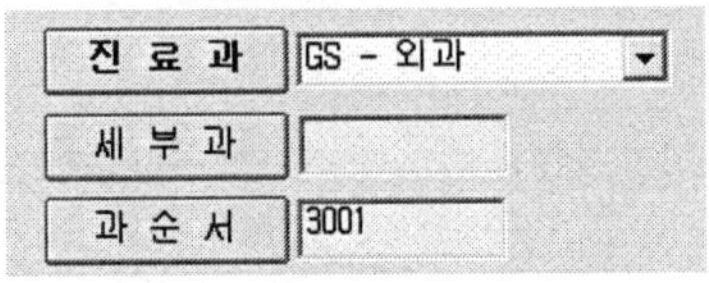

찾고자 하는 진료과를 선택하면 선택된 과의 과번호가 자동으로 설정되며 선택된 과에 속해져 있는 의사들의 정보들이 자동으로 조회된다.

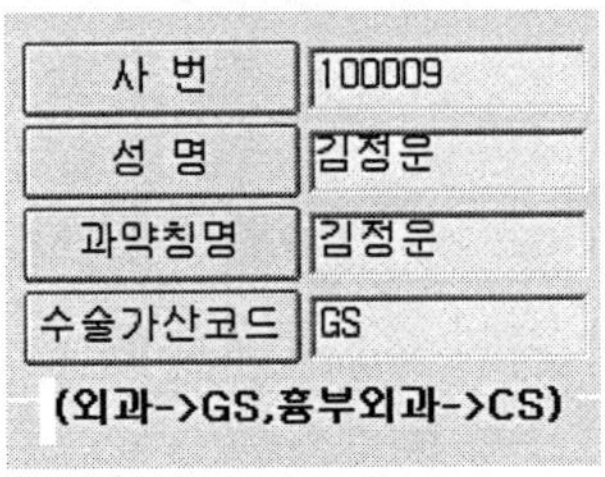

진료과를 선택하고 선택된 진료과에 저장하고자 하는 의사의 사번을 입력하고 [ENTER] 키를 누르면 의사명이 조회된다.
그리고 나머지 정보들을 입력하고 등록하면 해당과에 조회된 의사의 등록이 가능하다.
외과 수술가산 적용 가능한 과에는 외과→GS, 흉부외과→CS를 입력해야 해당 수술가산이 적용가능하다.

- [일괄수정] 버튼은 세부과와 과명칭 등록 후 저장할 때 쓰는 버튼이다. 일보의 통계에 영향을 미친다.
- 직원마스터에 의사등록 후 의사코드 관리에서 추가로 등록해야 접수에 해당 의사가 나타난다.

12.2.3 병원 요율관리

해당 병원의 급종별 입원/외래 본인율 및 가산율, 추가가산율, 적용일자별로 등록하여 관리가 가능하다.

[원무관리] → [코드] → [병원요율관리]

〈그림 12-4〉 본인부담률관리 화면

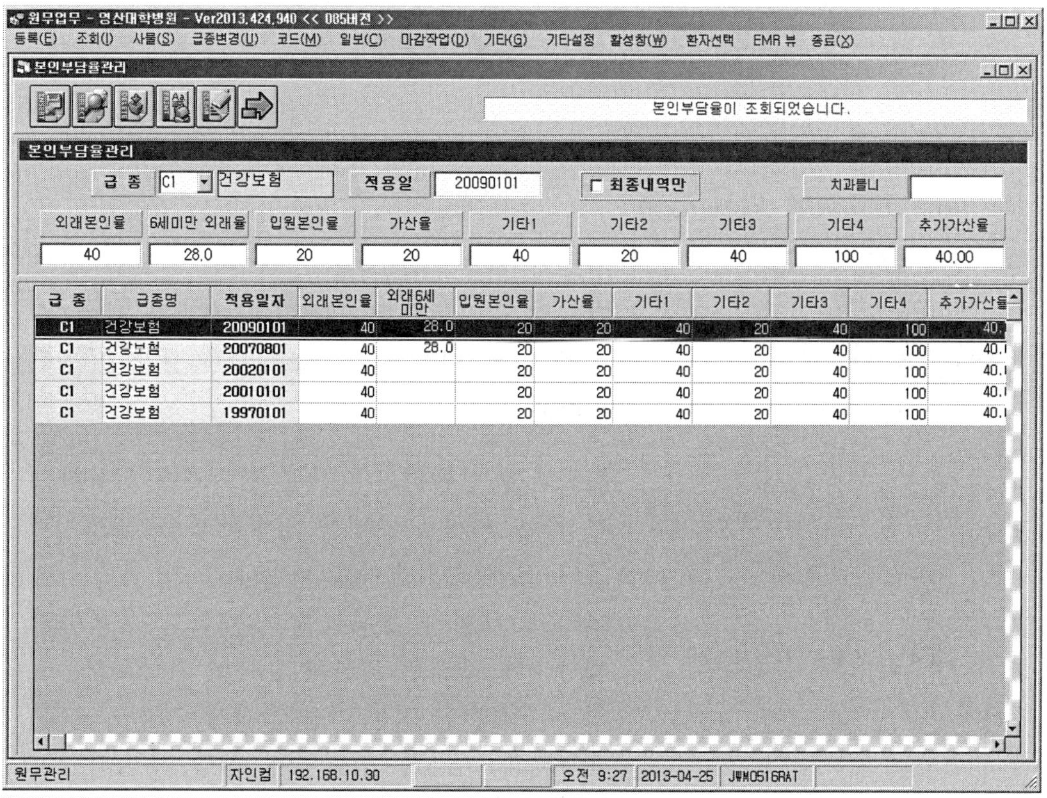

내용설명

① 해당 병원의 급종별로 본인부담률의 관리가 가능하다.

② 기존의 본인부담률도 비교가 가능하다.

③ 최종내역만 check 시 가장 최근에 올라온 내용만 확인이 가능하다.

12.2.4 보험조합관리

원무접수 시 보험조합 정보가 등록이 가능하다.

[원무관리] → [코드] → [보험조합관리]

〈그림 12-5〉 보험조합관리 화면

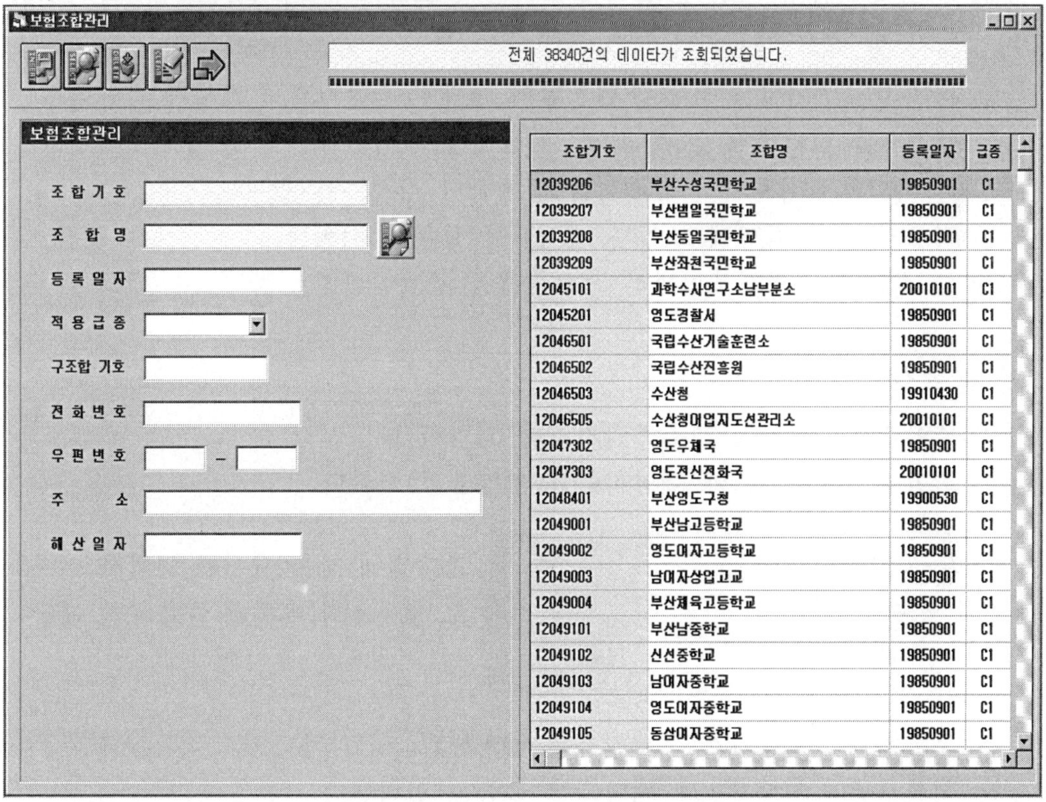

1) 메뉴버튼 설명

원무접수 시 기관기호란에다 보험조합란에 등록된 기관기호를 입력하면 오른쪽 란에 기관명이 나타난다.

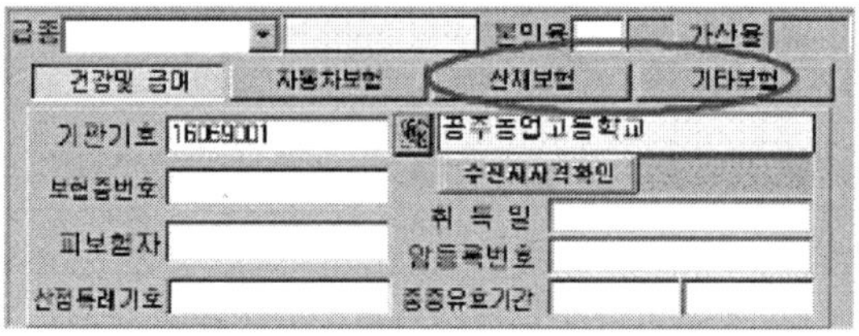

① 저장, 수정(F6) : 추가되는 보험조합을 등록한다. 이미 등록된 내용을 수정하고자 할 때도 사용된다.

② 조 회(F5) : 이미 등록된 보험조합에 대하여 조합기호로 조회가 가능하다. 조합기호를 입력하지 않고 조회 시 전체가 조회된다.

③ 삭 제(F8) : 삭제할 보험조합을 선택하여 삭제 처리한다.

④ 지우기(F9) : 화면에 보이는 데이터를 모두 삭제한다.

⑤ 종 료(F12) : 보험조합관리 프로그램을 종료한다.

2) 항목설명

① 조합기호 : 추가할 보험조합기호를 입력한다.

② 조합명 : 조합기호에 해당하는 조합명을 입력한다.

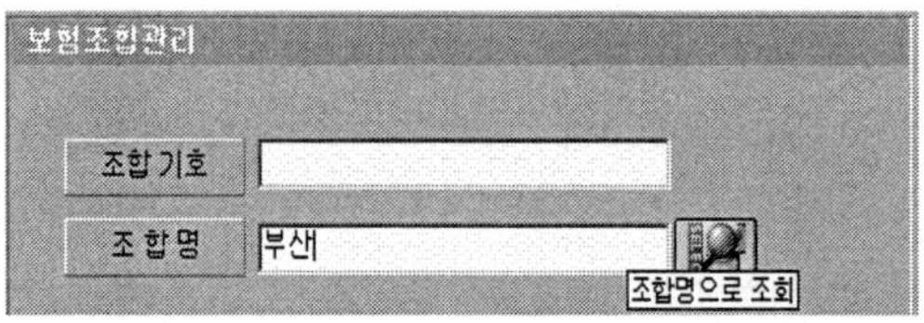

조합명에 찾을 단어를 입력하고 바로 옆 [조회]버튼을 클릭하면 해당되는 내용이 표시된다.

③ 등록일자 : 조합기호 등록일자를 입력한다.

④ 적용급종 : 조합기호에 해당되는 급종을 입력한다.
(직장 : B1, 건강보험 : C1, 의료급여1종 : F1, 의료급여2종 : F2, 산재 : D1, 자보 : A1, A3)

⑤ 구조합기호 : 조합기호가 변경된 경우 구조합기호를 입력한다.

⑥ 전화번호 : 조합기호의 전화번호를 입력한다.

⑦ 주소 : 조합기호의 우편번호와 주소를 입력한다.

⑧ 해산일자 : 조합이 해산될 경우 해산 적용일자를 입력한다. 접수등록 시 적용한다.

12.2.5 병명코드

한국표준질병 분류에 따른 병명을 등록, 삭제 및 관리한다.

[원무관리] → [코드] → [병명코드]

〈그림 12-6〉 병명코드 화면

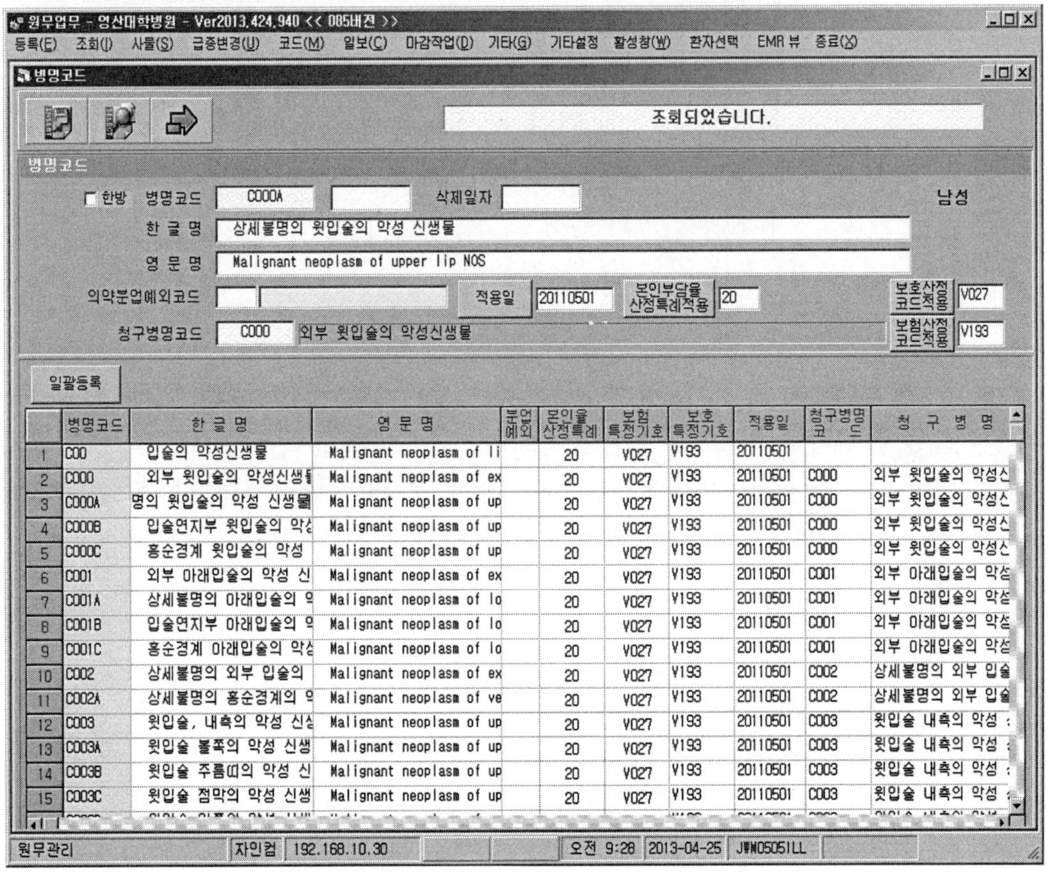

내용설명

병명코드를 입력한 후 [Enter] 키를 누르면 코드에 맞는 병명이 설정된다.

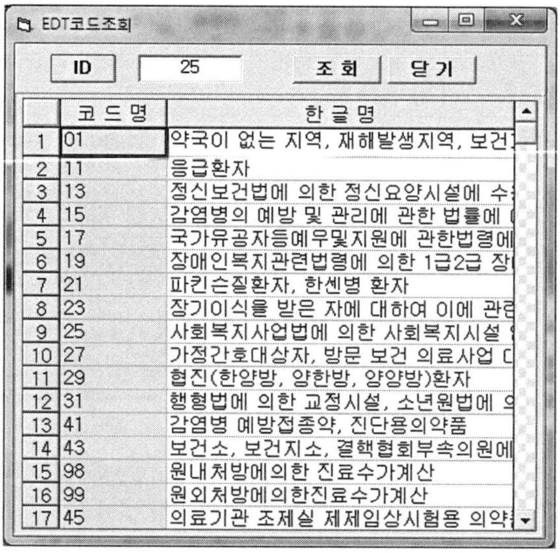

① 더블 클릭하면 해당 코드가 표시되며, 선택입력이 가능하다.

② 의약분업 적용 시 예외대상이 되는 질병에 한해 법정예외코드를 입력한다.

③ 수납 시 예외코드가 등록된 병명이 입력되면 자동 원내처리가 가능하다.

12.2.6 기본점수TABLE 관리

수가코드 금액의 점수제 운영에 따른 점수단가를 적용 일자별로 관리한다.

[원무관리] → [코드] → [기본점수TABLE]

〈그림 12-7〉 수가기본TABLE 화면

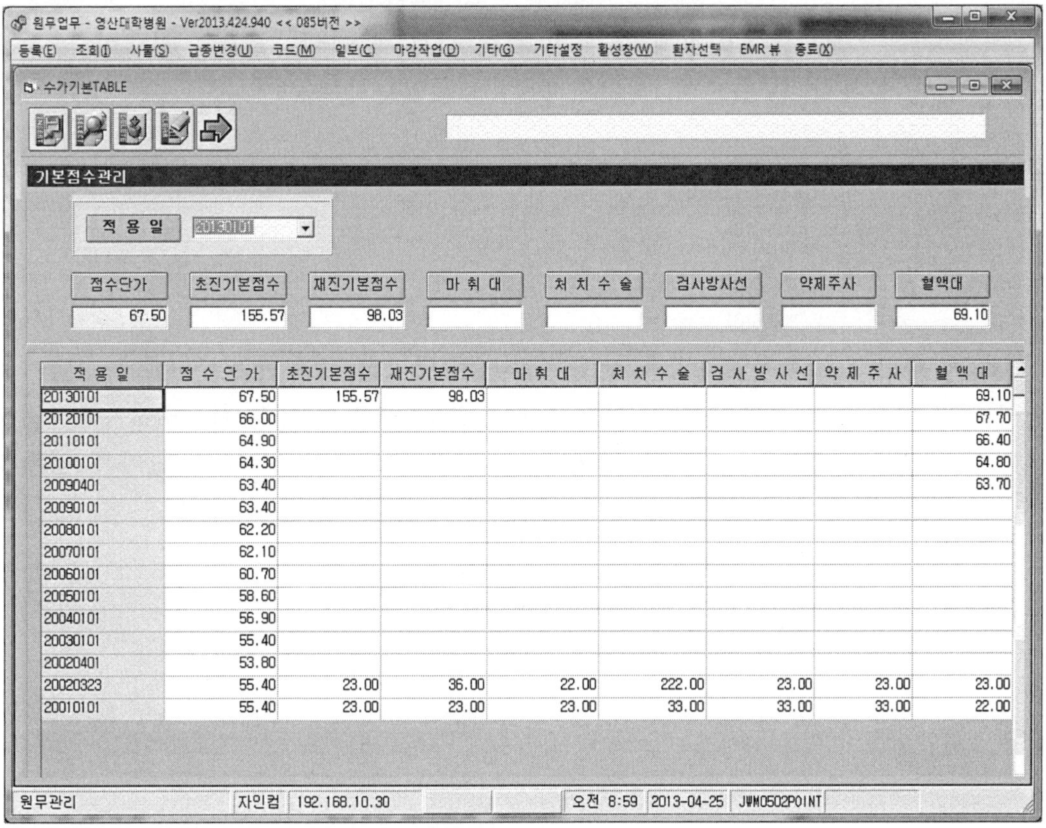

내용설명

① 적용일과 단가를 입력한 후 [INSERT] 버튼 클릭 시 적용일에 맞게 추가된다.

② 전체를 다시 조회하려면 [CLEAR] 버튼을 클릭하거나 적용일을 공백으로 만든 후 SELECT 버튼을 클릭한다.

항목설명

① 적용일 : 보험정보변경에 따라 점수 변경 시 적용되는 일자를 입력한다. 적용일을 등록할 수 있으며, 찾고자 하는 적용일을 선택하면 자동으로 조회된다.

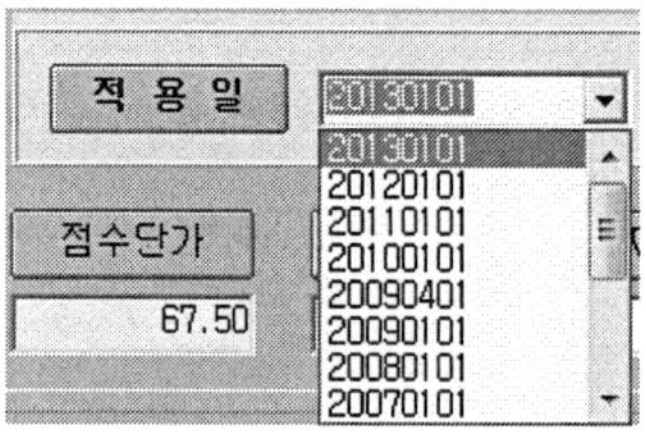

② 점수단가 : 적용일자별로 변경되는 점수단가를 입력한다. 현재 점수단가로 모든 수가가 적용되지만 초/재진 기본점수, 물리정신, 마취, 처치/수술, 검사/방사선, 약/주사, 기타 재료대에 따라 점수가 다를 경우 각 단가를 입력할 수 있다.

12.2.7 병실코드

병실코드를 등록, 삭제 및 관리한다.

[원무관리] → [코드] → [병실코드]

〈그림 12-8〉 병실코드 화면

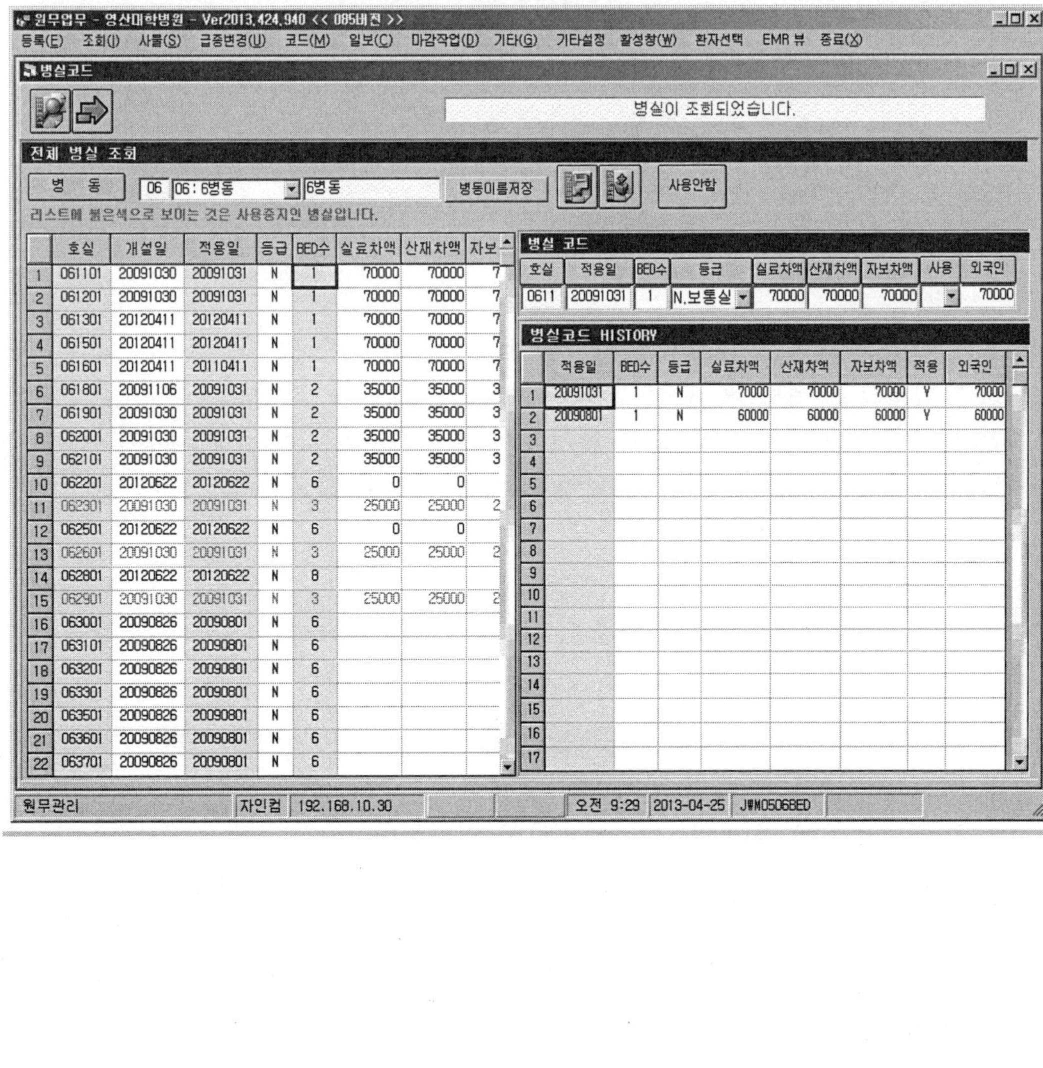

1) 내용설명

① 코드등록 : 주코드명 BD에 등록한 병동만 나타난다.

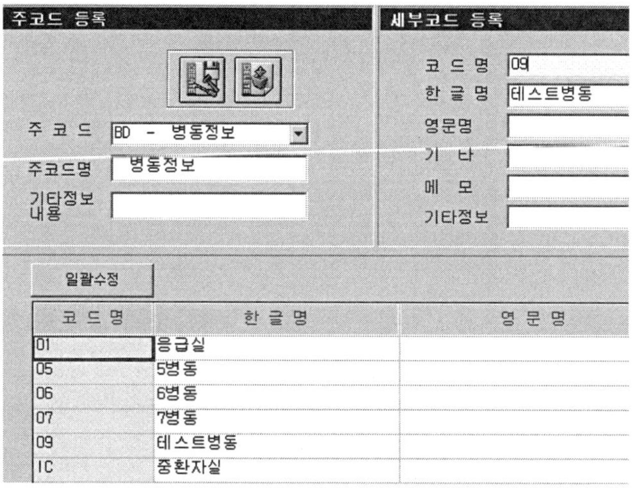

② 병동에 세팅된 병실정보를 나타낸다.

③ 병실정보를 세팅 후 저장 또는 삭제한다.

④ 선택된 병실을 사용하지 않을 경우 사용 안함 버튼으로 설정한다.

⑤ 병실코드 등록화면이며, 한 병실에 대한 내역을 나타낸다.

2) 항목설명

① 호실 : 병실코드5자리를 입력한다. 병동(XX)+병실(XXX)로 구성된다.
BED번호는 BED수에 따라 자동으로 정렬된다.

② 적용일 : 병실을 적용하는 일자를 입력한다. 변경된 history 관리가 가능하다.

③ BED 수 : 호실에 따라 BED수를 입력한다.

④ 등급 : 호실에 따라 등급을 선택하여 입력한다.
보통실과 특실은 급식등록 시 보통식과 특식으로 급액이 자동으로 적용된다.
(N : 보통실, S : 특실, V : VIP실, I : ICU)

⑤ 입원료 : 병실의 1일당 기본 입원료를 입력한다(보험적용 입원료+비급병실 차액료).

12.2.8 고정수가정보

수가코드의 기본적인 정보를 관리한다.

[원무관리] → [코드] → [고정수가정보]

〈그림 12-9〉 고정수가정보 화면

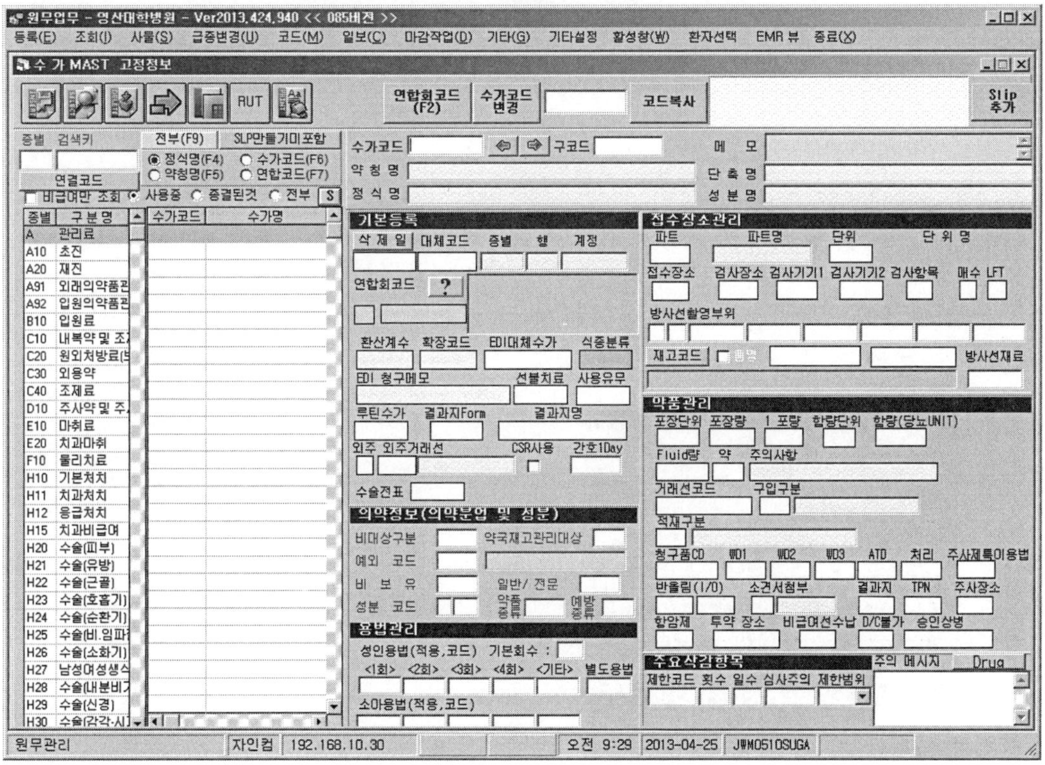

1) 화면 상세설명

(1) 수가코드

① 수가코드 : 수가코드 7자리를 입력한다. 더블 클릭하면 수가코드조회 화면이 표시된다.

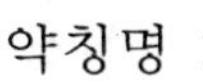 현재 선택되어 있는 코드의 앞 뒤 코드가 조회가능하다.

② 약칭명 : 수가코드의 내용을 영문명으로 입력한다.

③ 정식명 : 수가코드의 내용을 한글명으로 입력한다.

④ 수가코드 종별

A : 진찰료/ 관리료　　B : 입원료

C : 투약/외용약/조제료　　D : 주사/수기료

E : 마취　　F : 물리치료

G : 정신요법　　H : 처치/수술

L : 검사　　N : 방사

S : 식대　　U : 재료

X : 기타　　Z : 한방

(2) 기본등록

① 대체코드 : 수가코드의 변경으로 대체할 코드를 입력한다.
전표등록 시 기존코드를 입력하면 대체코드가 표시되어 쉽게 고쳐서 사용할 수 있다.

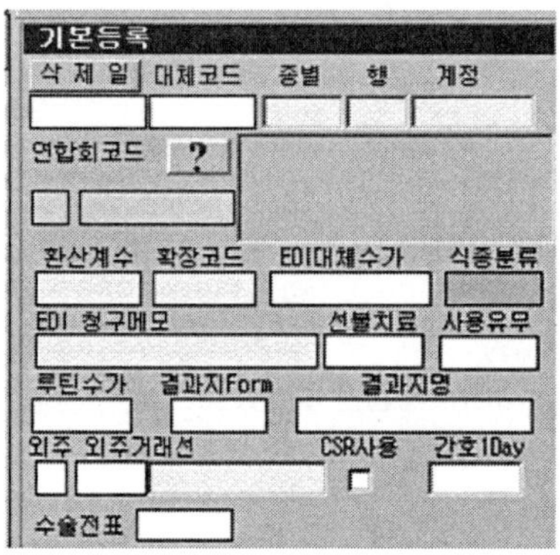

② 종별/행/계정 : 수가코드 등록 시 설정된 종별과 행, 계정이 자동으로 입력처리된다(수가분류기준 참조).

③ 연합회 코드 : 변동수가정보에서 등록된 연합코드가 표시된다.

④ 환산계수 : 변동수가정보에서 등록된 '계수' 항목의 내용이 표시된다.

⑤ EDI 대체수가 : 수가코드별 EDI 적용되는 코드를 입력한다.

⑥ EDI 청구메모 : 변동수가정보에서 등록된 '청구메모' 항목의 내용이 표시된다.

⑦ 외주 : 변동수가정보에서 등록된 외주코드가 표시된다("J"사용 : 적용 시 10%

가산처리).

⑧ 외주거래선 : 변동수가정보에서 등록된 외주코드 적용 시 해당되는 거래선이 표시된다.

(3) 의약정보

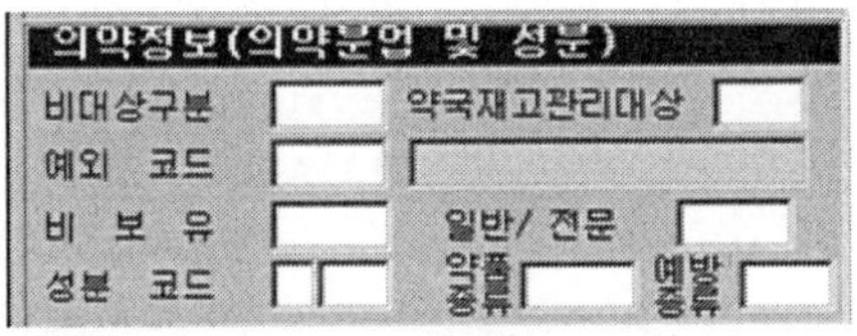

(청구 시 외주거래선 출력적용)

① 비대상구분 : 원외처리되는 내복, 외용, 주사약 중 예외항목에 해당하면 “Y”를 입력한다. 전표등록 시 원내처리가 된다.

② 예외코드 : 법정예외코드를 입력한다. 더블 클릭하면 예외코드 화면이 표시된다.

③ 비보유: 원내 내복, 외용, 주사약이 없을 경우 “N"을 입력한다.

④ 성분코드 : 내복, 외용, 주사약의 성분코드 4자리를 입력한다. 4자리 중 첫째 자리는 내복, 외용, 주사를 구분하는 코드를 입력한다(1 : 내복, 2 : 주사, 3 : 외용). 나머지 3자리는 KIMS 또는 대한의약품에서 제공하는 성분코드를 입력한다.

⑤ 약품종류 : 약의 종류를 구분 입력한다. 더블 클릭하면 해당 코드가 표시되며, 선택 입력이 가능하다.

(4) 접수장소관리

① 단위 : 약의 단위를 입력한다. 더블 클릭을 하면 등록된 약가의 단위가 표시되고 선택하여 입력하면 된다.

② 접수장소 : 검사실, 방사선과, 물리치료실 등 수가코드에 따라 접수되는 장소를 입력한다.

외래접수증 발급 시 등록된 접수장소가 출력된다.

③ 검사장소 : 일자별, 환자별 검사전표 내용을 각 해당 검사실로 전송 처리하기

위해 검사장소를 입력한다(OCS 환경). 더블 클릭하면 등록된 검사장소 코드가 표시되고 선택하여 입력하면 된다.

④ 검사기기 : 발생한 검사전표를 해당되는 검사기기로 전달하기 위해 검사기기명을 입력한다(OCS 환경).

⑤ FILM 매수 : 방사선 오더발생시 FILM 매수를 입력한다(재고관리).

⑥ LFT CD : 간기능검사 시 체감제 적용 위한 항목으로 'Y'를 입력한다.

(5) 약품관리

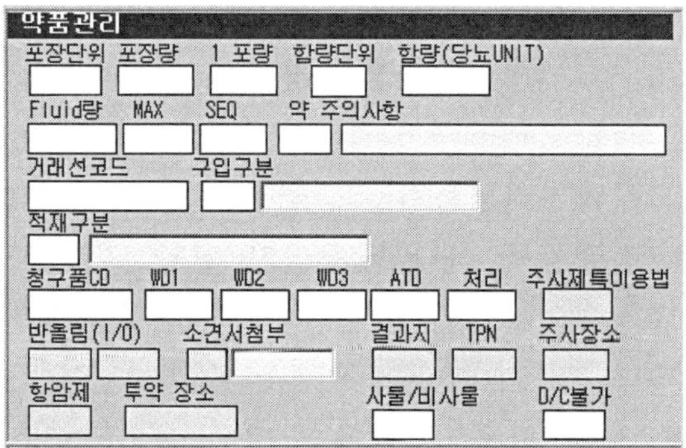

① 포장단위 : 내복, 외용, 주사약의 포장된 단위를 입력한다.

② 포장량 : 내복, 외용, 주사약의 전체 포장량을 입력한다.

③ 1포량 : 내복, 외용, 주사약의 1개의 포장된 양을 입력한다.

④ 함량단위 : 약의 단위를 입력한다. 더블 클릭을 하면 등록된 약가단위가 표시되고 선택하여 입력하면 된다.

⑤ 함량 : 약의 함량을 입력한다.

⑥ FUILD 량 : 수액제일 경우 양을 입력한다.

⑦ MAX : 최대 사용량을 입력한다.

⑧ ARD : 자동 정제기 사용여부를 입력한다. 'Y' : 사용, 'N' or " " : 미사용.

⑨ 반올림 : 입원/외래수가를 반올림 처리하고자 하면 'R'을 입력한다.

⑩ TPN : 항암제를 MIX할 경우 check한다.

12.2.9 변동수가정보

수가 코드의 단가 history 를 적용일자별로 관리한다.

[원무관리] → [코드] → [변동수가정보]

〈그림 12-10〉 변동수가정보 화면

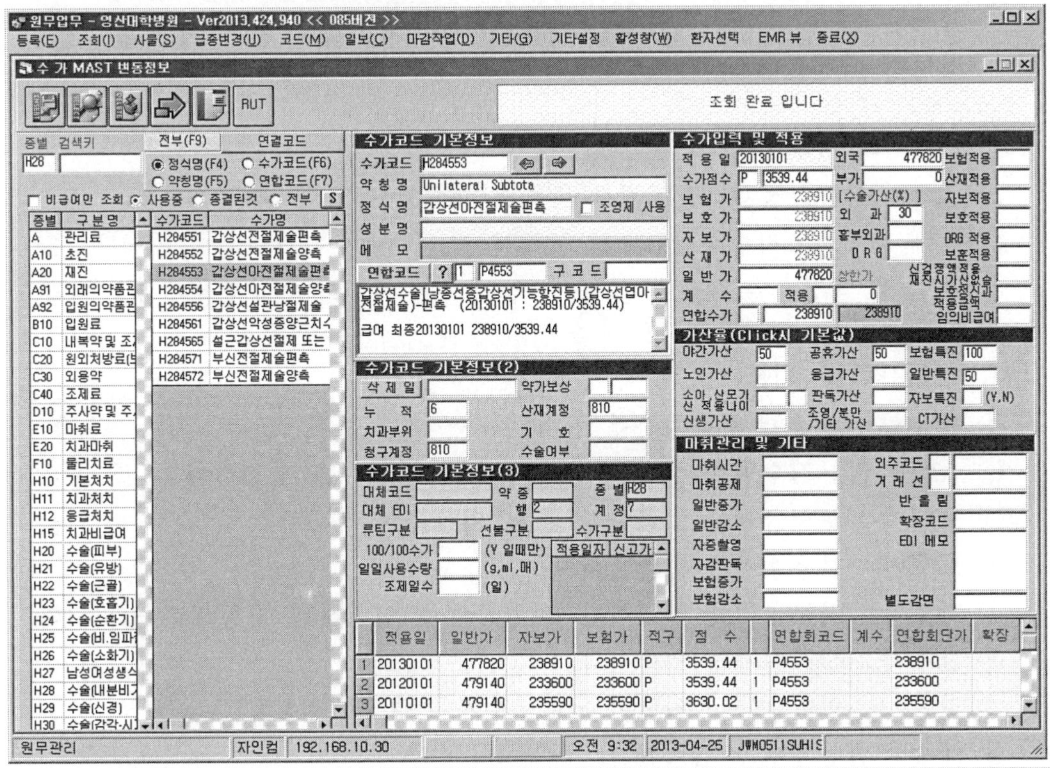

1) 화면 상세설명

(1) 수가코드 기본정보

① 수가코드 : 고정수가정보에서 등록된 수가코드를 입력한다. 더블 클릭하면 수가코드조회 화면이 표시된다.

진찰료 : A, 입원료 : B, 조제료 : C, 수기료 : D, 내복/주사약 : FREE는 5자리 이하도 가능하다.

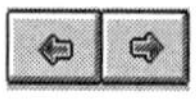 현재 선택되어 있는 코드의 앞 뒤 코드가 조회 가능하다.

② 약칭명 : 수가코드의 내용을 영문명으로 입력한다.

③ 정식명 : 수가코드의 내용을 한글명으로 입력한다.

④ 메모 : 고정수가 정보에서 등록된 메모내용이 표시된다.

(2) 수가코드 기본정보(2)

① 삭제일 : 수가정보를 삭제할 일자를 입력한 후 삭제일 버튼을 클릭하면 수가정보가 삭제된다.

(3) 수가코드 기본정보(3)

① 대체코드 : 고정수가정보에서 등록된 대체코드가 표시된다.

② 대체 EDI : 고정수가정보에서 등록된 EDI 대체수가코드가 표시된다.

③ 종별/행/계정 : 수가코드 등록 시 설정되는 종별과 행, 계정이 표시된다.

(4) 수가입력 및 적용

① 적용일 : 변경할 적용일자를 입력한다.

② 수가점수 : 점수별로 수가를 관리하는 것으로 'P'를 입력한다.

③ 보험가 : 보험금액을 입력한다(산재, 의료급여 적용).

④ 보호가 : 보호수가를 입력한다.

⑤ 자보가 : 자보금액을 입력한다. 보험금액을 입력하면 자동으로 입력된다.

⑥ 산재가 : 산재수가를 입력한다.

⑦ 일반가 : 일반금액을 입력한다(보험수가 2~2.5배 정도).

⑧ 계수 : 환산계수를 입력한다.

⑨ 연합수가 : EDI 청구 시 적용되는 연합단가를 입력한다. 보험금액이 자동으로 입력된다.

⑩ 보험적용, 산재적용, 자보적용, 의료급여 적용

'N' : 비급여(일반금액이 적용됨)

'A' : 보험수가100%

'S' : 루틴수가코드의 제목을 나타낼 때 사용한다. 금액은 발생하지 않는다.

⑪ DRG 적용 : DRG 수가코드인 경우 'D'를 입력한다.

(5) 가산율

① 야간가산 : 가산처리되는 항목의 수가코드에 따라 야간 적용 시 가산할 %를 입력한다(평일 18시~09시).

② 노인가산 : 가산처리되는 항목의 수가코드에 따라 노인 적용 시 가산할 %를 입력한다(만 70세이상).

③ 소아가산 : 가산 처리되는 항목의 수가코드에 따라 소아적용 시 가산할 %를 입력한다(만 8세미만).

④ 신생가산 : 가산 처리되는 항목의 수가코드에 따라 신생아 적용 시 가산할 %를 입력한다(1개월미만).

⑤ 공휴가산 : 가산 처리되는 항목의 수가코드에 따라 공휴 적용 시 가산할 %를 입력한다.

⑥ 판독가산 : 방사선 전문의가 상근하는 경우 방사선 행위료 항목에 대해 가산 가능하다(10% 가산).

⑦ 응급가산 : 가산 처리되는 항목의 수가코드에 따라 응급 적용 시 가산할 %를 입력한다.

⑧ 약가보상 : 퇴장방지 처리되는 약가코드에 대해 10%을 입력한다. 마취증가액 계산시 기본공제 시간 60분을 입력한다. 적용일에 따라 변경된 정보 history를 조회 가능하다.

⑨ 보험특진 : 보험환자 특진처리 시 가산율을 입력한다.

⑩ 야간특진 : 야간으로 특진처리 시 가산율을 입력한다.

⑪ 일반특진 : 이반환자 특진 처리시 가산율을 입력한다.

(6) 마취관리 및 기타

① 마취시간 : 마취수가적용 시 수가의 단수량 증가되는 시간을 분으로 입력한다.

② 마취공제 : 마취수가적용 시 총 시간에서 공제할 시간을 분으로 입력한다.

③ 보험증가 : 마취수가적용 시 증가분에 따른 금액을 입력한다.

④ 보험감소 : 마취수가적용 시 감소분에 따른 금액을 입력한다.

⑤ 외주코드 : 외주검사로 적용되는 수가일 경우 'J'를 입력한다.

⑥ 거래선 : 외주검사 의뢰기간을 입력한다.

⑦ 반올림 : 수가코드의 반올림 처리여부를 입력한다.

⑧ 확장코드 : 방사선 Both수가코드 적용시 'B/'를 입력한다.
⑨ EDI 메모 : 심사셋업시 해당 메모를 자동적으로 입력되게 한다.
⑩ 별도감면 : 감면코드의 별도 감면율 적용시 'Y'를 입력한다.

12.2.10 자동 재료대정보

루틴수가 코드를 관리한다.

[원무관리] → [코드] → [자동재료대정보]

〈그림 12-11〉 루틴수가 화면

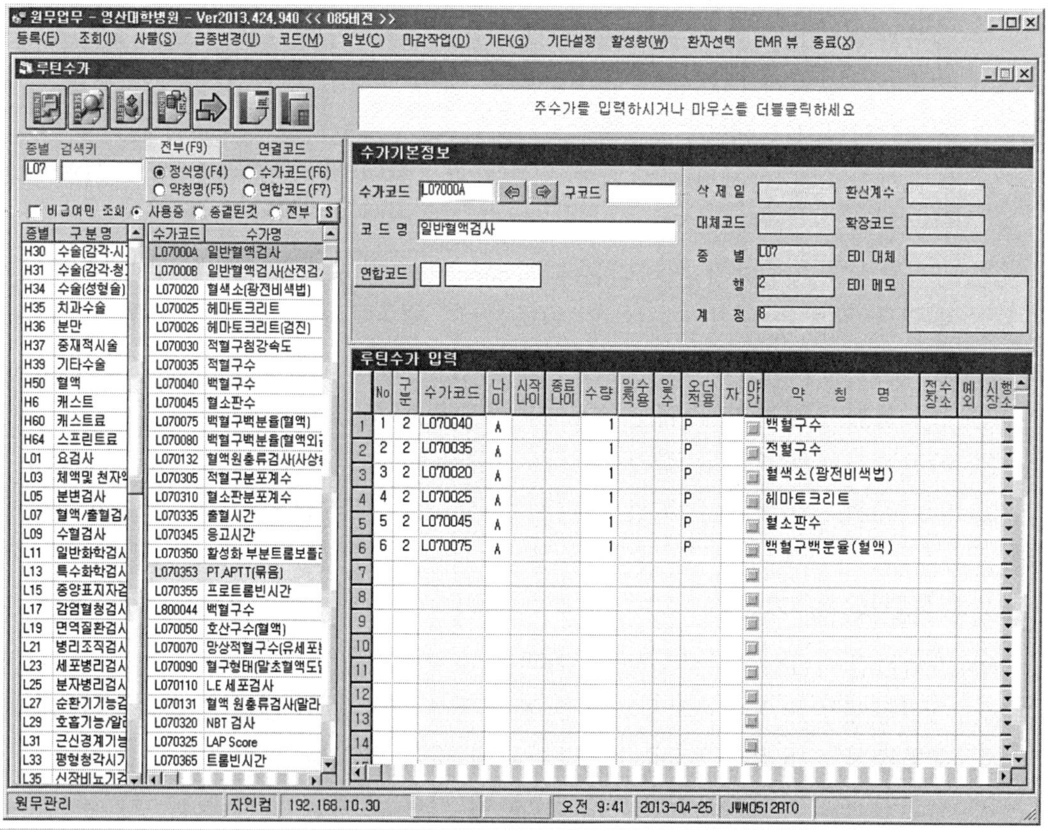

항목설명

① 수가코드 : 고정수가정보, 변동수가정보서 등록된 수가코드를 입력한다.
더블 클릭하면 수가코드조회화면이 표시한다.
진찰료 : A, 입원료 : B, 조제료 : C, 수기료 : D, 내복/주사약 : FREE는 5자리 이하도 가능하다.

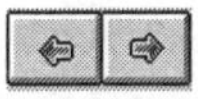 현재 선택되어 있는 코드의 앞 뒤 코드가 조회 가능하다.

② SEQ : SUB 수가코드 등록 시 일련번호를 입력한다.

③ 구분 : 신수가, 구수가를 구분하는 것으로 신수가 '2'를 입력한다.

④ 수가코드 : 고정수가코드 정보, 변동수가 정보에서 등록된 수가코드를 입력한다.

⑤ 나이 : 나이에 따라 선택적으로 적용 가능하다.
A : ALL, N : 신생아, D : 성인, O : 노인.

⑥ 수량 : SUB 수가코드의 한번에 적용되는 수량을 입력한다.

⑦ 오더적용 : ORDER 발생시 원무(W)만 또는 OCS(O)만, 모두(A)중 적용 가능.

⑧ 약칭명 : 고정수가 정보에 등록된 약칭명(영문명)이 표시된다.

⑨ 보험금액 : 변동수가 정보에 등록된 보험금액을 표시한다.

12.2.11 DRG코드

DRG코드를 등록, 삭제 및 관리한다.

[원무관리] → [코드] → [DRG코드]

〈그림 12-12〉 DRG 코드관리 화면

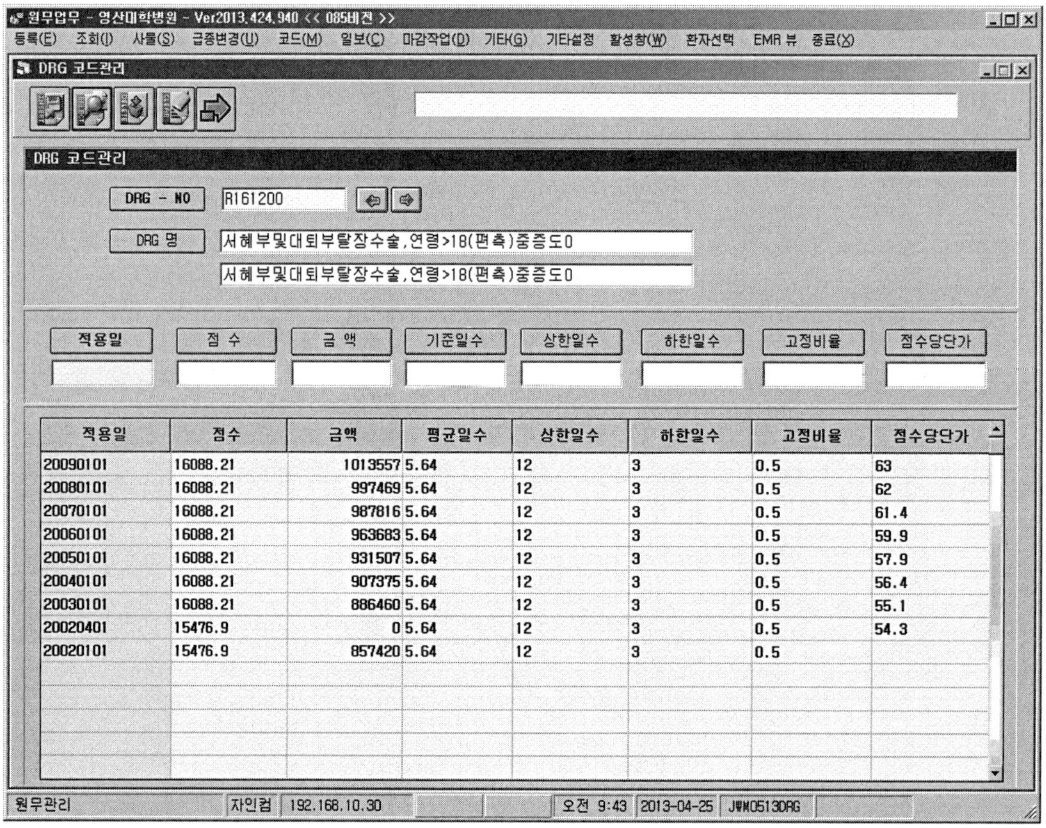

항목설명

① DRG－NO : 고정, 변동수가 정보에서 등록된 DRG코드를 입력한다.

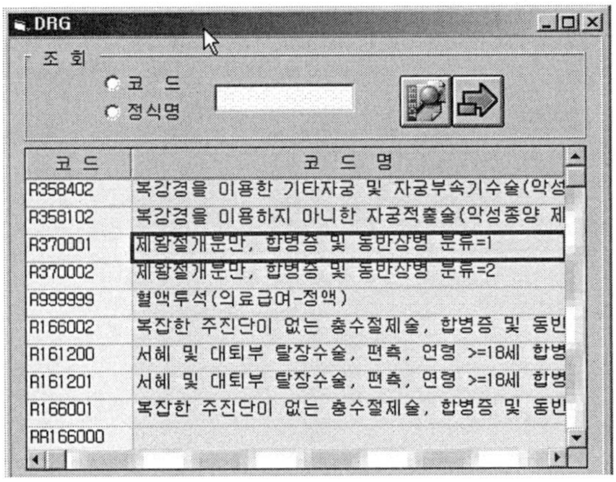

DRG－NO 입력부분에서 더블 클릭을 하면 등록된 DRG코드가 자동으로 전체가 조회되면서 이 화면이 표시된다. 또한 선택 조회도 가능하다. 해당 데이터를 다시 더블클릭하면 선택된 DRG정보가 표시된다.

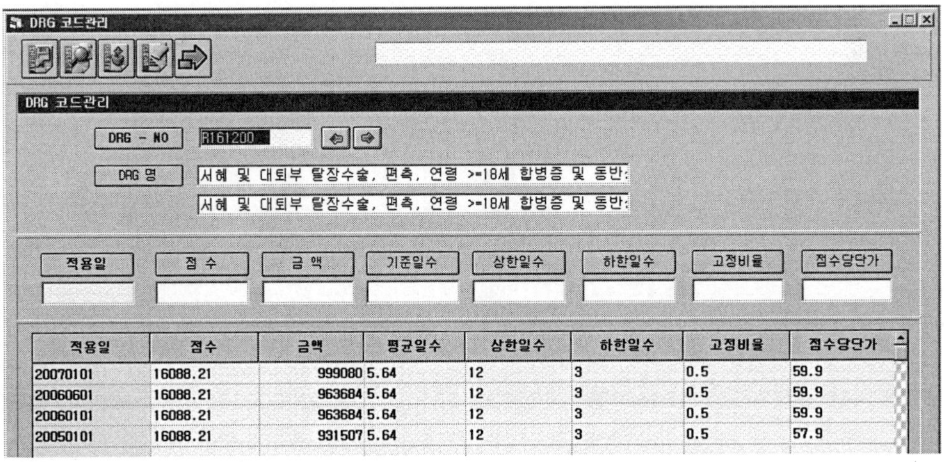

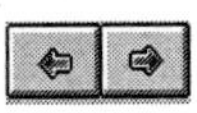 이미 조회된 DRG코드의 앞, 뒤 내용을 조회한다.

② DRG 명 : 고정수가 정보에서 등록된 DRG코드의 정식명이 표시되고 수정가능하다.
③ 적용일 : 변경할 적용일자를 입력한다.
④ 금 액 : 기본이 되는 금액을 입력한다.
⑤ 기준일수 : 기준일수을 입력한다.
⑥ 상한일수 : 허용되는 최대일수를 입력한다.
⑦ 하한일수 : 허용되는 최소일수를 입력한다.
⑧ 적용일자에 따라 변경된 history를 조회할 수 있다.

12.2.12 직원 마스터

직원들의 프로그램 사용제한을 관리한다.

[원무관리] → [코드] → [직원마스터]

〈그림 12-13〉 직원마스터관리 화면

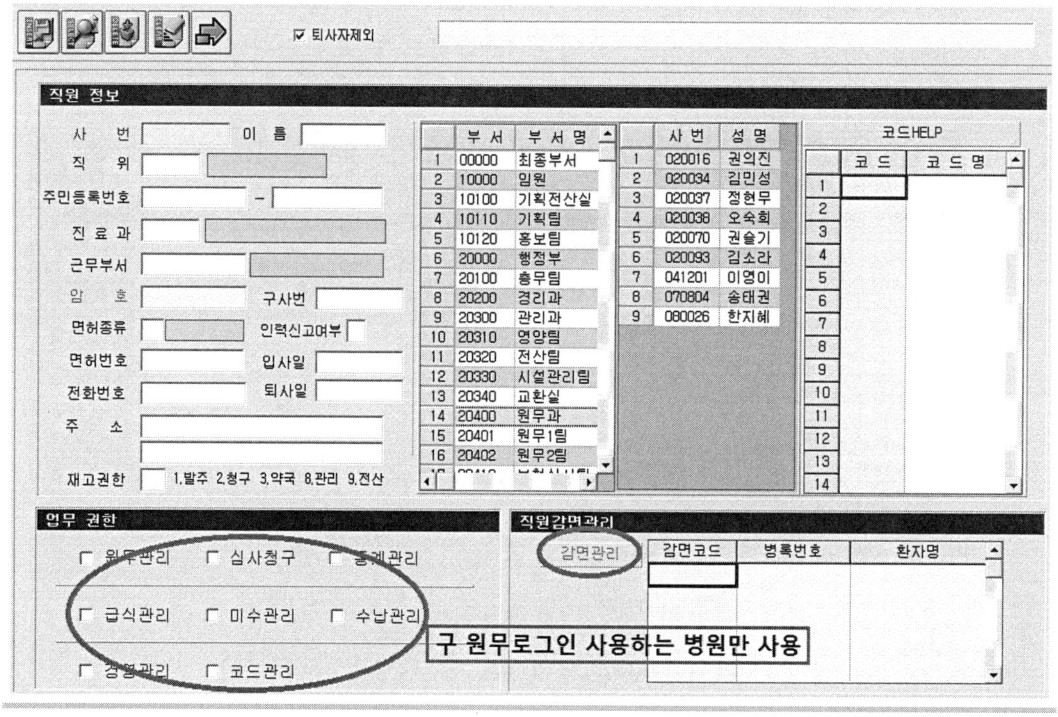

항목설명

① 사번 : 등록된 직원의 사번을 입력하고 [Enter] 키를 누르면 해당직원의 정보가 표시된다.

② 직위 : 해당 직위를 코드 HELP에서 선택한다.

③ 업무권한 : 자격이 되는 권한을 선택한다.

④ 감면관리 : 직원감면관리 글자를 더블 클릭하면 다음과 같은 감면관리 화면이 나타난다.
555555 의사 사번의 권한으로 9999911환자에 대하여 A10 지인감면을 설정한다.
감면등록을 할 경우 9999911 환자접수 정보를 보면 아래와 같이 감면코드가 적용된다.

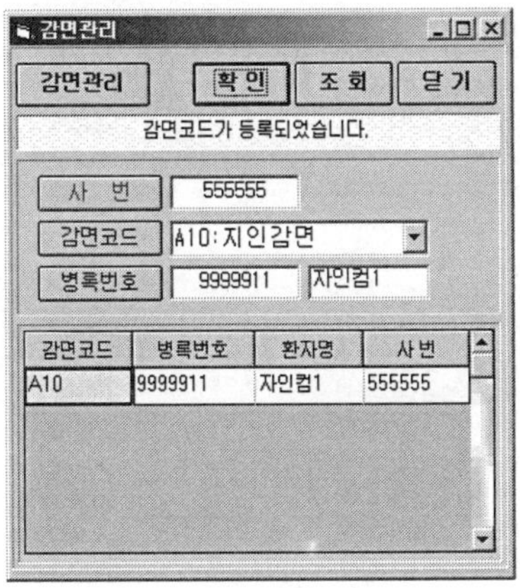

12.2.13 SLIP만들기

SLIP 종별을 관리하고 종별로 수가코드를 관리한다.

[원무관리] → [코드] → [SLIP만들기]

〈그림 12-14〉 전표등록 화면

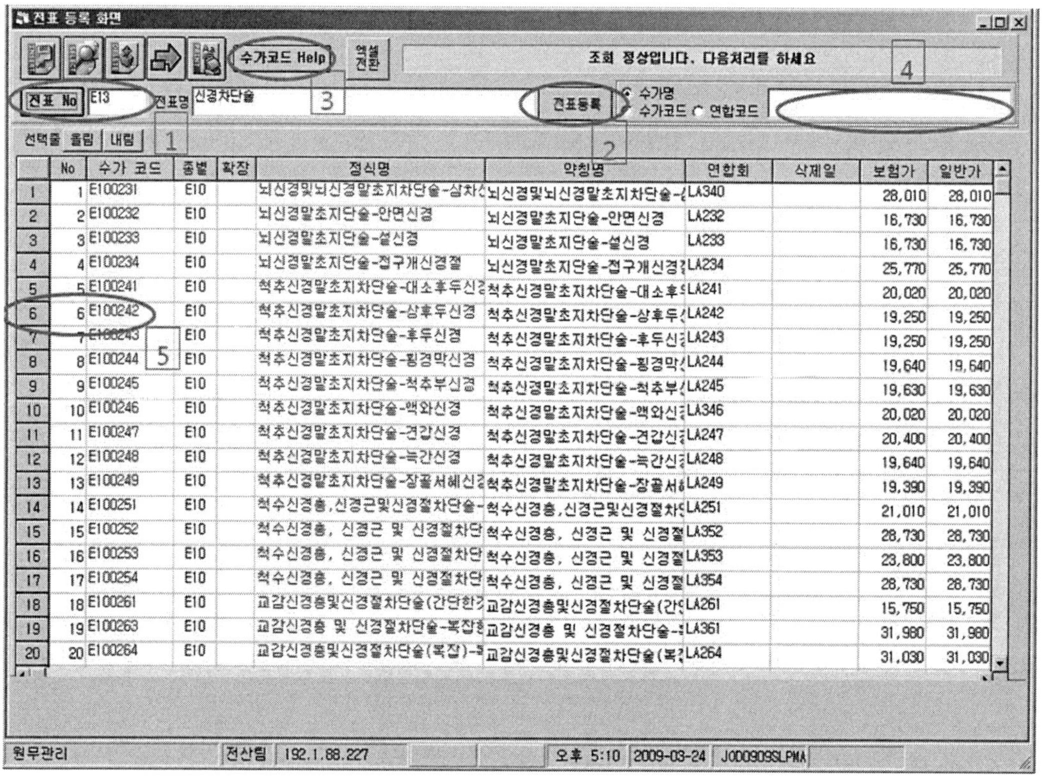

1) 화면상세 설명

(1) 전표 No

① 전표 No나 전표 No 오른쪽 텍스트 박스를 더블 클릭하면 아래와 같은 전표 창이 나타난다.

② 기존 SLIP를 선택하여 수가를 추가할 수 있다.

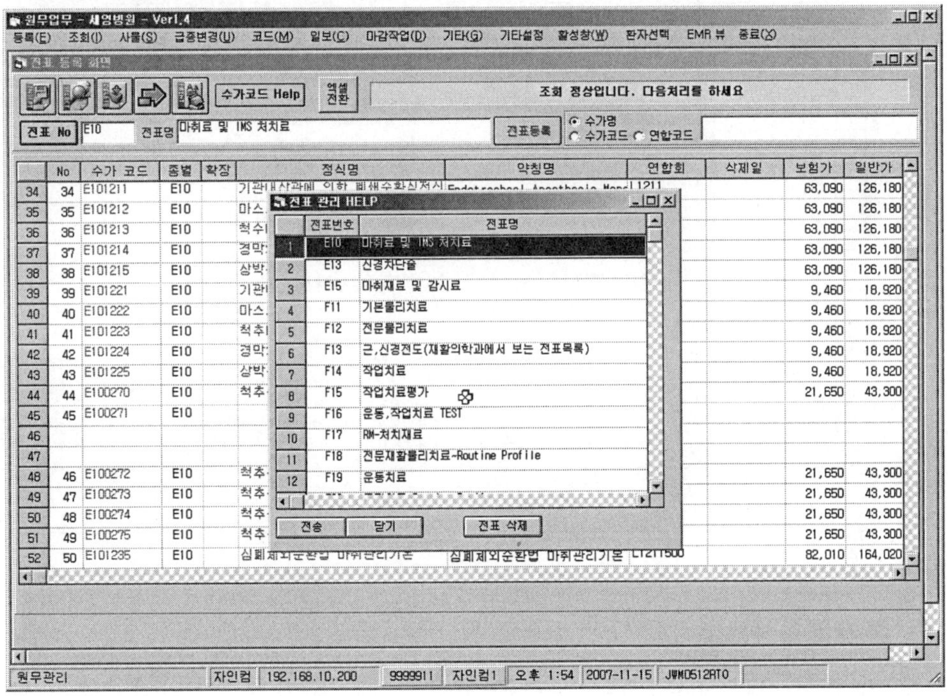

③ SLIP 선택 후 전송 버튼이나 더블 클릭하여 세부내역을 불러온다.

④ 전표 삭제버튼은 기존 만들어진 SLIP을 지우는 기능이다.

(2) 전표등록

① 기존 SLIP외에 추가로 생성할 경우 사용하지 않는 전표No를 주고 전표명을 입력한 후 [전표등록] 버튼을 누른다.

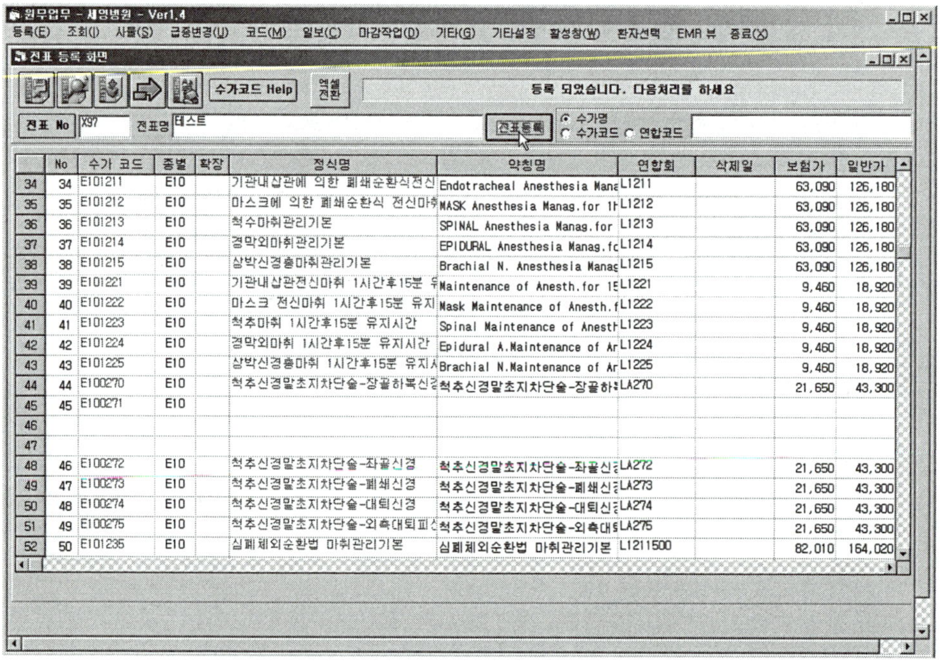

(3) 수가코드 Help

① 새로 생성된 전표 속에 수가를 등록할 때 [수가코드 Help] 버튼으로 검색가능하다.

② 원하는 수가를 검색 후 수가명을 더블 클릭하여 화면으로 불러온다.

③ 위와 같이 원하는 SLIP에 필요한 수가를 모아서 하나의 SLIP생성한다.

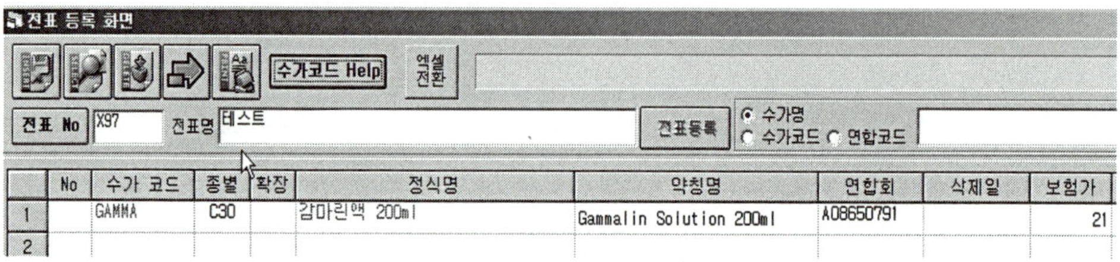

(4) 수가명

화면 우측의 텍스트 박스의 기능은 검색된 수가가 어느 SLIP에 포함되는지 알기 위한 기능이다.

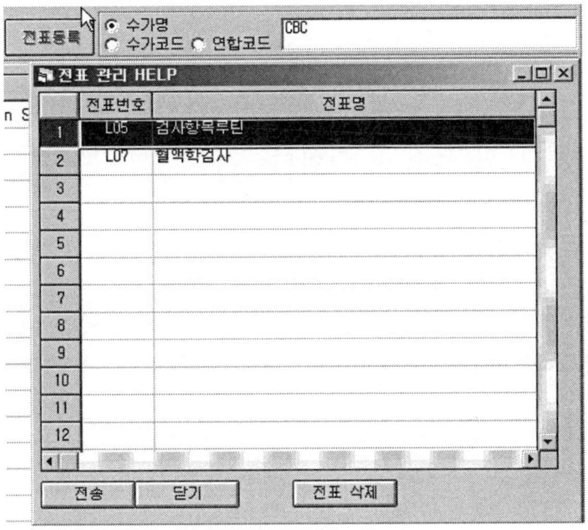

(5) 수가 추가/삭제

등록된 여러 수가 중 중간에 추가(좌측 숫자 오른쪽 클릭)하거나 삭제(좌측 숫자 클릭)할 때 사용한다.

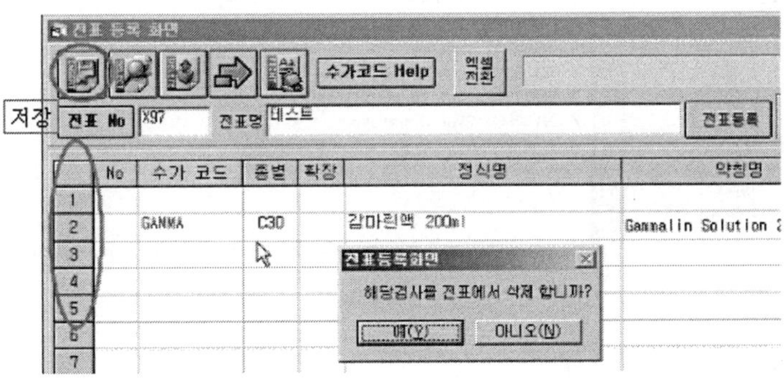

① SLIP등록 후 수가를 추가하고 [저장] 버튼을 반드시 클릭해야 SLIP내용이 저장된다.

② SLIP은 남겨두고 수가 내용을 지울 때는 좌측 상단의 [삭제] 버튼을 클릭한다.

③ SLIP과 수가 내용을 모두 삭제 할 경우는 전표선택화면에서 전표삭제버튼을 사용한다(사용 시 주의).

12.2.14 방사선 항목 및 부위등록

방사선항목과 촬영부위 등을 관리한다.

[원무관리] → [코드] → [방사선부위등록]

〈그림 12-15〉 방사선항목 및 부위등록 화면

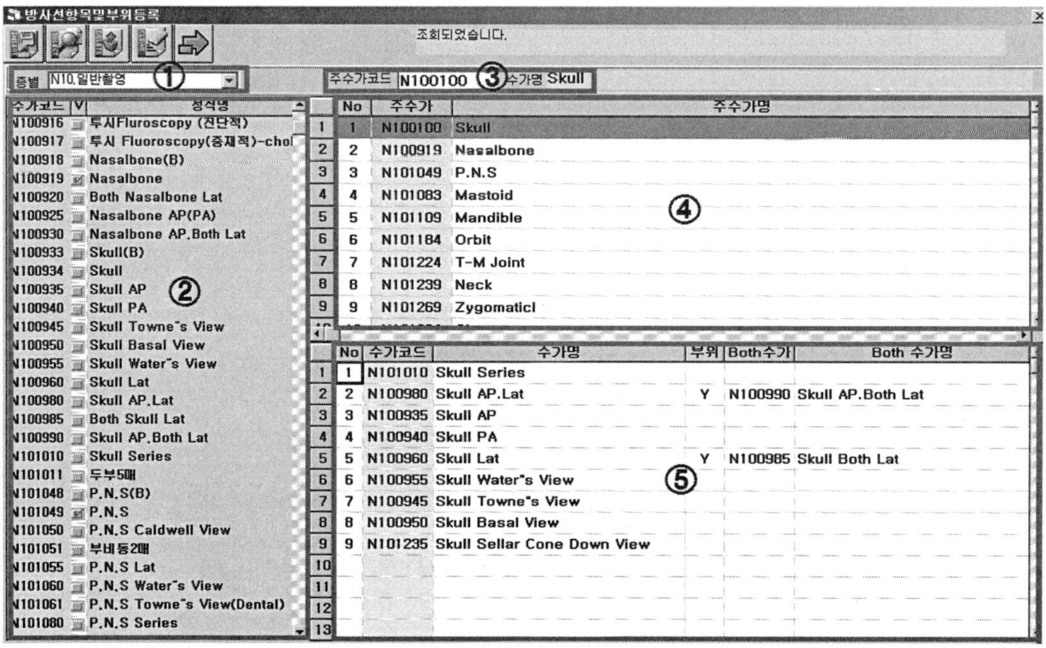

▣ 내용설명

좌측상단 ①에서 방사선 종별을 선택한다(N10.일반촬영, N20.특수촬영. 등).

종별을 선택하면 ②에 선택된 종별의 수가코드들이 나타난다. 수가코드 옆 체크표시가 된 것은 주수가 코드를 나타낸다.

②의 주수가 코드를 선택하면 ③에 주수가 코드가 표시되고 ⑤에는 주수가 코드에 속해있는 방사선부위 수가코드들이 나타난다.

좌측상단 [조회] 버튼을 클릭하면 ④에는 해당 종별의 주수가 코드들만 조회가 되며 ④의 주수가 코드를 선택한 후 ①에서 조회된 부위수가 코드들을 ⑤에서 편집 후 저장하면 된다.

편집 시 Both수가코드일 경우 부위 칸에 'Y'입력 후 Both수가코드를 입력하면 된다.

12.2.15 방사선 수가적용코드 등록

방사선 적용수가의 정보를 등록한다.

[원무관리] → [코드] → [방사선수가적용정보등록]

〈그림 12-16〉 방사선 수가적용코드 등록

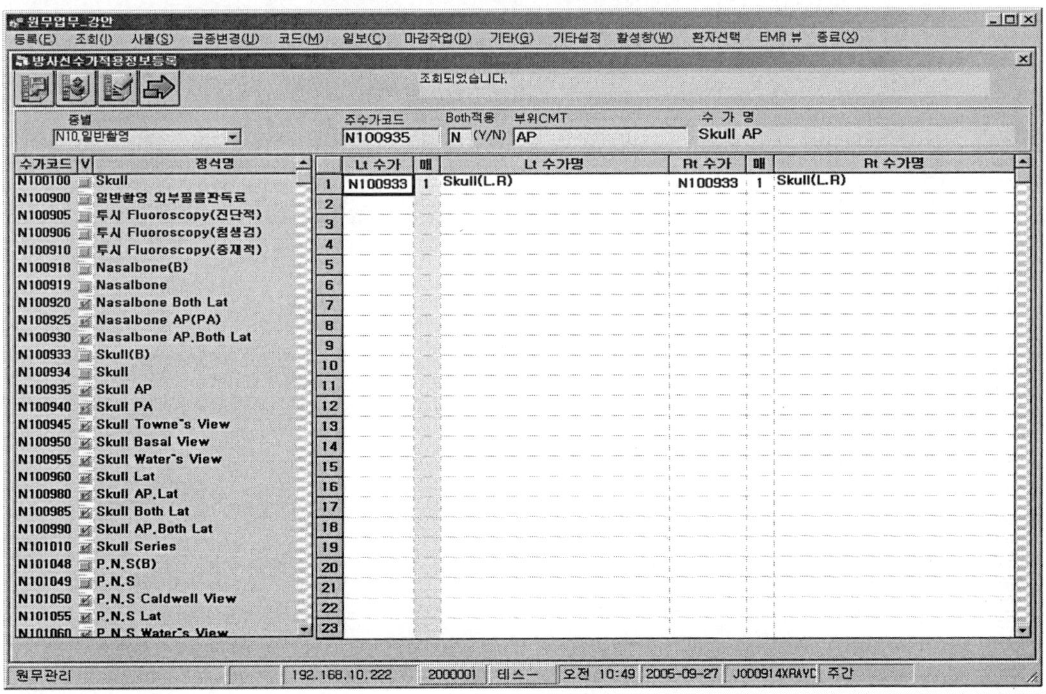

내용설명

① 종별로 구분 하여 수가코드 확인 및 수정, 삭제가 가능하다.

② 수가코드는 N으로 시작한다.

12.2.16 제한약품등록

진료과에서 약의 오더를 낼 때 해당 약에 대해 제한을 둔다.

[원무관리] → [코드] → [제한약품등록]

〈그림 12-17〉 제한약품등록 화면

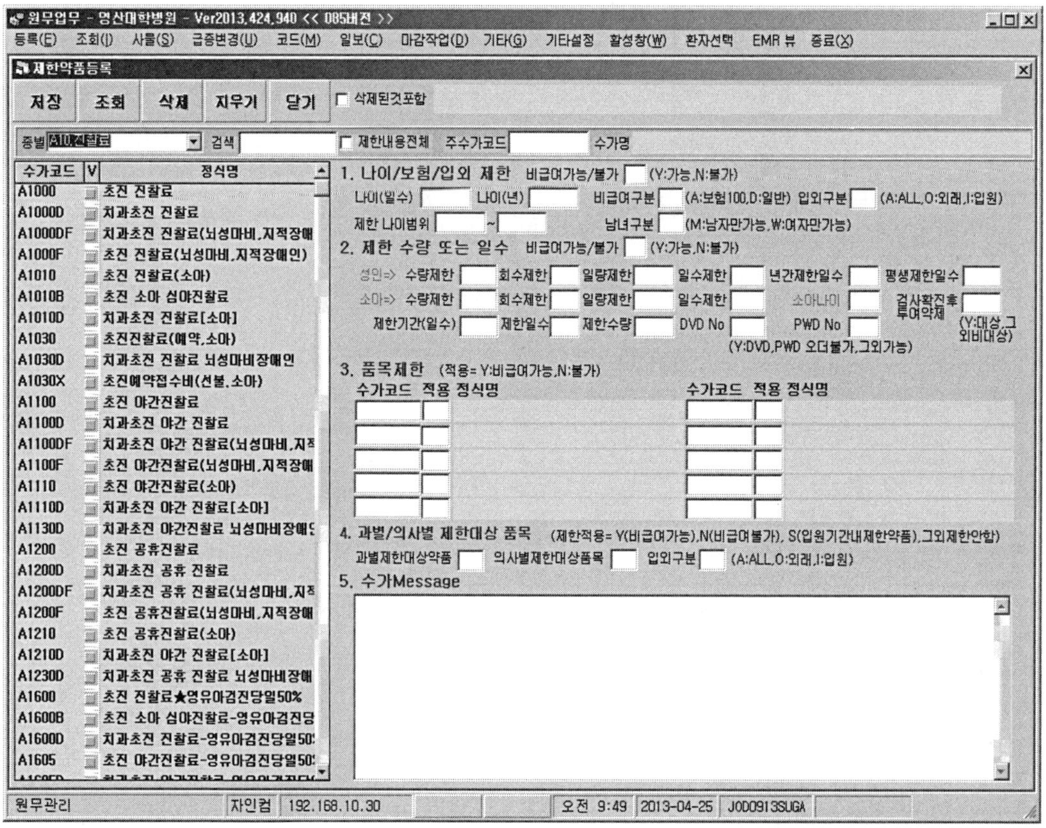

내용설명

① 제한을 둘 약품 종별을 선택한다.

② 좌측 종별 수가들에서 원하는 약을 클릭한다.
체크 옵션이 걸린 약은 이미 제한약품 정보가 등록된 약품이다.

③ 나이/보험/입외 제한
비급여가능/불가 : 제한이 걸렸을 경우 비급여로는 가능한지 아니면 비급여도 불가한지를 정한다.
소아는 일수, 성인은 나이, 비급여 코드 및 입원외래를 제한하는 것이 가능하다.

④ 제한 수량 또는 일수
비급여가능/불가 : 제한을 걸렸을 때 비급여로는 가능한지 아니면 비급여도 불가한지를 정한다.
성인, 소아환자 수량, 횟수, 일횟수, 일수 등을 제한하는 것이 가능하다.

⑤ 품목제한 : 주수가와 같이 발생되는 약을 제한하여 비급여 또는 급여로 정할 수 있게 하는 것이 가능하다.

⑥ 과별/의사별 제한대상 품목 : 과별/의사별, 입원/외래 오더에 대해 약을 제한할 수 있다.

⑦ 수가 메시지 : 해당 수가가 발생시 메세지 창에 보여주는 내용을 입력한다.

12.2.17 과별/의사별 제한약품등록

진료과에서 약의 오더를 낼 때 해당 약에 대해 제한을 둔다.

[원무관리] → [코드] → [과/의사별 제한약품등록]

〈그림 12-18〉 과별/의사별 제한약품등록 화면

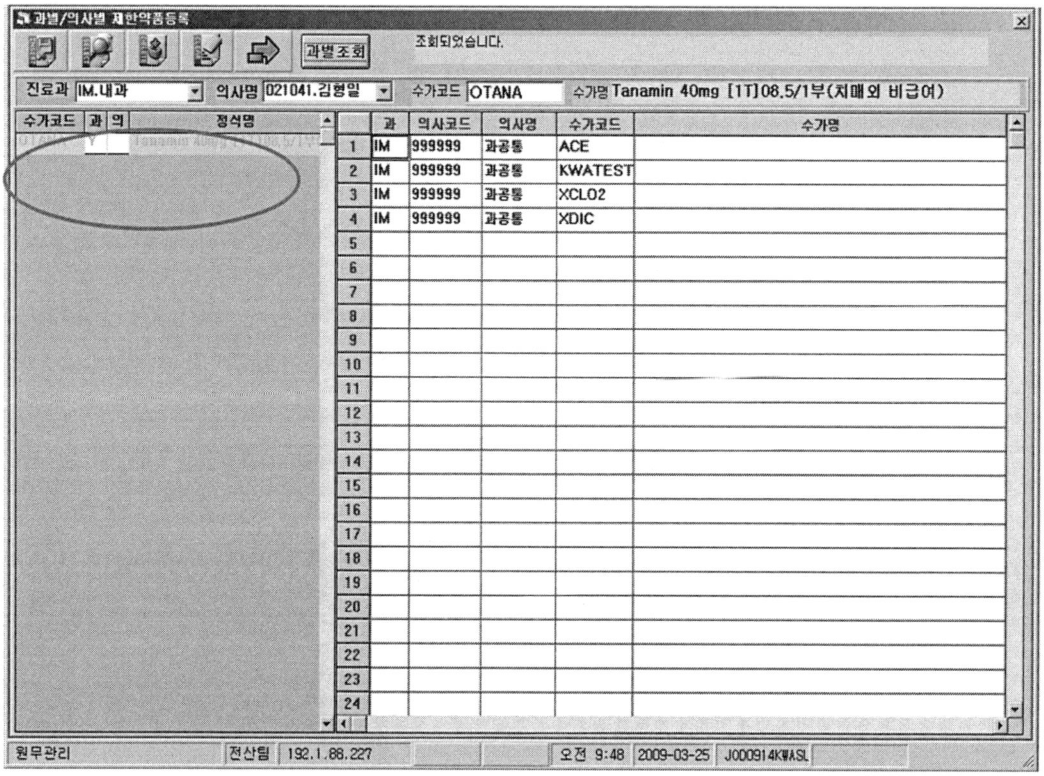

내용설명

제한약품 등록폼에서 과별/의사별 제한을 설정했을 경우 위의 목록에 올라오고 과/의사 제한을 확인하여 위의 폼에서 제한을 설정한다. 등록 시 급여가 아닌 비급여로만 가능하다.

12.2.18 감면코드등록

입원/외래 환자에 대한 감면율을 지정한다.

[원무관리] → [코드] → [감면코드등록]

〈그림 12-19〉 감면코드별 감면율 화면

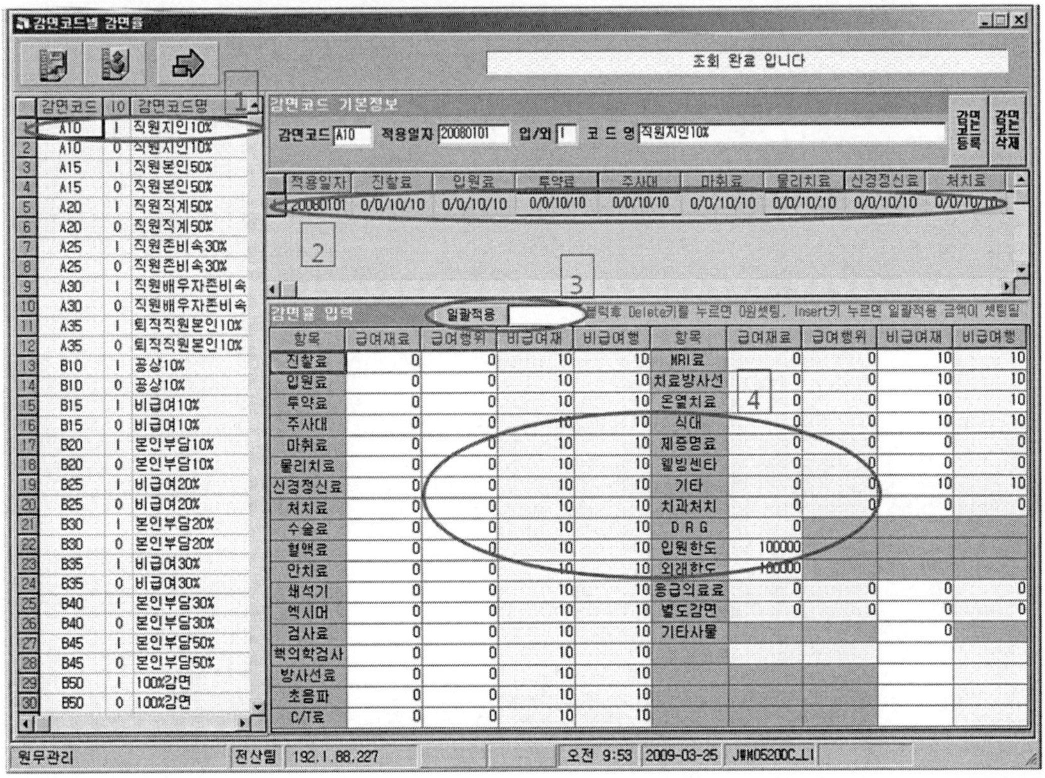

내용설명

① 코드관리에 등록된 감면코드를 선택한다(I : 입원, O : 외래).

② 적용일자별 감면내역을 조회한다.

③ ④번의 감면율을 일괄로 적용할 때 쓰는 버튼이다.

④ 각각의 감면율을 입력할 때 직접 해당 항목을 클릭 후 수정한다.

12.2.19 감면환자등록

환자별 감면정보를 등록하여 관리한다.

[원무관리] → [코드] → [감면환자정보등록]

〈그림 12-20〉 감면환자등록 화면

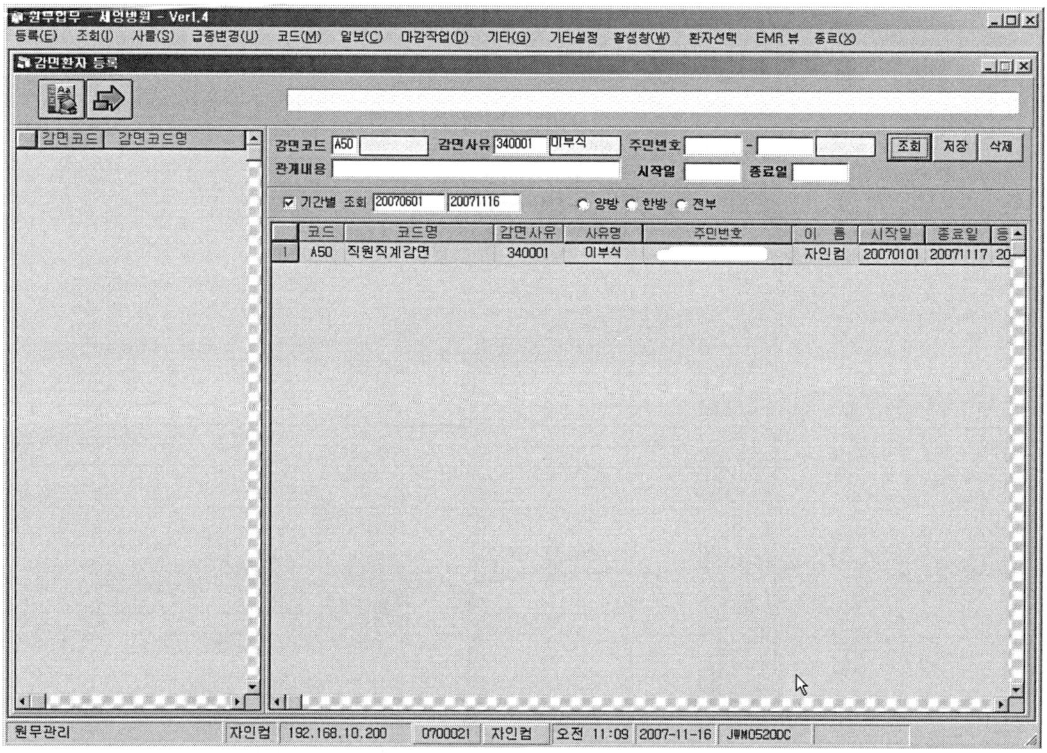

◼ 내용설명

① 감면코드 : 더블 클릭 시 코드를 조회해서 입력할 수 있다.

② 감면사유 : 더블 클릭 시 직원들의 사번과 이름을 조회해서 입력이 가능하다.

③ 주민번호 : 더블 클릭 시 환자검색 창이 나타난다.

④ 관계내용 : 직원과의 관계를 입력한다.

⑤ 감면환자 입력 및 삭제, 검색이 가능하다.

12.2.20 경혈코드 관리

한방 진료부에서 오더 발생 시 선택하는 경혈코드를 관리한다.

[원무관리] → [코드] → [감면환자정보등록]

〈그림 12-21〉 경혈코드관리 화면

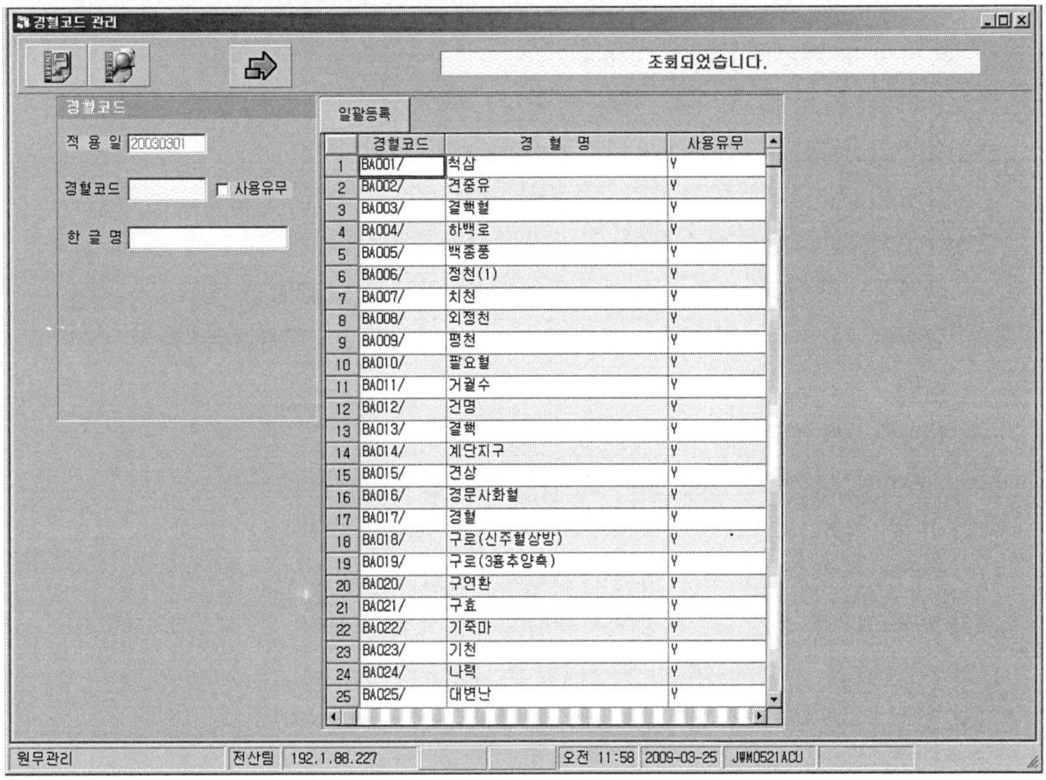

내용설명

① 수정 시 수정하려는 코드를 선택하고 수정 후 [INSERT] 버튼을 클릭한다.

② 추가 시 코드를 새로 작성하여 [INSERT] 버튼 클릭.

③ OCS/원무의 퇴원수가계산, 입원/외래심사에서 변경이 가능하다.

참고문헌

[1] 공명달, 시스템 분석 및 설계, 21세기사, 2007

[2] 공명달, 전사적 자원관리 ERP(제3판), 피앤씨미디어, 2013

[3] 김동수·박하영, 국내 대형 병원 정보화 현황 및 발전 전략에 대한 연구, 정보화정책 제11권 제3호, 2004

[4] 김수배·이도연, 원무관리론, 현문사, 2012

[5] 김승희·고민석, 병원정보시스템 활용, 현문사, 2010

[6] 김영훈 외 공저, 원무관리, 수문사, 2011

[7] 김윤희, 간호정보시스템이 처방전달시스템에 미치는 영향에 관한 연구, 부산카톨릭대학교 보건과학대학원 석사학위논문, 2006

[8] 김종효·한만청, 병원정보시스템과 PACS의 통합, 대한PACS학회지, Vol. 1, 1995

[9] 남태희, 보건의료정보학, 대학서림, 2008

[10] 류시원 외 공저, 보건의료정보학, 계축문화사, 2012

[11] 박우성 외 공저, 병원경영정보관리, 고려의학, 2012

[12] 박종선 외 공저, 의료정보관리학, 보문각, 2012

[13] 양옥렬 외 공저, 병원정보시스템, 메디시언, 2011

[14] ㈜자인컴, OCS/EMR 사용자매뉴얼, 2013

[15] 한국의료정보교육협회, 보건의료정보학, 현문사, 2012

국문 찾아보기

(ㅅ)

(ㅈ)

(ㅎ)

영문 찾아보기

[저자 약력]

공 명 달

공명달(孔明達) 교수는 동아고등학교를 나와 동아대학교 공업경영학과를 졸업하고 동 대학에서 석·박사학위(MIS전공)와 인제대학교 보건대학원에서 보건학 석사학위(병원경영학)를 취득하였다. 현대중공업㈜, 기아정보시스템㈜ 등에서 정보시스템 개발분야에 약 10여 년간의 실무경험을 가지고 있다. 기업체 근무시 기아자동차㈜, 현대중공업㈜ 등의 제조업체와 정보통신부, 국방부, 금융기관 및 언론기관 등의 정보시스템 개발 프로젝트를 다수 수행한 바 있으며, 기업체의 경영 및 기술자문과 정부기관의 정보통신 분야 평가위원을 역임하였다. 현재 영산대학교 경영학과를 거쳐 의료경영학과 교수로 재직 중이며 경영정보전공 책임교수와 지역발전연구원부원장, 그리고 한국산업단지공단 자문위원(경영분야)도 역임하였다.

그리고 2014년 8월부터 1년간 영국 서리대학교(University of Surrey) 의료경영학과에서 교환교수를 역임한 바 있다.

주요 관심분야는 병원정보시스템, 경영정보시스템, 생산정보시스템, 정보시스템 개발, 시스템 분석 및 설계, 시스템 개발방법론, CIM, ERP, SCM, e-Business 및 인사·조직관리 등이며, 주요 저서로는 병원정보시스템 운영실무(2013), 전사적 자원관리 ERP(2013, 제3판), 시스템 분석 및 설계(2007), 생산정보시스템의 이해(2001, 공저), 21세기 생산관리(2003, 공저) 등이 있다.

제2판

병원정보시스템 운영실무

초판발행 2013년 8월 30일
제2판인쇄 2017년 8월 20일
제2판발행 2017년 8월 30일

지은이 공명달
펴낸이 박노일

총괄기획 김중용·최준규
편 집 심성보·김인숙

펴낸곳 pnc publishing and culture 피앤씨미디어
경기도 고양시 일산동구 강송로 153 310-1501
등록 제396-2012-000203호
전 화 070)7550-3758 팩 스 02)718-8554
홈페이지 www.pncmedia.co.kr 이메일 pnc@pncmedia.co.kr
ISBN 979-11-5730-438-7 93320

정 가 27,000원